Grundlagen der Anästhesiologie und Intensivmedizin für Fachpflegepersonal

Band III

Allgemeine und spezielle Anästhesie

Herausgegeben von:
K. Taeger
G. Rödig
U. Finsterer

Wissenschaftliche Verlagsabteilung
Abbott GmbH, Wiesbaden

K. Taeger

Institut für Anästhesiologie der Ludwig-Maximilians-Universität München,
Innenstadtkliniken, Nußbaumstraße 20,
8000 München 2

G. Rödig
U. Finsterer

Institut für Anästhesiologie der Ludwig-Maximilians-Universität München,
Klinikum Großhadern, Marchioninistraße 15,
8000 München 70

CIP-Titelaufnahme der Deutschen Bibliothek

Grundlagen der Anästhesiologie und Intensivmedizin
für Fachpflegepersonal/hrsg. von K. Taeger... – Wiesbaden:
Wiss. Verl.-Abt. Abbott.
   Bd. 1, 1. Aufl. mit d. Verl.-Angabe Wiss. Verl.-Abt. Dt. Abbott,
   Wiesbaden
NE: Taeger, Kai [Hrsg.]

Bd. 3. Allgemeine und spezielle Anästhesie. –2. Aufl. – 1989
ISBN 3–926035–25–0

1. und 2. Auflage 1989

DM 17,00

© Copyright Wissenschaftliche Verlagsabteilung
Abbott GmbH, Wiesbaden 1989

Vorwort

Die Qualität der Patientenbetreuung in der Anästhesie und Intensivmedizin hängt entscheidend von der Güte der Ausbildung des ärztlichen Personals und des Pflege-personals ab. Weltweit ist man daher bemüht, die Qualität der Ausbildung von Pflege-personal in der Anästhesie und Intensivmedizin zu steuern und zu verbessern.

Der Deutschen Gesellschaft für Anästhesie und Intensivmedizin kommt hier das große Verdienst zu, die Lehrinhalte erarbeitet zu haben. Es ist aber nicht gelungen, den Lehr-inhalten entsprechendes Lernmaterial zur Verfügung zu stellen. Schwestern und Pfle-ger sind gezwungen, entsprechenden Lernstoff in den vorhandenen Ausbildungsbü-chern für Pflegepersonal oder in der allgemeinen medizinischen Literatur zu suchen. Dieser Weg ist mühselig und führt nicht immer zu einem optimalen Ergebnis.

Es ist das Ziel des vorliegenden Buches, diese Lücke zu schließen und so dazu bei-zutragen, die Qualität der Ausbildung zu verbessern.

Herr Professor Dr. K. Taeger hat in der Nachfolge von Professor Dr. U. Finsterer mit sei-nen über zehnjährigen Erfahrungen als Leiter der Kurse für Anästhesie und Intensiv-pflege gemeinsam mit einem Autorenteam aus dem Institut für Anästhesiologie der Universität München den notwendigen Lernstoff zusammengestellt und in diesem Buch übersichtlich präsentiert.

So erscheint es jetzt möglich, das notwendige medizinische Basiswissen sowie Kennt-nisse darüber hinaus für die Weiterbildung in der Anästhesie und Intensivpflege für den Kursteilnehmer anzubieten.

Der Aufbau des Buches folgt didaktischen Gesichtspunkten. Anatomische, physiologi-sche und biochemische Grundlagen werden umfassend dargestellt. Ein besonderes Gewicht wird auf die Darstellung von Herz-Kreislauf, Lunge, Zentralnervensystem und Niere gelegt. Einen weiteren Schwerpunkt bildet die spezielle Anästhesie.

Ich wünsche diesem Buch einen großen Erfolg, wünsche, daß es einen Beitrag zu einer verbesserten Weiterbildung der Intensivschwestern und -pfleger leistet.

Der Firma Abbott GmbH, besonders Herrn Dr. Wiethoff, Frau Dr. Petry und Herrn Reis, gilt Dank dafür, daß sie die Herausgabe dieses Leitfadens ermöglicht hat.

Professor Dr. K. Peter
Direktor des Instituts

Inhaltsverzeichnis

Pharmakologie der Narkose

Allgemeine Anästhesie

Spezielle Anästhesie

Der Aufwachraum (P. Eberl-Lehmann)

Reanimation (E. Trinkl, H. Vogel)

Eine Inhaltsübersicht über die Bände I und II der „Grundlagen der Anästhesiologie und Intensivmedizin für Fachpflegepersonal" wird im Anhang dieses Buches dargestellt.

In Vorbereitung

Band 4: Intensivmedizin

Infektion
- Hygiene
- Bakteriologie
- Antibiotikatherapie
- Sepsis, septischer Schock

Stoffwechsel
- Intermediärstoffwechsel
- Energie- und Wärmehaushalt
- Das Endokrinium, Physiologie und Krankheitsbilder
- Künstliche Ernährung

Spezielle Intensivmedizin
- Schädelhirntrauma
- Neurologische Notfälle
- Thoraxtrauma
- Tetanus
- Klinik und Therapie von Vergiftungen

Autorenverzeichnis

Beer, A., Dr. med.
Institut für Anästhesiologie der Ludwig-Maximilians-Universität München,
Innenstadtkliniken, Nußbaumstraße 20, 8000 München 2

Eberl-Lehmann, P., Dr. med.
Institut für Anästhesiologie der Ludwig-Maximilians-Universität München,
Klinikum Großhadern, Marchioninistraße 15, 8000 München 70

Finsterer, U., Professor Dr. med.
Institut für Anästhesiologie der Ludwig-Maximilians-Universität München,
Klinikum Großhadern, Marchioninistraße 15, 8000 München 70

Forst, R., Priv.-Doz. Dr. med.
Institut für Anästhesiologie der Ludwig-Maximilians-Universität München,
Klinikum Großhadern, Marchioninistraße 15, 8000 München 70

Groh, J., Dr. med.
Institut für Anästhesiologie der Ludwig-Maximilians-Universität München,
Klinikum Großhadern, Marchioninistraße 15, 8000 München 70

Murr, R., Dr. med.
Institut für Anästhesiologie der Ludwig-Maximilians-Universität München,
Klinikum Großhadern, Marchioninistraße 15, 8000 München 70

Laubenthal, H., Professor Dr. med.
Anästhesieabteilung, St. Josef-Hospital, Universitätsklinik,
Gudrunstraße 56, 4630 Bochum 1

Noisser, H., Dr. med.
Starnbergerstraße 16, 8134 Pöcking

Riemer, J., Professor Dr. med.
Rehabilitationszentrum Vogtareuth GmbH, Rosenheimerstraße 5, 8097 Vogtareuth

Rump, D., Dr. med.
Institut für Anästhesiologie der Ludwig-Maximilians-Universität München,
Innenstadtkliniken, Nußbaumstraße 20, 8000 München 2

Schmucker, P., Professor Dr. med.
Abteilung für Anästhesiologie, Deutsches Herzzentrum Berlin,
Augustenburger Platz 1, 1000 Berlin 65

Taeger, K., Professor Dr. med.
Institut für Anästhesiologie der Ludwig-Maximilians-Universität München,
Innenstadtkliniken, Nußbaumstraße 20, 8000 München 2

Trinkl, E., Dr. med.
Klinik für Orthopädie, Krankenhausstraße 20, 8097 Vogtareuth

Vogel, H., Priv.-Doz. Dr. med.
Anästhesieabteilung, Elisabeth-Krankenhaus GmbH,
Elisabethstraße 23, 8440 Straubing

Weber, R.,
Institut für Anästhesiologie der Ludwig-Maximilians-Universität München,
Klinikum Großhadern, Marchioninistraße 15, 8000 München 70

Weber, W., Dr. med.
Institut für Anästhesiologie der Ludwig-Maximilians-Universität München,
Klinikum Großhadern, Marchioninistraße 15, 8000 München 70

PHARMAKOLOGIE DER NARKOSE

Die Aufnahme eines Arzneimittels (= Pharmakon) in den Organismus setzt dort zwei Prozesse in Gang, nämlich

a) das Arzneimittel reagiert mit Zellbestandteilen der verschiedenen Organe und erzeugt dadurch pharmakologische Wirkungen. Mit den Wirkungen von Arzneimitteln auf den Organismus beschäftigt sich die Pharmakodynamik,

b) das Pharmakon wird sofort nach Eintritt in die Blutbahn an Blutbestandteile gebunden, entsprechend der Durchblutung der einzelnen Organe im Organismus verteilt (Distribution), in der Leber in einer Zwei-Schritt-Reaktion in ein ausscheidungsfähiges Molekül umgebaut (Biotransformation, vgl. Kap. 4.2.5) und schließlich über die Galle in den Darm oder über die Nieren in den Harn ausgeschieden (Elimination). Mit diesem 'Schicksal' eines Arzneimittels im Organismus beschäftigt sich die Pharmakokinetik.

7.1 Allgemeine Grundlagen der Pharmakodynamik (K. TAEGER)

Das Verständnis grundlegender Prinzipien der Pharmakologie ist in Anästhesie und Intensivmedizin von so zentraler Bedeutung, daß eine knappe Einführung in die Grundlagen der Pharmakologie an den Anfang gestellt werden soll.

7.1.1 Pharmakologische Wirkungen

Unter pharmakologischen Wirkungen versteht man alle Änderungen der Funktion oder Struktur von Zellen, die durch eine zellfremde Konzentration irgendeiner Substanz verursacht werden. Unspezifische Wirkungen können physikalisch oder chemisch bedingt sein, z.B. Säureverätzung des Gewebes, Verbrennung des Gewebes durch Wärme- oder Strahleneinwirkung. Spezifische Wirkungen kommen entsprechend der Rezeptortheorie dadurch zustande, daß Arzneimittel mit den molekularen Strukturen der Zellen des Organismus in zahllose Wechselwirkungen eintreten, ohne daß hieraus allerdings immer eine pharmakologische Wirkung resultieren muß. Gewisse Moleküle (z.B. Proteine) besitzen jedoch besondere 'Strukturen' an der Moleküloberfläche, auf die ein Arzneimittel (wie ein Schlüssel in ein Schloß) paßt (Abb. 201). Diese Strukturen an der Moleküloberfläche werden Rezeptoren genannt.

Beispiel: Opiatrezeptoren sind Strukturen an Moleküloberflächen, auf die morphinartige Analgetika (Morphin, Fentanyl) 'passen'.

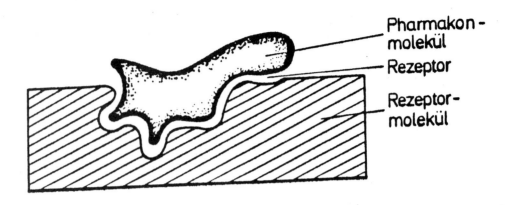

Abb. 201: Pharmakon-Rezeptor-Wechselwirkung

Die Besetzung eines Rezeptors durch ein 'passendes' Arzneimittelmolekül löst Veränderungen des Rezeptormoleküls aus (sog. Konformationsänderungen), die letztlich eine phamakologische Wirkung zur Folge haben können. Je ausgeprägter die Veränderung des Rezeptormoleküls durch die Besetzung des Rezeptors mit einem Arzneimittel ist, desto wirksamer ist das Arzneimittel. Arzneimittel, die Rezeptoren besetzen, ohne deren Konformation zu verändern, d.h. ohne eine pharmakologische Wirkung auszulösen, können den Rezeptor für andere Medikamente blockieren, die eine Rezeptorveränderung bewirken würden oder Pharmaka vom Rezeptor verdrängen. Dadurch wird eine pharmakologische Wirkung verhindert bzw. aufgehoben. Derartige Arzneimittel nennt man - lytisch (z.B. Sympathikolytika) bzw. Antagonisten.

Beispiel: Naloxon (z.B. Narcanti[R]) ist ein Morphinantagonist. Naloxon besetzt Opiatrezeptoren, ohne die Rezeptormoleküle zu verändern und ohne eine pharmakologische Wirkung auszuüben. Naloxon kann Morphin vom Rezeptor verdrängen und damit die Morphinwirkungen aufheben.

7.1.2   Dosis-Wirkungs-Beziehungen

Bei den in der Anästhesie verwendeten Arzneimitteln besteht in der Regel eine logarithmische Abhängigkeit der Stärke einer pharmakologischen Wirkung von der Dosis (zur Bedeutung von Logarithmen vgl. Kap. 3.1). Eine Auftragung der Dosis (im logarithmischen Maßstab) gegen die pharmakologische Wirkung (linear) ergibt dann im mittleren Bereich angenähert eine Gerade, wie in Abbildung 202 dargestellt, d.h. daß z.B. eine Verdoppelung der Dosis von 2 auf 4 mit einer Zunahme der Wirkung auf etwa das Fünffache (von 15 auf 75 %, siehe gestrichelte Linien in Abbildung 202) verbunden sein kann.

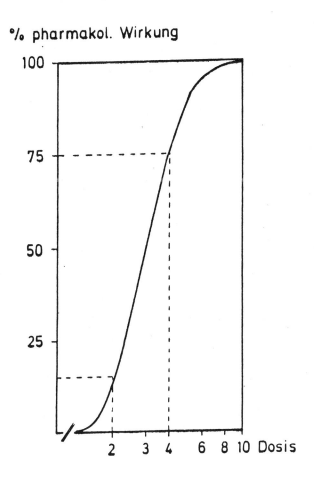

Abb. 202: Dosis-Wirkungskurve eines Pharmakons

In Abbildung 203 sind Dosis-Wirkungskurven eines Pharmakons für eine erwünschte und eine unerwünschte Wirkung dargestellt. Letztere wird im klinischen Sprachgebrauch auch als 'Nebenwirkung' bezeichnet. Es ist ersichtlich, daß im dargestellten Fall eine volle therapeutische Wirkung (100 %) mit 50 % der unerwünschten Wirkung verbunden ist, 75 % des therapeutischen Maximums aber praktisch ohne unerwünschte Wirkung möglich sind.

Merke: Für alle Haupt- und Nebenwirkungen eines Arzneimittels am Organismus gelten individuelle Dosis-Wirkungskurven.

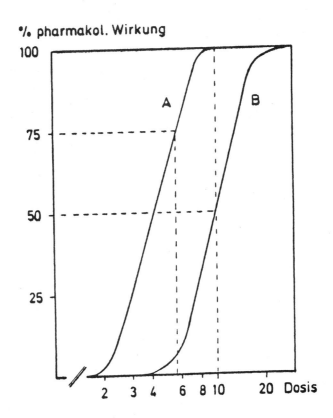

Abb. 203: Dosis-Wirkungskurve für gewünschte therapeutische Wirkung (A) und Nebenwirkung (B)

7.1.3   Kompetitiver und funktioneller Antagonismus

Antagonisten sind Pharmaka, die die Wirkungen anderer Substanzen abschwächen oder aufheben. Ein kompetitiver Antagonist 'paßt' wie das wirksame Pharmakon auf den Rezeptor, doch ohne die Fähigkeit zur Änderung seiner Konformation (s.o.). Er konkurriert (englisch 'competition') am Rezeptor mit einem Pharmakon, das durch Besetzung des Rezeptors eine pharmakologische Wirkung auslösen kann. Das Ausmaß der resultierenden Wirkung hängt von der Konzentration beider Pharmaka am Rezeptor ab.

Beispiel: Die Besetzung von Opiatrezeptoren durch Fentanyl bewirkt eine Analgesie. Verabreichung von Naloxon verdrängt einen Teil der Fentanylmoleküle von den Opiatrezeptoren und vermindert die analgetische Wirkung. Eine Erhöhung der Fentanyldosis verdrängt einen Teil der Naloxonmoleküle von den Rezeptoren, die Analgesie nimmt wieder zu.

Dieser Vorgang kann auch aus Abbildung 204 abgelesen werden: Der Antagonist verschiebt die Dosis-Wirkungskurve nach rechts, d.h. mit entsprechender Dosiserhöhung der Wirksubstanz kann wieder eine volle pharmakologische Wirkung erzielt werden.
Beim funktionellen Antagonismus konkurrieren Wirksubstanz und Antagonist nicht um denselben Rezeptor, sie greifen vielmehr an verschiedenen Rezeptoren an. Die resultierenden pharmakologischen Wirkungen heben sich jedoch gegenseitig auf.

Beispiel: Sympathikomimetika   (z.B.   Noradrenalin,   Angriffspunkt: alpha-Rezeptoren)   antagonisieren   einen   Blutdruckabfall, verursacht   durch   Vasodilatatoren   (z.B.   Nitroglycerin, Angriffspunkt: glatte Gefäßmuskelzelle).

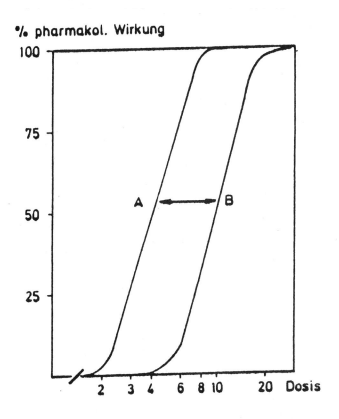

Abb. 204: Effekt der Dosiserhöhung eines Pharmakons bei Anwesenheit eines Antagonisten: Bei höherer Dosierung kann die gleiche pharmakologische Wirkung erreicht werden.
Kurve A: Dosis-Wirkungskurve ohne Antagonist
Kurve B: Dosis-Wirkungskurve mit
Der Doppelpfeil kennzeichnet somit die Dosis-Erhöhung, die bei dem Pharmakon notwendig ist, um in Anwesenheit des Antagonisten eine gleiche pharmakologische Wirkung zu erzielen.

7.1.4   Individuelle Variation der Dosis-Wirkungsbeziehung

Das Ausmaß der pharmakologischen Wirkung hängt von der Konzentration des Pharmakons am Rezeptor ab. Das Körpergewicht bestimmt die Größe der Verteilungsräume: Ein großer, schwerer Mann braucht für eine volle Wirkung eine größere Dosis eines Arzneimittels als eine kleine, leichte Frau. Für die sehr kurz wirkenden, sehr gut fettlöslichen Injektionsnarkotika gilt dies jedoch nur bedingt (vgl. Kap. 7.2). Individuen reagieren auf eine einheitliche Dosis eines Pharmakons unterschiedlich stark. Um eine einheitliche Wirkung zu erzielen, müssen unterschiedliche Dosen verabreicht werden. Wenige Individuen benötigen eine geringe Dosis, die meisten eine mittlere, wenige eine hohe Dosis. Abbildung 205 zeigt, daß für jedes Individuum eine eigene Dosis eines Pharmakons benötigt wird, um einen identischen pharmakologischen Effekt auszulösen. Welche Dosis ein individueller Patient benötigt, ist vor der ersten Verabreichung des Pharmakons unbekannt. Für ein größeres Kollektiv läßt sich jedoch die Wahrscheinlichkeit angeben, mit der ein Patient auf eine bestimmte Dosis reagiert. Häufig werden in diesem Zusammenhang folgende Begriffe verwendet:

ED_{50} (Wirkdosis) = Dosis, bei der 50 % der Individuen eines Kollektivs eine pharmakologische Wirkung zeigen (Abb. 206).

LD_{50} (Letaldosis) = Dosis, bei der 50 % der Individuen eines Kollektivs durch die pharmakologische Wirkung getötet werden.

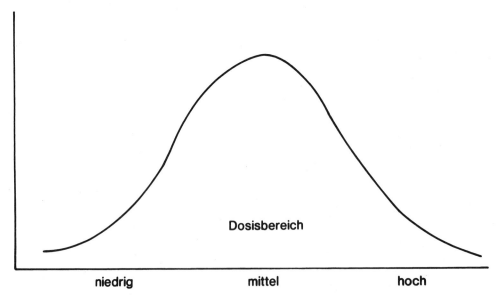

Abb. 205: Individuelle Empfindlichkeit eines Kollektivs gegenüber einem Pharmakon

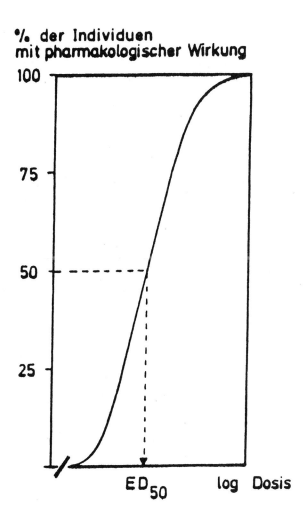

% der Individuen mit pharmakologischer Wirkung

Abb. 206: Individuelle   Empfindlichkeit   eines   Kollektivs   gegenüber
einem Pharmakon.
ED_{50} = die Dosis, bei der bei 50 % der Individuen eine
bestimmte pharmakologische Wirkung nachweisbar ist.

<u>Therapeutische Breite</u>: Der Abstand zwischen therapeutisch wirksamer
(ED_{50}) und letaler Dosis (LD_{50}) wird als therapeutische Breite eines
Pharmakons bezeichnet. Je größer der Abstand, desto größer ist die
Sicherheit bei der Anwendung eines Pharmakons (Abb. 207).

Die individuelle Empfindlichkeit gegenüber einem Arzneimittel wird von
zahlreichen Faktoren verändert. Erkrankungen von Leber und/oder
Nieren können die Elimination eines Arzneimittels verzögern und die
Wirkung verlängern und verstärken (vgl. Kap. 7.2). Die individuelle
Empfindlichkeit ist auch vom Lebensalter abhängig. Bei regelmäßiger

Zufuhr eines Arzneimittel kann es zur Gewöhnung (Toleranzentstehung) kommen: Bei wiederholter Verabreichung gewisser Arzneimittel (z.B. morphinartige Analgetika) muß zur Erzielung einer vollen pharmakologischen Wirkung die Dosis allmählich gesteigert werden. Tachyphylaxie ist dagegen die Abnahme der Empfindlichkeit auf ein Pharmakon in Minuten bis Stunden.

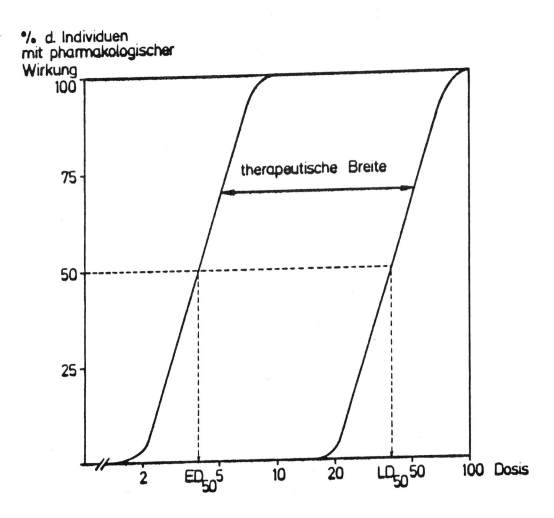

Abb. 207: Veranschaulichung des Begriffs 'therapeutische Breite' als Abstand zwischen ED_{50} und LD_{50} im semilogarithmischen Maßstab. Therapeutische Breite ist definiert als Verhältnis LD_{50}/ED_{50}. Diese ist im gezeichneten Beispiel gleich 10, d.h., bei zehnfacher Dosierung des Pharmakons ist mit einer tödlichen Wirkung bei 50 % der Individuen zu rechnen.

7.2   Allgemeine Grundlagen der Pharmakokinetik (K. TAEGER)

Die Konzentration eines Arzneimittels im Plasma gegen die Zeit im
semilogarithmischen Maßstab aufgetragen (Konzentration logarithmisch,
Zeit linear), verläuft nach intravenöser Gabe bei den in Anästhesie
und Intensivmedizin verwendeten Arzneimitteln in der Regel entsprechend Abbildung 208, d.h., nach anfänglich raschem Konzentrationsabfall sinkt die Konzentration des Pharmakons im Plasma langsamer
und gleichmäßig ab (Kurve A in Abb. 208). Die Geschwindigkeit des
Abfalls der Konzentration eines intravenös injizierten Pharmakons im
Plasma hängt ab von:
a) den physiko-chemischen Eigenschaften der Pharmakonmoleküle
   (Fett-/Wasserlöslichkeit, Ionisation, pk_a),
b) der Eiweißkonzentration im Blut und dem Hämatokrit,
c) dem Herzzeitvolumen und der Durchblutung der einzelnen Organe,
d) der Eliminationskapazität von Leber und Niere,
e) dem Körpergewicht,
f) dem Fettgehalt des Organismus u.a.

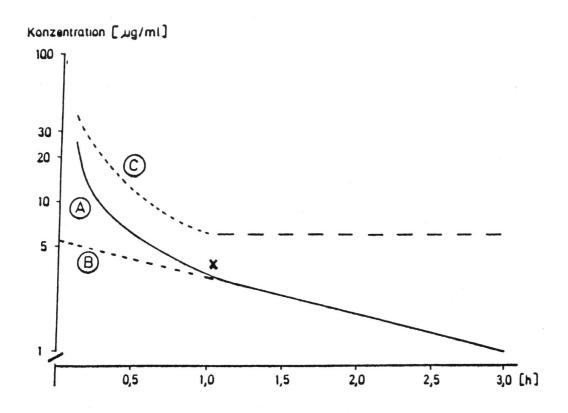

Abb. 208: Verlauf der Konzentration eines Pharmakons im Plasma
          (logarithmischer Maßstab) über die Zeit (linearer Maßstab;
          Erklärung siehe Text).

a) Fettlösliche Arzneimittel (z.B. Thiopental, Fentanyl) durchdringen rasch und nahezu unbehindert alle Gewebe des Körpers. Die vollständige und rasche Einstellung des Verteilungsgleichgewichtes wird nur durch die geringe Durchblutung verschiedener Gewebe (Fett, Knorpel) verzögert. Der Verteilungsraum fettlöslicher Arzneimittel ist sehr groß, sie häufen sich im Fettgewebe an und werden nur zögernd wieder aus dem Fett mobilisiert. Die Konzentration im Plasma fällt rasch auf sehr niedrige Werte. Leber und Niere haben deshalb nur ein geringes Arzneimittelangebot über das Blut und eliminieren fettlösliche Arzneimittel sehr langsam. Fettlösliche Arzneimittel können als geladene (z.B. Thiopental-Na^+) wie ungeladene (z.B. Thiopentalsäure) Moleküle vorliegen. Nur die ungeladene Form kann Zellmembranen ohne Verzögerung durchdringen. Wasserlösliche Arzneimittel (Moleküle, die bei physiologischem pH-Wert Ladungen tragen, z.B. Muskelrelaxantien) können die Lipidschichten der Zellwände kaum durchdringen. Ihr Verteilungsraum ist begrenzt, die Konzentration im Plasma bleibt deswegen vergleichsweise hoch. Leber und Nieren haben ein großes Arzneimittelangebot und eliminieren diese Verbindungen vergleichsweise rasch.

b) Die meisten Arzneimittel werden an Plasmaproteine gebunden und in Erythrozyten aufgenommen. Nur ungebundenes Arzneimittel im Plasmawasser kann in die Gewebe und damit an die Rezeptoren diffundieren und eine Wirkung ausüben. Die Plasmaproteinbindung ist reversibel. Diffusionsverluste von Arzneimitteln aus dem Plasmawasser an die Gewebe werden unterschiedlich schnell durch Freisetzung von Arzneimitteln aus der Bindung an Plasmaproteine und aus den Erythrozyten so lange ersetzt, bis ein neues Verteilungsgleichgewicht zwischen Plasmawasser und Gewebe erreicht ist. Bei Eiweißmangel (Nieren- und Leberkrankheiten) und wenig Erythrozyten im Blut (Anämie, Blutverlust) ist die Plasmawasserkonzentration erhöht. Mit einer höheren Rezeptorkonzentration und einer stärkeren pharmakologischen Wirkung ist zu rechnen, wenn diese Arzneimittel rasch intravenös verabreicht werden.

c) Eine Erhöhung des Herzzeitvolumens beschleunigt die Distribution, vor allem der fettlöslichen Arzneimittel im Organismus (rascher Abfall der Konzentration im Blut). Ein niedriges Herzzeitvolumen verzögert sie (langsamer Abfall). Eine hohe Perfusion der eliminierenden Organe Leber und Nieren kann die Ausscheidung eines Arzneimittels begünstigen, eine geringe Perfusion kann die Elimination behindern.

d) Die Elimination eines Arzneimittels über die Nieren wird vor allem von seiner Wasserlöslichkeit bestimmt. Fettlösliche Arzneimittel werden zwar glomerulär filtriert, verlassen jedoch das Tubulussystem durch Diffusion relativ leicht; die Arzneimittelkonzentration im Endharn entspricht der Konzentration im Plasma.

   Beispiel: Würde Thiopental nicht durch Biotransformation in besser wasserlösliche Produkte umgewandelt, würden ca. 20 Jahre vergehen, bis eine zur Einleitung einer Narkose applizierte Dosis ausgeschieden wäre!

   Wasserlösliche Arzneimittel (Moleküle, die eine Ladung tragen) können nach glomerulärer Filtration das Tubulussystem häufig nicht mehr verlassen und werden dank der Harnkonzentrierung im Endharn in konzentrierter Form ausgeschieden. Die Kapazität der arzneimittelbiotransformierenden Enzyme der Leber (vgl. Kap. 4.2.5) ist individuell unterschiedlich und kann durch zahlreiche körperfremde Stoffe (Phenobarbital, Alkohol usw.) gesteigert bzw. auch gehemmt werden.

e) und f): Die Größe der Verteilungsräume wird unter anderem vom Körpergewicht bestimmt. Große Verteilungsräume haben eine niedrige Arzneimittelkonzentration im Blut zur Folge und umgekehrt. Eine Ausnahme bilden fettlösliche, kurz wirkende Arzneimittel, z.B. Injektionsnarkotika. Hier nimmt das Fettgewebe wegen seiner geringen Durchblutungsrate anfangs nur wenig Arzneimittel auf. Der für das Pharmakon unmittelbar nach Injektion zur Verfügung stehende Verteilungsraum ist also kleiner und die Konzentration im Plasma höher, als es dem Körpergewicht entspricht. Menschen mit einem hohen Fettanteil erhalten dann eventuell eine zu hohe Dosis, wenn nach Körpergewicht dosiert wird.

Zurück zur Abbildung 208! Wie kommt es zu dem typischen 2-phasigen Konzentrationsabfall im Plasma? Nach intravenöser Injektion eines Arzneimittels sinkt die Konzentration im Plasma durch Abstrom des Arzneimittels in die Gewebe, bis im gesamten Organismus ein Verteilungsgleichgewicht erreicht ist (Punkt X in Abb. 208). Würde nach der Injektion des Pharmakons keine Elimination über die Leber und/oder Nieren stattfinden, so würde sich die Plasmakonzentration entsprechend Kurve C in Abb. 208 verhalten, d.h. die Plasmakonzentration würde zunächst bis zum Konzentrationsausgleich mit den Geweben absinken (Distribution) und dann auf unveränderlicher Höhe bleiben. Tatsächlich setzt aber die Elimination in dem Moment ein, in dem arzneimittelhaltiges Blut durch die Leber und Nieren strömt. Die

Geschwindigkeit der Elimination geht aus der Neigung der Geraden B hervor. Die Konzentration im Plasma (Kurve A in Abb. 208) ist also die Resultierende aus Distribution und Elimination.

Aus Abbildung 208 geht auch hervor - und das gilt für die meisten Arzneimittel -, daß bei semilogarithmischer Darstellung das Absinken der Plasmakonzentration durch Elimination des Arzneimittels eine Gerade ergibt. Dies bedeutet, daß die Geschwindigkeit der Elimination der Konzentration des Arzneimittels im Blut proportional ist.

Beispiel: Nimmt eine Plasmakonzentration pro Stunde um 50 % ab, so entspricht dies einem Abfall der Plasmakonzentration von 100 µg/ml auf 50 µg/ml pro Stunde, von 10 µg/ml auf 5 µg/ml pro Stunde oder von 1 µg/ml auf 0,5 µg/ml pro Stunde. Semilogarithmisch aufgetragen, resultiert eine Gerade (Abb. 209).

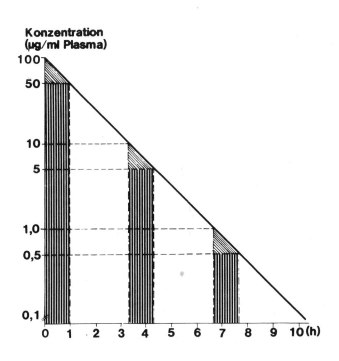

Abb. 209: Abfall der Plasmakonzentration eines Pharmakons über die Zeit, wenn seine Eliminationsrate 50 % pro Stunde beträgt.

Abbildung 210 zeigt das Verhalten der Konzentration eines Pharmakons im zentralen (Blut, Gehirn, Leber, Niere) und peripheren

Kompartiment (Haut, Muskulatur, Fettgewebe) nach intravenöser Injektion. Den raschen anfänglichen und langsameren und stetigen
späteren Abfall im zentralen Kompartiment hatten wir schon in
Abb. 208 kennengelernt. Da die Elimination mit dem Moment der Einbringung des Arzneimittels ins zentrale Kompartiment beginnt und in
der Regel konzentrationsunabhängig abläuft, kann man davon aus-
gehen, daß der gerade, rechte Teil der Kurve von der Elimination
geprägt ist. Der gebogene Anfangsteil ist die Resultierende aus
Elimination und Abstrom des Arzneimittels vom zentralen ins periphere
Kompartiment. Der langsame Konzentrationsabfall im Plasma nach Einstellung des Verteilungsgleichgewichts im Organismus hat bedeutsame
klinische Konsequenzen. Darauf wird bei der Besprechung der einzelnen Pharmaka eingegangen.

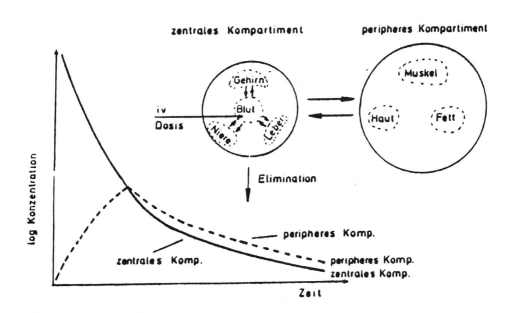

Abb. 210: Abstrom eines Pharmakons ins periphere Kompartiment und
Elimination als Ursache des Verlaufs der Konzentration
vieler Arzneimittel im Plasma.

Zum Schluß des allgemeinen Teils sollen noch drei wesentliche Begriffe
erläutert werden, nämlich

a) Halbwertszeit: Ein Maß für die Geschwindigkeit des Konzentrations-
abfalls im Plasma ist die Halbwertszeit. Die Halbwertszeit definiert
diejenige Zeit, in der die Konzentration eines Arzneimittels im
Plasma auf die Hälfte absinkt. Klinisch besonders bedeutsam ist die
Halbwertszeit der Eliminationsphase ($T_{1/2\ elim}$).

b) Clearance: Die Clearance ist ein Maß für die Geschwindigkeit der Elimination eines Pharmakons aus dem Organismus. Sie ist definiert als das Volumen Blut oder Plasma, das theoretisch in einer Minute vom Arzneimittel vollständig befreit wird. Dementsprechend hat sie die Definition ml/kg/min. In Wirklichkeit nimmt die Konzentration in Plasma und Geweben natürlich relativ gleichmäßig und allmählich ab.

c) Redistribution: Fettlösliche Arzneimittel werden in Abhängigkeit von der Durchblutung der einzelnen Organe zunächst überwiegend in Gehirn, Lunge, Leber, Niere, Herz und Darm angereichert, allmählich aber von diesen Organen auf Muskel, Haut, Fett usw. umverteilt (= Redistribution). Redistribution ist die Ursache der sehr kurzen Wirkungsdauer von z.B. Thiopental und Methohexital.

Der Besprechung der Pharmakologie der Injektions- und Inhalationsnarkotika soll der Versuch einer Definition der Begriffe 'Narkose', 'Anästhesie' und 'Analgesie' vorangehen.

'Analgesie' bedeutet Schmerzfreiheit bei sonst intakter Sinneswahrnehmung (Fühlen, Riechen, Schmecken, Sehen). Analgesie tritt z.B. durch Besetzung der Opiatrezeptoren im ZNS durch morphinartige Analgetika ein.
'Anästhesie' (griechisch anaisthetos = fühllos) hat die Ausschaltung aller Sinneswahrnehmungen zum Inhalt. 'Anästhesie' kann dem Begriff entsprechend verwendet werden, aber auch 'Fühllosigkeit' einzelner Körperabschnitte (Regionalanästhesie) bedeuten.
'Narkose' beinhaltet Verlust der Sinneswahrnehmung und des bewußten Empfindens durch reversible Beeinträchtigung der entsprechenden Strukturen des Gehirns.

Der Wirkungsmechanismus von Narkotika ist bis heute unbekannt. Nur soviel scheint sicher: Narkotika modifizieren die Funktionen von Proteinen und Fettstoffen der Nervenzellen durch reversible Anlagerung der Narkotika an bestimmte Strukturen dieser Moleküle. Da die Nervenzellen von einer Lipidschicht eingehüllt sind, müssen Narkotika lipidlöslich sein, um an den Ort der Wirkung gelangen zu können. Die Anlagerung der Narkotika an Zellbestandteile beeinträchtigt neuronale Mechanismen wie Überträgerstofffreisetzung und Rezeptorbindung sowie Weiterleitung nervöser Impulse. Dies alles führt zur Beeinträchtigung der synaptischen Impulsübertragung und stört dadurch unter anderem die Übertragung sensorischer Afferenzen zu den höheren Hirnzentren. Narkotika wirken an allen Strukturen des Gehirns. Hemmung der Aktivität des Cortex ist ein wesentlicher Faktor bei der Auslösung einer Bewußtlosigkeit.

7.3   Injektionsnarkotika (K. TAEGER)

Der Versuch, mittels intravenöser Injektion von Arzneimitteln Patienten für chirurgische Eingriffe in Narkose zu versetzen, wurde seit Jahrhunderten mit einer Vielzahl unterschiedlichster Verbindungen unternommen. Erst 1932 war mit Hexobarbital (z.B. Evipan[R]) ein brauchbares Injektionsnarkotikum gefunden, drei Jahre später gefolgt vom Thiopental (z.B. Trapanal[R]). Alle Narkoseversuche vor der Einführung von Hexobarbital scheiterten, da entweder die narkotische Wirkung der verwendeten Substanzen zu lange anhielt, ihre Anwendung sich als zu gefährlich erwies oder weil organschädigende Wirkungen auftraten.

Injektionsnarkotika sollten folgenden Anforderungen genügen:

a) Rascher Wirkungseintritt, damit nach Wirkung dosiert werden kann. Die individuelle Empfindlichkeit gegenüber den Injektionsnarkotika ist von so vielen Faktoren abhängig, daß eine für den individuellen Patienten 'richtige' Dosis nicht vorausbestimmt werden kann. Die für eine gewünschte Wirkungsstärke erforderliche Dosis kann nur gefunden werden, wenn die Wirkung des Injektionsnarkotikums schon während der Injektion eintritt.

b) Kurze Wirkdauer. Injektionsnarkotika sollten nur kurz wirken, da sie im eigentlichen Sinne nur steuerbar sind, wenn ihre Wirkungsdauer, z.B. durch Antagonisten, bzw. ihre Elimination beeinflußbar sind. Barbiturate zum Beispiel sind nicht steuerbar, da es keine praktikable Möglichkeit gibt, ihre Wirkung vorzeitig zu beenden. Im Falle einer Überdosierung verzögert die Depression des Kreislaufzentrums die Redistribution (vgl. Kap. 7.2) der Barbiturate vom Gehirn in die Muskulatur.

c) Ausreichend große therapeutische Breite (s.o.).

d) Hemmung oder Lähmung des Atemzentrums vor dem Kreislaufzentrum. Nur die Funktion des Atemzentrums kann heute durch Beatmung relativ problemlos ersetzt werden, während die Lähmung des Kreislaufzentrums nach wie vor für den Patienten tödliche Konsequenzen haben kann.

e) Injektionsnarkotika sollen möglichst keine schädigenden Wirkungen auf Gefäßsystem, Organe und den ungeborenen Organismus haben.

Merke: Die intravenöse Verabreichung von Narkotika birgt ernste
Gefahren, die angesichts der einfachen Anwendung leicht
unterschätzt werden:

- Eine Überdosierung ist sehr leicht möglich,
- die Elimination einer Überdosis kann praktisch nicht beschleunigt werden,
- geeignete Antagonisten für Injektionsnarkotika gibt es nur
  in einzelnen Fällen,
- die Hemmung des Atemzentrums bis zur Apnoe kann relativ
  rasch auftreten,
- die Hemmung von Herz und Kreislauf mit schwerer Hypotonie ist eine weitere ernste Gefahr,
- die Unsicherheit über die individuell nötige Dosis birgt die
  Möglichkeit von Überdosierungen und evtl. auch Unter-
  dosierungen in sich.

Der unschätzbare Vorteil der intravenösen Narkoseeinleitung
ist das rasche, angenehme Einschlafen.

7.3.1   Barbiturate

Es gibt zahlreiche Abkömmlinge der Barbitursäure, die sich hinsichtlich ihrer Wirkungen auf den Organismus und der Dauer ihrer
Wirkungen unterscheiden. In der Anästhesie werden Barbiturate gelegentlich zur Sedierung (z.B. Luminaletten^R) und als Schlafmittel
(z.B. Luminal^R) angewendet. Zur Narkoseeinleitung eignen sich nur
stark lipophile Verbindungen, die die Blut-Hirnschranke rasch durchdringen können. Zur Narkoseeinleitung stehen Thiopental (z.B.
Trapanal^R) und Methohexital (z.B. Brevimytal^R) zur Verfügung. Da
sie sich bezüglich ihrer Pharmakologie nur gering voneinander unterscheiden, werden sie gemeinsam besprochen.

7.3.1.1   Galenik

Beide Pharmaka sind als Trockensubstanzen in Form ihrer Natrium-
salze im Handel. Die wässrigen Lösungen sind nur begrenzt haltbar.
Thiopental sollte nur als 2,5 %ige (25 mg/ml), Methohexital nur als
1 %ige (10 mg/ml) Lösung verwendet werden. Beide Injektionslösungen
sind stark basisch. Vermischung (z.B. während der Injektion) mit
Succinylcholin, morphinartigen Analgetika, Atropin und längeres
Stehenlassen der Lösungen führen zur Ausflockung der unlöslichen
Säuren, die zur Verstopfung von Kanülen führen können. Trübe
Lösungen sind unbrauchbar.

7.3.1.2   Pharmakodynamik

<u>Wirkungen der Barbiturate am ZNS</u>: Thiopental und Methohexital er-
zeugen noch während der Injektion dosisabhängig Schlaf und Bewußtlosigkeit. Viel häufiger als nach Thiopental sieht man während der
Injektion von Methohexital Zeichen der Exzitation. Vor allem bei zu
rascher Injektion treten Bewegungen der Augäpfel und der Extremitäten, Schluckauf, Husten, eventuell sogar ein Laryngospasmus auf.
Diese Erscheinungen sind selten schwerwiegend und gehen rasch
vorüber. 1960 fand CLUTTON-BROCK bei der Untersuchung der analgetischen Eigenschaften von Thiopental, daß vor Eintritt der Bewußtlosigkeit die Schmerzschwelle sinkt (Thiopental wirkt 'antianalgetisch')
und erst nach Eintreten der Bewußtlosigkeit wieder ansteigt. Auch
beim Erwachen tritt diese Schmerzintensivierung wieder auf. Nach
4 - 6 mg Thiopental/kg KG dauert dieser Effekt am erwachenden Patienten bis zu 2 Stunden, nach 6 - 10 mg/kg KG bis zu 5 Stunden.
Während der Injektion von Thiopental kommt es auch vorübergehend
zu einer Schärfung des Gehörs.

<u>Folgerungen</u>:
- Intra- und postoperativ wäre die Schmerzempfindung bei reiner
  Barbituratnarkose gesteigert. Dieser Effekt wird aber überdeckt
  durch die Kombination der Barbiturate mit analgetisch wirkenden
  Substanzen der verschiedensten Herkunft.
- Während der Narkoseeinleitung mit Barbituraten sind schmerzhafte
  Manipulationen am Patienten zu unterlassen.
- Während der Narkoseeinleitung mit Barbituraten ist für Ruhe in
  der Umgebung des Patienten zu sorgen.

Auch nach Eintritt der Bewußtlosigkeit ist die Schmerztoleranz unter
Barbituratnarkose gering. Die Verabreichung einer so hohen Dosis
Thiopental, daß chirurgische Schmerzreize ertragen werden, würde
zu einer gefährlich tiefen Narkose führen. In der Praxis wird die
Analgesie deshalb durch Pharmaka wie Lachgas und morphinartige
Analgetika erreicht. Beide Barbiturate führen zu einer reflektorischen
Übererregbarkeit des Nervus vagus. In narkotischer Dosis senken sie
die Durchblutung des Gehirns, den Liquordruck und den Sauerstoff-
verbrauch etwa in gleichem Umfang.

<u>Wirkungen der Barbiturate auf die Atmung</u>: Thiopental und Metho-
hexital wirken dosisabhängig stark atemdepressorisch. Auch bei
klinisch üblicher Dosierung wird häufig eine vorübergehende Apnoe
beobachtet. Die barbituratbedingte Atemdepression wird durch Prämedikation mit morphinartigen Analgetika verstärkt.

Wirkungen der Barbiturate auf Herz und Kreislauf: Beide Barbiturate hemmen dosisabhängig das Kreislaufzentrum in der Medulla oblongata und hypothalamische Kreislaufzentren. Beide Substanzen wirken am Herzmuskel negativ inotrop. Der periphere Widerstand nimmt eher etwas zu. In der Regel sinkt während der Injektion der Barbiturate der arterielle Blutdruck durch die Hemmung der Kontraktionskraft des Herzens. Der Blutdruck sinkt um so ausgeprägter, je größer die Dosis ist. Hypertoniker, Patienten mit einer Hypovolämie und einer Herzinsuffizienz reagieren mit dem Blutdruck besonders kritisch. Methohexital hat eine vergleichsweise geringere kardiodepressive Wirkung.

Wirkungen der Barbiturate auf den Gastrointestinaltrakt: Beide Barbiturate führen während der Injektion zur Relaxation des Mageneingangs und erhöhen dadurch die Gefahr einer Aspiration.

Wirkungen der Barbiturate an der Muskulatur: Nur bei exzessiver Überdosierung mit schwerer zentraler Depression nimmt der Muskeltonus ab.

Wirkungen der Barbiturate auf den Stoffwechsel: Seit langem ist bekannt, daß Thiopental und andere Barbiturate den Sauerstoffverbrauch der Gewebe etwa um die Hälfte senken. Der basale Sauerstoffverbrauch, der der Erhaltung der Zellen dient, bleibt unbeeinflußt. Abnahme des Sauerstoffverbrauchs und der CO_2-Produktion gehen Hand in Hand. Abfall des pCO_2 im Gehirn bewirkt zerebrale Vasokonstriktion und Abnahme der Hirndurchblutung in einem Umfang, der den reduzierten Sauerstoffbedarf der Hirnzellen nicht gefährdet. Da der intrakranielle Druck vom Volumen der drei Inhaltsstoffe der knöchernen Schädelhöhle abhängt (Hirnsubstanz, Liquor und Blut der intrakraniellen Gefäße), sinkt der intrakranielle Druck parallel zur Abnahme der Hirndurchblutung. Die Frage, ob Thiopental in sehr hohen Dosen das Gehirn vor den Folgen eines Sauerstoffmangels, z.B. durch Herzstillstand oder intrakranielle Drucksteigerung, schützen kann, wird derzeit in vielen Kliniken untersucht.

Wirkungen der Barbiturate auf die Gewebsmastzellen: Beide Barbiturate setzen regelmäßig Histamin frei (LORENZ). Dies ist beim Gesunden ohne Bedeutung. Bei Allergikern kann die Histaminfreisetzung zu Tachykardie führen.

Klinische Anwendung der Barbiturate: Im Vordergrund steht die Narkoseeinleitung durch intravenöse Injektion. Methohexital und Thiopental eignen sich auch für geburtshilfliche Eingriffe (Sectio caesarea). Obwohl sie in wesentlichen Mengen die Plazenta durchdringen, ist nur nach hohen Dosen mit einer stärkeren Depression des Neugeborenen zu rechnen. Beide Pharmaka können auch als Suppositorien bei Säuglingen und Kleinkindern verabreicht werden.

Die zur Narkoseeinleitung erforderliche und geeignete Dosis hängt u.a. ab von Prämedikation, Alter, Funktionszustand von Herz und Herzkranzgefäßen, Leber und Niere, dem Füllungszustand des Extrazellulärraums, Hypo- oder Hypertonie. Da ein Großteil dieser Faktoren nicht sicher abzuschätzen ist, gilt die Regel:

> Dosiert wird streng nach Wirkung!
> Die Dosis wird so niedrig wie möglich,
> so hoch wie nötig bemessen!

Die narkotische Wirkung wird anhand des Blinzelreflexes geprüft. Ist er erloschen, ist die Dosis ausreichend. Prämedizierte Männer benötigen meist um 350 mg, Frauen um 250 mg Thiopental. 500 mg sollten nur vom Erfahrenen überschritten werden. Die Methohexital-Dosen betragen etwa ein Drittel der erforderlichen Thiopental-Dosen.

Beachte: Alkoholiker und nicht prämedizierte Patienten benötigen in der Regel größere Dosen.

Eine Überdosierung liegt vor bei schlaffer Muskulatur und schwerer Hypotension. Typische Narkosestadien wie beim Äther (vgl. Kap. 7.5) werden während der Injektion von Thiopental nicht beobachtet. Der Patient schläft sehr schnell ein, d.h. innerhalb von 10 - 20 Sekunden. Der Wirkungseintritt bei alten Menschen und Schockpatienten kann erheblich verzögert sein. Die Augen stehen gerade, die Zunge sinkt zurück, die pharyngeale Muskulatur erschlafft. Die Atmung wird flach und steht schließlich still, der Blutdruck sinkt. Die Sehnenreflexe erlöschen. Die laryngealen Reflexe (Stimmritze!) bleiben erhalten. Die Besonderheiten bei der Injektion von Methohexital wurden schon erwähnt. Die Aufwachphase geht selten mit Übelkeit und Erbrechen einher.

7.3.1.3   Komplikationen der Barbituratanwendung

Atmung: Nach Überdosierung kann die Apnoe länger anhalten. Da die laryngealen Reflexe erhalten bleiben, können Schleimablagerungen im Rachen oder zu frühe Intubationsversuche einen in der Regel milden Laryngospasmus (Stimmritzenkrampf) auslösen. Auf die Möglichkeit eines Bronchospasmus durch Histaminfreisetzung wurde bereits hingewiesen.

Herz und Kreislauf: Nach Überdosierung kann es zu einem gefährlichen, schwer beherrschbaren Blutdrucksturz kommen.

Anaphylaktische Reaktionen: Im Gegensatz zur Thiopental-induzierten
Histaminfreisetzung, die nach jeder Thiopentalanwendung eintritt,
können - allerdings erst nach mehrfacher Gabe von Thiopental - Antikörper gebildet werden, die bei erneuter Thiopentalgabe durch Reaktion mit dem Antigen (Thiopental) zur schlagartigen Freisetzung von
Mediatorsubstanzen führen. Klinisch finden sich Rötung von Gesicht
und Händen, Urticaria, Angioödem, Bronchospasmus, massiver Blutdruckabfall bis zum anaphylaktischen Schock mit eventuell tödlichem
Ausgang. Die Häufigkeit solcher Reaktionen wird mit 1 : 5 000 bis
1 : 14 000 angegeben. Die Häufigkeit soll in den letzten Jahren zugenommen haben. Verglichen mit anderen Injektionsnarkotika sind derartige Reaktionen nach Thiopental seltener, nehmen jedoch einen schwer-
wiegenderen klinischen Verlauf. Allergiker sind stärker gefährdet,
denn 90 % aller Patienten, die mit einer Anaphylaxie auf Thiopental
reagieren, hatten 4 bis 11 mal Thiopental erhalten und eine Allergie-
anamnese (Asthma, Heufieber, Allergie gegen Arzneimittel usw.).

Akute intermittierende Porphyrie (AIP): Die AIP ist ein erblicher
Mangel an Enzymen der Hämsynthese. Häm ist Bestandteil des Hämoglobins und zahlreicher zellulärer Enzyme. Die Klinik ist geprägt
durch intermittierende Attacken neurologischer (Quadriplegie, Koma,
Krämpfe) und psychiatrischer (Halluzinationen, Ruhelosigkeit) Störungen und geht häufig mit abdominellen Schmerzen einher. Attacken
von AIP dauern Tage bis Monate, ihre Letalität (Hauptursache Atemlähmung) erreichte vor Einführung der Respiratortherapie 25 % bis
50 %. Von allen Arzneimitteln sind Barbiturate am häufigsten auslösende Ursache einer Attacke von AIP.

Intraarterielle Injektion: Je nach Stärke der Injektionslösung kommt es
durch Endothelschädigung zu Gefühllosigkeit in den Fingern, einer
ischämischen Muskelkontraktur oder zur Gangrän. Verdünnte Lösungen (z.B. Thiopental 2,5 %ig) sind weniger gefährlich. Die Therapie
einer solchen Komplikation ist unbefriedigend. Bei einer paravenösen
Injektion reichen die Folgen von Schmerzen bis zu ausgedehnten
Nekrosen.

7.3.1.4   Pharmakokinetik der Barbiturate

Mehrere Prozesse bestimmen Wirkungsstärke und Wirkungsdauer von
Thiopental am Zentralnervensystem, nämlich

a) die Injektionsgeschwindigkeit: Die Wirkung einer Thiopental-Dosis
   hängt von der Injektionsgeschwindigkeit ab. Verabreichung einer
   Dosis in 5 statt in 30 Sekunden verstärkt die resultierende Wirkung erheblich, die ED_{50} sinkt (Abb. 211). Die ED_{50} für Thiopental beträgt 2,70 mg/kg, die ED_{50} für Methohexital beträgt
   1,1 mg/kg Körpergewicht.

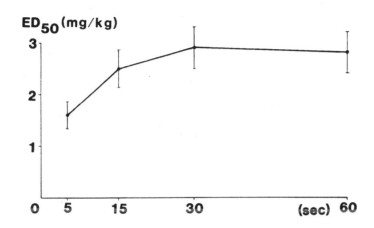

Abb. 211: ED_{50} des hypnotischen Effektes von Thiopental bei unterschiedlich schneller Infusion einer definierten Dosis (AVELING).

b) die Proteinbindung: Thiopental und Methohexital werden im Blut sofort an Plasmaproteine, besonders an Albumin, reversibel zu etwa 84 % gebunden, 16 % bleiben ungebunden. Bei Leberzirrhose und terminaler Niereninsuffizienz ist die Bindung so stark erniedrigt, daß sich die Plasmawasserkonzentration verdoppelt. Die Bedeutung der Plasmaproteinbindung von Thiopental für die Distribution geht daraus hervor, daß im Gehirn und im Herzmuskel urämischer Ratten nach Bolusapplikation wesentlich höhere Thiopentalkonzentrationen gefunden wurden, verglichen mit nierengesunden Tieren.

c) die Ionisation: Bei einem pH von 7,4 des Extrazellulärraums liegt Thiopental zu 60 % als ungeladene, lipidlösliche Thiopentalsäure vor und zu 40 % als negativ geladenes Thiopentalion (Methohexital: bei pH 7,4 70 % ungeladen, 30 % geladen). Nur die ungeladene Säure durchdringt Blut-Hirn-Schranke, Plazenta usw. Eine Azidose drängt die Ionisation zurück, ein größerer Anteil einer Dosis des Barbiturates erreicht das Gehirn. Die Wirkung nimmt zu. Eine Alkalose mindert die Wirksamkeit einer Barbiturat-Dosis.

d) die Distribution: Die Säuren von Thiopental und Methohexital sind sehr gut fettlöslich und durchdringen alle Gewebe ohne Verzögerung. Knapp 10 % der injizierten Dosis gelangen vorübergehend ins Gehirn, und insgesamt etwa 70 % der injizierten Menge werden auf besonders gut durchblutete Gewebe wie Gehirn, Herz, Lunge,

Leber, Niere und Eingeweide verteilt. Diese Gewebe erreichen ca.
30 Sekunden nach intravenöser Injektion eines der beiden Barbiturate maximale Konzentrationen (Abb. 212).

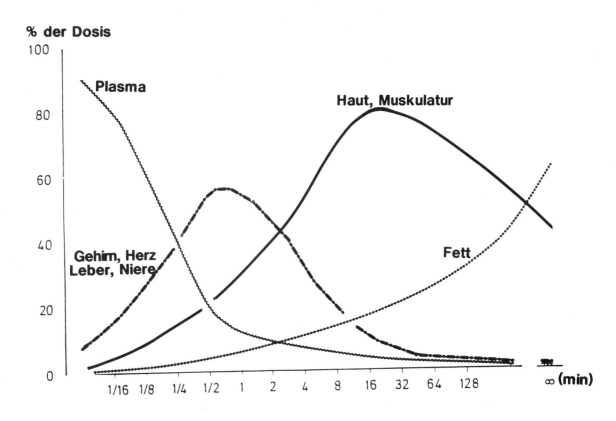

Abb. 212: Verteilung von Thiopental im Organismus nach i.v. Injektion (nach PRICE).

Durch Redistribution wird ein zunehmender Teil in Muskulatur und
Haut aufgenommen. Die Aufnahme relevanter Mengen ins Fett
dauert wegen der schlechten Durchblutung so lange, daß sie für
die Dauer der Narkose unbedeutend, für die Nachwirkungen über
viele Stunden nach Narkose aber von großer Bedeutung ist.
5 Minuten nach Erreichen der höchsten Konzentration im Gehirn ist
sie schon wieder auf die Hälfte, nach 30 Minuten auf ein Zehntel
abgefallen. Die Thiopentalkonzentration im Gehirn beim Erwachen
aus der Barbiturat-Narkose ist beim Erwachsenen deutlich höher
als beim Einschlafen ('akute Toleranz'). Die Dauer der Narkose
wird nur von der Geschwindigkeit der Redistribution bestimmt. 2
Minuten nach Injektion befinden sich nur noch 10 % der Dosis im
Plasma. Das an Plasmaproteine gebundene Thiopental wird also
weitestgehend wieder freigesetzt und an die Gewebe abgegeben.
Die Bedeutung der Plasmaproteinbindung für Wirkstärke und

-dauer der Barbiturate erklärt sich aus dem anfangs sehr kleinen Verteilungsvolumen bei der ersten Passage durch das Gehirn (etwa 1,5 Liter) und ihrer Bedeutung als Transportvehikel. Bei einer niedrigen Bindung wird während der ersten Passage mehr ans Gewebe abgegeben (stärkere Wirkung), die schlechte Bindungskapazität erschwert die Mobilisierung (Redistribution) aus dem Gewebe (längere Wirkung). Die niedrigere Plasmakonzentration über die Zeit, z.B. bei renaler Insuffizienz, erschwert schließlich die Biotransformation in der Leber, da das Barbituratangebot an die Leber niedriger als beim Gesunden ist.

Aus der Beschreibung der Distribution lassen sich für die praktische Anwendung der Barbiturate zwei Folgerungen ableiten, nämlich einerseits: Barbiturate sollten nicht nach Gewicht dosiert werden. Der initiale Verteilungsraum Adipöser ist nicht größer als der magerer Patienten. Der Abstrom der Barbiturate ins reichliche Fett ist nach einmaliger Applikation für ihre Wirkung am ZNS bedeutungslos, und andererseits: im schweren Schock sind nur die vitalen Organe (Gehirn, Herz, Lunge, evtl. auch Niere und Leber) ausreichend durchblutet. Erhielte ein Patient im Schock ein Barbiturat in üblicher Dosierung verabreicht, würde dies zu einer lange anhaltenden Depression der vitalen Organe führen, da die Umverteilung in die nicht oder nur wenig durchbluteten peripheren Organe wie Muskulatur und Haut nur sehr langsam erfolgt und die Depression von Herz und Kreislauf das Auswaschen des Barbiturates aus dem Gehirn zusätzlich verzögert.

Merke: Für Barbiturate gibt es kein Antidot! Wirkung und Elimination einer einmal injizierten Dosis können nicht mehr beeinflußt werden. Barbiturate sind daher nicht steuerbar.

e) die Biotransformation: Beide Barbiturate werden nahezu vollständig durch die mikrosomalen Enzyme der Leber biotransformiert. Aus Abbildung 213 geht jedoch hervor, daß Methohexital wesentlich schneller eliminiert wird als Thiopental. Die Erklärung dafür ist, daß Methohexital zu einem wesentlich größeren Prozentsatz in der Leber aus dem Blut 'extrahiert' wird als Thiopental.
Die Eliminationshalbwertszeit von Thiopental ($T_{1/2\ elim}$) beträgt ca. 400 Minuten, seine Clearance ca. 3 ml pro Minute x Kilogramm. Die Eliminationshalbwertszeit von Methohexital beträgt dagegen nur 97 Minuten und seine Clearance 12 ml pro Minute x Kilogramm. Die langsame Elimination beider Barbiturate aus dem Organismus hat klinisch wichtige Konsequenzen, nämlich

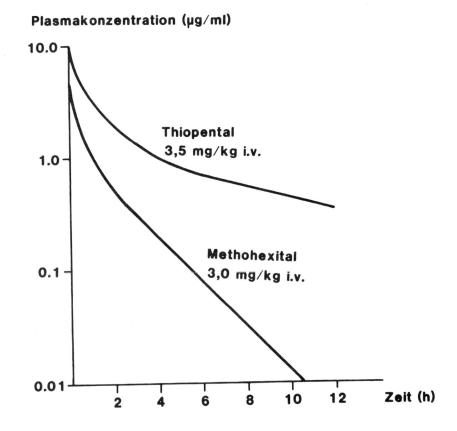

Abb. 213: Verlauf der Konzentrationen von Thiopental und Methohexital im Plasma über die Zeit. Beachte das erheblich raschere Absinken der Methohexitalkonzentration im Plasma, verursacht durch seine raschere Elimination.

a) wird Thiopental in kurzen Abständen in hohen Dosen verabreicht, sättigen sich die Gewebe so weit auf, daß ein Abstrom aus dem Gehirn in periphere Gewebe nicht mehr erfolgt. Die Barbiturate werden dann nur noch mit einer Geschwindigkeit aus Gehirn und übrigen Organen eliminiert, die von der Rate der Biotransformation abhängt. Da Methohexital schneller in der Leber umgesetzt wird, ist hier die Kumulationsgefahr geringer,

b) nach hohen Barbituratdosen führen Opiate in der frühen postnarkotischen Phase zu einem Wiedereinsetzen der Narkose,

c) Alkoholgenuß noch 14 Stunden nach Thiopental kann zu Volltrunkenheit führen, obwohl sich Patienten zu diesem Zeitpunkt vollständig wach fühlen,

d) 5 - 8 Stunden nach Thiopental sind Wachzustand und visuelle Aufnahmefähigkeit noch deutlich eingeschränkt. Die psychomotorische Leistungsfähigkeit ist noch 24 Stunden nach Thiopental und Methohexital beeinträchtigt.

Merke: Patienten, die Thiopental oder Methohexital in narkotischen Dosen erhalten haben, dürfen mindestens 24 Stunden
- kein Kraftfahrzeug lenken,
- keine komplizierten Maschinen bedienen,
- keine Geschäfte tätigen.

7.3.2. Ketamin

7.3.2.1. Pharmakodynamik von Ketamin

Wirkungen am ZNS: Ketamin unterbricht im Gehirn assoziative Verbindungen (assoziieren = in Zusammenhang bringen, dissoziieren = trennen) zwischen Thalamus und Hirnrinde. Daraus resultiert eine Narkose ohne Tiefschlaf ('dissoziative Anästhesie'). Ketamin stört die Verarbeitung der Umwelteindrücke. Es wirkt halluzinogen. Nicht selten kommt es daher zu 'Horrortrips', die man durch Kombination mit Tranquillizern usw. zu verhüten versucht. Ketamin wirkt sehr stark analgetisch. Vor allem somatische Schmerzen werden aufgehoben, viszerale Schmerzempfindungen werden dagegen nur unvollständig blockiert.

Reflexe von Pharynx und Larynx: Der Tonus von Zungengrund und Rachenmuskulatur bleibt erhalten, die Atemwege bleiben frei.

Augen: Bei der Injektion von Ketamin öffnen sich die Augen, eventuell tritt ein Nystagmus auf.

Atmung: Die Spontanatmung bleibt suffizient, obwohl der Atemrhythmus zwischen kurzer Apnoe, tiefer, langsamer Atmung und frequenten Atemzügen mit kleinen Atemzugvolumina schwankt.

Herz und Kreislauf: Herzzeitvolumen, arterieller Mitteldruck und Herzfrequenz nehmen zu. Herzarbeit und Sauerstoffverbrauch nehmen ebenfalls zu. Die Hirndurchblutung ändert sich nur wenig. Der Liquordruck steigt um 40 % - 100 %.

Ketamin steht als 1 %ige Lösung zur intravenösen Anwendung und als 5 %ige Lösung zur intramuskulären Applikation zur Verfügung. Es ist gut gewebeverträglich, setzt kein Histamin frei und hat eine sehr große therapeutische Breite. Eine typische intravenöse Dosis ist 0,5 - 2 mg/kg KG, eine typische intramuskuläre Dosis 3 - 8 mg/kg KG. Neuerdings wird die Verwendung kleiner Dosen (maximal 1 mg/kg i.v.) nach vorheriger Injektion von z.B. Flunitrazepam empfohlen, um Kreislaufstimulation und Auslösung von Horrorvisionen zu vermeiden. Der Eintritt der Narkose ist für Unerfahrene schwer festzustellen. Die Augen bleiben offen, der Blick wird starr und unbeteiligt. Oft geben die Patienten seltsame Laute von sich, ächzen und stöhnen.

Indikationen: Narkoseeinleitung bei hypotonen Patienten, Asthmatikern, Kindern (i.m.-Applikation), in der Geburtshilfe, in der Notfallmedizin und bei der Behandlung von Verbrennungen. Kontraindikationen für die alleinige Ketaminanwendung sind ambulante Eingriffe wegen der langen Erholungszeit, arterieller Hypertonus, koronare Herzerkrankung und erhöhter intrakranieller Druck.

7.3.2.2   Pharmakokinetik von Ketamin

Die Wirkung von Ketamin tritt nach i.v.- und i.m.-Gabe rasch ein und hält 10 - 20 Minuten an. Die volle Erholung dauert bis zu 4 Stunden, bei Kombinationen mit Tranquillizern noch wesentlich länger. Die Wirkung wird durch Redistribution beendet. Ketamin wird in der Leber inaktiviert ($T_{1/2elim}$ = 3 Std.).

7.3.3.   Etomidat

Pharmakodynamik: Etomidat (z.B. Hypmomidate^R) ist ein starkes Hypnotikum. Es besitzt keine analgetische Wirksamkeit. In 60 - 80 % der Fälle treten bei nicht prämedizierten Patienten nach Etomidat Myokloni auf, d.h. die Patienten ziehen Arme und Beine an und bewegen die Hände. Auf Schmerzreize beobachtet man starke motorische Reaktionen. Häufig sieht man Pupillendifferenzen, Pupillendilatation und Pupillenentrundung. Die Patienten husten oder bekommen einen Schluckauf. Die Myokloni lassen sich durch Prämedikation mit z.B. Diazepam und/oder Fentanyl weitgehend unterdrücken. Postoperativ haben die Patienten keine unangenehmen Erinnerungen. Das Erwachen ist vollständig, ein 'Überhang' tritt nicht auf. Nachinjektionen führen nicht zur Abnahme der Wirksamkeit. Die Wirkungen von Etomidat auf Herz, Kreislauf und Atmung sind eher günstig: Herzarbeit und myokardialer Sauerstoffverbrauch nehmen ab, die Koronardurchblutung nimmt zu. Die Kontraktionskraft des Herzens bleibt unverändert. Auch der zerebrale Sauerstoffverbrauch sinkt. Da auch die Durchblutung des Gehirns durch Vasokonstriktion abnimmt, sinkt der intrakranielle Druck. Der zerebrale Perfusionsdruck bleibt unverändert. Etomidat wirkt nicht atemdepressiv, wenn auch während der Injektion eine kurze Apnoe auftreten kann. Etomidat verursacht eine Hemmung der Cortisolsynthese. Es eignet sich deshalb nicht für eine kontinuierliche Anwendung, z.B. zur Sedierung von Intensivpatienten. Es ist sehr gut gewebeverträglich, verursacht keine Thrombophlebitiden, wirkt nicht embryotoxisch oder teratogen, setzt kein Histamin frei. Die therapeutische Breite ist groß (LD_{50}/ED_{50} = 32). Die Gefahr einer Sensibilisierung ist gering. Je nach Venenkaliber treten in 30 % bis 80 % der

Fälle brennende Schmerzen während der Injektion auf. Durch Umstellung auf ein anderes Lösungsmittel, Injektion in große Venen und ausreichende Prämedikation mit einem Opiat lassen sich die Venenschmerzen vermindern.

Pharmakokinetik: Etomidat ist eine mäßig lipophile, schwache Base. Nach Injektion von ca. 300 µg/kg KG schlafen die Patienten in 30 - 60 Sekunden ein und erwachen etwa 2 - 3 Minuten später. Nachinjektionen sind bei Bedarf möglich, Kumulation ist nicht zu befürchten. Die Verteilung im zentralen Kompartiment geschieht rasch, die Wirkung wird durch Redistribution beendet. Etomidat wird aus dem Leberblut nahezu vollständig extrahiert und zu inaktiven Verbindungen gespalten. Für die Eliminationshalbwertszeit werden Werte zwischen 1 und 4 Stunden angegeben.

7.3.4   Benzodiazepine

Die Benzodiazepine erzeugen je nach Dosis Ruhe, Sedierung, Benommenheit oder Bewußtlosigkeit.

7.3.4.1   Diazepam

Diazepam (z.B. Valium^R) wirkt sedierend, angstlösend, antikonvulsiv und muskelrelaxierend. Nach dem Erwachen besteht eine Amnesie für die Zeit ab der Injektion. Die Atmung wird nur wenig beeinträchtigt. Für sich allein hat Diazepam nur unbedeutende Effekte auf Herz und Kreislauf. Es kann deshalb auch bei schwer Herzkranken zur Narkoseeinleitung, zur Sedierung von Intensivpatienten usw. angewendet werden. Wird Diazepam in Kombination mit Sedativa, Hypnotika und Analgetika angewendet, muß jedoch mit einer schwereren Depression von Herz und Kreislauf und der Atmung gerechnet werden. Der individuelle Diazepambedarf schwankt in der Größenordnung von 1 : 30. Während bei manchen Patienten 5 mg Bewußtlosigkeit auslösen, führt 1 mg/kg KG bei anderen nur zu Benommenheit. Die intravenöse und intramuskuläre Injektion von Diazepam ist schmerzhaft.

Pharmakokinetik: Die Wirkung tritt 1 - 2 Minuten nach i.v.-Injektion ein. Diazepam wird in der Leber glukuronidiert (vgl. Kap. 4.2.5). Die terminale Eliminationshalbwertszeit schwankt zwischen 30 und 200 Stunden, bei einem Patienten mit Leberzirrhose wurde gar ein Wert von 500 Stunden bestimmt. 6 - 8 Stunden nach Injektion kann es zu einem neuerlichen Konzentrationsanstieg im Plasma kommen, der zur erneuten Benommenheit führt. Ursache dafür ist die enterohepatische Rezirkulation der durch die Leber unverändert ausgeschiedenen Substanz und der ebenfalls wirksamen Stoffwechselprodukte. Wegen der sehr zögernden Elimination ist Diazepam für Ambulanznarkosen und Leberkranke wenig geeignet. Da Diazepam die Plazenta rasch durchdringt, ist es auch für die Geburtshilfe weniger geeignet.

7.3.4.2   Flunitrazepam

Flunitrazepam (z.B. Rohypnol^R) wirkt so stark hypnotisch, daß seine übrigen Wirkungen kaum zum Tragen kommen. Flunitrazepam erzeugt eine Amnesie, die von Patienten gelegentlich als unangenehm empfunden wird. Flunitrazepam wirkt nicht analgetisch, setzt kein Histamin frei und ist praktisch atoxisch. Nach dem Erwachen bestehen häufig Schläfrigkeit, Adynamie, Muskelschwäche. Gelegentlich treten Übelkeit, Brechreiz und Erbrechen auf. Die Interaktion mit Fentanyl erscheint bezüglich der Atemdepression besonders problematisch. In therapeutischen Dosen hat Flunitrazepam nur geringe Wirkungen auf Herz und Kreislauf.

Kinetik: Wie Diazepam wird Flunitrazepam nur sehr langsam eliminiert. Die Eliminationshalbwertszeit beträgt im Mittel etwa 30 Stunden, doch sind auch schon viel längere Halbwertszeiten angegeben worden.

7.3.4.3   Midazolam

Diese neuere Verbindung Midazolam (z.B. Dormicum^R) hat ein ähnliches Wirkungsspektrum wie Diazepam. Sie wirkt jedoch erheblich kürzer und ist besser venenverträglich.

7.4   Morphinartige Analgetika, Antagonisten, Neuroleptanalgesie
           und Neuroleptanästhesie (K. TAEGER)

Opium, ein Extrakt aus unreifen Samenkapseln des Schlafmohns, ist
eine der ältesten bekannten Drogen. Es enthält etwa 9 - 14 % Morphin, 1805 von SERTÜRNER aus Opium isoliert, und von ihm wegen
der schlafinduzierenden Wirkung der Substanz 'Morphium' genannt.
Morphin und seine Derivate werden in der Anästhesie wegen ihrer
starken analgetischen Wirkung verwendet. Zu den Analgetika mit
morphinartiger Wirkung (z.B. Morphin, Pethidin, Fentanyl usw.)
zählen Pharmaka, die zum Teil vom Morphinmolekül abgeleitet, zum
Teil aber auch chemisch völlig anders aufgebaut sind. Sie werden
zusammenfassend vielfach noch als Opiate bezeichnet. Allen gemeinsam
sind die starke analgetische Wirkung und die Suchtgefährdung.

Sucht ist definiert als:

- unwiderstehliches Verlangen, die Einnahme eines Pharmakons fort-
  zusetzen und es sich mit allen, auch kriminellen Mitteln zu
  verschaffen,

- Neigung, die Dosis zu steigern,

- psychische und physische Abhängigkeit, die bei Unterbrechung der
  Einnahme zu Entziehungserscheinungen führt.

Der Umgang mit morphinartigen Analgetika ist wegen ihres Suchtpoten-
tials durch den Gesetzgeber in der BtmVV (Betäubungsmittel-Ver-
schreibungs-Verordnung) geregelt.

Der molekulare Wirkungsmechanismus der morphinartigen Analgetika
ist seit einigen Jahren Gegenstand intensiver Forschungsarbeiten.
Schon lange waren spezifische Bindungsstellung, sogenannte 'Opiatrezeptoren', postuliert worden, da z.B. nur jene Form des Morphins
und seiner sämtlichen Derivate wirksam ist, die die Schwingungsebene
polarisierten Lichtes nach links dreht, während sich die rechtsdre-
henden Verbindungen (Unterschied wie zwischen linkem und rechtem
Handschuh) als nahezu unwirksam erwiesen. Scheinbar geringfügige
Veränderungen der Molekülstruktur des Morphins resultieren in
manchmal gravierenden Veränderungen der pharmakologischen Eigenschaften. Durch Abänderung eines Molekülbausteins am Morphin
erhielt man z.B. Nalorphin, einen stark wirksamen Opiatantagonisten.

Die Umwandlung einer agonistischen (Morphin) in eine antagonistische
Wirkung (Nalorphin) durch Molekülumbau läßt sich problemlos als

einen kompetitiven Verdrängungsmechanismus durch ein auf den Rezeptor passendes Molekül erklären, das den Rezeptor aber wegen der veränderten Molekülstruktur nicht mehr erregen kann. Opiatrezeptoren hat man inzwischen an vielen Stellen im Gehirn gefunden, meistens im Bereich der Schmerzbahnen, die vom Rückenmark zu den höheren Hirnzentren ziehen. Die Entdeckung der Opiatbindungsstellen im Gehirn warf die Frage auf, ob Opiate auf diese Rezeptoren nicht nur zufällig paßten und deren eigentliche Aufgabe die Verarbeitung von Schmerzinformationen im ZNS ist. 1975 fanden HUGHES und TERENIUS die auf die Opiatrezeptoren passenden physiologischen Überträgerstoffe, die Endorphine, deren biologische Funktion derzeit intensiv untersucht wird.

7.4.1 Morphin

7.4.1.1 Pharmakodynamik von Morphin

Morphin und seine Derivate wirken analgetisch, ohne andere Sinnesqualitäten (Hören, Sehen, Bewußtsein usw.) nennenswert zu beeinträchtigen. Schmerzhafte Stimuli werden zwar als solche erkannt, der Patient kann jedoch Schmerzen wesentlich besser ertragen. Morphin (10 mg/70 kg) bewirkt eine zentrale Dämpfung mit Benommenheit, Konzentrationsschwäche, Apathie, verminderter körperlicher Aktivität. Die Reaktion auf diese Wirkung kann außerordentlich verschieden sein und hängt sehr wesentlich vom Zustand des Patienten ab. Patienten, die an Schmerzen leiden, Angst haben und unzufrieden sind, berichten, daß diese unangenehmen Empfindungen abklingen oder sie nicht mehr belasten. Normal gestimmte, schmerzfreie Patienten können dagegen in eine Dysphorie geraten mit Unlust, Niedergeschlagenheit, Übelkeit und gelegentlichem Erbrechen. In höherer Dosierung (15 - 20 mg/70 kg) geht die Benommenheit in Schlaf über. Auch schwere Schmerzen klingen ab. Übelkeit und Erbrechen treten häufiger auf, mit einer Atemdepression ist zu rechnen. Morphin wirkt dosisabhängig atemdepressorisch durch Angriff am medullären Atemzentrum, dessen CO_2-Empfindlichkeit unter Morphin abnimmt. Atemfrequenz und Atemminutenvolumen nehmen ab. Es kann auch zu einer periodischen Atmung (ähnlich einer CHEYNE-STOKES-Atmung) kommen. Bei einer Morphinvergiftung ist die Lähmung des Atemzentrums im allgemeinen die Todesursache. Nach i.v.-Gabe von Morphin tritt die Atemdepression nach ca. 7 Minuten, nach i.m.-Gabe nach etwa 30 Minuten, subkutan verabreicht nach ca. 90 Minuten ein. 2 - 3 Stunden später beginnt sich die Atmung wieder zu normalisieren, doch sind noch nach 4 - 5 Stunden hemmende Effekte auf die Atmung vorhanden. Das medulläre Vasomotorenzentrum wird durch Morphin in üblicher Dosis

kaum beeinträchtigt. Die Funktionen von Herz und Kreislauf werden
nicht wesentlich gestört. Durch Erregung des cholinergen Anteils des
Nervus oculomotorius kommt es zu einer typischen Miosis (Verengung
der Pupillen auf Stecknadelkopfgröße). Der Tonus des Magen-Darm-
traktes wird vermehrt, die Peristaltik nimmt ab. Es resultiert eine
spastische Obstipation. Der Tonus des Sphincter ODDI an der Öffnung des Gallengangs in den Zwölffingerdarm nimmt bei einigen
Patienten so zu, daß der Druck in den Gallengängen von 20 auf 200
bis 300 mm H_2O ansteigt. Klinisch resultieren daraus epigastrische
Beschwerden bis zur Gallenkolik. Die Erhöhung des Tonus von Blase
und Blasensphinkter durch Morphin kann Miktionsbeschwerden und
Harndrang auslösen.

7.4.1.2   Pharmakokinetik von Morphin

Von allen morphinartigen Analgetika ist Morphin am stärksten hydro-
phil. Es durchdringt die Blut-Hirn-Schranke in beiden Richtungen nur
langsam. Die Wirkung am ZNS tritt deshalb nur zögernd ein und hält
lange an. Morphin wird in der Leber zum unwirksamen Morphingluku-
ronid umgebaut. Zwischen 20 Minuten und 6 Stunden sinkt die Mor-
phinkonzentration individuell sehr unterschiedlich mit einer Halbwertszeit von etwa 2 - 3 Stunden. Die Eliminationshalbwertszeit ist
sehr lang, wahrscheinlich im Bereich von 10 bis 60 Stunden. Zwei
Befunde sind bemerkenswert, nämlich

a) nach epiduraler Morphinapplikation kam es vereinzelt 8 - 12 Stunden später zu einer Atemdepression, die mit Naloxon beseitigt werden konnte,

b) DON und Mitarbeiter (1975) berichteten, daß die Wirkung von Morphin bei niereninsuffizienten Patienten bis zu 6 Tagen anhielt. In
   einem Fall trat zum Beispiel eine Atemdepression nach 12 Stunden
   ein und hielt bis zur 36. Stunde nach Morphin an. Daraus ist zu
   folgern, daß unter bestimmten Bedingungen nach der Applikation
   von Morphin auch nach einer sehr langen Zeit noch mit einer
   Atemdepresssion gerechnet werden muß.

7.4.2.   Pethidin

Pethidin (z.B. Dolantin[R]) wurde 1939 als stark wirkendes, atropin-
ähnliches Spasmolytikum beschrieben. Bald darauf entdeckte man seine
analgetische Wirksamkeit, die der des Morphins gleicht.

Pharmakodynamik: In einer, bezogen auf die Analgesie, entsprechenden Dosierung hat Pethidin die schon vom Morphin bekannten unerwünschten Wirkungen (Sucht, Atemdepression). Der tonisierende Effekt auf die glatte Muskulatur scheint nicht so ausgeprägt zu sein.

Obstipation und Miktionsbeschwerden sind daher seltener. Übelkeit
und Erbrechen sind weniger häufig.

Pharmakokinetik: Der Verlauf der Plasmakonzentration von Pethidin
nach i.v.-Gabe und die terminale Eliminationshalbwertszeit ($T_{1/2elim}$)
gehen aus der linken Kurve in Abb. 214 hervor.

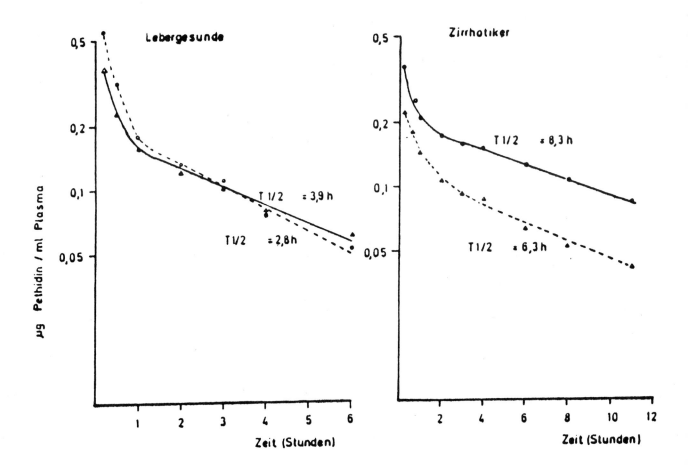

Abb. 214: Verlauf der Plasmakonzentrationen von Pethidin zweier
Lebergesunder (links) und zweier Patienten mit Leberzirrhose (rechts). Beachte die unterschiedliche Zeitachse.

Pethidin durchdringt rasch alle Gewebe. Es wird überwiegend durch
Biotransformation in der Leber eliminiert. Trotz der hohen Extrak-
tionsrate von Pethidin aus dem Leberblut ist die Eliminationshalbwertszeit mit ca. 3,5 Stunden relativ lang, da die Menge im Blut im Vergleich zur Menge in den Geweben sehr gering ist.

Zahlreiche Faktoren wirken auf die Kinetik von Pethidin ein:

a) Im basischen Urin werden nur 1 - 2 % der Dosis unverändert ausgeschieden, im sauren Urin 20 - 25 %.

b) Patienten, die an einer Leberzirrhose leiden, verstoffwechseln Pethidin erheblich langsamer. $T_{1/2elim}$ ist länger, die Plasmakonzentration fällt erheblich langsamer ab (Abb. 214 rechts).

c) Während einer akuten Virushepatitis ist die Clearance von Pethidin deutlich vermindert und $T_{1/2elim}$ damit erheblich verlängert (Abb. 215).

d) Im Alter sind nach identischen Dosen die Plasmakonzentrationen bis um das Vierfache höher als bei jungen Menschen, verursacht durch Abnahme der 'Klärfunktion' der Leber und der Plasmaproteinbindung.

e) Pethidin durchdringt die Plazenta unbehindert.

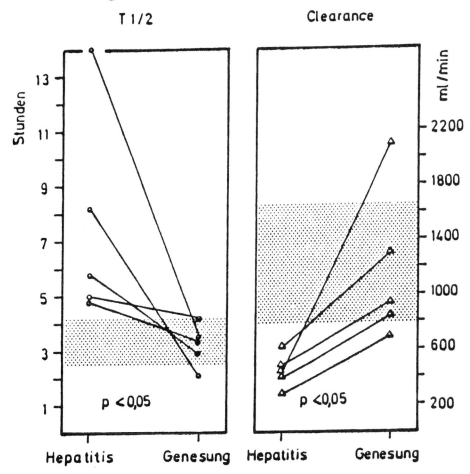

Abb. 215: Vergleich der terminalen Halbwertszeit und der Clearance von Pethidin bei Patienten, die einmal während einer akuten Virushepatitis und einmal nach Genesung untersucht wurden (die gepunktete Fläche entspricht dem normalen Bereich; McHORSE).

7.4.3   Fentanyl

Fentanyl wird in Anästhesie und Intensivmedizin viel verwendet und soll deshalb ausführlicher dargestellt werden.

7.4.3.1   Pharmakodynamik von Fentanyl

Fentanyl wirkt wie Morphin stark analgetisch, jedoch weniger sedierend. Wie jedes Opiat wirkt es suchterzeugend. Die Analgesie tritt nach i.v.-Injektion sofort, nach i.m.-Injektion in 3 - 5 Minuten ein und hält 15 - 30 Minuten (i.v.) bzw. 30 - 50 Minuten (i.m.) an. Die Analgesie hält nach höheren Dosen wesentlich länger an. Wie alle Opiate wirkt auch Fentanyl atemdepressiv. Nach 0,1 mg Fentanyl i.m. kommt es für 30 - 45 Minuten zu einer Abnahme der alveolären Ventilation, die Atemfrequenz bleibt unverändert. Höhere Dosen führen zum Atemstillstand, die Atemdepression hält dann über Stunden an. Das Ausmaß der Atemdepression wird beeinflußt durch Interaktionen mit anderen Pharmaka (andere Opiate, Relaxantien, Hypnotika usw.). Auch die Bewußtseinslage ist für Ausmaß und Dauer der Atemdepression bedeutsam. Exogene Reize (Schmerz, Unruhe) drängen die Atemdepression zurück, im Schlaf kehrt sie wieder ('biphasische Atemdepression').

Fentanyl beeinträchtigt die Kontraktilität des Herzmuskels nicht. Durch Aktivierung des Nervus vagus kann es zur Bradykardie und diskreter Blutdrucksenkung kommen. Die Organdurchblutung wird nicht wesentlich beeinflußt. Auch Fentanyl steigert den Tonus des Sphincter ODDI. Es setzt kein Histamin frei.

Dosierung: 0,1 - 0,2 mg Fentanyl entsprechen etwa 10 mg Morphin. Diese Dosis reicht zur Behandlung mäßiger postoperativer Schmerzen. 0,3 - 0,5 mg sind für starke Schmerzen erforderlich.

Relative Wirkstärken und klinische Dosen:

	ED_{50} (mg/kg s.c., Maus)	klinische Dosen (mg/70 kg)
Fentanyl	0,05	0,1 - 0,2
Morphin	11	10 - 15
Pethidin	23	100

Der Fentanylbedarf zur Aufrechterhaltung der Narkose ist variabel. Alkoholiker brauchen eine erheblich höhere Dosis. Einem beatmeten Patienten verabreicht, ist Fentanyl nahezu atoxisch.

Therapeutische Breite:

	ED_{50}	LD_{50}	LD_{50}/ED_{50}
	(i.v., mg/kg)	(i.v., mg/kg)	
Fentanyl	0,011	3,05	277,0
Morphin	3,21	22,30	69,5
Pethidin	6,04	29,00	4,7

Sicherheitsindex (gilt für beatmete Patienten!)

	wirksame Dosis (i.v., mg/70 kg)	Dosis, bei der ernste Nebenwirkungen auftreten (i.v., mg/70 kg)	Index
Fentanyl	0,1	5	50
Morphin	10,0	200	20
Pethidin	100,0	500	5

7.4.3.2   Pharmakokinetik von Fentanyl

Fentanyl wirkt kürzer als Morphin. Anfangs sinkt die Konzentration in Plasma und Gehirn rasch durch Umverteilung (Redistribution) in Muskel und Haut, danach fällt die Konzentration nur noch sehr langsam ab (Abb. 216).

Die terminale Eliminationshalbwertszeit schwankt bei Leber- und Nierengesunden zwischen 2 und 6 Stunden. Fentanyl wird in der Leber zu inaktiven Verbindungen umgebaut. Nur ein unbedeutender Teil einer Dosis wird renal unverändert ausgeschieden. Die Wirkungen von Fentanyl werden überwiegend durch Umverteilung beendet. Wiederholt verabreicht, steigt die Konzentration in der Peripherie allmählich an und verzögert den Abstrom aus dem Gehirn.

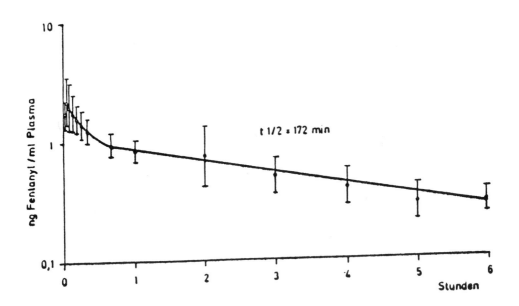

Abb. 216: Verlauf der Fentanylkonzentration im Plasma über die Zeit.

7.4.4   Morphinantagonisten

1915 beobachtete POHL, daß ein Abkömmling des Codeins eine Morphin-induzierte Atemdepression aufhob. Erst 25 Jahre später wurde das gleiche Phänomen für Nalorphin beschrieben. Morphinantagonisten sind chemisch dem Morphin nahestehende Verbindungen mit starken (Pentazocin) bis fehlenden (Naloxon) analgetischen Eigenschaften, die die atemdepressorische, aber auch die analgetische Wirkung der morphinartigen Analgetika dosisabhängig abschwächen oder aufheben. Zwischen Morphin als reinem Agonisten und Naloxon als reinem Antagonisten liegen Verbindungen mit mehr agonistischer (Pentazocin) und mehr antagonistischer (Nalorphin) Wirkung.

Agonist			Antagonist
Morphin	Pentazocin	Nalorphin	Naloxon
Pethidin	(z.B. Fortral[R])	(z.B. Lethidrone[R])	(z.B. Narcanti[R])
Fentanyl		Levallorphan	
		(z.B. Lorfan[R])	

Am Beispiel von Nalorphin sollen agonistische und antagonistische Wirkungen erläutert werden.

Agonistische Wirkungen ohne Anwesenheit von Morphin: Kleine Dosen Nalorphin (5 - 15 mg) erzeugen Wirkungen, die denen von Morphin ähnlich sind. Die Atemdepression entspricht der einer gleich starken Dosis Morphin. Bei den partiellen Antagonisten flacht die Kurve der Atemdepression bei höheren Dosen ab, d.h. 75 mg Nalorphin erzeugen keine wesentlich stärkere Atemdepression als 10 - 20 mg (Abb. 217).

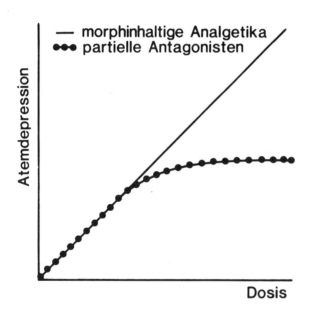

Abb. 217: Unterschiedliches Verhalten der Atemdepression bei Morphin und partiellen Antagonisten mit wachsender Dosis.

10 - 15 mg Nalorphin wirken so stark analgetisch wie 10 mg Morphin. Die meisten Patienten sind nach Nalorphin entspannt und benommen. Nicht selten erzeugt Nalorphin jedoch unangenehme Reaktionen (Dysphorie), die von Angst über seltsame Gefühle und Tagträume bis zu Halluzinationen reichen. Diese dysphorischen Wirkungen schränken die Verwendbarkeit von Nalorphin als Analgetikum stark ein.

Morphinantagonismus: Morphin-induzierte Euphorie, Analgesie, Atemdepression, Erbrechen, Miosis, gastrointestinale Spasmen usw. werden
aufgehoben.

Das Fehlen agonistischer Wirkungen macht Naloxon zum Mittel der
Wahl in den Fällen, in denen eine antagonistische Wirkung zu einer
Morphinwirkung erforderlich ist.

Pharmakokinetik von Naloxon:

Wirkungseintritt: i.v. nach 2 - 3 Minuten (maximale Wirkung),
                      i.m. nach 15 Minuten,
Wirkungsdauer: i.v. 40 - 100 Minuten,
(dosisabhängig)   i.m. ca. 360 Minuten.

Naloxon wird in der Leber inaktiviert.

Dosierung: Ampullen zu 0,4 mg 1 : 10 verdünnen, davon 1 - 2 ml in
            Intervallen von ca. 2 Minuten i.v. (zur selektiven Auf-
            hebung der Atemdepression bei möglichst noch erhaltener
            Analgesie).

Wenn Fentanyl antagonisiert werden soll, sollte 15 Minuten nach der
i.v.-Dosis die halbe Dosis i.m. gegeben werden. Soll Morphin antagonisiert werden, sollten i.v.- und i.m.-Dosen gleich sein. Naloxon
kann bei Opiatsüchtigen in ausreichend hoher Dosierung ein Entzugs-
syndrom auslösen. Die Antagonisierung der Effekte eines Opioids
durch Naloxon kann von u.U. gravierenden kardiovaskulären Effekten
(RR- und Frequenzanstieg, Lungenödem) gefolgt sein, die Anwendung
dieses Mittels sollte daher nur in Ausnahmefällen erwogen werden!

7.4.5   Neuroleptanalgesie und -anästhesie

Die Neuroleptanalgesie verdankt ihren Namen der kombinierten Anwendung eines starken Analgetikums (z.B. Fentanyl) und eines Neuro-
leptikums (z.B. Dehydrobenzperidol, DHB).

Dehydrobenzperidol: DHB ist ein Neuroleptikum, das antipsychotisch,
oberflächlich sedierend und beruhigend wirkt. Nach der Gabe von
DHB wirken Patienten ruhig, schläfrig, von ihrer Umwelt abgekop-
pelt. Unter dem ruhigen Äußeren besteht jedoch ein Zustand der
inneren Beklemmung, Ruhelosigkeit und Agitation. DHB wirkt nicht
analgetisch und nicht suchterzeugend. DHB hat eine starke antiemetische Wirkung. Es bewirkt durch Angriff an ZNS und Herz und

durch vorübergehende Blockade der sympathischen alpha-Rezeptoren
eine 15 - 20 Minuten anhaltende Blutdrucksenkung. DHB wirkt antiar-
rhythmisch. DHB hat eine enorme therapeutische Breite, ist gut gewebeverträglich und setzt kein Histamin frei.

Pharmakokinetik von DHB: DHB wird überwiegend in der Leber ver-
stoffwechselt. 10 % werden unverändert renal, 10 % über Leber und
Galle eliminiert. Die Eliminationshalbwertszeit beträgt etwa 2 Stunden,
die Wirkdauer jedoch bis zu 10 Stunden, da DHB an seine Rezeptoren
sehr fest gebunden wird. Zusammengefaßt bietet die Anwendung von
DHB in der Anästhesie folgende Vorteile:

a) starke antiemetische Wirkung für etwa 2 Stunden,

b) durch leichte alpha-Rezeptorenblockade Senkung des Afterloads,
   Verbesserung der peripheren Durchblutung im persistierenden
   Schock, Objektivierung eines eventuellen Volumendefizits,

c) antiarrhythmische Wirkung.

In Neuroleptanalgesie sind Patienten immobil, schmerzfrei, bei
Bewußtsein, doch apathisch und wie in Trance. Größere Operationen
wären durchführbar. In der Regel werden zusätzlich Lachgas,
dampfförmige Inhalationsanästhetika und Muskelrelaxantien verwendet
(balanced anaesthesia).

Wirkungen der Kombination von DHB und Fentanyl auf einzelne
Organe:
Die Hirndurchblutung nimmt leicht ab, der Liquordruck sinkt etwas.
Der zerebrale Sauerstoffverbrauch wird deutlich gesenkt. Analgesie
und Atemdepression durch Fentanyl werden durch DHB nicht ver-
stärkt, halten aber länger an.

Die Kontraktilität der Myokards wird nicht wesentlich beeinflußt. Der
myokardiale Sauerstoffverbrauch sinkt bei unveränderter Koronardurchblutung. Der Blutdruck fällt etwas ab, die Durchblutung der
Gewebe wird verbessert. Die 'balanced anaesthesia' ist bei Eingriffen,
die länger als 30 - 60 Minuten dauern, auch bei Erkrankungen von
Leber und Niere oder systemischen Erkrankungen uneingeschränkt
durchführbar.

Nachteile der klassischen Neuroleptanalgesie: In 10 % der Fälle wird
das Bewußtsein nicht vollständig ausgeschaltct. Vor allem akustische
Reize werden noch wahrgenommen. Die vasodilatierende Wirkung des
DHB kann bei einer Hypovolämie eine relevante Blutdrucksenkung

nach sich ziehen. Nicht selten kommt es trotz ausreichender Dosierung von DHB und Fentanyl intra- und postoperativ zu starken Blutdruckanstiegen, deren Ursache möglicherweise in einer unzureichenden zerebralen Dämpfung zu suchen ist. Diese Reaktionen sind auch durch Nachinjektionen beider Substanzen nicht zu durchbrechen. Wird der Blutdruckanstieg bedrohlich, muß man auf ein blutdrucksenkendes Mittel zurückgreifen oder ein dampfförmiges Inhalationsanästhetikum zusetzen.

Kontraindikationen für eine kombinierte Anwendung von Fentanyl und DHB:

a) Ambulante Narkosen. Wegen der lang anhaltenden Wirkung beider Substanzen ist mit einer Beeinträchtigung der Tauglichkeit der Teilnehmer am Straßenverkehr, der Urteilsfähigkeit und einer orthostatischen Kreislaufdysregulation zu rechnen.

b) Volumenmangelzustände müssen zuerst behoben werden.

c) Sectio caesarea: Bis zur Abnabelung des Neugeborenen sind DHB und Fentanyl kontraindiziert, da sie die Plazenta passieren und beim Neugeborenen zu einer schweren Atemdepression führen können.

d) Bei Opiatsüchtigen ist wegen der Toleranzsteigerung die erforderliche Fentanyldosis kaum abzuschätzen.

Die 'balanced anaesthesia' hat die klassische Neuroleptanalgesie heute weitestgehend verdrängt. Sie ist als Methode der Wahl für die meisten, in Narkose durchgeführten Operationen anzusehen.

7.5.   Inhalationsanästhetika (W. WEBER)

7.5.1   Forderungen an ein ideales Inhalationsanästhetikum

Ein ideales Inhalationsanästhetikum sollte folgende Eigenschaften besitzen:

a) Gute Steuerbarkeit: Eine Inhalationsnarkose sollte rasch eingeleitet und nach Bedarf schnell vertieft, abgeflacht oder beendet werden können, d.h. Veränderungen der inspiratorischen Konzentration sollten rasch von Veränderungen der Narkosetiefe gefolgt werden.

b) Möglichst große therapeutische Breite: Analgetische, narkotische und reflexdämpfende Wirkungen sollten bei Narkotikumkonzentrationen entfaltet werden, die möglichst um ein Vielfaches niedriger sind als diejenigen, durch die vitale Funktionen wie die Steuerung von Atmung und Kreislauf in der Medulla oblongata gelähmt werden. Das Atemzentrum sollte vor dem Kreislaufzentrum gelähmt werden, da nur eine Atemlähmung problemlos behandelt werden kann.

c) Reversibilität: Sämtliche Ausfallerscheinungen müssen nach Beendigung der Narkose verschwinden.

d) Geringe Nebenwirkungen: Insbesondere sollte das Inhalationsanästhetikum keine oder nur geringe Auswirkungen auf das Herz-Kreislauf-System haben.

e) Es sollte chemisch stabil sein und möglichst vollständig eliminiert werden.

f) Es sollte keine lokal reizende Wirkung an Haut und Schleimhäuten verursachen und nicht unangenehm riechen,

g) nicht explosiv und brennbar sein und

h) sicher und stabil bei der Lagerung und preiswert in der Herstellung sein.

Da es derzeit noch kein Inhalationsanästhetikum gibt, das alle genannten Anforderungen gleichzeitig erfüllt, werden in der Praxis mehrere Anästhetika, u.U. in Kombination miteinander, angewendet.

Inhalationsanästhetika sind strukturchemisch recht unterschiedliche Stoffe, die je nach Siedepunkt (Tab. 32) in gasförmigem Zustand (wie z.B. Lachgas) vorliegen oder als Flüssigkeiten mit niedrigem Siedepunkt für die Narkose verdampft werden müssen (wie z.B. Isofluran (z.B. Forene[R]), Enfluran (z.B. Ethrane[R]), Halothan).

Die Entdeckung der Inhalationsanästhesie, wie wir sie verstehen, fällt
in den Zeitraum von 1842 - 1847 (Tab. 33). Die Entwicklung der
Anästhesie geht mit dem Fortschritt der Inhalationsanästhesie parallel.
Es dauerte fast hundert Jahre, bis sich alternative Techniken (intravenöse und regionale Verfahren) durchsetzen konnten.

Tab. 32:   Physikalisch-chemische Eigenschaften und Steuerbarkeit
            einiger Inhalationsnarkotika

Verteilungskoeffizienten bei 37 °C				
	Siedepunkt (°C)	Blut/Gas	Öl/Gas	Gewebe/Blut	Steuer-barkeit
STICKOXYDUL (Lachgas)	-89	0,47	1,4	1,06 Hirn 1,00 Lunge 1,13 Herz	ideal
DIÄTHYLÄTHER	35	12,10	65,0	1,14 Hirn 1,20 Lunge	schlecht
HALOTHAN	50	2,36	224,0	2,60 Hirn 2,60 Leber 1,60 Niere 3,50 Muskel 60 Fettgewebe	gut
ENFLURAN (z.B. Ethrane[R])	57	1,91	98,5	43 Fettge-webe; Koeff. der übrigen Gewebe etwas kleiner als bei Halothan	gut
ISOFLURAN (z.B. Forene[R])	48,5	1,40	99,0	-	gut

Tab. 33   Daten zur Geschichte einiger Inhalationsanästhetika

DIÄTHYLÄTHER	1540	erstmals von VALERIUS CORDUS beschrieben
	1842	Chirurg C.W. LONG, USA, führt eine Äther-Narkose zur Entfernung eines Halstumors durch
	1846	Öffentliche Demonstration einer Äther-Narkose durch Zahnarzt MORTON im Massachusetts General Hospital in Boston
	1847	erste Äther-Narkose in Deutschland durch HEYFELDER in Erlangen
	1862	Äthertropfmaske durch SCHIMMELBUSCH, in der Folgezeit rascheste weltweite Verbreitung
STICKOXYDUL	1767	Durch PRIESTLEY erstmalig hergestellt
	1844	Zahnarzt H. WELLS, USA, verwendet Lachgas bei Zahnextraktionen
	1845	öffentliche Demonstration einer Stick-oxydul-Narkose durch WELLS in Boston mißlingt; in der Folgezeit Rehabilitation und rasche Verbreitung des Stickoxyduls
HALOTHAN	1951	Synthese durch SUCKLING
	1956	pharmakologische Erprobung und Einführung in die Klinik durch JOHNSTONE und RAVENTOS; damit wurde erstmalig ein gut steuerbares Inhalationsanästhetikum erprobt
ENFLURAN (z.B. Ethrane[R])	1963	Synthese durch TERRELL und pharmakologische Prüfung durch KRANTZ in USA
	1966	klinische Anwendung durch VIRTUE und DOBKIN in USA und Kanada
ISOFLURAN (z.B. Forene[R])	1981	eingeführt.

7.5.2.   Grundlegende physikalische Gesetzmäßigkeiten der
            Inhalationsanästhetika

Die Kenntnis einiger physiko-chemischer Gesetzmäßigkeiten erleichtert
das Verständnis des Ablaufs und der Steuerbarkeit der Inhalationsnarkose. Die Gesetze für ideale Gase dürfen in diesem Zusammenhang
auch auf gas- und dampfförmige Narkotika angewendet werden:

a) Das Gesetz von DALTON besagt, daß der Druck eines Gasgemi-
   sches gleich der Summe der Partialdrucke der einzelnen Kompo-
   nenten ist (vgl. Kap. 2.2.1.1).
   Beispiel:
   Das inspiratorische Gasgemisch enthalte 69 % N_2O, 30 % O_2 und
   1 % Isofluran. Wie groß ist der inspiratorische Partialdruck des
   Isoflurans bei P_B = 760 mmHg?
   P_I Isofluran = P_B x F_I Isofluran = 760 x 0,01 = 7,6 mmHg.

b) Auch in flüssigen und festen Medien (Blut, Gewebe) üben die
   physikalisch gelösten Gase einen Partialdruck aus. Verteilt sich ein
   Narkotikum in einem Mehrphasensystem, dessen einzelne Komponenten unterschiedliche Aggregationszustände haben (z.B. Alveolar-
   gas, Blut, Gewebe), so herrscht im Gleichgewichtszustand in allen
   Phasen der gleiche Partialdruck, nicht aber die gleiche Konzentration, die von der Löslichkeit des Narkotikums in den verschiedenen
   Geweben bestimmt wird.

c) Das Gesetz von HENRY besagt, daß die in einer Flüssigkeit physikalisch gelöste Gasmenge direkt proportional dem Partialdruck des
   Gases in der Flüssigkeit ist.

Aus b) und c) folgt z.B. für Alveolarluft und pulmonales Kapillarblut, daß im Gleichgewicht der Partialdruck in den Alveolen proportional der im pulmonalen Kapillarblut physikalisch gelösten Gasmenge
ist. Daraus darf man folgern, daß während der Unterhaltungsphase
der Narkose in allen Kompartimenten des Körpers angenähert der
gleiche Partialdruck herrscht (Gleichgewichtszustand = Äquilibrium =
steady state). Zu Beginn der Narkose, während der Einleitungsphase,
ist der Partialdruck eines Narkotikums im Blut höher als im Gewebe,
beispielsweise im Gehirn. In der Abklingphase kehrt sich das Verhältnis um. Nun ist der Partialdruck des Inhalationsanästhetikums z.B. im
Gehirn höher als im Blut. Die Steilheit der jeweiligen Partialdruckgradienten ist bestimmend für die Dauer der Einleitungs- und Abklingphase.

7.5.3 Pharmakokinetik der Inhalationsanästhetika

Inhalationsanästhetika haben auf dem Weg zu ihrem Wirkort im Gegensatz zu den Injektionsanästhetika mehrere 'biologisch-physikalische Schranken' zu überwinden. Die speziellen Eigenschaften dieser 'Schranken' beeinflussen die Wirkung der Narkotika und die Kinetik der Narkose. Sie dürfen auch als eine Art Schutzmechanismus oder Puffer betrachtet werden, der die Sicherheit der Inhalationsnarkose erhöht. Vier nachgeschaltete Systeme können unterschieden werden, nämlich

a) Anästhesie-Apparat und -System,
b) Lunge (Ventilation),
c) Blut (Zirkulation) und
d) Gewebe.

7.5.3.1 Anästhesieapparat und -system

Hochwirksame Inhalationsanästhetika mit relativ geringer therapeutischer Breite, wie das Enfluran, erfordern Verdampfer, an die in bezug auf Genauigkeit und Konstanz der abgegebenen Narkotikumkonzentration höchste Anforderungen gestellt werden müssen. Die inspiratorische Fraktion des Narkotikums soll konstant sein

a) bei wechselnder Temperatur (gewährleistet z.B. durch einen dicken Kupfermantel und temperaturabhängige Einstellungsskala des Verdampfers),

b) bei wechselndem Beatmungsdruck (optimaler Druckausgleich),

c) bei wechselndem Gasfluß (Installation im Nebenschluß).

Präzisionsverdampfer (wie Fluotec, Vapor, Vapor 19) werden den genannten Forderungen weitgehend gerecht. Sie haben mit dazu beigetragen, daß die Inhalationsnarkose trotz Verwendung wirksamerer Narkotika sicherer geworden ist. Wegen der unterschiedlichen physikalischen Eigenschaften der einzelnen Inhalationsanästhetika (Tab. 32) gibt es für jedes flüssige Inhalationsanästhetikum einen besonderen Verdampfer, der ausschließlich für das entsprechende Narkotikum verwendet werden darf.

Beachte: Bei Verwechslung besteht für den Patienten Lebensgefahr.

Wesentlich für die inspiratorische Fraktion des Narkotikums ist auch das verwendete Narkosesystem (vgl. Kap. 8.8). Bei Nichtrückatmungssystemen ist die inspiratorische Fraktion stets gleich der vom Verdampfer gelieferten Konzentration. Beim Rückatmungssystem (z.B.

beim halbgeschlossenen System) hingegen wird frisches Narkosegas durch die hohe innere Kapazität des Systems (Volumen des Systems), durch rückgeatmetes Narkosegas mit geringerer Konzentration des Narkotikums und durch den bisweilen erheblichen Verlust von Narkosegasen aufgrund ihrer Löslichkeit in den Gummischläuchen verdünnt. Der Gummi/Gasverteilungskoeffizient für Isofluran ist beispielsweise 62. Enthält das Gasgemisch im Narkosesystem also 1 Vol.% Isofluran, so wären im Gleichgewicht in 100 cm³ Gummi rund 62 cm³ Isofluran gelöst.

Beachte: Deshalb sind unter Inhalationsanästhesie beim Auftreten einer malignen Hyperthermie die Schläuche zu wechseln (vgl. Kap. 8.7.5).

7.5.3.2   Funktion der Lunge bei der Aufnahme von Inhalationsanästhetika

Der Partialdruck eines Inhalationsanästhetikums im Alveolarraum ist die entscheidende Größe für seine Aufnahme in den Organismus während der Einleitungsphase. Das Inhalationsanästhetikum vermischt sich bei Narkosebeginn mit dem Gasgemisch in der Lunge. Die Konzentration in der Alveolarluft liegt daher zunächst deutlich unter der inspiratorischen Konzentration. Die Geschwindigkeit, mit der sich der alveoläre Partialdruck dem inspiratorischen annähert, bestimmt die Geschwindigkeit der Narkoseeinleitung. Die Höhe des alveolären Partialdruckes bestimmt die Tiefe der Anästhesie. Die Zunahme der alveolären Spannung ist abhängig:

- von der inspiratorischen Konzentration des Narkotikums,
- von der Größe der funktionellen Residualkapazität (die erhöhte FRC beim Lungenemphysematiker bedingt längere Einleitungszeiten),
- von der alveolären Ventilation und
- von der Aufnahme des Narkosemittels ins Blut.

7.5.3.3   Funktion des Blutes beim Transport der Inhalationsanästhetika ins Gewebe

Inhalationsanästhetika werden ins Blut der Kapillaren, die die Alveolen ummanteln, aufgenommen. Dieser Vorgang ist abhängig von

a) dem alveolo-pulmokapillären Druckgradienten,

b) der Löslichkeit eines Gases im Blut und

c) der Lungendurchblutung.

a) Der <u>Druckgradient an der Alveolarmembran</u> entspricht der Partialdruckdifferenz des Anästhetikums zwischen der Alveole und dem
gemischtvenösen Blut. Da die Alveolarmembran für Inhalationsanästhetika normalerweise keine Diffusionsbarriere darstellt, darf
man im Äquilibrium den alveolären gleich dem pulmokapillären Partialdruck setzen.

b) Ein physikalisches Maß für die Löslichkeit eines Gases im Blut ist
der Blut/Gas-Verteilungskoeffizient. Er gibt an, wieviel Vol.% eines
Gases im Gleichgewichtszustand (d.h. bei gleichen Partialdrucken)
im Blut gelöst sind, wenn die alveoläre Konzentration dieses Gases
1 Vol.% beträgt. Hinsichtlich dieser stofflichen Eigenschaft gibt es
beträchtliche Unterschiede (Tab. 32).

<u>Beispiel:</u>

Liegt Isofluran in einer alveolären Konzentration von 1 Vol.% vor,
so sind im Gleichgewicht im Blut 1,40 ml/100 ml gelöst (Blut/Gas-
Verteilungskoeffizient = 1,4). Der Partialdruck des Isoflurans in
der Alveole ist dabei gleich dem Partialdruck im Blut!

Ist ein Gas nur schwer löslich (Abb. 218 A), so diffundieren wenige Gasmoleküle (hier als schwarze Punkte angedeutet) pro Zeit-
einheit ins Blut. Die alveoläre Konzentration steigt rasch an (z.B.
N_2O, Blut/Gas-Verteilungskoeffizient 0,47). Abbildung 218 B zeigt
die schnelle Aufnahme eines gut blutlöslichen Narkotikums ins Blut
(z.B. Äther, Blut/Gas-Verteilungskoeffizient 12). Durch den hohen
Verlust des Inhalationsanästhetikums ans Blut steigt die alveoläre
Konzentration nur langsam, d.h. alveoläre und inspiratorische
Konzentration gleichen sich nur zögernd an. Nur dann, wenn das
Blut möglichst schnell mit dem Narkotikum abgesättigt wird, kann
der für die Aufnahme ins Gehirn erforderliche hohe Partialdruck-
gradient zwischen Blut und Gehirn auch schnell entstehen.

<u>Beachte:</u>   Inhalationsanästhetika mit niedriger Affinität zum Blut
              (geringe Blutlöslichkeit, niedriger Blut/Gas-Vertei-
              lungskoeffizient) haben eine kurze Einleitungszeit.

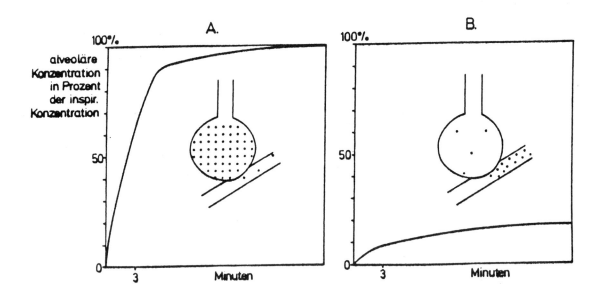

Abb. 218: Abhängigkeit der alveolären Konzentration eines Inhalationsanästhetikums vom Blut/Gas-Verteilungskoeffizienten. In A wird ein Anästhetikum mit schlechter Löslichkeit nur langsam ins Blut aufgenommen. Es reichert sich daher in der Alveole rasch an, und somit erreicht die alveoläre auch rasch die inspiratorische Konzentration. In B wird ein sehr gut lösliches Anästhetikum rasch ins Blut aufgenommen, kann sich somit in der Alveole nicht anreichern, und seine alveoläre erreicht auch über lange Zeit nicht annähernd die inspiratorische Konzentration.

Abbildung 219 zeigt den Anstieg des alveolären Partialdrucks in Prozent des inspiratorischen Partialdrucks in Abhängigkeit von der Blutlöslichkeit des Anästhetikums. Bei diesem experimentellen Vergleich herrscht im Inhalationsgemisch für das jeweilige Anästhetikum von Anfang an der Partialdruck, der nach Einstellung des Gleichgewichts für eine bestimmte Narkosetiefe erforderlich ist. Unter diesen Bedingungen würden beim Äther z.B. 20 Stunden bis zum Partialdruckausgleich vergehen. Bei einem volatilen Anästhetikum, das im Blut gut löslich ist, kann die Einleitungsphase dadurch verkürzt werden, daß zu Beginn eine höhere Narkotikumkonzentration angeboten wird, als später zur Unterhaltung der Narkose nötig ist.

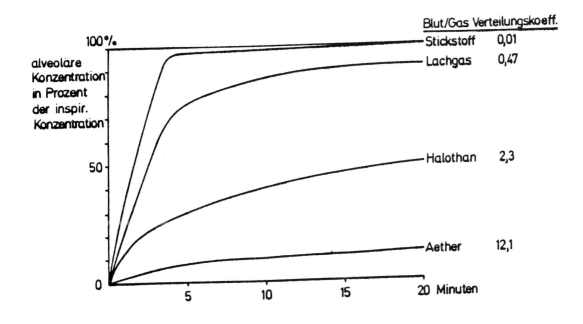

Abb. 219: Verhalten der alveolären Konzentration im Verhältnis zur inspiratorischen Konzentration über die Zeit bei der Inhalation von Stickstoff, Lachgas, Halothan und Äther aufgrund des unterschiedlichen Blut/Gas-Verteilungskoeffizienten. Beachte, daß bei Halothan 20 Minuten nach Beginn der Inhalation die alveoläre erst rund 50 % der inspiratorischen Konzentration beträgt.

c) Zunahme des HZV und damit der Lungendurchblutung verzögert den Partialdruckausgleich zwischen Alveolarluft und inspiratorischem Gasgemisch, da durch den schnelleren Abtransport von Narkotikum mit dem Blut der alveoläre Konzentrationsanstieg verlangsamt wird. Dieser Effekt ist bei gut blutlöslichen Anästhetika ausgeprägter als bei schlecht löslichen. Dies ist klinisch bedeutsam. Bei Patienten mit hohem HZV (extreme Nervosität, Hyperthyreose, Phäochromocytom) wird die Narkoseeinleitung länger dauern als bei Patienten mit erniedrigtem HZV (Mitralstenose, Herzinfarkt).

Merke also: Zunahme der alveolären Ventilation und Abnahme des Herzzeitvolumens beschleunigen die Narkoseeinleitung.

7.5.3.4   Aufnahme und Verteilung der Inhalationsanästhetika ins
           Gewebe

Mit dem Blutstrom wird das Narkotikum an die verschiedenen Gewebe
herantransportiert. Drei Faktoren sind für die Aufnahme aus dem Blut
ins Gewebe bestimmend, nämlich

a) die Partialdruckdifferenz zwischen Blut und Gewebe,
b) die Löslichkeit im Gewebe und
c) die Durchblutung der Gewebe.

a) Je höher die Partialdruckdifferenz zwischen Blut und Gewebe ist,
   desto mehr Inhalationsanästhetikum nehmen die Gewebe auf. Dauert
   die Zufuhr des Narkotikums lange genug, so stellt sich schließlich
   ein Partialdruckausgleich zwischen Blut und Gewebe ein. In dem
   zur Lunge zurückfließenden Blut ist dann der Partialdruck appro-
   ximativ gleich demjenigen im Inhalationsgemisch. Es herrscht ein
   Gleichgewichtszustand.

b) Der Gewebe/Blut-Verteilungskoeffizient ist ein Maß für die Gewebs-
   affinität eines Narkotikums. Nach Erreichen des Verteilungsgleichgewichtes erlaubt dieser Koeffizient einen Rückschluß auf die insgesamt von den Organen aufgenommene Menge des Narkosemittels.
   Je höher die Affinität der Organe für ein bestimmtes Narkotikum
   ist, desto mehr werden sie in der Einleitungsphase aus dem Blut
   ausschöpfen. Der Gewebe/Blut-Verteilungskoeffizient liegt für die
   meisten Gewebe zwischen 1 und 3 (Tab. 32). Davon ausgenommen
   ist lediglich das Fettgewebe, denn hier reichern sich die lipophilen
   Inhalationsanästhetika stark an.

   Beispiel:
   Der Hirn/Blut-Verteilungskoeffizient für Halothan ist 2,6, der
   Fett/Blut-Verteilungskoeffizient für Halothan ist 60. Beträgt die
   Konzentration von Halothan im Blut 1 Vol.%, so sind im Gleichgewichtszustand im Gehirn 2,6 ml Halothan pro 100 ml Hirngewebe
   gelöst. In 100 ml Fettgewebe sind dann 60 ml Halothan gelöst. Das
   Fettgewebe stellt also, z.B. auch nach Beendigung der Narkose,
   ein riesiges Reservoir des Inhalationsnarkotikums im Körper dar,
   aus dem das aufgenommene Pharmakon nur sehr zögernd wieder
   freigesetzt wird.

c) Ein maßgebender Faktor für die Geschwindigkeit, mit der Narkotika
   während der Einleitung in die verschiedenen Gewebe verteilt werden, ist deren Durchblutungsrate. Das Hirn als Wirkort gehört mit
   einer Perfusionsrate von 55 ml/100 g Hirngewebe und Minute zu

den am besten durchbluteten Geweben. Deshalb nimmt das Gehirn während der Einleitung besonders rasch Narkotikum auf. 100 g Fettgewebe werden demgegenüber pro Minute nur mit 1 ml Blut durchströmt. Aus diesem Grund werden selbst stark lipophile Inhalationsanästhetika ins Fettgewebe viel langsamer als ins Gehirn aufgenommen.

7.5.3.5 Elimination aus dem Organismus

Die Unterbrechung der Narkotikumzufuhr hat zur Folge, daß gas- und dampfförmige Narkotika entsprechend den jetzt umgekehrt gerichteten Partialdruckgradienten mehr oder weniger rasch über die Lunge ausgeschieden werden. Der Partialdruck im arteriellen Blut ist dann niedriger als derjenige im venösen Blut. Die pulmonale Ausscheidung hängt von denselben Gesetzmäßigkeiten ab, die auch die Aufnahme regeln. Ein Narkotikum wie Stickoxydul, das nur wenig blutlöslich und nicht sonderlich gut fettlöslich ist, wird auch nach langer Narkosedauer binnen weniger Minuten eliminiert. Demgegenüber dauert es bei einem Narkotikum, das besser blutlöslich ist und eine beträchtliche Fettlöslichkeit besitzt, erheblich länger, bis alles ausgeschieden ist. Halothan ist bei adipösen Patienten noch nach 5 Tagen in Spuren in der Exspirationsluft nachweisbar.

7.5.3.6 Diffusionshypoxie

Die Anwendung von Lachgas in hoher Konzentration bedingt die Aufnahme großer Gasmengen in den ersten Minuten der Narkose. Vom Lachgas werden trotz seiner geringen Blutlöslichkeit in den ersten 5 Minuten fünf und mehr Liter in den Körper aufgenommen, im Gleichgewicht können es bis zu 30 Liter sein. Wird die N_2O-Zufuhr beendet, verläuft die Rückdiffusion von N_2O in den Alveolarraum geradezu sturzflutartig. In dieser Situation führt Luftatmung zu einem kritischen Absinken des alveolären und arteriellen PO_2 (Abb. 220). Daher sollte stets am Ende einer Lachgasnarkose 5 Minuten lang Sauerstoff gegeben werden.

7.5.4 Das MAC-Konzept

Die MAC (minimum alveolar concentration) eines Inhalationsanästhetikums ist diejenige alveoläre Konzentration in Vol.%, die im steady state und bei 760 mmHg bei 50 % aller Probanden (Mensch oder Tier) eine reflektorische Bewegung nach einem definierten Schmerzreiz (z.B. Hautschnitt) verhindert. Dem MAC-Konzept liegt die Überlegung zugrunde, daß im Äquilibrium der alveoläre Partialdruck eines

Narkotikums identisch ist mit dem Partialdruck in allen Geweben und Flüssigkeitsräumen des Körpers. Damit macht man sich unabhängig von den stark variierenden Löslichkeiten (und damit Konzentrationen) der Anästhetika in den diversen Geweben. Die Höhe des für eine bestimmte Narkosetiefe erforderlichen Partialdrucks und der daraus berechenbaren alveolären Konzentration ist damit ein direktes Maß für die anästhetische Potenz. So hat z.B. Halothan (MAC = 0,77 Vol.%) die mehr als zweifache anästhetische Potenz des Enflurans (z.B. Ethrane[R]) (MAC = 1,68 Vol.%). Die MAC von Isofluran (z.B. Forene[R]) liegt mit 1,15 Vol.% in der Mitte. Narkosegase werden in ihren Wirkungen vergleichbar, wenn die verwendeten Konzentrationen in den jeweiligen MAC-Wert umgerechnet werden. Die MAC eines Narkotikums stellt einen Mittelwert dar, um den die MAC-Werte einzelner Individuen streuen. Sie ist unter anderem vom Lebensalter abhängig. So wird die Enfluran-MAC für den Jugendlichen mit 1,90 Vol.% und für über 70 Jahre alte Patienten mit weniger als 1,55 Vol.% angegeben.

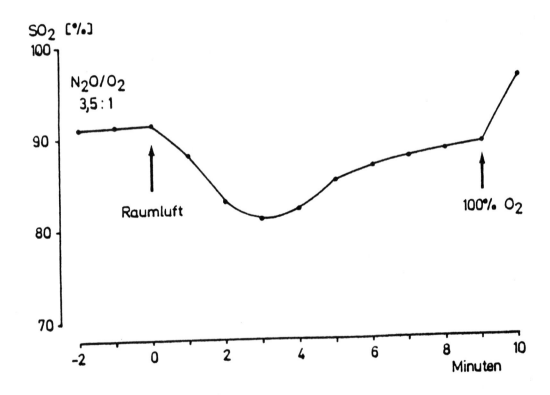

Abb. 220: Einfluß der Luftatmung auf die arterielle Sauerstoff-Sättigung des Hämoglobins am Ende einer Lachgasnarkose (78 % N_2O, 22 % O_2; FINK). Entsprechend sinkt der PaO_2 in diesem Falle von etwa 75 auf etwa 53 mmHg.

7.5.5 Narkosestadien am Beispiel der Äthernarkose

Die Reihenfolge, in der während einer Äthernarkose die verschiedenen Teile des Zentralnervensystems in ihren Funktionen reversibel eingeschränkt werden, ermöglichte eine Einteilung der Narkose in vier Stadien. Am empfindlichsten reagiert die Hirnrinde. Sie wird zuerst gelähmt. Danach werden, in Abhängigkeit von der Narkotikumkonzentration, absteigend - unter Überspringen der Medulla oblongata - die Funktionen des Mittelhirns und des Rückenmarks ausgeschaltet. Bei einer reinen Äthernarkose werden wegen der langsamen Anflutung diese Stadien klar durchlaufen. Sie sind durch die Beurteilung klinischer Symptome leicht feststellbar. Bei den heute üblichen Kombinationsnarkosen, bei denen durch ein Injektionsnarkotikum rasch Bewußtlosigkeit und durch Relaxantien Muskelerschlaffung erzielt wird, sieht man diese Stadien nicht mehr in typischer Weise.

Stadium I: Stadium der Analgesie

Anstieg der Schmerzschwelle infolge Lähmung sensorischer Rindenareale.
Symptome: Euphorie, Traumerlebnisse, Desorientiertheit, Koordinationsstörungen.

Stadium II: Stadium der Erregung (Exzitationsstadium)

Das Mittelhirn, das normalerweise dem hemmenden Einfluß übergeordneter Zentren unterliegt, sendet ungehindert Impulse aus. Exzitation wird u.U. durch Anstoß von außen in Gang gebracht: optische, akustische und taktile Reize (daher grelles Licht und Lärm bei der Einleitung vermeiden!).
Symptome: Bewußtlosigkeit, Hyperreflexie, Hypermotilität, Singultus, Speichelfluß, Erbrechen, unregelmäßige, frequente Atmung.

Das Exzitationsstadium soll möglichst rasch in das Stadium III übergeführt werden.

Stadium III: Toleranzstadium

Großhirn, Mittelhirn und Rückenmark sind gehemmt. Aus der Reihenfolge der Ausfallerscheinungen ergibt sich eine Unterteilung in 4 Ebenen. Je nach dem Grad der Schmerzreize durch die Operation muß die Narkosetiefe zwischen den Ebenen 1 und 4 variieren.
Symptome: zunehmende Toleranz gegenüber äußeren Reizen, verminderter Skelettmuskeltonus, abgeschwächte oder aufgehobene Reflexe.

Stadium IV: Asphyxiestadium (Stadium der Vergiftung)

Lähmung der Medulla oblongata, damit Ausschaltung der Regulationszentren für Atmung und Kreislauf.
Symptome: Atemstillstand (bei Spontanatmung), zeitlich meist nachfolgend Kreislaufversagen.

Stadium IV wird nur unter toxischer Konzentration eines Narkotikums erreicht.

7.5.6   Die gebräuchlichsten Inhalationsanästhetika - spezielle pharmakologische Eigenschaften und klinische Anwendung

7.5.6.1   Isofluran (z.B. Forene[R]), Enfluran (z.B. Ethrane[R]), Halothan (z.B. Fluothane[R])

Diese Verbindungen sind bei Raumtemperatur flüssig. Enfluran (z.B. Ethrane[R]) und Isofluran (z.B. Forene[R]) sind auch unter Licht- oder Sauerstoffeinwirkung sehr stabil. Halothan muß in braunen Flaschen aufbewahrt werden, da unter der Einwirkung von Licht Brom und flüchtige Säuren freigesetzt werden können. Alle drei Substanzen sind unter den Bedingungen des Operationssaales weder brennbar noch explosibel. Es handelt sich um starke Narkotika mit schwacher analgetischer Wirksamkeit und starker (Enfluran) bis mäßiggradiger (Halothan) muskelrelaxierender Wirkung. Dank der niedrigen Gewebe-Blut-Verteilungskoeffizienten verlaufen Narkoseein- und -ausleitung rasch, kann intraoperativ die Narkosetiefe rasch variiert werden.

7.5.6.2   Stickoxydul (Lachgas, N_2O)

Stickoxydul ist ein farbloses, nahezu geruchloses Gas. Es wird in Stahlzylindern in flüssigem Zustand aufbewahrt, in denen ein Druck von 51 atü herrscht. Es ist weder brennbar noch explosibel, vermag aber die Verbrennung zu unterhalten, da es bei Temperaturen über 450 °C Sauerstoff freisetzt. Lachgas ist stark analgetisch, aber nur schwach narkotisch wirksam. Es besitzt keine muskelrelaxierende Wirkung. Bewußtlosigkeit würde erst ab einer Konzentration von mehr als 80 Vol.% im Inhalationsgemisch auftreten. Zur Vermeidung einer Hypoxie darf aber die Sauerstoffkonzentration 35 Vol.% nicht unterschreiten (vgl. Kap. 2.4). Demnach ist eine reine Stickoxydulnarkose bei einem Patienten nicht durchführbar. In Konzentrationen von 50 bis 60 Vol.% ist eine gute Analgesie und Amnesie gegeben. N_2O eignet sich als Basis bei kombinierten Narkoseverfahren (z.B. Narkoseunterhaltung mit einem Gemisch aus 64 % N_2O, 35 % O_2 und 1 % Enfluran).

An- und Abflutungszeiten für Lachgas sind außerordentlich kurz
(2 - 4 Minuten), erklärbar aus seinen physikalisch-chemischen Eigenschaften.

Verhalten des Stickoxyduls in geschlossenen Körperhöhlen:

Da Lachgas im Blut 34 mal besser löslich ist als Stickstoff, wird es
viel rascher in lufthaltige Räume des Körpers diffundieren, als der
Stickstoff in umgekehrter Richtung aus lufthaltigen Räumen ins Blut
übertritt. Die Berechnung des Verhältnisses der Diffusionsraten von
Lachgas zu Stickstoff ergibt in Abhängigkeit vom Druckgradienten,
der Löslichkeit, der Diffusionsstrecke und dem Molekulargewicht einen
Wert von 29,7, d.h., Lachgas diffundiert theoretisch 29,7 mal schneller in eine Körperhöhle hinein als Stickstoff heraus. Dies führt zu
einem gerichteten Gasstrom in lufthaltige Körperräume am Beginn
einer Lachgasnarkose. Im Dünn- und Dickdarm wurde eine Volumenzunahme um ca. 100 % nach 2 Stunden Lachgasnarkose gemessen. Daher
wird bei Ileus-Patienten (stark gasgefüllter Darm) eine Reduktion des
N_2O-Anteils auf 50 % oder ein zumindest zeitweiliger Verzicht auf
Lachgas empfohlen. Zu entsprechenden Komplikationen kann es bei
Anwendung von N_2O bei Vorliegen eines geschlossenen Pneumothorax
kommen. Bei einer Luftembolie würde N_2O rasch das Volumen des
Embolus vergrössern. Daher ist die Lachgaszufuhr bei Verdacht auf
Luftembolie sofort zu beenden. Auf dem HNO-Gebiet kann ein Trom-
melfell-Transplantat durch Drucksteigerung im Mittelohr unter Lachgas
abgehoben werden. Kontraindiziert ist die Anwendung von Lachgas
bei einer Pneumoenzephalographie. Nach dem Einblasen von Luft in
die Ventrikel des Gehirns würde, da diese sich kaum dehnen können,
unter Lachgasnarkose ein bedrohlicher Anstieg des intrakraniellen
Drucks erfolgen.

7.5.6.3   Pharmakodynamik volatiler Anästhetika

7.5.6.3.1 Effekte volatiler Anästhetika auf das Gehirn

Vorbemerkungen:

Das Gehirn ist von der knöchernen Schädelkapsel umgeben. Der intrakranielle Raum enthält 1 200 - 1 600 ml Hirngewebe, 100 - 150 ml
Blut, 100 - 150 ml Liquor und ca. 70 ml extrazelluläre Flüssigkeit.
Nimmt das Volumen eines dieser Bestandteile zu, steigt der intrakranielle Druck (ICP) anfangs nur mäßig an, da ein entsprechendes
Volumen zerebrospinaler Flüssigkeit und/oder venösen Blutes aus dem
Schädelinneren herausgedrängt wird. Nimmt das Volumen noch weiter
zu, kommt es zu einem steileren Anstieg des ICP, da die Kompensationsmöglichkeiten nun eingeschränkt oder erschöpft sind. Der ICP

beträgt normalerweise 0 - 15 mmHg. Die Hirndurchblutung bleibt im Bereich arterieller Mitteldrucke (MAP) zwischen 60 und 160 mmHg unabhängig vom Perfusionsdruck (MAP - ICP) konstant (Autoregulation der Hirndurchblutung). Bei aufgehobener Autoregulation folgt die Hirndurchblutung passiv den Änderungen des Perfusionsdruckes. Aktivität der Nervenzellen, Hirnstoffwechsel und Hirndurchblutung sind unter normalen Bedingungen eng miteinander gekoppelt.

7.5.6.3.1.1   Hirnstoffwechsel

Isofluran (z.B. Forene[R]), Enfluran (z.B. Ethrane[R]) und Halothan vermindern bis etwa 1,5 MAC dosisabhängig die zerebrale Stoffwechselrate, vermutlich als Folge der herabgesetzten Aktivität der Nervenzellen. In höheren Konzentrationen (über 4 MAC) scheint Halothan unmittelbar toxische Effekte auf den Hirnstoffwechsel zu haben. Bei Isofluran und Enfluran bleiben Hemmung der kortikalen elektrischen Aktivität und Abnahme des zerebralen Sauerstoffverbrauchs gekoppelt. Bei Konzentrationen über 2 MAC Isofluran wird das EEG isoelektrisch. Höhere Konzentrationen führen nicht zu einer weiteren Abnahme des Hirnmetabolismus.
Bei hohen Enflurankonzentrationen und Hypokapnie können im EEG Krampfpotentiale auftreten. Werden in dieser Phase generalisierte Krampfanfälle z.B. durch akustische Reize ausgelöst, nimmt die Hirnstoffwechselaktivität beträchtlich zu.
Lachgaseffekte auf den Hirnstoffwechsel sind umstritten.

7.5.6.3.1.2   Zerebrale Durchblutung

Isofluran (z.B. Forene[R]), Enfluran (z.B. Ethrane[R]), Halothan und auch Lachgas führen zu einer Dissoziation zwischen Hirnstoffwechsel und Perfusion des Organs. Trotz abnehmender oder - im Falle des Lachgases - möglicherweise unveränderter Stoffwechselrate kommt es zu einer klinisch relevanten zerebralen Vasodilatation, die auch bei abnehmendem Perfusionsdruck in einer Zunahme der Hirndurchblutung resultiert. Lachgas steigert die Hirndurchblutung um 30 - 100 %. Von den halogenierten Kohlenwasserstoffen scheint Halothan die stärksten, Enfluran (z.B. Ethrane[R]) und Isofluran (z.B. Forene[R]) schwächer vasodilatierende Eigenschaften zu besitzen (bei 1,6 MAC: Halothan + 300 %, Enfluran (z.B. Ethrane[R]) und Isofluran (z.B. Forene[R]): + 100 %).

7.5.6.3.1.3   Intrakranieller Druck

Die Dilatation der Hirngefäße ist mit einer Zunahme des intrakraniellen Blutvolumens vergesellschaftet. Ein Anstieg des Hirndrucks ist die unausweichliche Folge. Möglicherweise ist die Zunahme des intrakraniellen Blutvolumens nicht die einzige Ursache des Hirndruckanstieges. Nach SCHETTINI nehmen Festigkeit und elastischer Widerstand der Hirnmasse unter den Inhalationsanästhetika durch Vermehrung des Wasser- und Elektrolytgehaltes des Hirngewebes zu. Lachgas steigert den ICP vorübergehend um 10 mmHg und mehr. Der Druck steigt in Minutenfrist an und fällt nach 5 - 10 Minuten wieder auf die Ausgangswerte ab. Hirndrucksenkende Manöver wie Hyperventilation, Osmodiurese oder Barbiturate können diesen Lachgaseffekt verhindern. Auch die halogenierten Kohlenwasserstoffe steigern bei normalen Ausgangswerten den intrakraniellen Druck biphasisch. Nach einem raschen Anstieg wird das Maximum des Hirndruckanstieges nach 2 - 5 Minuten erreicht. Danach fällt der ICP innerhalb von 10 - 30 Minuten wieder auf den Ausgangswert und steigt dann in Stundenfrist allmählich wieder an. Bei Patienten mit gesteigertem intrakraniellen Druck können volatile Anästhetika zu bedrohlichen Anstiegen des intrakraniellen Drucks, eventuell zur Einklemmung, führen.

7.5.6.3.1.4   Autoregulation der Hirndurchblutung

Die Autoregulation bleibt unter Lachgas erhalten. Halothan, Enfluran und Isofluran führen ab etwa 0,5 MAC zu einer zunehmenden Beeinträchtigung. Im höheren Dosisbereich wird die Autoregulation gänzlich aufgehoben (Abb. 221). Die Hirndurchblutung folgt dann passiv dem Perfusionsdruck. Die Einschränkung der Autoregulationsfähigkeit des Gehirns bleibt noch mehrere Stunden nach Beendigung der Zufuhr dieser Substanzen bestehen.

7.5.6.3.2   Effekte volatiler Anästhetika auf das Herz

7.5.6.3.2.1   Lachgas

Die Funktionen von Herz und Kreislauf werden beim Gesunden durch Lachgas kaum beeinträchtigt. Bei herzkranken Patienten kommt die negativ inotrope Wirkung des Lachgases zum Tragen. Durch Stimulation der alpha-Rezeptoren nehmen gesamtperipherer Widerstand und Nachlast zu. Die Sauerstoffversorgung im poststenotischen Bereich bei Patienten mit koronarer Herzkrankheit verschlechtert sich. Der Einsatz von Lachgas bei Patienten mit stark eingeschränkter linksventrikulärer Pumpfunktion oder schwerer koronarer Herzkrankheit sollte daher überdacht werden.

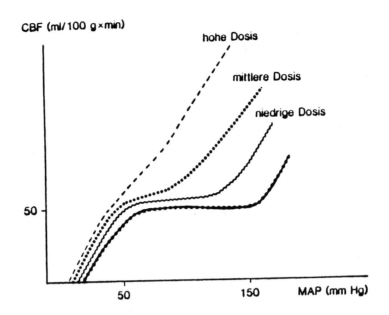

Abb. 221: Zerebrale Autoregulation unter dem Einfluß unterschiedlicher Dosen volatiler Anästhetika. Mit zunehmender Konzentration im Inspirationsgasgemisch wird der Autoregulationsbereich kleiner, bis die Autoregulation schließlich
ganz aufgehoben ist (vgl. Kap. 9.6).

7.5.6.3.2.2   Isofluran (z.B. Forene[R]), Enfluran (z.B. Ethrane[R]),
                Halothan (z.B. Fluothane[R])

Alle drei Substanzen beeinträchtigen die myokardiale Kontraktilität,
Isofluran jedoch etwas weniger als die beiden anderen Verbindungen.
Enfluran und Isofluran führen, anders als Halothan, zu einer Abnahme des gesamtperipheren Widerstandes. Diese Effekte sind bei allen
drei Anästhetika von einer Abnahme des Blutdrucks und des Herzzeitvolumens gefolgt. Enfluran und Isofluran lösen einen Anstieg der
Herzfrequenz aus. In höheren Konzentrationen wird der Barorezeptor-
reflex supprimiert. Akute Druckveränderungen werden dann nicht
mehr von Veränderungen der Herzfrequenz beantwortet. Dieser Effekt
kann insbesondere beim Auftreten einer intraoperativen Hypovolämie
bedeutsam werden. Die AV-Überleitungszeit wird durch Halothan und
Enfluran in mittleren Konzentrationen, durch Isofluran erst in
höheren Konzentrationen verlängert. Insbesondere Halothan sensibilisiert das Myokard gegenüber den Wirkungen endogener und exogener
Katecholamine. Dieser Effekt ist bei Enfluran (z.B. Ethrane[R]) und
Isofluran (z.B. Forene[R]) weitaus geringer ausgeprägt.

Isofluran hat koronardilatierende Eigenschaften, Enfluran in geringerem Maße, Halothan wirkt wenig koronardilatierend. Isofluran bewirkt eine 'Luxusperfusion' des Myokards, ohne daß sich die Sauerstoffversorgung des Herzmuskels verbessert. Die Ursache wird in einer Eröffnung funktioneller Shunts gesehen, die das Blut am Herzmuskelgewebe vorbeileiten. Eine Verschlechterung des Sauerstoffangebots in poststenotischen Bezirken ist damit nicht verknüpft, wenn der koronare Perfusionsdruck auf gleicher Höhe gehalten wird. Keines der drei dampfförmigen Inhalationsanästhetika weist Eigenschaften auf, die ihm einen bevorzugten Platz bei der Anästhesie des Patienten mit koronarer Herzkrankheit sichern würden. Entscheidend ist nicht die Wahl eines Inhalationsanästhetikums, sondern die optimale Vorbereitung des Patienten auf Narkose und Operation, die Kombination der eher niedrig dosierten Inhalationsanästhetika mit stark wirkenden Analgetika, die Aufrechterhaltung hoher Perfusionsdrucke, deren engmaschige Überwachung und die Vermeidung von Faktoren (z.B. Tachykardie), die den O_2-Verbrauch des Myokards vermehren.

7.5.6.3.3 Effekte volatiler Anästhetika auf die Lunge

Alle volatilen Anästhetika vermindern dosisabhängig das Atemzugvolumen. Trotz eines Anstieges der Atemfrequenz nimmt die alveoläre Ventilation ab, die Totraumventilation zu. Der durch Hyperkapnie und Hypoxie bedingte Atemantrieb wird gedämpft. Enfluran und Isofluran fördern im Gegensatz zum Halothan die Sekretproduktion in den Atemwegen. Der normale Atemwegswiderstand wird durch diese Substanzen nicht verändert. Einen erhöhten Bronchialtonus (Asthma!) können alle drei Verbindungen vermindern. Halothan ist diesbezüglich den beiden anderen Anästhetika nicht überlegen.
Die hypoxische pulmonale Vasokonstriktion, ein sinnvoller Mechanismus zur Verteilung der Lungenperfusion auf ventilierte Areale, wird durch Inhalationsanästhetika dosisabhängig abgeschwächt. An eine mögliche Verschlechterung der Lungenfunktion mit arterieller Hypoxämie ist insbesondere bei Patienten mit chronisch-obstruktiven Lungenerkrankungen zu denken.

7.5.6.3.4 Effekte volatiler Anästhetika auf die Leber

7.5.6.3.4.1 Leberperfusion

Halothan, Enfluran und Isofluran vermindern die Leberperfusion, vorwiegend durch Reduktion des Pfortaderflusses. Der Sauerstoffverbrauch der Leber bleibt dabei konstant. Um das reduzierte O_2-Angebot zu kompensieren, wird die Sauerstoffextraktion aus dem

Blut gesteigert. Da eine volle Kompensation über diesen Mechanismus nicht möglich ist, kommt es zu einer Verschlechterung der O_2-Versorgung des Leberparenchyms.

7.5.6.3.4.2   Hepatotoxizität der volatilen Anästhetika

1956 wurde Halothan in die klinische Praxis eingeführt. Schon bald erschienen erste Berichte über das Auftreten von unerklärlichem Fieber, Gelbsucht und Leberfunktionsstörungen mit teilweise tödlichem Ausgang nach Halothannarkosen, die ohne Zwischenfälle verlaufen waren. Seitdem hat man sich in zahllosen Untersuchungen bemüht, Ursachen und Häufigkeit der 'Halothanhepatitis' aufzuklären. Schwierigkeiten bei der Differentialdiagnostik bereitet die Tatsache, daß es nach jedem Eingriff in Narkose zu flüchtigen Transaminasenanstiegen kommen kann, und daß viele Patienten perioperativ mit fakultativ leberschädigenden Substanzen in Berührung kommen. Auch perioperativ auftretende Blutdruckabfälle, Sepsis und Hypoxie können eine Leberzellschädigung zur Folge haben.

Derzeit werden zwei unterschiedliche Formen der Leberschädigung durch Halothan diskutiert:

- eine häufige (ca. 1 : 300), milde Form ohne bleibende Schäden, häufig nur an Transaminasenanstiegen, Fieber und Ikterus zu erkennen,
- eine seltene (ca. 1 : 35 000), schwere Leberschädigung mit in 50 - 80 % tödlichem Verlauf (fulminantes Leberversagen mit massiven Leberzellnekrosen).

Der Pathomechanismus der milden Form der Leberschädigung ist bis heute nicht geklärt. Für das fulminante Leberversagen wird ein immunologisches Geschehen immer wahrscheinlicher, da im Serum solcher Patienten in bis zu 80 % 'Halothan-assoziierte' Antikörper nachweisbar sind.

Ein erhöhtes Risiko einer Leberschädigung durch Halothan haben:

- Patienten, die mehrmals mit Halothan anästhesiert wurden (einen sicheren zeitlichen Abstand zwischen zwei Halothannarkosen gibt es nicht!)
- Frauen sind häufiger betroffen als Männer (2 : 1)
- adipöse Patienten
- Patienten im mittleren Alter
- Patienten mit allergischer Diathese.

Die Möglichkeit eines schweren Leberschadens durch Halothan hat inzwischen dazu geführt, daß die Elimination von Halothan aus der Erwachsenenanästhesie heute ernsthaft diskutiert wird.

Auch Enfluran wurde mit der Auslösung von Hepatitiden in Verbindung gebracht. Doch ist die Fallzahl weit geringer, und die meisten Fälle haben einer sorgfältigen Prüfung nicht standgehalten. Leberfunktionsstörungen nach Narkosen mit Isofluran (z.B. Forene[R]) sind trotz mehrjähriger klinischer Anwendung kaum bekannt geworden und konnten letztlich nicht auf Isofluran als Ursache zurückgeführt werden.

7.5.6.3.5 Effekte volatiler Anästhetika auf die Niere

Volatile Anästhetika bewirken eine vorübergehende Abnahme des renalen Plasmaflusses, der glomerulären Filtrationsrate, des Harnzeitvolumens und der renalen Natriumexkretion. Die aufgeführten Veränderungen normalisieren sich innerhalb von Stunden bis Tagen nach Operation und Narkose. Ursächlich werden eine Abnahme des Herzzeitvolumens mit renaler Minderperfusion, eine Abnahme des arteriellen Mitteldrucks, eventuell auch eine erhöhte Aktivität des Sympathikus angesehen. Energische Volumenexpansion des Extrazellulärraumes kann diese Veränderungen weitgehend verhindern.
Einflüsse der volatilen Anästhetika auf tubuläre Partialfunktionen sind praktisch noch kaum erforscht.

Nephrotoxizität volatiler Anästhetika

Bei der Biotransformation, insbesondere des Methoxyflurans, weniger des Enflurans, entstehen Fluoridionen, die in Abhängigkeit von der Serumfluoridkonzentration zu

- einer Einschränkung oder Aufhebung der Wirkung des antidiuretischen Hormons an distalem Tubulus und Sammelrohr,

- einer Einschränkung bis zum Verlust der Fähigkeit der Niere, den Harn zu konzentrieren,

- einer asymptomatischen bis schweren Nierenfunktionsstörung bis zum polyurischen Nierenversagen mit Hypernatriämie und Hyperosmolarität

führen können.

Während Methoxyfluran wegen dieser Effekte heute nicht mehr verwendet werden sollte, ist für Enfluran ein allerdings minimales nephrotoxisches Potential zu diskutieren. Bei der Halothan- und Isofluranbiotransformation werden so geringe Mengen Fluorid freigesetzt, daß daraus keine Gefahr für die Niere resultiert.

7.5.6.3.6 Lachgas und Vitamin B 12

Lachgas führt zu einer irreversiblen Oxidation des Kobaltatoms im Vitamin B 12-Molekül. Während diese Interaktion bei der Lachgasanwendung zur Narkose vermutlich belanglos ist, folgt aus einer über Tage anhaltenden Zufuhr (Sedierung von Intensivpatienten) eine Hemmung des Knochenmarks mit einer Beeinträchtigung der Granulozytenneubildung bis hin zur Agranulozytose.

Inhalationsanästhetika gehören in die Reihe derjenigen Substanzen, die die gefürchtete maligne Hyperthermie auslösen können (vgl. Kap. 8.7.5).

Toxikologische Risiken könnten sich für alle im Operationssaal Tätigen aus der Anreicherung von Inhalationsanästhetika, Desinfizienzien (Formalin) und dem zur Sterilisation verwendeten Gas Äthylenoxid in der Raumluft ergeben. Bis heute ist aber noch nicht einmal klar, ob die Zahl der Fehlgeburten bei Frauen, die im OP arbeiten, erhöht ist. Wäre sie erhöht, müßten als Risikofaktoren auch die besondere Altersstruktur, Streß, ungünstige Arbeitszeiten, Medikamenteneinnahme, Alkohol- und Nikotinmißbrauch in Betracht gezogen werden. Neuere Untersuchungen legen den Schluß nahe, daß die Inhalationsanästhetika in Operationssälen mit Narkosegasabsaugung keine gesundheitsschädlichen Effekte haben. Jedenfalls sollten alle technischen Einrichtungen, die Inhalationsanästhetika aus der Luft der Operationssäle eliminieren können, genutzt werden. Deren Wirksamkeit machen folgende Zahlen klar:

In Gesichtshöhe des Anästhesisten im Operationssaal finden sich z.B. ohne Absaugung eine Halothan-Konzentration von 6 - 8 ppm, mit Filter eine Halothan-Konzentration von 0,5 - 2,5 ppm, mit Absaugung eine Halothan-Konzentration von 0,05 - 0,3 ppm (1 ppm = 1 part per million = 0,0001 Vol.%).

7.5.6.4   Äther (Diäthyläther)

Diäthyläther ist eine farblose, leicht flüchtige Flüssigkeit mit typischem Geruch, die leicht brennbar und im Gemisch mit Sauerstoff und Lachgas hochgradig explosibel ist. Funken, erzeugt durch elektrische Schalter, Kontakte, elektrostatische Aufladung sowie Elektrokauterisation können eine Explosion auslösen, deren verheerende Auswirkungen man ermessen kann, wenn man bedenkt, daß auch die Lunge des Narkotisierten mit einem ätherhaltigen explosiven Gasgemisch gefüllt ist.

Äther ist ein Narkotikum von ausgezeichneter analgetischer und ausreichender narkotischer Wirkung; die Skelettmuskelerschlaffung ist in tiefer Narkose so ausgeprägt, daß auch intraperitoneale Operationen ohne zusätzliche Relaxierung möglich sind. Die An- und Abflutungszeiten von Äther sind wegen seines hohen Blut/Gas-Verteilungskoeffizienten lang. Hierin liegt auch die relative Sicherheit des Äthers, selbst in den Händen eines weniger Erfahrenen. Die Narkosestadien werden während einer Äthernarkose exakt durchlaufen (s.o.).

Die Vorteile des Äthers sind: seine relativ sichere Handhabung mit der nur geringen Gefahr der schnellen Überdosierung, die gute Muskelerschlaffung und die im Vergleich zu anderen Inhalationsanästhetika geringe Beeinflussung von Herz und Kreislauf (HZV und Blutdruck sind noch in der Mitte des Toleranzstadiums häufig leicht erhöht).

Dem stehen als Nachteile die unangenehme Schleimhautreizung, die starke Exzitation, die Atemdepression, die ungünstige Auswirkung auf den Stoffwechsel (Hyperglykämie und metabolische Azidose), schließlich in der Aufwachphase die motorische Unruhe mit Übelkeit und häufigem Erbrechen und vor allem auch die Explosionsgefahr gegenüber. Die Anwendung von Äther ist heute bei uns wegen der hohen Explosionsgefahr zugunsten anderer Narkotika weitgehend aufgegeben worden, könnte aber eventuell in Katastrophensituationen wieder an Bedeutung gewinnen.

7.6.   Muskelrelaxantien (J. RIEMER)

Muskelrelaxantien führen zu einer Relaxation (= Erschlaffung) der Skelettmuskulatur. Die vollständige Erschlaffung der Skelettmuskulatur ist für den Operateur eine der Vorbedingungen für ein optimales, von Muskelreflexen ungestörtes Arbeiten, besonders bei Eingriffen im Bereich des Oberbauchs. An sich könnte eine ausreichende Muskelerschlaffung auch durch eine Hemmung der Reflexzentren im ZNS erreicht werden. Doch dazu wäre eine sehr tiefe Narkose notwendig, die den Patienten gefährden könnte. Der Vorteil der Anwendung von Muskelrelaxantien liegt darin, daß man den Patienten unabhängig von der Narkosetiefe, also auch bei flacher Narkose, relaxieren kann. Selbstverständlich erschlaffen auch die Atemmuskeln als Teil der Skelettmuskulatur, wenn Relaxantien angewendet werden: Der Patient kann nicht mehr spontan atmen. Die Anwendung von Muskelrelaxantien führt daher innerhalb von wenigen Minuten zum unweigerlichen Erstickungstod des Patienten, wenn er nicht künstlich beatmet wird. Die Anwendung von Muskelrelaxantien setzt daher das Vorhandensein von technischen Einrichtungen zur künstlichen Beatmung und die Fähigkeit des Anästhesisten, diese auch durchzuführen, voraus.

Muskelrelaxantien haben ihren Angriffspunkt an der motorischen Endplatte. An dieser Stelle werden die elektrischen Impulse der motorischen Nerven auf die einzelnen Skelettmuskelfasern übertragen. Die Wirkungsweise der Muskelrelaxantien können wir nur verstehen, wenn wir den Mechanismus der normalen Erregungsübertragung kennen (vgl. Kap. 6.7).

7.6.1   Physiologie der Erregungsübertragung an der motorischen Endplatte

Im Prinzip werden die Aktionspotentiale der motorischen Nervenzellen im Rückenmark (Motoneurone) über deren Axone (Motoaxone) an der motorischen Endplatte auf die Muskelfaser übertragen. Diese Übertragung erfolgt unter Zwischenschaltung eines chemischen Überträgerstoffes, des Azetylcholins. Die Abbildung 222 soll zunächst einen grobschematischen Überblick über die der Erregungsübertragung zugrundeliegenden Ereignisse vermitteln: Das Aktionspotential des Motoaxons setzt Azetylcholin aus den synaptischen Vesikeln frei. Das Azetylcholin diffundiert durch den synaptischen Spalt und verbindet sich mit den Rezeptoren der subsynaptischen Membran der Muskelfaser. Die Reaktion des Azetylcholins mit dem Rezeptor induziert das Endplattenpotential und das Aktionspotential der Muskelfasermembran: Die Übertragung ist geglückt.

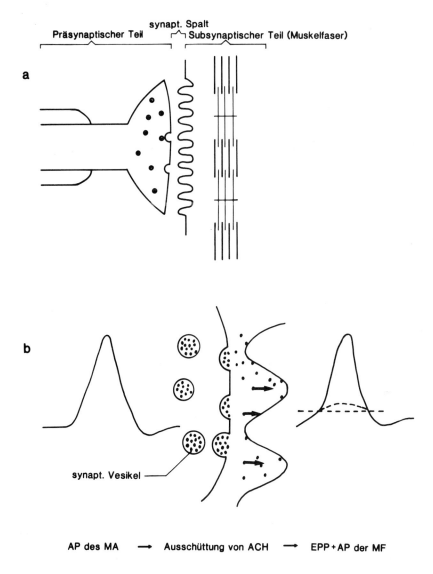

Abb. 222: Schematische Darstellung der wichtigsten Strukturen einer
motorischen Endplatte (a) und ihres Funktionsprinzips (b):
Das Aktionspotential (AP) des Motoaxons (MA) führt zur
Ausschüttung von Azetylcholin (ACH), das an der Muskel-
faser (MF) Endplattenpotential (EPP) und Aktionspotential
(AP) auslösen kann.

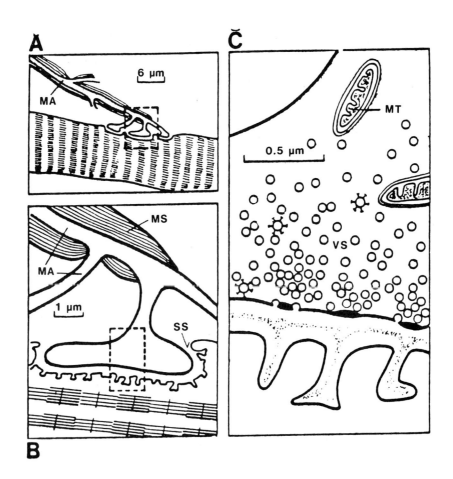

Abb. 223: Schemazeichnung einer motorischen Endplatte in verschiedenen Vergrößerungen nach elektronenoptischen Befunden. MA = Motoaxon, MS = Myelinscheide, SS = synaptischer Spalt, MT = Mitochondrium, VS = synaptische Vesikel.

In Abbildung 223 sind die Bauelemente der motorischen Endplatte schematisch nach elektronenoptischen Befunden in drei verschiedenen Vergrößerungen (A - C) dargestellt. Bild B stellt dabei einen Ausschnitt aus A dar und Bild C einen Ausschnitt aus B. Man erkennt, daß die präsynaptischen Endknöpfchen des Motoaxons, wo sie nicht mehr von der Myelinscheide umhüllt sind, Mitochondrien und zahlreiche kugelförmige Gebilde, die synaptischen Vesikel, enthalten. Diese synaptischen Vesikel enthalten die Überträgersubstanz Azetylcholin, die bei der Erregung in den synaptischen Spalt freigesetzt wird. Jedes dieser Vesikel enthält wahrscheinlich eine bestimmte

Menge Azetylcholin (vielleicht einige tausend Moleküle), das sogenannte Quant. Auch wenn die Synapse in Ruhe ist, 'zerplatzt' spontan in unregelmäßigen Abständen (durchschnittlich 1 mal pro Sekunde) ein Vesikel und entläßt ein Quant Azetylcholin in den synaptischen Spalt. Wenn aber ein Aktionspotential über das Motoaxon bis zur Synapse fortgeleitet wird, 'zerplatzen' einige hundert solcher Bläschen, die alle Azetylcholin freisetzen.

Man nimmt an, daß bei diesem 'Platzen' die Vesikelmembran mit der präsynaptischen Membran verschmilzt und sich auflöst, so daß der Überträgerstoff in den synaptischen Spalt entleert wird. Die in den synaptischen Spalt freigesetzten Azetylcholinmoleküle verbinden sich innerhalb von Millisekunden mit den Rezeptoren der subsynaptischen Membran der Muskelfaser. Diese Rezeptoren sind Strukturelemente der subsynaptischen Membran, zu denen Azetylcholin eine große Affinität hat, d.h., Azetylcholin-Moleküle lagern sich bevorzugt an die Rezeptoren an (vgl. Kap. 7.1, Abb. 201). Eine Vorstellung für die Spezifität der Reaktion des Azetylcholins mit dem Azetylcholin-Rezeptor kann man vielleicht dadurch erhalten, daß man Azetylcholin mit einem Schlüssel vergleicht, der genau in das Schloß Azetylcholin-Rezeptor hineinpaßt. Allerdings gibt es noch andere Schlüssel, die auch in das Rezeptorschloß hineinpassen: Die Moleküle der Muskelrelaxantien. Genau diese Eigenschaft befähigt die Muskelrelaxantien ja dazu, in den Prozeß der Erregungsübertragung einzugreifen, was weiter unten genauer dargestellt werden soll.

Die Azetylcholin-Rezeptoren sind nur an der subsynaptischen Membran der motorischen Endplatte lokalisiert, die gegenüber den präsynaptischen Endknöpfchen des Motoaxons liegt und zur Vergrößerung ihrer Oberfläche eine reiche Fältelung aufweist (Abb. 222 und 223). Die Muskelfasermembran außerhalb der Endplatte besitzt normalerweise keine Rezeptoren, ist daher auch nicht empfindlich gegen Azetylcholin. Im allgemeinen dürfen sich die Rezeptoren nur wenige Millisekunden lang der Gesellschaft mit den Azetylcholin-Molekülen erfreuen. Der Grund dafür sind die Azetylcholin-Esterasen, die wie die Rezeptoren in großer Zahl Strukturbestandteil der subsynaptischen Membran sind. Diese Esterasen fangen die Azetylcholin-Moleküle aus dem synaptischen Spalt ab und spalten sie in das unwirksame Cholin und Azetat (Abb. 224). Die chemische Reaktion der Azetylcholin-(ACh-) Spaltung kann man so formulieren:

$$ACh + H_2O \xrightarrow[\text{Esterase}]{ACh-} Cholin + Essigsäure$$

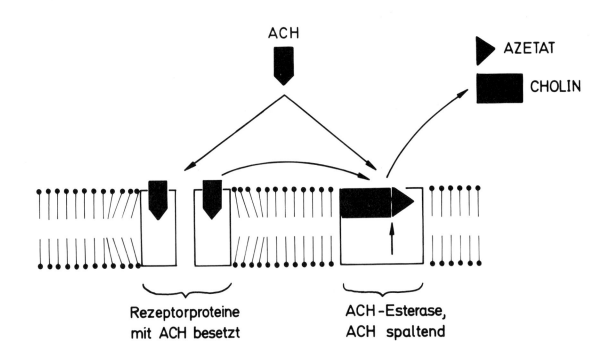

Abb. 224: Wirkungsschema der Azetylcholin-Esterase.

Diese Reaktion dauert nur einige Millisekunden. Deshalb ist der physiologische Effekt der Azetylcholin-Ausschüttung auf die subsynaptische Membran sehr kurz. Es leuchtet ein, daß der Azetylcholin-Effekt viel länger andauern muß, wenn die Azetylcholin-Esterase nicht funktioniert. Genau das erreicht man durch die Substanzen, die Azetylcholin-Esterasen hemmen, und die daher Azetylcholin-Esterase-Hemmer genannt werden. Succinylcholin kann im Gegensatz zu Azetylcholin von der spezifischen Azetylcholin-Esterase nicht gespalten werden. Es paßt aber in das 'Schlüsselloch' der Azetylcholin-Rezeptoren hinein und hat auch den gleichen Effekt wie Azetylcholin.

Wirkung von Azetylcholin auf die subsynaptische Membran der Endplatte

Die Membran der Endplatte ist, genau wie alle anderen elektrischen erregbaren Membranen, in Ruhe polarisiert, d.h., sie ist zum Intrazellulärraum hin negativ und zum synaptischen Spalt hin, der ja zum Extrazellulärraum gehört, positiv geladen (Membranruhepotential, vgl. Kap. 6.2). Wie erinnerlich, beruht das Membranruhepotential auf der

Diffusion kleiner Mengen von K^+-Ionen, während die Membran in Ruhe für Na^+-Ionen nahezu undurchlässig ist. Die subsynaptische Membran der Endplatte ist in Ruhe polarisiert, solange die Rezeptoren nicht mit Azetylcholin-Molekülen besetzt sind. Sobald aber Azetylcholin-Moleküle 'im Schlüsselloch der Rezeptoren stecken', wird die Membran für K^+- und Na^+-Ionen durchlässiger (Abb. 225). Man muß sich vorstellen, daß die Verbindung des Azetylcholins mit den Rezeptormolekülen die Struktur der Membran so verändert, daß zwischen den großen Proteinmolekülen der Membran die kleinen Na^+- und K^+-Ionen besser hindurchschlüpfen können. Man hat auch davon gesprochen, daß 'Membranporen', die normalerweise verschlossen sind, durch die Anlagerung von Azetylcholin an das Rezeptorprotein geöffnet werden. Solange die Rezeptoren mit Azetylcholin besetzt sind, werden die kleinen Na^+- und K^+-Ionen entsprechend ihren Konzentrationsgradienten durch die Membran wandern: Na^+ von außen nach innen und K^+ von innen nach außen. Dies wird in Abbildung 225 schematisch veranschaulicht. Je höher der Prozentsatz der mit Azetylcholin besetzten Rezeptoren ist, desto größere Mengen von Na^+- und K^+-Ionen fließen durch die Membran: Es entsteht eine Depolarisation. Das Ausmaß dieser Depolarisation ist dabei abhängig von der Menge der die Membran durchwandernden Ionen, die wiederum von der Rezeptorbesetzung mit Azetylcholin abhängt.

Die Dauer der Membrandepolarisation hängt natürlich davon ab, wie lange Azetylcholin mit den Rezeptoren reagiert. Da, wie wir gesehen haben, das vom Motoaxon durch ein Aktionspotential ausgeschüttete Azetylcholin normalerweise nur wenige Millisekunden die Rezeptoren besetzen kann, weil es so rasch gespalten wird, dauert die Depolarisation der Endplatte normalerweise auch nur wenige Millisekunden. Diese durch Azetylcholin ausgelöste Endplattendepolarisation nennen wir das Endplattenpotential (Abb. 225). Das Endplattenpotential darf nicht mit dem Aktionspotential der Muskelzellmembran verwechselt werden. Das Endplattenpotential wird durch die Besetzung der Rezeptoren der Endplatte ausgelöst. Da die Rezeptoren normalerweise auf den Bereich der Endplatte lokalisiert sind, ist auch das Endplattenpotential nur an der Endplatte zu finden. Das Endplattenpotential ist in seiner Höhe variabel und abhängig vom Anteil der mit Azetylcholin besetzten Rezeptoren. Das Endplattenpotential kann per se keine Muskelkontraktion induzieren. Durch das Endplattenpotential wird sekundär das Aktionspotential der der Endplatte benachbarten Muskelzellmembran ausgelöst. Wenn das Aktionspotential der Muskelzellmembran an der Grenze zur Endplatte erst einmal ausgelöst ist, so wandert es ohne Abschwächung über die gesamte Muskelfaseroberfläche hinweg und induziert über die Ausschüttung von Ca^{++}-Ionen in den intrazellulären Raum die Kontraktion der Muskelfaser.

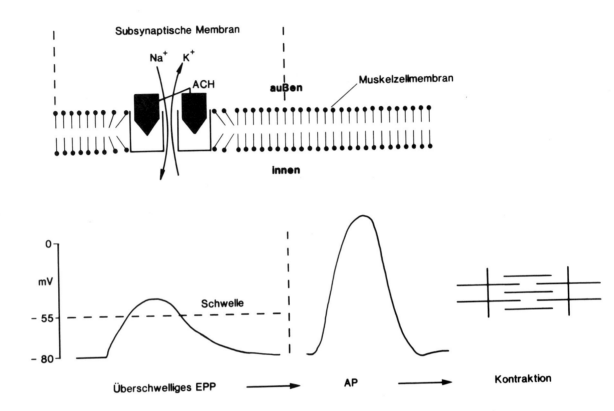

Abb. 225: Sind die Azetylcholin-Rezeptoren der subsynaptischen Muskelzellmembran mit Azetylcholin besetzt, so kommt es zur vermehrten Durchlässigkeit der Membran für Na^+- und K^+-Ionen. Das Endplattenpotential (EPP) übersteigt die kritische Schwelle von -55 mV. Dies führt zur Auslösung eines Aktionspotentials (AP) und zur Kontraktion der Muskelzelle.

Aktionspotential und Kontraktion der Muskelfaser gehorchen dem Alles-oder-Nichts-Prinzip. Versucht man z.B., einen Muskel direkt elektrisch zu reizen, gelingt es mit kleinen Stromstärken zunächst nicht, ein Aktionspotential oder eine Kontraktion auszulösen. Erst mit Reizen über einer bestimmten Stärke (der Schwellenstromstärke) lassen sich konstant große Aktionspotentiale und Kontraktionen auslösen. Der physiologische Reiz für die Auslösung des Aktionspotentials und der Kontraktion ist das Endplattenpotential. Messungen haben ergeben, daß das Endplattenpotential ein kritisches Membranpotential (ca. -55 mV, Abb. 225), die Schwelle, erreichen muß, um ein

Aktionspotential auslösen zu können. Endplattenpotentiale, die diese
Schwelle nicht erreichen, können kein Aktionspotential auslösen. Die
im normalen Muskel zu messenden Endplattenpotentiale übertreffen bei
weitem die Schwelle, so daß die Übertragung mit hoher Sicherheit
gewährleistet ist. Die Amplitude des Endplattenpotentials ist ebenso
von der Anzahl der mit Azetylcholin besetzten Rezeptoren abhängig,
wie die neuromuskuläre Erregungsübertragung. Schematisch ist die
normale Erregungsübertragung in Abbildung 225 dargestellt.

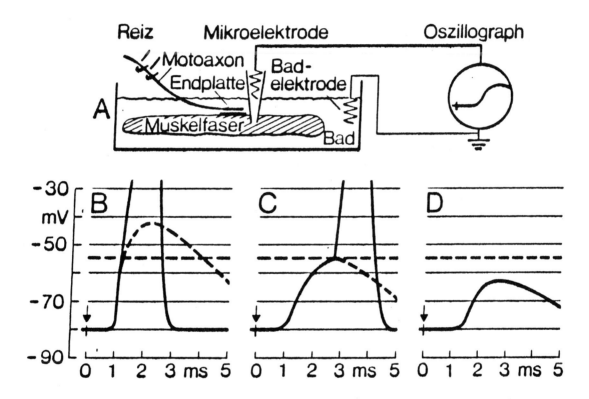

Abb. 226: Versuchsaufbau zur Demonstration der Wirkung nicht-depo-
           larisierender Muskelrelaxantien. Einzelheiten siehe Text.

7.6.2   Wirkungsweise der nicht-depolarisierenden (kompetitiven,
           stabilisierenden) Muskelrelaxantien

Der Mechanismus der Wirkung der nicht-depolarisierenden Blocker
wird in Abbildung 226 illustriert. In Abbildung 226 A ist der Versuchsaufbau dargestellt. Gekennzeichnet ist eine Muskelfaser mit
ihrem zugehörigen Motoaxon. Das Motoaxon wird elektrisch gereizt.

Abgeleitet wird durch eine Mikroelektrode, die in unmittelbarer Nähe der Endplatte in den Intrazellulärraum der Muskelfaser eingestochen wird. Solange das Motoaxon nicht gereizt wird, beträgt das Membranpotential -80 mV (Membranruhepotential). In Abbildung 226 B entsteht bei Reizung des Motoaxons ein Alles-oder-Nichts-Aktionspotential, das durch das überschwellige Endplattenpotential (gestrichelt gezeichnet) ausgelöst wird. In Abbildung 226 C ist eine geringe und in Abbildung 226 D eine größere Menge Curare der Badlösung zugesetzt worden. In Abbildung 226 C ist das Endplattenpotential gegenüber der Norm zwar deutlich reduziert, erreicht aber gerade noch die Potentialschwelle, so daß Aktionspotential und Kontraktion normal verlaufen. In Abbildung 226 D wird die Schwelle nicht mehr erreicht: Aktionspotential und Kontraktion fallen aus, die neuro-muskuläre Erregungsübertragung ist blockiert. Das Ergebnis des Versuchs ist, daß die nicht-depolarisierenden Muskelrelaxantien die neuro-muskuläre Erregungsübertragung blockieren, indem sie das Endplattenpotential reduzieren.

Muskelrelaxantien vom nicht-depolarisierenden Typ besetzen, ebenso wie Azetylcholin, die Rezeptoren der Endplatte, aber diese Rezeptorbesetzung ist im Gegensatz zum Azetylcholin nicht gefolgt von einer Zunahme der Durchlässigkeit der Membran für Na^+- und K^+-Ionen und einer Depolarisation. Nicht-depolarisierende Muskelrelaxantien konkurrieren (englisch 'competition') mit Azetylcholin um die Besetzung der Rezeptoren. Wir sprechen von einem 'kompetitiven Antagonismus'. Je höher die Muskelrelaxans-Konzentration in der Nähe der Endplatte ist, desto mehr Rezeptoren werden von den Muskelrelaxantien besetzt sein, die den Azetylcholin-Molekülen den Zutritt verwehren. Da die Gesamtzahl der verfügbaren Rezeptoren begrenzt ist, wird bei Anwesenheit von Muskelrelaxantien die Rezeptorbesetzung mit Azetylcholin kleiner werden. Als Folge wird das Endplattenpotential reduziert und, wenn das Schwellenpotential nicht erreicht wird, ein neuro-muskulärer Block erzeugt. Bei konstanter Konzentration von Muskelrelaxantien könnte man den Block nur dadurch aufheben, daß man die Konzentration von Azetylcholin an der Endplatte erhöht. Genau das erreicht man durch die Azetylcholin-Esterase-Hemmer, die man als Antagonisten der nicht-depolarisierenden Muskelrelaxantien verwendet (s.u.). Schematisch ist der Effekt der nicht-depolarisierenden Muskelrelaxantien auf die Erregungsübertragung in Abbildung 227 dargestellt.

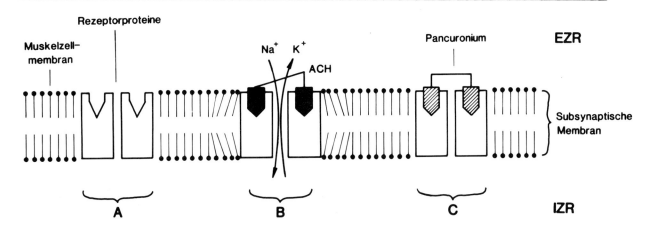

Abb. 227: Wirkung nicht-depolarisierender Muskelrelaxantien am Beispiel des Pancuroniums. A: Die Rezeptorproteine sind nicht mit Azetylcholin besetzt, die Poren sind geschlossen. B: Die Rezeptorproteine sind mit Azetylcholin besetzt, die Poren sind geöffnet, Na^+- und K^+-Ionen wandern durch die Poren, die Membran wird depolarisiert. C: Die Rezeptorproteine sind mit einem nicht-depolarisierenden Muskelrelaxans besetzt, die Poren sind geschlossen, es erfolgt keine Depolarisation der Membran.

7.6.3 Wirkungsweise der depolarisierenden Muskelrelaxantien

Muskelrelaxantien vom depolarisierenden Typ reagieren wie Azetylcholin mit den Azetylcholin-Rezeptoren. Die Rezeptorbesetzung ist, im Gegensatz zur Rezeptorbesetzung durch Muskelrelaxantien vom nicht-depolarisierenden Typ, von einer Erhöhung der Membrandurchlässigkeit für Na^+- und K^+-Ionen und von einer Depolarisation gefolgt. Was die Muskelrelaxantien vom depolarisierenden Typ von Azetylcholin unterscheidet, ist, daß sie von der spezifischen Azetylcholin-Esterase nicht gespalten werden können. Sie haften daher, verglichen mit Azetylcholin, sehr lange am Rezeptor und bewirken eine Dauerdepolarisation der Endplatte. Die neuromuskuläre Erregungsübertragung ist blockiert (Abb. 228). Lediglich, wenn in der Anflutungsphase die Moleküle der depolarisierenden Muskelrelaxantien die Rezeptoren in Besitz nehmen und das Endplattenpotential von -80 mV auf etwa -30 mV ansteigt, können einzelne Aktionspotentiale an der Muskelzellmembran entstehen und Kontraktionen an der Muskelfaser auslösen. Dem entsprechen in der klinischen Praxis die mehr oder weniger deutlichen Muskelfibrillationen, die wir an Patienten ca. 1 bis 2 Minuten nach der i.v.-Gabe von Succinylcholin beobachten können. Aus dem Wirkungsmechanismus folgt, daß die durch depolarisierende Muskelrelaxantien bewirkte Muskelerschlaffung nicht durch Azetylcholin-Esterase-Hemmer antagonisiert werden kann.

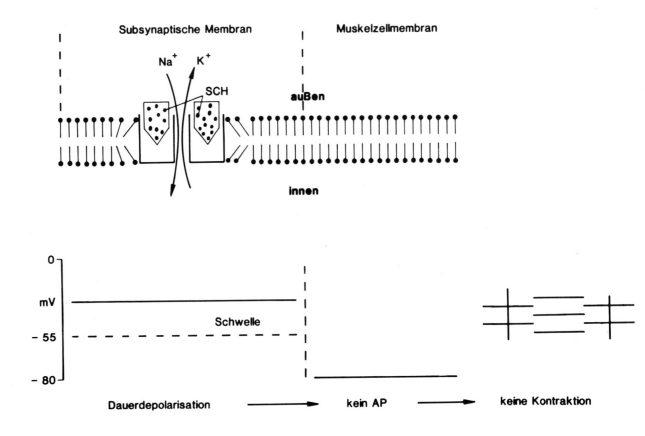

Abb. 228: Schema zur Wirkung depolarisierender Muskelrelaxantien am
Beispiel des Succinylcholins (SCH). Die Rezeptorproteine
der subsynaptischen Membran sind mit Succinylcholin besetzt, Na^+- und K^+-Ionen können durch die Poren wandern, das Endplattenpotential ist ständig über -55 mV erhöht (Dauerdepolarisation), am Muskel kann kein Aktionspotential (AP) und keine Kontraktion ausgelöst werden.

7.6.4   Die einzelnen Muskelrelaxantien

Die Moleküle der Muskelrelaxantien tragen elektrische Ladungen und
können Membranen daher schlecht durchdringen. Das hat eine Reihe
von Konsequenzen, nämlich

a) Muskelrelaxantien müssen parenteral appliziert werden, da sie kaum
aus dem Gastrointestinaltrakt resorbiert werden. Die Indianer des
Amazonas konnten deshalb das mit Curare erlegte Wild bedenkenlos
verzehren,

b) Muskelrelaxantien durchdringen nicht die Zellmembranen, sie verteilen sich ausschließlich im EZR,

c) Muskelrelaxantien durchdringen kaum die Blut-Hirn-Schranke. Daher haben Muskelrelaxantien keinen Effekt auf das ZNS. Die Muskelrelaxation setzt bei vollem Bewußtsein ein, wenn die Muskelrelaxantien ohne jede Narkose verabreicht werden. Da der bewußtseinshelle Patient die Ausschaltung seiner Muskelfunktionen (und der willkürlichen Atmung) mit großer Angst erlebt, muß der Anästhesist unter allen Umständen durch gleichzeitige Gabe von Narkotika sicherstellen, daß der relaxierte Patient ohne Bewußtsein ist,

d) Muskelrelaxantien treten ebenfalls über die Plazenta in den kindlichen Kreislauf über. Bei der Sectio caesarea bevorzugt man die depolarisierenden Muskelrelaxantien, weil sie rascher abgebaut werden und der kindliche Organismus besonders empfindlich auf nicht-depolarisierende Muskelrelaxantien reagiert,

e) die in den Glomerula der Niere frei filtrierten Muskelrelaxantien werden in den Tubuli nicht rückresorbiert und somit renal effektiv ausgeschieden.

7.6.4.1   Nicht-depolarisierende Muskelrelaxantien

Curare ist ein Gemisch verschiedener Alkaloide, das von den Indianern des Amazonasgebietes als Pfeilgift zur Jagd verwendet wurde. Das wirksame Alkaloid aus diesem Gemisch ist d-Tubocurarin, das heute in kristalliner Form zur Verfügung steht. Diese Substanz hat zwei unerwünschte Wirkungen, nämlich

a) die Blockade sympathischer Ganglien, die zu Blutdruckabfall führt (vgl. Kap. 6.6.5) und

b) die Histaminfreisetzung, die eine Bronchokonstriktion hervorrufen kann.

Wegen dieser unerwünschten Wirkungen wird d-Tubocurarin bei uns nicht mehr verwendet.

Pancuronium (z.B. Pancuronium "Organon"[R]) ist heute wohl das am häufigsten verwendete nicht-depolarisierende Muskelrelaxans. Nach i.v.-Gabe verläuft der Abfall der Konzentration von Pancuronium im Plasma in typischer Weise.
In den ersten 15 Minuten nach i.v.-Gabe von Pancuronium fällt die Pancuronium-Konzentration im Plasma relativ rasch ab. In dieser Phase verteilt sich Pancuronium im extrazellulären Raum (EZR) der

Organe im Verhältnis ihres Anteils am HZV und wird dann auf weniger gut durchblutete Organe umverteilt, bis sich nach ca. 15 Minuten ein Verteilungsgleichgewicht zwischen Plasma und EZR der Organe hergestellt hat. Maximale Muskelkonzentrationen wurden nach ca. 6 Minuten gemessen. Bei Patienten mit vermindertem HZV (Schock!) wird die maximale Konzentration im Muskel (und damit die Relaxation) später erreicht. Pancuronium wird zu etwa 87 % an Albumin und Gammaglobuline gebunden. Ist die Konzentration dieser Eiweißstoffe im Plasma eines Patienten erniedrigt, muß mit einer höheren Empfindlichkeit des Patienten gegenüber Pancuronium gerechnet werden.

Nach ca. 15 Minuten fällt die Pancuronium-Konzentration im Plasma sehr viel langsamer und abhängig von der Eliminationsrate ab. Die Elimination von Pancuronium erfolgt überwiegend über die Niere, zum geringeren Teil über die Leber. Die terminale Eliminationshalbwertszeit beträgt ca. 130 Minuten. Die Wirkungszeit von Pancuronium ist deutlich kürzer als seine Verweilzeit im Organismus. Der Grund ist darin zu sehen, daß weniger die endgültige Elimination als vielmehr Umverteilungsvorgänge im Organismus die Wirkungsdauer bestimmen. Bei Anurie ist die Wirkungsdauer einer üblichen Initialdosis daher nicht wesentlich erhöht. Bei repetitiven Dosen ist die Gefahr der Kumulation aber wesentlich größer.

Als Richtdosis für die initiale Gabe von Pancuronium kann 0,06 bis 0,1 mg/kg KG (Körpergewicht) genannt werden. Die Wirkung hat nach ca. 6 Minuten ihr Maximum erreicht und hält ca. 40 bis 50 Minuten an. Wegen der großen individuellen Unterschiede in der Empfindlichkeit gegen Pancuronium sollten Repetitionsdosen nur bei Bedarf gegeben werden. Geeignete Repetitionsdosen sind 0,02 bis 0,03 mg/kg KG.

Eine klinisch relevante ganglienblockierende Wirkung konnte für Pancuronium nicht festgestellt werden. Die Kreislaufparameter bleiben unter Pancuronium bis auf eine geringe Tachykardie unverändert. Berichte über die Auslösung von Bronchospasmen durch Pancuronium sind vereinzelt erschienen.

Alcuronium (z.B. Alloferin[R]):
Die Kinetik von Alcuronium entspricht weitgehend der des Pancuroniums. Bei einer Initialdosis von 0,15 mg/kg KG beträgt die Wirkdauer etwa 20 bis 30 Minuten. Auch Alcuronium ist weitgehend frei von unerwünschten Wirkungen.

Vecuroniumbromid (z.B. Norcuron^R):
Nach 0,1 mg/kg KG wirkt es etwa 20 Minuten. Im Gegensatz zum Pancuronium wird dieses Relaxans überwiegend durch Biotransformation
in der Leber inaktiviert. Es eignet sich daher gut zur Anwendung
bei niereninsuffizienten Patienten. Unerwünschte Wirkungen von klinischer Relevanz treten nicht auf.

7.6.4.2   Depolarisierende Muskelrelaxantien

Von den depolarisierenden Muskelrelaxantien wird in der Klinik praktisch nur noch Succinylcholin (z.B. Lysthenon^R; Pantolax^R) verwendet. In der üblichen Dosierung (1 mg/kg KG) setzt die muskelrelaxierende Wirkung von Succinylcholin innerhalb von 1 Minute ein und erreicht in 2 Minuten ihr Maximum. Die Wirkung klingt nach ca. 8 Minuten ab, da die Substanz einerseits durch unspezifische Cholinestera-
sen (Serumcholinesterase = Pseudocholinesterase) im Plasma rasch zu
unwirksamen Produkten abgebaut wird und andererseits seine Konzentration an den Rezeptoren durch Redistribution in andere Organe
abnimmt. Seine schnell einsetzende und kurzdauernde Wirkung macht
Succinylcholin besonders geeignet zur Narkoseeinleitung und zur
Intubation. Bei einigen Patienten (ca. 1 : 2 500) kommt es bei üblicher Dosierung zu einer deutlichen Verlängerung der muskelrelaxierenden Wirkung bis zu einigen Stunden. Diese Patienten besitzen
keine normale Pseudocholinesterase, die das Succinylcholin rasch ab-
bauen könnte, sondern genetisch bedingte Varianten der Pseudocholinesterase (sog. atypische Pseudocholinesterase), deren Fähigkeit,
Succinylcholin abzubauen, um vieles geringer ist.

In solchen Fällen bleibt dem Anästhesisten nichts anderes übrig, als
den Patienten solange (manchmal mehrere Stunden lang) künstlich zu
beatmen, bis das Succinylcholin abgebaut ist. Mit aus menschlichem
Serum gewonnener Cholinesterase kann man die Inaktivierung von
Succinylcholin beschleunigen. Ist der Patient bereits vor der Narkose
als Träger der atypischen Pseudocholinesterase bekannt, wird man auf
die Gabe von Succinylcholin verzichten und primär mit einem nicht-
depolarisierenden Muskelrelaxans arbeiten.

Unerwünschte Wirkungen sind beim Succinylcholin leider nicht selten,
nämlich:

a) Muskelschmerzen ('Muskelkater') im Rücken und Schultergebiet
   können ein bis mehrere Tage nach der Gabe von Succinylcholin
   auftreten. Sie sind eine Folge der asynchronen und unkoordinierten Muskelfaszikulationen während der initialen Depolarisation der
   Endplatte beim Anfluten des Succinylcholins. Die vorherige Gabe

kleiner Dosen von nicht-depolarisierenden Muskelrelaxantien (z.B.
1 bis 2 mg Pancuronium) ca. 5 Minuten vor der Gabe von Succinylcholin kann das Auftreten von Muskelfaszikulationen verhindern
oder abschwächen, so daß der Patient von Muskelkater weitgehend
verschont bleibt,

b) vorübergehende Hyperkaliämie: Schon beim normalen Patienten ist
synchron zur muskelrelaxierenden Wirkung ein vorübergehender
Anstieg der Serumkonzentration von Kalium-Ionen um ca.
0,5 mmol/l zu beobachten. Dieser Anstieg resultiert direkt aus dem
Effekt von Succinylcholin auf die Endplattenmembran, weil während
der Dauerdepolarisation vermehrt Kalium-Ionen aus dem Zellinneren
durch die Membran in den extrazellulären Raum hindurchtreten.
Bei chronischer Denervierung ist die Empfindlichkeit der Muskel-
zellmembranen gegen Azetylcholin und Succinylcholin erhöht, weil
die Azetylcholin-Rezeptoren sich dann auch auf Muskelbereiche
außerhalb der eigentlichen Endplatte ausbreiten. Wegen der ver-
größerten Durchtrittsfläche sind die Anstiege der Kaliumkonzentration im Serum viel größer als bei normal innervierten Muskeln. Mit
gefährlichen Hyperkaliämien nach Gabe von Succinylcholin muß man
demnach rechnen bei

- ausgedehnten Verbrennungen,

- Polytraumen mit erheblichen Weichteilverletzungen (etwa vom
  4. Tag bis Ende der 10. Woche nach dem Trauma),

- Patienten mit motorischen Lähmungen (Poliomyelitis, Multiple
  Sklerose, Querschnittslähmung),

- generalisierten Myopathien,

- Tetanus und

- Niereninsuffizienz.

Alle die genannten Zustände bedingen die Gefahr einer erheblichen
vorübergehenden Hyperkaliämie bei Gabe von Succinylcholin. Herzrhythmusstörungen bis zu Asystolie und Kammerflimmern können
die Folge sein. Daher sind diese Zustände eine absolute Kontraindikation gegen die Gabe von Succinylcholin.

c) Anstieg des Augeninnendrucks: Succinylcholin bedingt einen Anstieg des intraokulären Drucks. Dies ist unerwünscht bei pene-
trierenden Augenverletzungen, unbehandeltem Glaukom und Netz-
hautablösungen.

d) Erhöhung des Mageninnendrucks: Die Erhöhung des Mageninnendrucks kann zur Regurgitation von Mageninhalt mit der Gefahr der
Aspiration führen.

e) Bradykardie: Besonders bei wiederholten großen Einzeldosen und bei Kindern wurden extreme Bradykardien beobachtet. Zusätzliche vagale Reize (Intubation!) können eine Asystolie bedingen. Prämedikation mit Atropin (notfalls nachinjizieren!) schützt weitgehend vor dieser Komplikation.

f) Dualblock: Wenn Depolarisationsblocker in hoher Dosierung und über einen längeren Zeitraum gegeben werden, kann der typische Depolarisationsblock in einen sogenannten 'Dualblock' umschlagen. Dann ist die neuromuskuläre Erregungsübertragung über längere Zeit (Stunden!) nach der letzten Gabe von Succinylcholin blockiert. Ein solcher Dualblock kann durch Azetylcholin-Esterase-Hemmer antagonisiert werden. Als Ursache für den Dualblock vermutet man, daß die Rezeptoren durch den langen Kontakt mit Succinylcholin unempfindlich geworden sind, d.h., der Kontakt der Rezeptoren mit Azetylcholin führt nicht mehr zur Depolarisation der Endplatte. Der Dualblock kann auftreten, wenn die Gesamtdosis von Succinylcholin etwa 500 mg übersteigt. Daher sollte allzu häufiges Nachspritzen von Succinylcholin vermieden und die Relaxation über längere Zeit nicht mit Succinylcholin (z.B. über einen Succinylcholin-Dauertropf) herbeigeführt werden. Auch wenn man eine zur Intubation notwendige Relaxation mit Succinylcholin herbeigeführt hat, sollte man auf nicht-depolarisierende Muskelrelaxantien übergehen, wenn für eine länger dauernde Operation eine Muskelerschlaffung erwünscht ist.

7.6.5 Interaktionen der Muskelrelaxantien mit anderen Pharmaka

Muskelrelaxantien werden immer in Kombination mit anderen Pharmaka angewendet. Von diesen Pharmaka haben einige eigene muskelrelaxierende Effekte, die die Wirkung der Muskelrelaxantien verstärken können. Die wichtigsten in der Narkose gebrauchten Pharmaka mit eigenen muskelrelaxierenden Effekten sollte man kennen, damit relative Überdosierungen der Muskelrelaxantien vermieden werden können.

7.6.5.1 Volatile Anästhetika

Es ist eine alte klinische Erfahrung, daß die Inhalationsanästhetika mit Ausnahme des Lachgases die muskelrelaxierende Wirkung nicht-depolarisierender Muskelrelaxantien verstärken und verlängern können. Je tiefer z.B. eine Halothannarkose ist, desto weniger Relaxans wird benötigt. Für Enfluran ist der Einsparungseffekt eher noch höher. Als Mechanismus der muskelrelaxierenden Wirkung der Inhalationsanästhetika vermutet man einen curareähnlichen Effekt auf die subsynaptische Membran der Endplatte, aber auch eine blockierende Wirkung auf die reflexübertragenden zentralen Synapsen im Rückenmark.

7.6.5.2   Sedativa

Von den Sedativa ist Diazepam (z.B. Valium^R) hinsichtlich seiner muskelrelaxierenden Wirkung am besten untersucht worden. Es lassen sich ca. 10 bis 30 % an Muskelrelaxans einsparen. Diazepam hat in therapeutischer Dosierung keine Effekte auf die neuromuskuläre Endplatte. Vielmehr ist die muskelrelaxierende Wirkung auf eine Hemmung der polysynaptischen Reflexaktivität in Rückenmark und Hirnstamm zurückzuführen.

7.6.5.3   Antibiotika

Neomycin, Streptomycin, Gentamycin, Tetracycline, Polymyxin B und Clindamycin sind die wichtigsten Vertreter der Antibiotika, die die Wirkung der Muskelrelaxantien verstärken können. Diese Effekte treten nicht nur bei i.v.-Applikation, sondern z.B. auch bei intraperitonealer Verabreichung durch den Chirurgen auf, da es dadurch rasch zu hohen Serumkonzentrationen kommen kann. Angriffspunkte für die muskelrelaxierende Wirkung der Antibiotika sind die subsynaptische Membran der Endplatten, die gegen Azetylcholin weniger empfindlich werden, und die synaptischen Endknöpfchen des Motoaxons, aus denen die Azetylcholin-Ausschüttung erschwert wird. Für die Ausschüttung von Azetylcholin aus den Vesikeln ist Ca^{++} notwendig, das während des Aktionspotentials aus dem extrazellulären Raum in das Motoaxon aufgenommen wird. Dieser Ca^{++}-Fluß scheint nun durch die Antibiotika gehemmt zu werden. Man kann daher versuchen, eine unerwünschte, durch Antibiotika ausgelöste Muskelrelaxation durch die i.v.-Gabe von Ca^{++} zu antagonisieren.

7.6.6   Aufhebung der durch nicht-depolarisierende Muskelrelaxantien induzierten neuromuskulären Blockade

Bei der Ausleitung der Narkose sollte die Konzentration des Muskelrelaxans an den Rezeptoren so weit abgesunken sein, daß etwa 25 % der Rezeptoren an der Endplatte frei sind und eine ungestörte neuromuskuläre Erregungsübertragung gewährleistet ist. Indessen läßt sich dieses Ziel nicht immer erreichen, wenn z.B. kurz vor dem Operationsende noch Muskelrelaxantien nachgespritzt werden müssen, um dem Operateur eine gute Erschlaffung der Bauchdecken bei der Peritonealnaht zu bieten. Der aus der Narkose erwachte Patient hat dann noch eine Restrelaxation. Wir sprechen auch von einem 'Überhang' von Muskelrelaxantien. Einen wachen Patienten mit Restrelaxation erkennen wir an:
- der ängstlichen Unruhe,
- den zappeligen, ungezielten und kraftlosen Bewegungen,

- der frequenten, aber flachen und insuffizienten Atmung,
- der Unfähigkeit, den Kopf für einige Sekunden von der Unterlage
  zu heben,
- der Unfähigkeit, kräftig und anhaltend die Hand zu drücken.

Im Gegensatz zum Patienten mit Restrelaxation liegt der Patient mit
einem 'Überhang' an atemdepressorischen Analgetika (z.B. Fentanyl)
eher schläfrig im Bett und 'vergißt' das Atmen. Für eine objektive
Beurteilung des Relaxationsgrades ist gerade in der Aufwachphase ein
Nervenstimulator von großem Wert. Mit einem solchen Gerät wird der
Nervus ulnaris durch auf die Haut aufgeklebte Elektroden gereizt und
die Amplitude der Adduktion des Daumens, hervorgerufen durch die
Kontraktion des Musculus adductor pollicis, beurteilt. Bei einiger
Übung läßt sich auf diese Weise das Vorhandensein einer Restrelaxa-
tion feststellen und sogar ihr Ausmaß quantitativ abschätzen.

Die Indikation zur Antagonisierung der neuromuskulären Blockade ist
gegeben, wenn

- deutliche Zeichen einer Restrelaxation bestehen und keine Kontraindikation (s.u.) bekannt ist,
- der Patient nach einer Narkose, während der ein nicht-depolari-
  sierendes Muskelrelaxans gegeben wurde, aus organisatorischen
  Gründen (fehlender Aufwachraum) rasch aus der Obhut des
  Anästhesisten entfernt wird und geschultes Überwachungspersonal
  fehlt.

Wenn Zeichen einer Restrelaxation fehlen und der Patient gut überwacht werden kann, ist eine schematische Antagonisierung nicht gerechtfertigt. Die Antagonisierung sollte auch erst dann eingeleitet
werden, wenn die neuromuskuläre Funktion zumindest teilweise wieder-
hergestellt ist.

Das Wirkprinzip der Antagonisierung besteht in der Hemmung der
Azetylcholin-Esterase. Dies führt zur Anhäufung von Azetylcholin im
synaptischen Spalt und an den Azetylcholin-Rezeptoren der subsynaptischen Endplattenmembran. Die nicht-depolarisierenden Muskelrelaxantien werden durch Azetylcholin kompetitiv von den Rezeptoren
verdrängt, wodurch die neuromuskuläre Blockade aufgehoben wird.
Leider wirken die Azetylcholin-Esterase-Hemmer nicht nur an der
Endplatte, sondern auch an anderen cholinergen Synapsen, z.B. der
parasympatisch innervierten Organe. Die Azetylcholin-Esterase-Hemmer
haben daher neben der Aufhebung der neuromuskulären Blockade folgende klinisch bedeutsame Nebenwirkungen:

- Bradykardie,
- Salivation,
- Durchfall, Übelkeit, Erbrechen und
- Akkomodationskrampf.

Um diese Nebenwirkungen aufzuheben bzw. zu mildern, verabreicht man gleichzeitig mit dem Antagonisten Atropin i.v. in einer Dosierung von durchschnittlich 0,5 mg für einen Erwachsenen.

Zur Aufhebung der durch nicht-depolarisierende Muskelrelaxantien bewirkten Blockierung eignen sich folgende Azetylcholin-Esterase-Hemmer:

a) Neostigmin (z.B. Prostigmin^R):

   Die durchschnittliche Erwachsenendosis beträgt 1 bis 3 mg i.v.,

b) Pyridostigmin (z.B. Mestinon^R):

   Die durchschnittliche Erwachsenendosis beträgt 5 bis 10 mg i.v. Die Wirkung des Pyridostigmins setzt langsamer ein, hält aber länger an als die von Neostigmin.

Überdosierungen von Azetylcholin-Esterase-Hemmern müssen vermieden werden, da sie dann - ähnlich wie Succinylcholin - eine Dauerdepolarisation der Endplatte und damit eine Relaxation bewirken. Azetylcholin-Esterase-Hemmer antagonisieren nur die durch nicht-depolarisierende Muskelrelaxantien bewirkte Relaxation. Die durch depolarisierende Muskelrelaxantien bewirkte Relaxation wird dagegen verstärkt.

Aus den Nebenwirkungen ergeben sich die Kontraindikationen für die Gabe von Azetylcholin-Esterase-Hemmern:

- Obstruktive Lungenerkrankungen und Asthma bronchiale wegen der vermehrten Bronchokonstriktion und Sekretion und der Gefahr der Auslösung eines Asthmaanfalls durch Verstärkung des Bronchospasmus,
- bradykarde Herzrhythmusstörungen (z.B. AV-Block).

7.7 Pharmakologie der Lokalanästhetika (K. TAEGER)

Lokalanästhetika blockieren die Entstehung und Weiterleitung von Impulsen der in einem umschriebenen Gewebebezirk verlaufenden Nerven. Die Unterbrechung der nervalen Funktionen ist vollständig reversibel. Ein für die klinische Anwendung geeignetes Lokalanästhetikum ist charakterisiert durch gute Gewebeverträglichkeit (keine Reizung oder Schädigung des Nervengewebes) und geringe systemische Toxizität. Obwohl eine Vielzahl von Arzneimitteln lokalanästhetisch wirksam sind (z.B. Barbiturate, Alkohole, beta-Blocker), weisen doch nur die typischen Lokalanästhetika die oben erwähnten Eigenschaften auf.

7.7.1 Geschichtlicher Rückblick

Cocain ist das am längsten bekannte Lokalanästhetikum. Seine Entdeckungsgeschichte ähnelt in merkwürdiger Weise der des Curare. Seit vielen Jahrhunderten kauten die Indios der Hochländer von Peru und Bolivien die Blätter des Cocastrauches wegen der anregenden Wirkung, zur Leistungssteigerung und zur Vertreibung des Hungergefühls. Cocain ist tatsächlich das einzige Lokalanästhetikum, das zentral stimulierend wirkt. Daß die Mundschleimhaut taub wurde, galt als lästige Begleiterscheinung. Erst in der zweiten Hälfte des 19. Jahrhunderts begannen sich europäische Wissenschaftler für diese Substanz zu interessieren. 1860 isolierte NIEMANN in Göttingen Cocain aus den Cocablättern und bemerkte auch dessen lokalanästhetische Wirkung. In den achtziger Jahren des vorigen Jahrhunderts beschäftigte sich der später berühmte Psychoanalytiker Sigmund FREUD in Wien mit dem Cocain. Er benutzte es als Entzugsmittel für einen morphinsüchtigen Kollegen und machte ihn zum ersten Cocainsüchtigen in Europa. Auch FREUD erkannte die Bedeutung der lokalen Wirkungen nicht, wies aber einen Kollegen, den Augenarzt Karl KOLLER, mehrfach darauf hin. Dieser demonstrierte schließlich 1884 das Cocain als ein zur Anästhesierung der Hornhaut des Auges geeignetes Lokalanästhetikum auf einem ophthalmologischen Kongreß und führte es damit in die klinische Praxis ein. Kurze Zeit später (1898) wurde die erste Spinalanästhesie durch den Chirurgen August BIER ausgeführt. Insgesamt entwickelte sich aber die Lokalanästhesie wegen der großen Toxizität des Cocains nicht wesentlich weiter, bis 1905 EINHORN Procain synthetisierte und damit ein vielseitig verwendbares Lokalanästhetikum zur Verfügung stand. 1930 kam Tetracain hinzu, heute noch bei der Spinalanästhesie in Verwendung. Weitere, und auch die heute überwiegend gebräuchlichen Lokalanästhetika, wurden erst in den letzten 45 Jahren entwickelt, z.B. 1944 Lidocain, 1957 Mepivacain, 1964 Bupivacain und 1972 Etidocain.

7.7.2   Pharmakodynamik der Lokalanästhetika

Die in der Klinik verwendeten Lokalanästhetika haben einen im wesentlichen einheitlichen molekularen Bauplan:

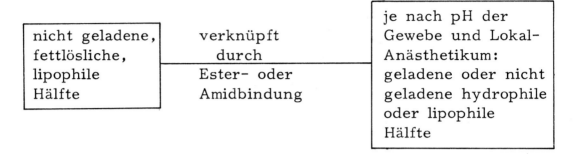

nicht geladene, fettlösliche, lipophile Hälfte	verknüpft durch Ester- oder Amidbindung	je nach pH der Gewebe und Lokal-Anästhetikum: geladene oder nicht geladene hydrophile oder lipophile Hälfte

Nach der Art der Verknüpfung können Lokalanästhetika unterteilt werden in solche vom Ester- und solche vom Amidtyp.

Estertyp: Cocain, Procain, Tetracain (z.B. Pantocain[R])

Amidtyp: Lidocain (z.B. Xylocain[R]), Mepivacain (z.B. Meaverin[R], Scandicain[R]), Bupivacain (z.B. Carbostesin[R], Meaverin ultra[R]), Etidocain (z.B. Dur-Anest[R]).

Lokalanästhetika sind schwache Basen. Die freie Base ist fettlöslich, unlöslich in Wasser und chemisch instabil.

Durch Zusatz von Salzsäure oder CO_2 entsteht das stabile Salz:

$$R-NH_2 \quad \overset{\text{Azidose}}{\underset{\text{Alkalose}}{\rightleftarrows}} \quad R-NH_3^+$$

freie Base: Salz:
instabil,   stabil (sterilisierbar),
fettlöslich,   wasserlöslich,
gut gewebegängig   schlecht gewebegängig

Im Gewebe wird der Säurezusatz gepuffert. Dadurch wird das Salz wieder zur freien Base, die rasch Membranen durchdringt und an den Ort der Wirkung gelangt. Durch Zusatz von CO_2 statt Salzsäure (BROMAGE) sollten erreicht werden:

- besseres Eindringvermögen ins Gewebe,

- früherer Wirkungseintritt,

- höhere Erfolgsquote.

Die bisherigen klinischen Befunde mit CO_2-haltigen Lokalanästhetika sind jedoch widersprüchlich.

Entzündung eines Gewebes führt zur lokalen Azidose. In ein entzündetes Gewebe injiziert, wird das Lokalanästhetikum nicht in die ungeladene Form übergeführt. Da das geladene Molekül nicht membrangängig ist, gelangt es nicht zu den Axonen und wirkt nicht.

Merke: Die Anwendung von Lokalanästhetika im entzündeten Gewebe ist kontraindiziert, da sie nicht wirken, und da die Gefahr der Keimverschleppung besteht.

Wirkungsmechanismus: Lokalanästhetika wirken in ionisierter Form an den Membranen der Nervenfasern (Axone). Sie vermindern die Permeabilität der Nervenzellmembranen für Natriumionen. Eine Depolarisation der Membran durch Na^+-Ionen-Einstrom (vgl. Kap. 6.7) ist nicht mehr möglich, das Membranruhepotential bleibt unverändert, Impulsbildung und Impulsweiterleitung sind blockiert. Lokalanästhetika wirken an allen Arten von Nerven, sensorischen, motorischen und autonomen. Im Versorgungsgebiet der blockierten Nerven resultieren:

- Verlust der Sensibilität,

- motorische Paralyse und

- Sympathikolyse.

Dünne, nicht myelinisierte Fasern werden eher und vollständiger blockiert als dicke, myelinisierte Fasern. In der Klinik kann dies an der Reihenfolge der Blockade der Nervenfasern beobachtet werden:

Zuerst werden die sehr dünnen sympathischen Fasern unterbrochen. Die peripheren Gefäße verlieren dadurch ihren Tonus und werden maximal weitgestellt. Im Gefolge sinkt der Blutdruck, der venöse Rückstrom zum Herzen nimmt ab (venöses Pooling), die Hauttemperatur steigt an. Als nächste werden sensorische Fasern blockiert, durch die Wärmeempfindungen und Schmerzimpulse an das ZNS weitergeleitet werden. Die Blockade der motorischen Nerven beginnt, wenn bereits vollständige Analgesie besteht. Erst dann erlischt die Kälteempfindung, zuletzt gefolgt von Berührungs- und Druckempfindung. So erlebt man es nicht selten, daß Patienten den Druck des schneidenden Messers verspüren, ohne über Schmerzen zu klagen. Mit dem Abklingen der lokalanästhetischen Wirkung kehren diese Funktionen in umgekehrter Reihenfolge zurück. Alle Lokalanästhetika haben prinzipiell gleiche Wirkungen. Sie unterscheiden sich aber unter anderem hinsichtlich ihrer Wirkungsstärke. Diese ist gering bei Procain, mittelstark bei Lidocain und Mepivacain und stark bei Tetracain, Bupivacain und Etidocain. Dies kann auch aus den in der Fachliteratur empfohlenen Maximaldosen der Tabelle 34 abgelesen werden.

Tab. 34:   Zusammenstellung der gebräuchlichsten Lokalanästhetika, deren Wirksamkeit und Toxizität, verglichen mit Procain, und ihrer empfohlenen Höchstdosis. Procain und Mepivacain werden zur Infiltrations- und Leitungsanästhesie, Tetracain zur Oberflächen- und Spinalanästhesie, Lidocain zur Oberflächen-, Infiltrations- und Leitungsanästhesie und Bupivacain und Etidocain überwiegend zur Leitungsanästhesie verwendet.

Lokal-anästhetikum	Wirksamkeit, verglichen mit Procain	Toxizität, verglichen mit Procain	Adre-nalin	empfohlene Höchstdosen (mg/einmaliger Anwendung)
Procain (z.B. Novocain[R])	1	1	ohne mit	500 1 000
Tetracain (z.B. Pantocain[R])	10	10	ohne mit	20 20
Lidocain (z.B. Xylocain[R])	4	2	ohne mit	250 500
Mepivacain (z.B. Scandicain[R], Meaverin[R])	4	2	ohne mit	300 500
Bupivacain (z.B. Carbostesin[R], Meaverin ultra[R])	16	8	ohne mit	150 150
Etidocain (z.B. Dur-Anest[R])	-	-	ohne mit	300 300

Aus dem lokalen Depot werden Lokalanästhetika resorbiert und erreichen mit dem Blutstrom die Organe. Hohe Konzentrationen im Blut sind für den Patienten gefährlich. Deshalb sollte prinzipiell eine möglichst niedrige Dosis angestrebt werden, mit der die gewünschte Wirkung noch erreicht werden kann. Andererseits wächst die Chance einer vollständigen Blockade mit der Dosis, wenn man von Unterschieden in der Technik einmal absieht. Hier gilt es, mit Übung und Erfahrung den richtigen Weg zu wählen. Die vom Hersteller empfohlenen Höchstdosen sollen dem Arzt als Anhaltspunkt für die Dosierung dienen. Sie dürfen keinesfalls als sichere Dosierungsrichtlinien verstanden werden, da sie dem Anwender das falsche Gefühl einer ausreichenden und sicheren Dosierung vermitteln. In manchen Fällen reichen die angegebenen Maximaldosen nicht aus (Beispiel: axillärer Block), andererseits können auch durch übliche Dosen gefährlich hohe Konzentrationen im Blut erreicht werden.

Beispiele:

a) Versehentliche intravasale Injektion: In einem solchen Fall ist auch eine 'normale' Dosis gefährlich. Die Gefahr wächst noch, wenn dem Lokalanästhetikum ein Vasokonstriktor zugesetzt wurde. Deshalb sollte vor der Injektion eine Aspiration, im Zweifel eine Aspiration in zwei Ebenen erfolgen.

b) Injektion in ein stark vaskularisiertes Gebiet, z.B. Kopf- und Halsbereich. Applikation von Lokalanästhetika in diesen Bereich hat am häufigsten zu Zwischenfällen und Todesfällen geführt.

c) Resorption von Schleimhäuten, besonders wenn diese entzündet (= stark durchblutet) sind. Die Resorption läuft so schnell ab, daß die Konzentration im Blut fast das Niveau nach intravenöser Injektion erreicht.

d) Bei Patienten mit erhöhter Empfindlichkeit oder gestörter Biotransformation (Leberzirrhose, floride Hepatitis) sind durchschnittliche Dosen eventuell zu groß.

e) Injektion einer irrtümlich zu hohen Konzentration,

f) zahlreiche Injektionen in ein ausgedehntes Gebiet, z.B. Intercostalblock.

Alter, Geschlecht, Gewicht, Größe und Art der Grundkrankheit sind keine relevanten Parameter für die Feststellung einer 'sicheren' Dosis, mit der toxische Konzentrationen im Blut sicher vermieden werden können.

Systemisch-toxische Reaktionen

Durch die konzentrationsabhängige Hemmung des Erregungsablaufs aller erregbaren Strukturen können hohe Lokalanästhetikakonzentrationen im Blut gefährliche, ja lebensbedrohende Auswirkungen haben. Im Vordergrund stehen die Wirkungen auf Herz und Gehirn.

a) <u>Herz</u>: Das Reizleitungsgewebe reagiert außerordentlich empfindlich. Lokalanästhetika im Blut wirken

  aa) <u>negativ dromotrop</u>: Die AV-Überleitung wird verzögert. Im schlimmsten Fall entsteht ein AV-Block III. Grades mit Asystolie.

  bb) <u>negativ bathmotrop</u>: Die Erregungsbildung wird gehemmt. Bestehende Rhythmusstörungen werden unterdrückt. Wie bekannt, werden Lokalanästhetika ja auch als Antiarrhythmika verwendet (vgl. Kap. 1.6). Die Arbeitsmuskulatur wird erst bei sehr hohen Konzentrationen negativ inotrop beeinflußt.

b) <u>Gehirn</u>: Toxische Wirkungen manifestieren sich am ZNS im allgemeinen zunächst als Erregung, verursacht durch die Lähmung hemmender Neurone (RENSHAW-Zellen). Dem gelegentlich nur flüchtigen Stadium der Stimulation kann das für den Patienten äußerst gefährliche Stadium der Depression aller neuronalen Aktivitäten sehr rasch folgen.

  aa) Phase der Erregung:

  <u>Cortex</u>: Unruhe, Angst, Rededrang, Euphorie, Verlust der Orientierung. Nach unkoordinierten Muskelzuckungen klonische Krämpfe.

  <u>Medulla oblongata</u>: Durch Stimulation des Kreislaufzentrums Anstieg von Blutdruck und Herzfrequenz, durch Stimulation des Atemzentrums Anstieg der Atemfrequenz und Störung des Atemrhythmus, durch Stimulation des Brechzentrums Brechreiz und Erbrechen.

  bb) Phase der Depression:

  <u>Cortex</u>: Stupor oder Coma, Areflexie,

  <u>Medulla oblongata</u>: Durch Lähmung des Kreislaufzentrums extreme Hypotension durch Verlust der vasomotorischen Kontrolle, rascher und nicht mehr tastbarer Puls. Durch Lähmung des Atemzentrums Atemlähmung bis Atemstillstand.

Therapie der ZNS-Wirkungen von Lokalanästhetika

Phase der Erregung:

- Beatmung mit Sauerstoff,

- eventuell Diazepam oder ein Barbiturat i.v.,

- eventuell Succinylcholin.

Da diese Phase sehr rasch in die Depression umschlagen kann, ist eine zu energische Therapie, z.B. die Behandlung von Krämpfen mit Diazepam oder Thiopental, problematisch.

Phase der Depression:

- Beatmung mit Sauerstoff,

- Volumenzufuhr,

- Dopamin und Adrenalin,

- bei Kreislaufstillstand Herzmassage.

Glücklicherweise sind derartige Zwischenfälle sehr selten.

Allergische Reaktionen: Sie sind ebenfalls sehr selten. Lokalanästhetika vom Estertyp sind häufiger die Ursache allergischer Reaktionen als solche vom Amidtyp. Es besteht keine Kreuzallergie, d.h., z.B. bei einer Procainallergie können Lokalanästhetika vom Amidtyp angewendet werden.

7.7.3 Pharmakokinetik der Lokalanästhetika

a) Resorption aus dem gesetzten Depot in die Blutbahn

Die Resorption von Lokalanästhetika hängt ab von:

aa) den Substanzeigenschaften (pK_a),

bb) dem Ort der Applikation: Lokalanästhetika werden aus stark vaskularisierten, gut durchbluteten Geweben am schnellsten resorbiert, umso mehr, wenn sie auf ein größeres Areal verteilt werden (z.B. Intercostalblock),

cc) der Konzentration der Lösung: Höher konzentrierte Lösungen werden zu einem größeren Teil resorbiert.

b) Wirkungseintritt und Wirkungsdauer

Tabelle 35 gibt einen Eindruck davon, wie rasch Lokalanästhetika
die Gewebe am Ort ihrer Wirkung durchdringen und wie fest sie
dort haften. Diese Angaben können nur ein Anhalt sein, da Wirkungseintritt und Wirkungsdauer von Faktoren wie der Entfernung
des Depots zu den Nervenbahnen, Vaskularisation und Durchblutung des Gewebes und anderem abhängen.

c) Biotransformation

Voraussetzung für die Biotransformation ist die Resorption in die
Blutbahn. Lokalanästhetika vom Estertyp werden durch die Pseudocholinesterase im Plasma, solche vom Amidtyp in der Leber zu unwirksamen Produkten umgebaut. Da die Pseudocholinesterase in der
Leber synthetisiert wird, dürfen Lokalanästhetika vom Ester- wie
vom Amidtyp bei Patienten mit stark eingeschränkter Leberfunktion
nur mit Vorsicht angewendet werden. Denn die Toxizität dieser
stark wirksamen, nicht steuerbaren Arzneimittel hängt entscheidend vom Gleichgewicht zwischen Resorptions- und Abbaugeschwin-
digkeit ab. Die Plasmakonzentrationen nehmen nach dem Umkehr-
punkt einen ähnlichen Verlauf wie z.B. die der Injektionsnarkotika: Während der Resorption steigt die Konzentration im Blut
erst rasch, dann zunehmend langsamer an. Nach Erreichen des
Umkehrpunktes sinkt die Konzentration zunächst relativ rasch
(Distribution plus Elimination). Ist das Verteilungsgleichgewicht
erreicht, sinkt die Konzentration mit einer konstanten Rate pro
Zeiteinheit (Elimination).

Tab. 35:   Eintritt und Dauer der lokalanästhetischen Wirkung.

Lokalanästhetikum	Wirkungseintritt (min)	Wirkungsdauer (Stunden)
Procain	5 - 10	1
Tetracain	3 - 6	8
Lidocain	4 - 8	1 - 2
Mepivacain	2 - 4	1 - 2
Bupivacain	2 - 3	8
Etidocain	2 - 3	8

Eliminationshalbwertszeiten:

Lidocain	1,6 Stunden
Mepivacain	1,9 Stunden
Bupivacain	2,7 Stunden
Etidocain	2,7 Stunden.

7.7.4 Zusatz von Vasokonstriktoren

Durch den Zusatz von Vasokonstriktoren zu Lokalanästhetika wird die Durchblutung im Bereich des Depots drastisch vermindert. Damit erreicht man eine Verlängerung der Wirkung, da die Resorption des Lokalanästhetikums aus dem Depot erheblich verzögert wird. Außerdem sinkt die Gefahr des Auftretens systemisch-toxischer Wirkungen, da die Biotransformationsrate mit der Resorptionsrate besser Schritt halten kann. Vasokonstriktoren dürfen Lokalanästhetika nicht zugesetzt werden, wenn Gebiete mit Endarterienversorgung wie Finger oder Zehen infiltriert werden sollen. Im Falle von Bupivacain und Etidocain kann auf den Zusatz von Vasokonstriktoren verzichtet werden, da beide Substanzen so fest im Gewebe gebunden werden, daß der Zusatz die Resorption nicht wesentlich verzögert. Dementsprechend sind die Maximaldosen (Tab. 34) mit und ohne Adrenalin gleich.

Verwendet werden:

a) Katecholamine

aa) Adrenalin (z.B. Suprarenin[R]): Adrenalin liegt in der Ampulle als Stammlösung in einer Konzentration von 1 Promille vor, also 1 g in 1 000 ml. Davon befindet sich 1 ml in einer Ampulle = 1 mg. Adrenalin wird Lokalanästhetika in der Regel in einer Konzentration von 1 : 200 000 zugesetzt. (Ausnahme: Periduralanästhesie: 1 : 400 000). Wir verdünnen 1 ml der Stammlösung (1 : 1 000) mit physiologischer Kochsalzlösung auf 10 ml (1 : 10 000). Von dieser Lösung wird 1 ml (0,1 mg) 20 ml eines Lokalanästhetikums zugesetzt (1 : 200 000). Eine Gesamtdosis von 0,25 mg Adrenalin sollte nicht überschritten werden. Bei versehentlicher intravenöser Injektion des Gemisches kann Adrenalin folgende Symptome auslösen: plötzliche Blässe, kalter Schweiß, Schmerzen in der Brust, Unruhe, Erregung, massive Anstiege von Blutdruck und Herzfrequenz, gefährliche Herzrhythmusstörungen, eventuell Herzversagen mit Lungenödem, apoplektischer Insult. Rhythmusstörungen des Herzens durch Adrenalin sind besonders dann zu erwarten, wenn gleichzeitig Halothan appliziert wird, da Halothan das Myokard für endogene und exogene Katecholamine sensibilisiert.

bb) Phenylephrin (z.B. Neosynephrine[R]): Diese Substanz wirkt durch alpha-Rezeptoren-Stimulation stark vasokonstriktorisch, wirkt dagegen kaum am Herzen. Bei systemischer Applikation bewirkt sie einen Anstieg des systolischen und diastolischen Blutdrucks. Der Druckanstieg löst am Herzen eine ausgeprägte, reflektorische Bradykardie aus, die mit Atropin behoben werden kann. Phenylephrin eignet sich zur Anwendung bei der Spinalanästhesie.

Der Zusatz von Katecholaminen zu Lokalanästhetika kann auch lokal unerwünschte Folgen haben, da sie den Sauerstoffverbrauch der Gewebe steigern, durch Vasokonstriktion jedoch die Sauerstoffversorgung der Gewebe verschlechtern.

Möglich Folgen: verzögerte Wundheilung, lokale Gewebsschädigung.

cc) Wegen der beachtlichen Nachteile, die die Anwendung von Katecholaminen mit sich bringen kann, wird synthetisches Vasopressin - und zwar Ornipressin (z.B. POR-8-Sandoz) - alternativ verwendet. Ornipressin hat ebenfalls eine starke vasokonstriktorische Wirkung, im Gegensatz zum Adrenalin jedoch

- keine Wundheilungsstörungen,

- keine reaktive Hyperämie mit der Gefahr einer Nachblutung und

- keine Wirkung am Herzmuskel (auch keine Sensibilisierung gegenüber Katecholaminen) zur Folge (zum antidiuretischen Hormon = ADH = Adiuretin = Vasopressin, vgl. Kap. 3.3.2.4).

ALLGEMEINE ANÄSTHESIE

8.1   Vorbereitung und Durchführung der Narkose
           (H. LAUBENTHAL)

8.1.1   Das Narkose- und Operationsrisiko

Narkose und Operation sind trotz erheblicher Fortschritte in den
letzten Jahrzehnten auch bei uns noch immer mit einem nicht unerheb-
lichen Zwischenfallsrisiko behaftet. Eine kürzlich abgeschlossene
Studie hat ergeben, daß in der Bundesrepublik Deutschland bei etwa
3 Millionen Anästhesien pro Jahr ungefähr 1 430 Kreislaufstillstände
auftraten. Geht man davon aus, daß 50 % dieser Patienten erfolgreich
reanimiert werden können, so bleiben immer noch mehr als 700 Patienten, das sind 1 Patient auf 4 200 oder 0,024 % der Patienten, die sich
einer Operation und Narkose unterziehen, die jährlich im Verlaufe
einer Operation in unseren Operationssälen sterben. Diese Zahl stimmt
mit internationalen Statistiken, die ebenfalls nur Anhaltspunkte lie-
fern, recht gut überein.

Trachtet man danach, dieses Patientenrisiko zu reduzieren, so sind
hauptsächlich drei Faktoren zu beachten, die hier bestimmend sind,
nämlich:

- die Anästhesie selbst,
- der operative Eingriff und
- der Zustand des Patienten.

Sowohl die Anästhesie selbst, wie die Operation lassen hinsichtlich
ihrer Techniken, wie der ihnen zur Verfügung stehenden Pharmaka
und sonstigen Hilfsmittel in naher Zukunft keine wesentlichen Verbesserungen erwarten. Der Zustand des Patienten hingegen bietet durch
gezielte Voruntersuchung und Vorbereitung auf diese Eingriffe immer
noch vielfältige Möglichkeiten, das Narkose- und Operationsrisiko zu
mindern. Ungenügende Voruntersuchungen und unzureichende Vorbehandlung müssen immer noch als die wesentlichsten Ursachen für
Anästhesiezwischenfälle angesehen werden. Das Risiko von Notopera-
tionen ist im Vergleich zum elektiven Eingriff (Eingriff zum Zeitpunkt
der freien Wahl) drei- bis viermal höher.

8.1.2   Befunderhebung zur Minderung des Narkoserisikos

Die Kenntnis der oben genannten Risikofaktoren macht deutlich, daß eine präoperative Befunderhebung durch den Anästhesisten zwingend notwendig ist. Auf der Basis dieser Befunde können dann die nächsten Schritte erfolgen, nämlich

- Einleiten der erforderlichen Vorbehandlung, und
- Auswahl des bestgeeigneten Anästhesieverfahrens.

Damit die Vorbereitung des Patienten auf die Narkose in dieser Weise erfolgen kann, ist eine rechtzeitige Befunderhebung wesentliche Voraussetzung. Diese sollte in speziellen Fällen bei Wahleingriffen Tage bis Wochen vorher erfolgen, damit eine eventuell notwendige Vorbehandlung noch durchgeführt werden kann. Hierbei kann der Anästhesist auch Einfluß auf den Operationstermin nehmen. Um eine eventuelle Vorbehandlung oder weitere Diagnostik ohne größere Kostenbelastung und ohne vermeidbaren Zeitdruck vornehmen zu können, haben manche Kliniken bereits eine Anästhesieambulanz eingerichtet, in der die Patienten längere Zeit vor der Operation gründlich untersucht, Befunde erstellt und notwendige Behandlungen eingeleitet werden.

Herrscht also Einigkeit darüber, daß der Anästhesist präoperativ bestimmte Untersuchungsbefunde benötigt, um ein möglichst gutes Gesamtbild vom Patienten zu erhalten, so konnte man sich bisher dennoch nicht einmal auf ein Minimalprogramm erforderlicher Befunde einigen. Der wesentliche Grund für diese bisher hinausgezögerte Entscheidung ist folgender: Es gibt bisher keinen Laborbefund, keinen röntgenologischen oder sonstigen Untersuchungsbefund, der vor einer relativ gefahrlosen Operation bei einem gesunden jungen Menschen zwingend zu fordern wäre. Würde man sich aber auf einige Laborbefunde oder etwa ein EKG als präoperativ unbedingt erforderlich festlegen, so würde das Fehlen eines solchen Befundes bei einem anästhesiologischen Zwischenfall selbst ohne direkten Zusammenhang fast automatisch als Kunstfehler gedeutet.

Dennoch haben wir feste Vorstellungen über den Umfang der vor einem Wahleingriff von uns gewünschten Basisuntersuchungen, die in der Tabelle 36 aufgeführt sind. Ergänzungen sind je nach Zustand des Patienten oder je nach Operationserfordernis auf Wunsch des Anästhesisten möglich oder notwendig.

Tab. 36: Basisbefunde für Wahleingriffe

Anamnese,
Klinische Untersuchung (u.a. Zahnstatus),
Laborbefunde:
    Hämoglobin, Hämatokrit, Gesamteiweiß,
    Serumelektrolyte: K^+, Na^+, Transaminasen (SGOT, SGPT),
    Gamma-GT, Serumkreatinin, Blutzucker, Quick, partielle
    Thromboplastinzeit, Thrombozyten, Blutgruppe.
EKG
Röntgen-Thorax

Die Anamnese ist immer noch der wesentlichste Bestandteil der präoperativen Befunderhebung. Hierher gehört die Frage nach früheren
Anästhesien, nach der körperlichen Leistungsfähigkeit, nach ständi-
ger Einnahme von Medikamenten, nach Unverträglichkeiten gegenüber
Medikamenten und anderen Substanzen. Die klinische Untersuchung
berücksichtigt vor allem die kardiale und pulmonale Leistungsfähigkeit. Körpergewicht und Körpergröße sollten zumindest als Schätzwert
vorhanden sein, da die Dosierung der Narkotika daran grob orientiert
wird. Hämoglobinkonzentration und Hämatokrit sollten bestimmt werden, damit bei Unterschreiten gewisser Grenzwerte (z.B. 10 g% Hb)
durch eine Bluttransfusion vor der Operation ein Absinken der Sauerstofftransportkapazität in einen gefährlichen Bereich vermieden werden kann. Diese Werte informieren außerdem über den Hydratations-
zustand des Organismus (vgl. Kap. 3.3.2.6). Die Serumeiweiß- oder
die Albuminkonzentration sollten bestimmte Werte ebenfalls nicht
unterschreiten, um den Patienten vor interstitiellen Wasseransammlun-
gen und eventuell dadurch bedingten Störungen der Lungenfunktion
und Wundheilung zu bewahren. Als untere Grenze der Eiweißkonzentration können 5,5 g/100 ml, entsprechend einer Albuminkonzentration
von etwa 3,0 g/100 ml gelten. Bei darunterliegenden Werten sollte
hochprozentiges Albumin gegeben werden.

Von den Laborbefunden ist weiterhin die Bestimmung der Serum-Kali-
umkonzentration zur Vermeidung der lebensbedrohlichen Folgen einer
Hypo- bzw. Hyperkaliämie von größter Wichtigkeit für den Anästhesisten. Die Hyperkaliämie (unter 3,2 mmol/l), die besonders gefährlich
wird bei gleichzeitiger Glykosidgabe, ist noch relativ schnell durch
Substitution zu therapieren. Die Hyperkaliämie ist kurzfristig nur in
engen Grenzen durch Glukose-Insulin-Gaben zu bessern. Bei einem
Herzstillstand unter Hyperkaliämie hat eine Reanimation nur geringe

Erfolgsaussichten. Der Serum-Natrium-Spiegel gibt wichtigen Aufschluß über den Wasserhaushalt des Körpers. Da Narkotika überwiegend zu einer Gefäßweitstellung führen, sollte präoperativ immer eine ungefähre Abschätzung des Hydratationszustandes erfolgen. Transaminasenbestimmungen (z.B. zur Suche nach Hepatitis und zum Schutz des Personals) empfehlen sich zum Ausschluß nicht diagnostizierter Lebererkrankungen. Orientierenden Aufschluß über die Nierenfunktion liefert der Serum-Kreatinin-Spiegel (vgl. Kap. 3.5). Bei der Dosierung der Relaxantien und der Flüssigkeits- und Elektrolytzufuhr sollten diese Werte berücksichtigt werden. Eine Blutzuckerbestimmung ist bei der großen Zahl unerkannter Diabetiker präoperativ zu fordern. Gefahren drohen intraoperativ mehr durch eine Hypoglykämie, mit der man nicht rechnet, als durch eine Hyperglykämie, die erst langsam bedrohliche Werte erreicht. Besteht kein Anhalt für eine Blutgerinnungsstörung und ist nur ein begrenzter operativer Eingriff geplant, liefert der Quick-Wert einen ausreichenden Anhalt für eine normale Gerinnung (vgl. Kap. 5.3.2). Eine Blutgruppenbestimmung ist vor jedem größeren Eingriff zu fordern. Werden größere Blutverluste erwartet, sollten auch Blutkonserven bereitstehen (vgl. Kap. 8.4).

Ein EKG sollte heute routinemäßig angefertigt werden, wenn es auch manchmal selbst für ischämische Herzerkrankungen nur ungenügende Anhaltspunkte liefert. Andererseits ist die Häufigkeit unerkannter jugendlicher Myokarditiden oder symptomloser Herzinfarkte anscheinend höher, als vielfach angenommen wird. So wird nach einer Veröffentlichung in den USA (1976) ein Drittel der Myokardinfarkte nicht erkannt. Nach einem Myokardinfarkt sollten in den ersten sechs Monaten keine elektiven, aufschiebbaren Eingriffe durchgeführt werden. Nach zwei Jahren ist das Reinfarktrisiko nicht größer als bei gleichaltrigen Patienten ohne vorausgegangenen Infarkt. Die Hypertonie ist eine besondere Gefahrenquelle für den zu Anästhesie und Operation anstehenden Patienten. Vor allem diastolische Werte über 95 bis 100 mmHg sind zu beachten, da dann der Blutdruck meist besonders schwer zu behandeln ist. Bei seit längerer Zeit durchgeführter antihypertensiver Therapie ist folgendes zu berücksichtigen: Fast allen Antihypertensiva ist gemeinsam, daß sie die Spannung und Reaktionsfähigkeit der Gefäße vermindern. Bei einem nicht voll reaktionsfähigen Gefäßsystem kann es während einer Narkose zu erheblichen Blutdruckabfällen mit Minderdurchblutung der verschiedenen Organe kommen. Einige der auslösenden Faktoren eines solchen Blutdruckabfalls sind z.B.:

- plötzlicher Blutverlust oder Lagewechsel des Patienten,

- die gefäßerweiternde Wirkung einiger Anästhetika,

- Vagusreizung und somit Verstärkung des bei antihypertensiver Therapie ohnehin überwiegenden Parasympathikotonus und

- Verminderung der Kontraktilität des Herzens durch die Narkotika.

Aus diesen Gründen wurde früher, wenn möglich, eine antihypertensive Therapie einige Tage vor jeder Operation abgesetzt. Heute weiß man, daß es in der Regel leichter ist, einen Patienten mit gut eingestelltem Blutdruck durch ausreichende Volumensubstitution und schonende Narkose vor der Hypotonie zu bewahren, als einen Patienten mit nicht behandeltem Hypertonus in normalen Blutdruckbereichen zu halten. Deshalb sollten heute unbehandelte Hypertoniker präoperativ einer internistischen Therapie zugeführt werden.

Das Röntgen-Thorax-Bild gibt groben Aufschluß über Herzgröße und Lungenstruktur, über das Vorliegen z.B. von Lungenstauung, Lungenemphysem, Infiltraten, Atelektasen, eventuellem Pneumothorax oder Pleuraerguß. Es ist allerdings umstritten, ob in jedem Fall vor Durchführung kleinerer chirurgischer Eingriffe eine Röntgenaufnahme angefertigt werden sollte, da bei fehlenden anamnestischen Hinweisen die Untersuchung fast immer einen Normalbefund ergibt. Bei größeren thoraxchirurgischen Eingriffen sind umfassende Lungenfunktionsprüfungen erforderlich, wie etwa Blutgasanalyse, TIFFENEAU-Test, Spirometrie bzw. Spirographie und eventuell Durchführung eines Perfusionsszintigramms, Legen eines Rechtsherzkatheters und Bestimmung der Blutdrucke im kleinen Kreislauf in Ruhe und evtl. unter leichter Belastung.

Dies sind in etwa die vom Anästhesisten gewünschten Befunde, die möglichst nicht älter als zwei Tage bis maximal zwei Wochen (je nach Befund) sein sollten. Welche Befunde nun im Einzelfall verfügbar sind, hängt einerseits von den Möglichkeiten des jeweiligen Krankenhauses und andererseits von der Dringlichkeit des Eingriffs ab. Eine ungefähre Beurteilung der Dringlichkeit sollte auch dem Anästhesisten möglich sein, damit er bei wichtigen, zusätzlich erbetenen Befunden mit dem Chirurgen eine Verschiebung des Eingriffs diskutieren kann. Die folgende Tabelle zeigt eine ungefähre Einstufung der Dringlichkeit operativer Eingriffe. Die Stufen III und IV sollten eine sorgfältige präoperative Diagnostik zulassen.

Tab. 37: Einstufung der Dringlichkeit operativer Eingriffe

I. **Soforteingriffe**
    Hämorrhagisches oder ischämisches Ereignis,
    akute intrakranielle Drucksteigerung,
    Bronchusverletzung u.a.
    Vorbereitungszeit: Minuten

II. **Dringliche, nicht geplante Eingriffe**
    Ileus, Frakturen, penetrierende Verletzungen ohne
    akute Blutungen u.a.
    Vorbereitungszeit: Stunden

III. **Bedingt dringliche, geplante Eingriffe**
    Malignome, diagnostische Eingriffe, Probeexzisionen
    Vorbereitungszeit: Tage

IV. **Nicht dringliche, geplante Eingriffe**
    Kosmetische Operationen, Cholelithiasis ohne
    Verschlußsymptomatik, Hernien ohne Inkarzeration u.a.
    Vorbereitungszeit: Wochen bis Monate

8.1.3   Notwendige Vorbehandlungen vor der Anästhesie

Hat sich der Anästhesist ein einigermaßen abgerundetes Bild über
den Zustand des Patienten verschafft, so wird nach unserer Erfahrung in den meisten Fällen keine spezielle Vorbehandlung des Patienten für die Narkose erforderlich sein, und der Patient kann nach
normaler Prämedikation und Nahrungskarenz anästhesiert werden. Bei
Funktionsstörungen einzelner Organe oder des Gesamtorganismus ist
allerdings eine Vorbehandlung sinnvoll und notwendig, so z.B.:

- Hypertonus: Wie oben schon ausgeführt, sollte ein manifester
  Hypertonus präoperativ möglichst auf Werte im Normbereich eingestellt werden. Dies kann bei einem Wahleingriff auch einmal eine
  längere Vorbereitung erfordern.

- Herzinsuffizienz, Herzrhythmusstörungen: Jede latente oder mani-
  feste Herzinsuffizienz sollte vor einer Operation z.B. mit positiv
  inotropen oder diuresefördernden Medikamenten soweit als möglich
  gebessert werden. Arrhythmien sollten ebenfalls soweit als möglich

behoben werden. Bei einem bestehenden AV-Block III. Grades wird
vor der Operation wegen der Gefahr extremer Bradykardien oder
einer Asystolie sinnvollerweise ein Herzschrittmacher gelegt.

- Diabetes mellitus: Die Behandlung der Kohlenhydratstoffwechselstö-
  rung in der operativen Phase muß individuell gestaltet werden und
  ist u.a. abhängig von der Schwere des Diabetes mellitus, von der
  Art und Größe des operativen Eingriffs und von der Dauer der erforderlichen postoperativen Nahrungskarenz. Zu fordern ist eine
  exakte präoperative Diabeteseinstellung und ein tageszeitlich früher
  Operationstermin, um die präoperative Nahrungskarenz nicht unnö-
  tig zu verlängern. Erforderlich werden häufige Blut- und Urin-
  zucker-Kontrollen in Abständen von ca. zwei Stunden in der intra-
  und unmittelbaren postoperativen Phase.

  Grob schematisch kann etwa wie folgt verfahren werden: Patienten
  mit leichtem, diätetisch oder mit oralen Antidiabetika gut eingestelltem Diabetes können behandelt werden wie Patienten, die keinen Diabetes haben. Zu fordern ist lediglich ein Nüchternblutzuk-
  ker am Operationstag und - je nach der Schwere und Dauer des
  Eingriffs - eine genauere postoperative Überwachung mit mehreren
  Blutzuckerkontrollen. Patienten mit schwerem Diabetes mellitus oder
  solche, die mit oralen Antidiabetika nur schwer einzustellen sind,
  sollten für die operative Phase auf Altinsulin umgestellt werden -
  dies gilt jedoch nicht für Patienten, die unmittelbar nach der
  Operation eine ausreichende orale Nahrungsaufnahme fortsetzen
  können. Routinemäßige präoperative Insulingaben sind abzulehnen,
  da ein unter Allgemeinnarkose auftretender hypoglykämischer
  Schock allzu leicht übersehen werden kann. Insulin sollte nur vorsichtig nach Höhe des zuvor bestimmten Blutzuckerspiegels dosiert
  werden.

- Lungenfunktionsstörungen: Erkrankungen der Atemwege und der
  Lunge beeinflussen die Narkoseführung selbst nur wenig. Sie
  bestimmen aber erheblich den postoperativen Verlauf und verlangen
  somit präoperativ besondere Aufmerksamkeit. Bei akuten und chronischen Lungenerkrankungen erhöht sich die Komplikationsrate um
  das Drei- bis Vierfache, bei merklicher Einschränkung der Lungenfunktion um das Zwanzigfache. Zigarettenrauchen ab ca. zehn
  Zigaretten pro Tag erhöht das postoperative Risiko um das Zwei-
  bis Siebenfache, Fettleibigkeit mit einem Gewicht von mehr als 30 %
  über dem Idealgewicht verdoppelt z.B. die respiratorische Komplikationsrate.

- Störungen des Wasser- und Elektrolythaushalts: Flüssigkeitsbilanz-
störungen sollten durch Substitution oder Diureseförderung behoben werden. Eine Hypokaliämie soll substituiert werden. Eine
Hyperkaliämie muß behoben werden, entweder durch Steigerung
der Diurese, durch Resonium- oder ähnliche Einläufe oder durch
Glukose-Insulin-Therapie. Bei Niereninsuffizienten kann eine Dialyse erforderlich werden.

8.1.4   Vorbereitung zu dringlichen Eingriffen

Ungünstigere Verhältnisse werden wir immer bei der Vorbereitung zu
dringlichen Operationen vorfinden, einmal, weil Anamnese und Befund
meist nicht in wünschenswertem Umfang erhoben werden können, zum
anderen, weil auch die Zeit fehlt, den Patienten präoperativ in einen
guten Zustand zu bringen. Dabei ist hier die Erkennung von vorbestehenden Störungen besonders wichtig, denn Erkrankungen oder
Verletzungen, die zu dringlichen Eingriffen zwingen, haben häufig
bereits zu einer ausgeprägten Beeinflussung von Kreislauf, Atmung
und Stoffwechsel geführt. Es bedarf daher in solchen Fällen nicht nur
der operativen Korrektur, sondern es muß zudem versucht werden,
die Normalisierung der gestörten physiologischen Funktionen herbeizuführen. Bleiben noch ein bis zwei Stunden Zeit für die Operationsvorbereitung, so sollten möglichst viele der bereits aufgeführten Basisbefunde erhoben werden. Je nach Einzelfall muß entschieden werden, ob
weitere diagnostische oder therapeutische Maßnahmen erforderlich
sind oder ob weiteres Zuwarten nur mehr eine Verschlechterung der
Ausgangslage bringen kann (z.B. Geburtshilfe, Blutung etc.).

- Schockzustände (vgl. Kap. 1.8):
    Zunächst sollten sofort ein oder mehrere möglichst großlumige
    Venenverweilkanülen und zusätzlich ein zentralvenöser Zugang ge-
    legt werden. Wichtigste therapeutische Maßnahme ist ein ausrei-
    chendes Volumenangebot in Form von Elektrolytlösungen und
    künstlichen Kolloiden, eventuell Spenderblut und Plasmaproteinlö-
    sungen unter Überwachung von Blutdruck, Puls, zentralvenösem
    Druck und eventuell Hämoglobin und Hämatokrit. Stimulierung der
    Nierenfunktion bzw. Prophylaxe der Entwicklung eines akuten Nie-
    renversagens, Schmerzbekämpfung, Gabe von Sauerstoff und -
    eventuell - Beseitigung einer metabolischen Azidose (Blutgaskon-
    trollen!) mit Natriumbikarbonat stellen weitere therapeutische
    Schritte dar. Ziel der Behandlung ist die Stabilisierung des
    Kreislaufs in kürzester Zeit, um eine Operabilität des Patienten
    herbeizuführen. Nur wenn ein Blutverlust massiver ist, als durch
    größtmögliche Volumenzufuhr ausgeglichen werden kann, darf der
    Grundsatz, nie im Schock zu operieren, verlassen werden.

- Ileus und Peritonitis (akutes Abdomen):

Auch hier gibt es nur wenige hochakute Notfälle, so daß in den
meisten Fällen eine sinnvolle Vorbereitung die Prognose zu verbessern vermag. Häufig sind hier der Kreislauf, der Stoffwechsel
und die Atmung gestört. Meist wird eine Hypovolämie beobachtet,
bedingt durch Verluste in den atonischen Darm oder durch Erbrechen und Einlagerung größerer Flüssigkeitsmengen in die
Bauchhöhle. Die Folge sind Störungen im Säure-Basen-Haushalt
und im Wasser-Elektrolyt-Haushalt, Zwerchfellhochstand durch das
geblähte Abdomen und Ateminsuffizienz durch schmerzbedingte
Hypoventilation. Wichtig ist zunächst die Schockbekämpfung, wie
bereits ausgeführt, und das Legen einer möglichst großlumigen
Magensonde. Die Narkose sollte nach ausreichender Oxygenierung
des Patienten (einige Minuten Atmung von Sauerstoff) in 'Sitzla-
ge' bei leicht zurückgebeugtem Kopf eingeleitet werden (Ileuseinleitung). Ein großlumiger Absaugkatheter muß griffbereit sein. In
oberflächlicher Narkose wird nach ausreichend hoher Gabe von
Succinylcholin (bis 2 mg/kg) ohne assistierende Beatmung der
Kehlkopfeingang dargestellt. Nach beginnender Muskelerschlaffung
erfolgt die rasche Intubation. Während dieser Zeit sollte ständig
der entblößte Oberkörper des Patienten beobachtet werden, da sich
eine drohende Regurgitation durch singultusartige Bewegungen des
Epigastriums ankündigen kann. In diesem Falle kann versucht
werden, durch Druck des Larynx gegen den Ösophagusmund ein
Erbrechen bis zur erfolgten Intubation hinauszuzögern. Erst nach
erfolgter Intubation und sofortigem Aufblasen der Abdichtungsman-
schette darf der Patient in die Horizontallage gebracht werden. Es
muß allerdings festgestellt werden, daß es bisher keine Methode
gibt, bei der eine Aspiration absolut sicher vermieden werden
kann.

- Dringliche Thoraxoperationen:

Dringliche Thoraxoperationen sind am häufigsten verursacht durch
Traumen, z.B. Stich- oder Schußverletzungen oder Lungenverlet-
zungen infolge von Rippenfrakturen. Neben einem bestehenden
hämorrhagischen Schock können ein Hämatopneumothorax oder eine
intrapulmonale Blutung das klinische Bild bestimmen. Eine längere
Operationsvorbereitung ist meist nicht möglich, man muß sich auf
die Schockbekämpfung und Beseitigung eines Hämatopneumothorax
durch Punktion bzw. Drainage beschränken. Jeder geschlossene
Pneumothorax muß vor Narkosebeginn und Überdruckbeatmung in
einen offenen verwandelt werden, um die Entstehung eines Spannungspneumothorax mit Mediastinalverdrängung zu vermeiden.

8.1.5   Die Narkosevisite

Die Narkosevisite findet in aller Regel am Tag vor dem operativen Eingriff statt, bei der ein auf die Operation gut vorbereiteter Patient angetroffen werden sollte. Sie beinhaltet

- anamnestische Erhebungen mit Hilfe eines Patientenfragebogens,

- klinische Untersuchung,

- Festlegung von Narkoserisiko und Auswahl des geplanten Anästhesieverfahrens,

- psychische Vorbereitung des Patienten, Aufklärung, soweit nötig und soweit der Patient es wünscht, schriftliche Einverständniserklärung für das geplante Anästhesieverfahren,

- Verordnung der medikamentösen Vorbereitung ('Prämedikation') und Hinweis auf die Nahrungskarenz,

- Bereitstellen von Blut.

Anamnestische Erhebung und klinische Untersuchung dienen hier mehr einer letzten Dokumentation des präoperativen Zustandes des Patienten und der Klärung letzter anästhesiebezogener Fragen. Die anamnestische Befragung hat neben der kardialen und pulmonalen Leistungsfähigkeit besonders zu beachten:

- Sind frühere Narkosen durchgeführt worden, welcher Art waren sie, wie wurden sie vertragen? Sind Narkosezwischenfälle auch bei Familienangehörigen bekannt? Diese Frage ist besonders wichtig, selbst wenn man beabsichtigt, eine andere Anästhesieform durchzuführen (Beispiel: maligne Hyperthermie; vgl. Kap. 8.7.5).

- Wurde bereits einmal Blut transfundiert? Wie wurde es vertragen?

- Bestehen Allergien allgemein, insbesondere Medikamentenallergien?

- Ist der Patient an Schlaf- oder Schmerzmittel gewöhnt? Betreibt er Drogen-, Alkohol-, Nikotinabusus? Ein erhöhter Analgetika- und Narkotikabedarf läßt sich damit unter Umständen erklären.

- Welche Medikamente werden zur Zeit eingenommen?

- Welche weiteren Erkrankungen bestehen?

Neben der Furcht vor der Operation und ihren Folgen besteht oft auch eine ausgeprägte Angst vor der Narkose. Eine Aufklärung in groben Zügen über den Ablauf der Narkose kann in dem Bestreben, diese Furcht abzubauen, sehr hilfreich sein. Man hat festgestellt, daß operative und anästhesiologische Eingriffe im Durchschnitt dann am besten psychisch verarbeitet werden, wenn die Patienten sich vorher schon mit diesen Problemen auseinandergesetzt haben. Weder völlige Gleichgültigkeit noch blinde Angst sind gute Voraussetzungen für eine vernünftige Verarbeitung des Anästhesie- und Operationstraumas in der postoperativen Phase. Besonders wichtig ist während der Narkosevisite noch die Forderung an den Patienten, eine mindestens sechsstündige präoperative Nahrungskarenz einzuhalten. Auch davor sollte nur noch wenig leichte Kost eingenommen werden.

8.1.6   Medikamentöse Vorbereitung (Prämedikation)

Die medikamentöse Vorbereitung sollte, von einigen Sonderfällen abgesehen, am Vorabend der Operation ein Hypnotikum oder Sedativum (per os oder rektal) umfassen. Man kann beispielsweise Tranquilizer wie z.B. Valium^R oder Tranxilium^R geben. Bei Säuglingen und Kleinkindern und älteren Patienten in schlechtem Allgemeinzustand verzichtet man auf die abendliche Gabe. Größeren Kindern kann man z.B. Allional^R-Zäpfchen oder Valium^R-Kinderzäpfchen anbieten. Die medikamentöse Vorbereitung am Operationstag sollte den Patienten psychisch sedieren und angstfrei machen. Sie kann darüber hinaus dazu dienen, Reflexe, insbesondere Vagusreize, abzublocken, die Speichel- und Bronchialsekretion zu hemmen und eine antiemetische Wirkung zu erzielen. Eine orale Prämedikation sollte ca. 60 Minuten, eine intramuskuläre Gabe 20 bis 60 Minuten, eine intravenöse 3 bis 5 Minuten vor Narkosebeginn erfolgen.

Übersicht über die gebräuchlichsten Arzneimittel zur Prämedikation mit Dosierungshinweisen:

- Atropin.
  Dosierung: Erwachsene erhalten im allgemeinen 0,5 mg i.m. Ebensogut und für den Patienten angenehmer kann Atropin bei Narkoseeinleitung i.v. gegeben werden. Kinder erhalten 0,01 bis 0,015 mg/kg bis max. 0,5 mg. Säuglinge erhalten lediglich 0,1 mg i.m., sonst keine Prämedikation.
  Kontraindikationen gegen die Anwendung von Atropin: Akuter Glaukomanfall, Hyperthyreose mit deutlicher Tachykardie, massive Koronarsklerose, Mitral- und Aortenstenose, Tachyarrhythmie und hochgradige Fieberzustände bei Kindern. Bei Glaukompatienten, außer im akuten Anfall, braucht auf die übliche Prämedikation mit 0,5 mg Atropin nicht verzichtet zu werden. Man kann solchen Patienten die Einnahme von Pilocarpintropfen 2 %ig lokal empfehlen.

- Promethazin (z.B. Atosil[R])
  Atosil[R] besitzt gute sedierende, gute parasympatholytische und mäßige antiemetische Eigenschaften. Es wird in einer Dosierung von 0,5 bis 1 mg/kg gegeben, bis zu einer Höchstdosis von ca. 50 mg. Wegen seiner ausgeprägten antihistaminischen Wirkung eignet es sich recht gut zur Prämedikation. Eine Kontraindikation ist ein schwerer Leberschaden.

- Triflupromazin (z.B. Psyquil[R])
  Psyquil[R] vereinigt vorwiegend sedierende mit sehr guten antiemetischen Eigenschaften. Es kommt beim Erwachsenen in einer Dosierung von 10 bis 20 mg zur Anwendung. Kontraindikation ist ebenfalls ein schwerer Leberschaden.

- Flunitrazepam (z.B. Rohypnol[R])
  Dieses Benzodiazepin besitzt eine starke Schlaf-induzierende Wirkung, löst ängstliche Spannungen und erzeugt eine Amnesie. Insbesondere bei älteren Patienten in schlechtem Allgemeinzustand sollte eine Dosis von 1 mg p.o. nicht überschritten werden. Jüngere Erwachsene erhalten 2 mg p.o.

- Morphin und synthetische Morphinderivate (vgl. Kap. 7.4)
  Dosierung: Dolantin[R] 1 mg/kg bis maximal 100 mg i.m., Morphin 0,1 mg/kg bis ca. 10 mg i.m.

8.1.7   Auswahl des Narkoseverfahrens

Es gehört zu den zentralen Aufgaben des Anästhesisten, für den Patienten ein schonendes Narkoseverfahren auszusuchen, welches günstige Bedingungen für die Operation schafft. Bei der Auswahl des Narkoseverfahrens muß beachtet werden:

- die Art der Operation,

- Vorerkrankungen des Patienten,

- die psychische Situation des Patienten.

- Der Patient muß mit der Art der Anästhesie (Regionalverfahren oder Narkose) einverstanden sein.

Zur Auswahl des Narkoseverfahrens sind allgemeine Anleitungen nur schwer zu geben. Einige Hinweise sollen hier genügen: Bei Blutgerinnungsstörungen sind rückenmarksnahe Anästhesieverfahren kontraindiziert. Ebenso sollten Regionalverfahren z.B. bei neurologischen Erkrankungen und bei Infektionen im Punktionsbereich unterbleiben. Bei schwerwiegenden Eingriffen im höheren Alter favorisieren wir heute wieder mehr die Narkose gegenüber der Regionalanästhesie.

8.1.8   Durchführung der Narkose

Unmittelbare präoperative Maßnahmen:

Ein genügend weitlumiger, sicher fixierter venöser Zugang ist die erste Voraussetzung für die Durchführung einer Narkose. Ist bei der Operation mit größeren Blutverlusten zu rechnen, sollten immer mehrere, großlumige venöse Zugänge und ein zentralvenöser Katheter zur Messung des zentralvenösen Drucks gelegt werden. Zu der unmittelbaren präoperativen Vorbereitung gehören die Überprüfung der Identität des Patienten, der Narkoseeinwilligung und der applizierten Prämedikation. Die Überprüfung der Funktion und Dichtigkeit des Narkosegerätes, des Füllungszustandes der Gasflaschen respektive der Druckanzeige bei zentraler Gasversorgung, der Funktionsfähigkeit des Laryngoskops, die Überprüfung und Bereitstellung von Endotrachealtuben mehrerer Größen sind unverzichtbare Maßnahmen vor Narkoseeinleitung. Die Dicke der Endotrachealtuben wird nach CHARRIERE, einem französischen Instrumentenmacher, bezeichnet. 1 CHARRIERE = 1/3 mm. Ein Tubus der Größe 30 CHARRIERE hat einen Außendurchmesser von 30 : 3 = 10 mm. Tuben der Größe 32 bis 36 CHARRIERE sind Normalgrößen für Erwachsene.
Selbstverständlich müssen auch verschieden große Beatmungsmasken bereitliegen. Weiter erforderlich sind die Überprüfung des Absauggerätes und die Bereitstellung von Notfallmedikamenten, möglichst in aufgezogenen und beschrifteten Spritzen. Es gilt als Kunstfehler, wenn Narkosezwischenfälle durch Nichtbeachtung eines der eben aufgezählten Punkte auftreten. Diese Vorbereitungsarbeiten darf der Anästhesist auf eingearbeitetes, zuverlässiges Anästhesiepersonal delegieren. Er ist dabei nicht verpflichtet, diese Arbeiten in jedem Einzelfall auf ihre Richtigkeit hin zu überprüfen, vielmehr sollte die Zuverlässigkeit der Schwestern und Pfleger durch gelegentliche Stichproben kontrolliert werden.

Narkoseeinleitung:

Zur Einleitung einer normalen Narkose bei einem gut prämedizierten Patienten wird zunächst eine geringe Menge eines nicht depolarisierenden Relaxans (z.B. 1 mg Pancuronium) gegeben. Dadurch können die durch die nachfolgende Succinylcholingabe hervorgerufenen Muskelfibrillationen und eventuelle postoperative Muskelschmerzen ausreichend unterdrückt werden (vgl. Kap. 7.6). Nach ein bis zwei Minuten kann das intravenöse Narkotikum injiziert werden. Gleichzeitig läßt man den Patienten über die Maske Sauerstoff atmen. Nach Erlöschen des Lidreflexes und mit beginnender Hypopnoe wird der

Patient über Maske beatmet. Ergeben sich dabei keine Schwierigkeiten, so erfolgt die Relaxierung mit Succinylcholin oder Pancuronium und nach Eintritt der Relaxierung die Intubation. Der Tubus liegt richtig, wenn sich das Atemgeräusch über beiden Lungen gleichzeitig mit den Bewegungen der Brustwand seitengleich wahrnehmen läßt. Nach erfolgter Intubation wird der Tubus fixiert, die Narkose durch volatile und/oder Injektionsnarkotika vertieft und eventuell relaxiert. Das Lachgas-Sauerstoffgemisch sollte immer einen Sauerstoffanteil von mindestens 35 Vol% enthalten.

<u>Lagerung des Patienten</u> (vgl. Kap. 8.7.4):

Anästhesist und Operateur sind gemeinsam für die Lagerung des Patienten verantwortlich. Folgende Schäden können besonders häufig bei der Lagerung in Narkose auftreten:

<u>Radialisparesen:</u> Häufigste Ursache ist der Druck der Seitenkante des Operationstisches gegen die Innenseite des Oberarmschaftes. Daher muß der Arm in einer langen, gepolsterten Manschette gelagert werden.

<u>Zerrung des Plexus brachialis:</u> Durch Abduktion des ausgelagerten Armes über 90° bei gleichzeitiger Überstreckung des Armes im Schultergelenk und Außenrotation kann der Plexus gezerrt werden. Dabei kann es auch zur Kompression der Arteria subclavia zwischen erster Rippe und Clavicula mit Minderdurchblutung des betreffenden Armes kommen. Daher sollte der Arm beim narkotisierten Patienten nicht über 90° abgewinkelt und im Ellenbogengelenk leicht gebeugt gelagert werden. Der Oberarm sollte sich in gleicher Höhe mit dem Thorax befinden. Die Kompressionsgefahr ist besonders groß, wenn der Patient Halsrippen hat.

<u>Fibularisparesen:</u> Verursacht durch Druck auf das Fibulaköpfchen können Lähmungen des Nervus fibularis entstehen. Daher muß auf ausreichende Polsterung in diesem Bereich geachtet werden. Bei Bauchlage ist darauf zu achten, daß durch Unterschieben von festen Polstern unter das Becken genügend Atemspielraum geschaffen wird.

<u>Augen:</u> Jeder Druck auf die Bulbi ist auszuschließen (Vorsicht insbesondere auch bei Bauchlage), da sonst Sehstörungen drohen. Bei offener Lidspalte sind Kornea und Konjunktiva durch Austrocknung gefährdet. Dies kann durch Einbringen fetthaltiger Augensalben verhindert werden. Der beste Schutz ist immer noch das geschlossene Auge.

Überwachung der vitalen Funktionen (vgl. Kap. 8.3):

Kreislauf und Beatmung bedürfen einer ständigen Überwachung. Vor
einem Leck im Kreissystem beispielsweise und den sich daraus ergebenden fatalen Folgen ist man nie sicher. Zwischen Operateur und
Anästhesist sollte zudem eine fortlaufende Kommunikation über den
Gang der Operation bestehen, damit die Dauer des Eingriffs richtig
abgeschätzt und die Dosierung der Anästhetika richtig bemessen
werden können. Der Anästhesist muß vor jeder Narkose entscheiden,
welche Überwachungsgrößen für den jeweiligen Patienten sinnvoll und
notwendig sind, da invasive Methoden zahlreiche Komplikationsmöglichkeiten beinhalten.

Narkoseausleitung:

Die besonderen Belastungen einer Narkose, besonders für kardial
vorgeschädigte, ältere Risikopatienten, liegen in der Ein- und Ausleitungsphase. Beim Übergang vom wachen zum anästhesierten Zustand
und umgekehrt treten gehäuft Blutdruckspitzen oder auch Blutdruckabfälle, Hypotonie, Tachykardie und eventuell eine Arrhythmie auf.
Eine schonende Gestaltung dieser Phasen ist daher ein vordringliches,
aber auch schwierig zu erreichendes Ziel. Bei der Narkoseausleitung
ist die kritischste Phase wohl der Moment der Extubation. Zu diesem
Zeitpunkt sollte der Patient ausreichend spontan atmen, etwa 400 bis
500 ml pro Atemzug. Weiterhin sollte er ansprechbar und doch so
sediert sein, daß der Tubus als nicht zu unangenehm empfunden
wird. Auf Aufforderung sollte der Patient in der Lage sein, dem
Anästhesisten die Hand kräftig zu drücken oder den Kopf zu heben.
Nach dem Umlagern vom Operationstisch ins Bett übergibt der
Anästhesist den Patienten in die Obhut des Aufwachraumpersonals.
Zur weiteren Überwachung sollte der Patient einige Stunden im Aufwachraum bleiben (vgl. Kap. 10).

8.2   Venöse Zugänge (R. MURR)

Venöse Zugänge sind in der modernen Anästhesie unentbehrlich. Sie
ermöglichen das Einbringen von Medikamenten, Infusionslösungen,
Blut u.a. in den Kreislauf und ebenso Blutabnahmen zur Diagnostik.
Über den venösen Zugang gelangen Narkotika in wenigen Sekunden an
ihren Wirkungsort, und mit entsprechenden Medikamenten ist eine
schnelle Therapie bei Komplikationen möglich. Ferner kann über ausreichend großlumige venöse Zugänge schnell Volumen bei Blutverlusten oder Schockzuständen zugeführt werden. Zentrale Venenkatheter erlauben die Beurteilung des zentralvenösen Drucks und sind
Voraussetzung für eine parenterale Ernährung. Wegen der Bedeutung
venöser Zugänge zur Durchführung von Narkosen und vor allem zur
schnellen Therapie von Komplikationen darf heute keine Narkose -
außer eventuell bei kleinen Kindern - ohne einen zuverlässigen,
genügend weitlumigen venösen Zugang begonnen und weitergeführt
werden. Der verwendete venöse Zugang muß auch unter schwierigen
Bedingungen (z.B. Schwitzen, Bewegung des Patienten, Zug am Infusionsschlauch) sicher funktionieren. Dies gelingt bei Verwendung
geeigneten Materials (Kunststoffverweilkanülen), geeigneter Plazierung
und zuverlässiger Fixierung.

8.2.1   Periphere venöse Zugänge

8.2.1.1   Wahl des Punktionsortes

Venöse Zugänge können in alle sicht- oder tastbaren peripheren Venen gelegt werden. Meist wählt man Venen der oberen Extremität. Gut
geeignet sind z.B. die Venen des Handrückens und der radialen
Unterarmseite. Venöse Zugänge sollten möglichst an den linken Arm
gelegt werden, um dem Patienten in der postoperativen Phase die Be-
wegungsfreiheit des rechten Armes zu erhalten. Man sollte venöse Zugänge nicht über Gelenken, z.B. Hand- oder Ellenbogengelenk, pla-
zieren, da es durch Bewegungen leicht zu Abknickung oder Diskonnektion kommen kann, ebenso zu einer Reizung oder Verletzung der
Vene. In der Ellenbeuge sollte nur im Notfall ein peripherer Zugang
gelegt werden, da diese Venen unter Umständen zum Legen zentralvenöser Katheter benötigt werden. Außerdem finden sich hier häufig
Arterien, die oberhalb der Faszie verlaufen (bei ca. 25 % der Patienten) und deshalb leicht versehentlich punktiert werden können. Muß
bei einem Patienten, der schon ein- oder mehrmals Infusionen erhalten
hat, ein venöser Zugang gelegt werden, so sollte man die neue Kanüle
nicht dorthin legen, wo sich erst vor kurzem ein Verweilkatheter be-
fand. Durch die sich nicht selten entwickelnde Thrombophlebitis ist

die Vene an dieser Stelle häufig ziemlich schmerzhaft oder vollkommen verschlossen. Wenn möglich, sollte man dann eine Vene aus einem anderen Stromgebiet wählen oder zumindest größeren Abstand zu der entzündeten Stelle halten. Ist in seltenen Fällen an beiden Armen keine Vene zu finden, so kann auch in eine Vene am Fuß oder Unterschenkel ein Zugang gelegt werden. Wenn irgendwie möglich, sollte jedoch dieser Weg vermieden werden. Er hat folgende Nachteile:

- An den tiefen Beinvenen bilden sich häufig schon mit Narkosebeginn Thromben. Die Thrombosierung wird möglicherweise durch Venenpunktion und Infusion gefördert.

- Bei den meisten Eingriffen sind die Beine nach Operationsbeginn nicht mehr zugänglich, so daß Punktionsstelle und Infusionsschläuche nicht überwacht werden können.

In solchen Fällen sollte nach Einleiten der Narkose doch noch versucht werden, an der oberen Extremität eine Vene zu punktieren. In seltenen Fällen kann es vorkommen, daß bei Patienten keine peripheren Venen zu kanülieren sind (z.B. Schock, langdauernde Infusionstherapie über periphere Venen). Dann muß zur Narkoseeinleitung eine zentrale Vene, z.B. die Vena jugularis interna oder die Vena subclavia punktiert werden (s.u.). Da diese Punktionen schwierig sind und bedeutsame Komplikationen auftreten können, sollten sie nur von mit dieser Technik Vertrauten vorgenommen werden. Neben den Armvenen eignen sich die Venae jugulares externae als zusätzliche venöse Zugänge, wenn großlumige Venen zum Volumenersatz gebraucht werden. Sie sind intraoperativ auch meist gut zugänglich.

8.2.1.2 Aufbau und Einbringen von Venenverweilkanülen

Alle zur Zeit im Handel befindlichen Venenverweilkatheter sind ähnlich aufgebaut. In einem Plastikkatheter steckt die längere Stahlpunktionskanüle. Mit der Punktion gelangen beide in die Vene, nach Entfernen der Stahlkanüle bleibt die stumpfe, elastische Plastikkanüle im Gefäß liegen. Die verschiedenen Fabrikate unterscheiden sich hauptsächlich im verwendeten Material des Plastikkatheters, im Schliff der Kanüle und der Formung des Ansatzstücks. Um eine sichere, belastungsfähige Verbindung mit dem Infusionsschlauch zu ermöglichen, sollte das Ansatzstück zur Verschraubung eingerichtet sein.

Vor der Punktion der ausgewählten Vene ist die Haut sorgfältig zu desinfizieren. Dadurch können ungefähr 80 % aller Hautkeime abgetötet werden. Die Desinfektion ist zwingend, da Keime durch die Punktionsstelle in die Haut eindringen, den Katheter entlang wandern und

in der Vene Entzündungen oder eine Thrombophlebitis verursachen
können. Zur Punktion werden die Venen gestaut, d.h., der venöse
Rückstrom wird bei erhaltenem arteriellen Einstrom durch eine proximal der vorgesehenen Einstichstelle gelegene Stauung verhindert. Vor
einer Narkose wird zweckmäßigerweise mit dem ohnehin angebrachten
Blutdruckapparat gestaut. Wird mit dem Blutdruckapparat gestaut, so
haben sich Druckwerte nahe dem diastolischen Blutdruck bewährt,
weil damit auch in den Venen ein relativ hoher Druck herrscht. Ist
die Venenfüllung durch die Stauung ungenügend, so kann versucht
werden, sie durch Beklopfen der Vene oder Hängenlassen des Armes
zu verbessern. Bringen diese Maßnahmen keinen Erfolg, so hilft häufig die Anwendung von Wärme. An der ausgewählten Stelle wird die
Haut zur Punktion gespannt. Dies erleichtert den Durchtritt der
Kanüle durch die Haut und die Vene rollt nicht so leicht weg. Die
erfolgreiche Punktion der Vene zeigt sich durch Blutfüllung des
Stopfens an der Kanüle. Damit die kürzere Kunststoffkanüle ebenfalls
in die Vene gelangt, wird die Kanüle noch etwas vorgeschoben, möglichst ohne die gegenüberliegende Venenwand zu perforieren, oder die
Verweilkanüle wird über die mit der anderen Hand fixierte Stahlkanüle
einige Zentimeter vorgeschoben. Nun wird die bereitgestellte Infusion
angeschlossen und der Zugang sorgfältig mit Pflaster fixiert. War die
Punktion nicht erfolgreich, so darf in den noch in der Haut liegenden
Katheter die bereits zurückgezogene Stahlkanüle nicht wieder hinein-
geschoben werden, da eventuell ein Stück des Katheters durch die
scharfe Stahlspitze abgeschnitten und fortgeschwemmt oder dieser beschädigt werden kann. Zum erneuten Punktionsversuch dürfen die
Kanülenteile daher nur außerhalb der Vene wieder zusammengesetzt
werden. Soll beim wachen Patienten eine dickere Kanüle gelegt werden, sollte die vorgesehene Einstichstelle mit einem Lokalanästhetikum
betäubt werden, da die Punktion mit diesen dicken Kanülen sehr
schmerzhaft ist. An die intravasal plazierte Verweilkanüle sollte eine
Infusion angeschlossen werden. Läuft die Infusion gut und bildet sich
keine Schwellung im Bereich der Kanüle, so kann eine extravasale
oder intraarterielle Lage des Verweilkatheters ausgeschlossen werden.

8.2.1.3   Komplikationen peripherer venöser Zugänge

a)   Thrombose und Thrombophlebitis, extravasale Lage:

Periphere venöse Zugänge können zu verschiedenen Komplikationen führen. Ursachen sind Venenreizung durch den Katheter,
durch Infusionslösungen und Pharmaka sowie Folgen eventueller
Fehllagen des Katheters. Jeder in eine Vene eingebrachte Fremdkörper kann durch die Reizung der Venenwand zur Thrombosierung führen. Das Ausmaß der Thrombosierung ist abhängig von

Liegedauer, vom Verhältnis des Venendurchmessers zur Kanülen-
stärke und dem Material der Kanüle. Bei gebräuchlichen Kanülen
und normalen Infusionslösungen ist die Thrombosierung meist nach
ein bis drei Tagen so weit fortgeschritten, daß die Kanüle entfernt werden muß. Die Thrombose bildet sich in der Regel ohne
wesentliche Folgen zurück, allerdings bei größerer Ausbreitung
oft erst nach vielen Wochen. Eventuell entzündet sich der Throm-
bus. Es kann dann zu einer Thrombophlebitis kommen. Sie entwickelt sich umso häufiger, je länger die Kanüle liegt. Die Vene
wird schmerzhaft, je nach Ausbreitung zeigt sich entlang ihrem
Verlauf eine Hautrötung. Dann muß die Kanüle sofort entfernt
werden. Ein Salben- oder Alkoholverband wirkt schmerzlindernd
und beschleunigt die Heilung. Bei Patienten in reduziertem Allgemeinzustand kann eine Thombophlebitis wegen der geschwächten
Abwehr auch eine lebensbedrohende Sepsis auslösen. Um die genannten Komplikationen zu verhindern bzw. möglichst gering zu
halten, ist beim Legen venöser Zugänge auf Asepsis zu achten.
Ebenso sind die Kanülen während der Liegezeit sorgfältig zu
überwachen. Muß eine Kanüle entfernt werden, wenn noch weitere
Infusionen notwendig sind, so ist ein neuer venöser Zugang möglichst am anderen Arm, sonst in eine zu einem anderen Stromgebiet gehörende Vene zu legen, um nicht die Ausheilung im betroffenen Gebiet zu behindern.

Neben der Venenreizung durch die Kanüle können auch Infusionslösungen und Pharmaka besonders bei längerdauernder Anwendung zu erheblicher Irritation der Venenwand führen. Dadurch
werden eine Thrombosierung und die Ausbildung einer Thrombophlebitis deutlich beschleunigt. Das betrifft z.B. hochkonzentrierte Zucker-, Aminosäuren- und Elektrolytlösungen. Diese Lösungen
sollten nur kurzfristig über periphere venöse Kanülen appliziert
werden. Bei längerdauernder Anwendung ist unbedingt ein zentralvenöser Zugang vorzuziehen, der bei diesen Patienten sowieso
häufig benötigt wird. Weitere Komplikationen peripherer venöser
Zugänge können durch unbemerkte extravasale, d.h. meist subkutane, Applikation von Infusionslösungen und Pharmaka entstehen. Ursachen von Fehllagen sind primär extravasale Lage der
Kanüle (z.B.: Die Punktionskanüle lag in der Vene, der kürzere
Kunststoffkatheter noch außerhalb. Nach Entfernen der Stahlkanüle wird der Kunststoffkatheter neben der Vene vorgeschoben.),
Venenperforation beim Vorschieben, späteres Herausrutschen der
Kanüle aus der Vene infolge mangelhafter Fixierung oder Bildung

eines Extravasates aus Venenläsionen vorausgegangener Punktionsversuche. Während in einem solchen Fall Infusionslösungen subkutan meist keinen Schaden anrichten, sind dort viele Pharmaka sehr schmerzhaft und können eventuell auch Entzündungen oder Nekrosen verursachen (u.a. Barbiturate, Digitalispräparate und Kaliumchlorid).

b) Versehentliche intraarterielle Injektion:

Schwere Komplikationen können entstehen, wenn man zur Narkoseeinleitung statt einer Vene versehentlich eine Arterie punktiert hat und in diese Narkotika injiziert werden. Es kann in solchen Fällen zu Nekrosen und zur Gangrän im Versorgungsgebiet der betreffenden Arterien kommen, die in ungünstigen Fällen zur Amputation zwingen kann. Beim Legen venöser Zugänge ist deshalb unbedingt darauf zu achten, daß keinesfalls Arterien punktiert und Medikamente in sie injiziert werden. Liegt bei einem Patienten neben einem venösen Zugang auch eine arterielle Nadel, so muß sorgfältig darauf geachtet werden, daß während der Narkose keine Medikamente versehentlich in die Arterie gespritzt werden. Symptome einer versehentlich arteriellen Injektion von Narkotika oder anderer Pharmaka sind heftige Schmerzen im Arm, speziell in den Fingern. Die Haut blaßt ab, und die peripheren Pulse sistieren. Später zeigt sich dann regelmäßig eine Marmorierung der Haut, der Ödem- und Blasenbildung folgen können. Bei gut prämedizierten Patienten und während Narkose ist jedoch zu beachten, daß Schmerz und Abblassen der Haut fehlen können. Blässe und Marmorierung der Haut können bei intraarterieller Injektion während der Narkose auch erst Stunden später auftreten. Nach Stunden und Tagen kann die Extremität dann trotz intensiver Therapie nekrotisch werden und muß amputiert werden. Die Ursache dieser massiven Reaktion ist bis heute noch nicht eindeutig geklärt. Klinische Befunde und Verlauf weisen auf arterielle Durchblutungsstörung und direkte gewebstoxische Wirkungen der Narkotika hin. Früher nahm man an, daß die alleinige Ursache der arterielle Gefäßspasmus wäre. Mit der Verabreichung von Spasmolytika kann man den Verlauf dieser Reaktion dennoch häufig nicht aufhalten. Therapeutische Maßnahmen zur Anwendung der schweren Schäden nach versehentlicher intraarterieller Injektion von Pharmaka haben keine großen Erfolgsaussichten. Da die Therapie der versehentlichen intraarteriellen Injektion wenig erfolgversprechend ist, kommt der Prophylaxe die größte Bedeutung zu. Dazu gehört vor der Punktion eine sorgfältige Palpation der Vene, um arterielle Pulsationen festzustellen. Außerdem sollte, wie schon erwähnt, in der Ellenbeuge wegen der hier häufig atypisch

verlaufenden Arterien kein venöser Zugang gelegt werden. Das
sicherste Mittel, eine arterielle Punktion zu erkennen, ist das
Anschließen einer Infusion an die Kanüle. Befindet sich diese in
einer Arterie, so läuft auch bei niedrigem Druck Blut in die Infusion zurück. Da mit diesem einfachen Mittel eine versehentliche
intraarterielle Injektion mit ihren verhängnisvollen Folgen nahezu
sicher verhindert werden kann, sollte an den zur Narkoseeinleitung benützten venösen Zugang auf jeden Fall eine Infusion angeschlossen werden. Liegt bei einem Patienten eine arterielle Kanüle
zur Druckmessung oder wiederholten Blutgasanalyse, so muß
streng darauf geachtet werden, die richtige Spritze zum Durch-
spülen zu benutzen. Viele der in der Literatur beschriebenen
versehentlichen intraarteriellen Injektionen sind durch Verwechslung von Spritzen beim Spülen arterieller Kanülen zustande gekommen.

8.2.2   Zentralvenöse Zugänge

8.2.2.1   Allgemeine Eigenschaften zentralvenöser Zugänge

Zentralvenöse Katheter haben viel zu Entwicklung und Stand moderner
Intensivmedizin, der Unfallmedizin, des intraoperativen Monitorings
und der intra- und postoperativen Infusionstherapie beigetragen. Viele Methoden, wie z.B. parenterale Ernährung oder die Kontrolle einer
Volumentherapie, wären ohne zentrale Katheter wesentlich erschwert.
Als zentralvenöse Zugänge bezeichnet man alle Venenkatheter, deren
Lumen in der Vena cava liegt. Gegenüber peripheren venösen Zugängen bieten zentrale viele Vorteile. So kann mit ihnen jederzeit der
zentralvenöse Druck gemessen werden. Die Höhe des zentralvenösen
Drucks bzw. seine Änderungen erlauben Rückschlüsse auf das Blutvolumen und eventuell auf die Leistungsfähigkeit des rechten Herzens
oder auf Störungen im Lungenkreislauf (vgl. Kap. 1.7.1). Über zentrale Zugänge können problemlos Lösungen oder Medikamente verabreicht werden, die in peripheren Venen zu starker Wandreizung und
damit zu Thrombosen führen würden. Dazu gehören z.B. hyperosmo-
lare Zucker- und Aminosäurelösungen oder hochkonzentrierte Elektrolytlösungen. Diese Lösungen werden bei Zufuhr über zentrale Katheter durch die hier fließenden großen Blutvolumina rasch verdünnt
und verlieren dadurch ihren schädigenden Einfluß. Venenkatheter in
großen zentralen Venen führen weniger häufig zur Thrombose als
Kanülen in peripheren Venen. Die Ursache für diese verminderte
Thromboserate liegt in der relativ hohen Strömungsgeschwindigkeit in
den großen Venen. Der Katheter nimmt auch nur einen kleinen Teil

des Lumens ein, und Infusionslösungen wirken nur noch wesentlich verdünnt auf die Venenwand. Über zentrale Venenkatheter kann deshalb wesentlich länger infundiert werden als über periphere Zugänge. Es sind Fälle beschrieben worden, bei denen mehrere Monate lang über ein und denselben zentralen Zugang infundiert worden ist. Ein weiterer Vorteil dieser zentralen Katheter ist, daß man Blut für Laboruntersuchungen abnehmen kann, ohne dafür eigens eine Vene punktieren zu müssen. Allerdings ist für einige Laborbestimmungen Blut erforderlich, das durch direkte Venenpunktion gewonnen werden muß (z.B. für Gerinnungsanalysen und Blutkulturen). Den großen Vorzügen zentralvenöser Katheter stehen jedoch auch bedeutende Nachteile gegenüber. So ist die direkte Punktion zentraler Venen wie Vena subclavia oder Vena jugularis interna technisch schwieriger als die Kanülierung einer peripheren Vene. Auch sind Vorbereitung und Durchführung der Punktion wesentlich zeitaufwendiger als das Legen eines peripheren venösen Zuganges. Als schwerwiegendster Nachteil zentraler Katheter muß jedoch gelten, daß durch die Punktion oder den Katheter selbst nicht selten ernste Komplikationen auftreten, die eventuell auch tödlich verlaufen können (s.u.). Aus diesen Gründen ist eine strenge Indikationsstellung für zentrale Katheter notwendig. Diese Indikationen sind:

- Notwendigkeit intensiver Herz-Kreislaufüberwachung (z.B. eingreifende Operation, vorgeschädigter Patient, Intensivtherapie),

- Notwendigkeit längerdauernder Infusionstherapie, teilweiser oder vollständiger parenteraler Ernährung,

- Notwendigkeit intravenöser Therapie mit Medikamenten oder Infusionen, wenn peripher keine Venen auffindbar sind (z.B. im Schock).

8.2.2.2   Vorbereitung und Durchführung der Kanülierung zentraler Venen

Beim Legen zentralvenöser Katheter ist auf strenge Asepsis zu achten, um Infektionen der Punktionsstelle und vor allem des Katheters zu vermeiden. Die von zentralen Kathetern verursachte Sepsis macht einen großen Teil der tödlichen Komplikationen dieses Zugangsweges aus. Die Infektionsrate zentraler Venenkatheter ist geringer, wenn sie unter aseptischen Bedingungen (z.B. sterile Abdeckung, steriler Mantel, Kopf- und Mundschutz) gelegt werden. Zur Punktion zentraler Venen sind auf alle Fälle sterile Abdecktücher und Handschuhe zu verwenden. Selbstverständlich ist auch eine mehrmalige sorgfältige Desinfektion der vorgesehenen Punktionsstelle. Nach Bereitstellung der nötigen Materialien wie Katheterset, Spritzen, Kompressen und

Infusion, nach Lagerung des Patienten, Desinfektion der Punktionsstelle und eventuell örtlicher Betäubung kann die Punktion durchgeführt werden. Während des langsamen Vorschiebens der Kanüle muß
mit der angesetzten Spritze ein Sog ausgeübt werden, um das Erreichen der Vene sofort zu bemerken. Liegt die Kanüle richtig in der
Vene, kann leicht Blut aspiriert und Kochsalz injiziert werden.
Zwischen Absetzen der Spritze und Einführen des Katheters sollten
spontan atmende Patienten den Atem anhalten (Vermeidung eines inspiratorischen Soges mit negativem intrathorakalen Druck), und die
Kanüle sollte mit einem Finger verschlossen werden. Bei der Punktion
zentraler Venen kann, insbesondere bei Oberkörperhochlage und
schlechter Füllung der Venen, eine Luftembolie auftreten (vgl.
Kap. 1.9.1), wenn die Punktionskanüle oder der Katheter nach Einbringen in die zentrale Vene mehr als einige Sekunden gegen die
Atmosphäre hin offen ist. Daher sind Kanülen und Katheter sorgfältig
gegen den äußeren Luftdruck verschlossen zu halten. Auch kann die
Punktion zentraler Venen eventuell in Kopftieflage erfolgen.

Nach entsprechender Plazierung wird der Katheter fixiert und die
Punktionsstelle steril verbunden. Bei korrekter Lage des Venenkatheters läuft die angeschlossene Infusion schnell. Beim Senken der Infu-
sionsflasche fließt Blut zurück. Diese Prüfung ist sehr wichtig, da
nur mit ihr die intravasale Lage nachgewiesen werden kann. Zur
Lagekontrolle des Katheters sollte nach Möglichkeit eine Röntgenaufnahme oder eine Durchleuchtung des Thorax ausgeführt werden. Zeigen sich Fehllagen, wie eine Abweichung in andere Venen oder intrakardiale Position, muß die Katheterlage korrigiert werden. Für eine
lange, komplikationsfreie Benützung eines zentralen Zuganges ist entsprechende Pflege wichtig. Die Punktionsstelle soll jeden Tag neu
steril verbunden werden. Zur Verhinderung einer Luftembolie oder
des Verstopfens des Katheters durch zurücklaufendes Blut ist auf
festen Sitz der Verbindungsstücke zu achten.

8.2.2.3   Eigenschaften der einzelnen Venenkatheter

Armvenenkatheter: Der über Venen in der Ellenbeuge eingeführte Katheter hat eine weite Verbreitung gefunden, da er auch ohne größere
Erfahrung gelegt werden kann. Er wird normalerweise über die Vena
basilica oder die Vena cephalica gelegt. Wenn möglich, bevorzugt man
dabei die medial gelegene Vena basilica, da sie nur wenige Klappen
aufweist und gradlinig zum Herzen führt. Dagegen hat die Vena
cephalica viele Klappen und weist einige enge Biegungen auf. Außerdem mündet sie an der Schulter nahezu rechtwinkelig in die Vena
brachialis, so daß Katheter häufig an diesem Punkt hängenbleiben.

Sind keine Venen sicht- oder tastbar, so könnte auch über eine Venae sectio einer oberflächlichen oder tiefen Vene ein Katheter vorgeschoben werden. Es ist jedoch zu bedenken, daß bei der üblichen Technik die Vene peripher ligiert wird und für immer als venöser Zugang verloren ist.

Da der Armvenenkatheter über eine lange Strecke in einer relativ dünnen Vene verläuft, sind Thrombosen und Thrombophlebitiden häufig, so daß die Liegedauer in der Regel kürzer als z.B. bei einem Subklavia-Katheter ist. Wenn auch die Punktion der Armvenen praktisch nicht mit schweren Komplikationen behaftet ist, so treten bei diesen Kathetern nach mehreren Studien ebenso häufig schwere Schäden für den Patienten auf wie bei anderen zentralen Kathetern. Daher kann nur die einfachere Punktionstechnik als Vorteil des Armvenenkatheters gelten.

Femoraliskatheter: Auch über die Vena femoralis in der Leistenbeuge kann ein zentraler Katheter vorgeschoben werden. Seit langem ist bekannt, daß Femoraliskatheter eine außergewöhnlich hohe Quote von Komplikationen haben, vor allem Thrombose und Sepsis. Im Stromgebiet der unteren Hohlvene bilden sich aus verschiedenen, zum Teil unbekannten Gründen wesentlich häufiger Thrombosen aus als im Gebiet der oberen Hohlvene (vgl. Kap. 1.9). Eine der in Frage kommenden Ursachen ist die niedrigere Strömungsgeschwindigkeit des Blutes beim liegenden Patienten in diesem Bereich. Außerdem ist die Haut in der Leistenbeuge meist stärker bakteriell verunreinigt als andere Körperareale. Dadurch ist hier die Infektionsgefährdung besonders hoch. Gerechtfertigt scheint die kurzfristige Verwendung des Femoraliskatheters nur noch in solchen Fällen, in denen keine andere Vene punktiert werden kann und eine intravenöse Therapie unbedingt notwendig ist. Auch dann sollte bald versucht werden, einen anderen Zugang zu finden, da die Komplikationen mit der Liegezeit schnell zunehmen.

Jugularis-externa-Katheter: Ein weiterer Zugang zu den zentralen Venen ist über die Vena jugularis externa möglich. Sie mündet nach ihrem Verlauf schräg seitlich am Hals und nach Durchtritt durch die Faszie oberhalb der Clavicula in die Vena subclavia. Soweit die Vena jugularis externa beim Patienten gut sichtbar ist, bereitet die Punktion keine großen Schwierigkeiten. Häufig hat man jedoch Schwierigkeiten beim Vorschieben des Katheters, da die Vene beim Durchtritt durch die Faszie und bei der Einmündung in die Vena subclavia enge Biegungen aufweist. Auch sind Fehllagen durch Abweichen

in andere Richtungen nicht selten. So hat der Jugularis-externa-
Katheter keine weite Verbreitung gefunden, obwohl seine Komplikationsquote sehr gering ist. Von der Punktion sind keine Komplikationen zu erwarten, da Arterien oder Lunge relativ weit entfernt
liegen. Auch Thrombose und Sepsis kommen selten vor.

Subklavia-Katheter (Abb. 229 und 230): Unter den zentralen Kathetern wird der Subklavia-Katheter häufig benützt. Die Vena subclavia
ist deswegen gut zum Einlegen eines zentralen Katheters geeignet,
weil sie am Schlüsselbein durch Bänder nach allen Seiten so fixiert
ist, daß sie auch bei Volumenmangel mit negativem Venendruck nicht
kollabieren kann. Durch diese Fixierung ist auch die anatomische Lage
immer konstant, so daß das Auffinden des Gefäßes dem Geübten in
der Regel keine Mühe bereitet. Es haben sich zwei Zugangswege zur
Subklavia als geeignet erwiesen, nämlich entweder unter- oder oberhalb des Schlüsselbeines, auch als infra- oder supraklavikuläre Route
bezeichnet. Wählt man den Zugang über die supraklavikuläre Route,
so punktiert man am seitlichen Ansatz des M. sternocleidomastoideus
am Schlüsselbein in Richtung der inneren Fläche des Schlüsselbein-
kopfes. In einer Tiefe von 0,5 cm bis 4 cm trifft man auf die Vena
subclavia. Dieser Zugangsweg hat einige Vorteile: Er ist während
Operationen leichter erreichbar und auch bei thorakalen Eingriffen
möglich. Allerdings hat er keine große Verbreitung gefunden, da
offensichtlich die Markierungspunkte nicht so einfach zu finden und
anatomisch so konstant sind wie bei der infraklavikulären Route. Zur
infraklavikulären Subklaviapunktion schiebt man die Kanüle von der in
der Medioklavikularlinie oder etwas lateral gelegenen Einstichstelle
ganz dicht unter der Clavicula auf einen Punkt zu, der 12 mm bis
15 mm oberhalb der Incisura jugularis des Manubrium sterni liegt. In
einer Tiefe von 4 cm bis 5 cm trifft man auf die Vena subclavia
(Abb. 229). Da die Vene mit ihrer Hinterwand nur etwa 5 mm von der
Pleura entfernt liegt (Abb. 230), muß die Kanüle parallel zur Thoraxwand vorgeschoben werden, um eine Pleuraverletzung zu vermeiden.
Aus den vielen Publikationen lassen sich die häufigsten Komplikationen
zusammenstellen. So entsteht in 0,5 % bis 2 % der Fälle, bedingt
durch die geringe Distanz von Vene und Lunge, ein Pneumothorax.
Die Arteria subclavia wird versehentlich in etwa 1,4 % punktiert. Bei
etwa 5 % der Patienten ist auch mit mehreren Versuchen die Vena
subclavia nicht zu punktieren, im selben Prozentsatz liegt der Katheter nicht in der Vena cava, sondern ist in andere Venen vorgeschoben worden (meist Vena subclavia der anderen Seite oder Vena jugularis interna). Während also Komplikationen bei der Punktion der Vena
subclavia nicht so selten sind, verursacht ein in der Vene liegender

Katheter nur wenig Komplikationen. Thrombose und Sepsis werden
nur in 0,24 % bzw. 0,34 % der Fälle angegeben. Kontraindikationen
für die Subklavia-Punktion sind Infektionen und größere Verletzungen
in diesem Bereich, sowie ein Pneumothorax auf der anderen Seite.
Mißlingt die Subklavia-Punktion auf einer Seite, so sollte man nur
nach sorgfältigster Abwägung der Risiken einen Versuch auf der
anderen Seite unternehmen. Bei diesem Vorgehen ist daran zu denken, daß ein doppelseitiger Pneumothorax mit tödlichem Ausgang auftreten könnte. Weiterhin ist daran zu denken, daß durch Narkose und
operativen Eingriff Komplikationen nach Subklavia-Punktion, wie das
Auftreten eines Pneumothorax sowie eines Hämatothorax oder eines
Hydrothorax, möglicherweise nicht rechtzeitig erkannt oder deren
Symptome fehlgedeutet werden könnten.

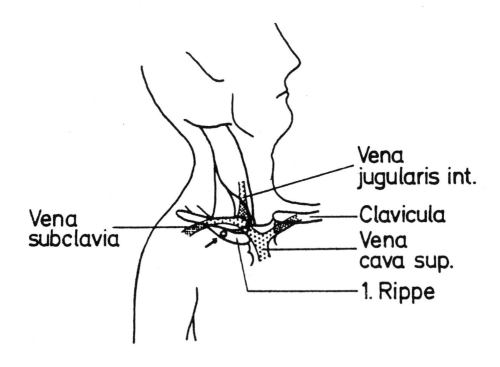

Abb. 229:   Infraklavikuläre Punktion der Vena subclavia von rechts

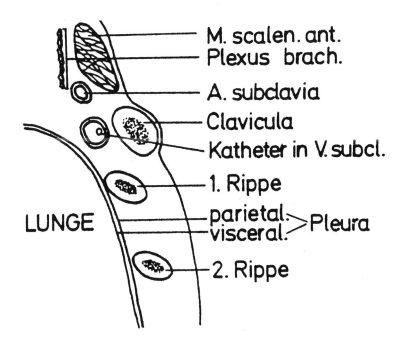

M. scalen. ant.
Plexus brach.
A. subclavia
Clavicula
Katheter in V. subcl.
1. Rippe
parietal.⟩Pleura
visceral.⟩
2. Rippe
LUNGE

Abb. 230: Sagittalschnitt etwa 4 cm vor der Medianlinie nach medial mit Darstellung der Vena subclavia und ihrer Beziehung zur Pleura

Jugularis-interna-Katheter (Abb. 231):

Ernste und zum Teil tödliche Komplikationen der Subklavia-Punktion haben seit 1966 verschiedene angelsächsische Autoren dazu bewogen, nach einem zentralvenösen Zugang mit geringerer Komplikationsquote zu suchen. Die von ihnen eingeführte Punktion der Vena jugularis interna hat diese Erwartungen weitgehend erfüllt. Die Vena jugularis interna verläuft lateral der Arteria carotis unter dem M. sternocleido-mastoideus. Sie ist an diesen durch die Halsfaszie fixiert. Links mündet sie in die Vena subclavia, rechts in die Vena brachiocephalica. In ihrer Nachbarschaft befinden sich Halssympathicus, Plexus cervicalis,

Nervus vagus, Nervus phrenicus und links der Ductus thoracicus, ebenso natürlich die Arteria carotis. Links ist die Vena jugularis interna dünner und hat engeren Kontakt zur Pleurakuppe. Daher ist die Punktion rechts günstiger. Hier ist auch die Verbindung zur Vena cava kürzer und gradlinig. In den letzten Jahren sind viele Zugangswege zur Vena jugularis interna bekannt geworden. Beim sogenannten ventralen Zugang (Abb. 231) schieben die Finger der linken Hand die Arteria carotis nach medial. Die Einstichstelle liegt in der Mitte des vorderen Sternocleidomastoideusrandes. Die Nadel wird im Winkel von 30 bis 45 Grad zur Sagittalebene in Richtung des inneren Klavikuladrittels vorgeschoben. Vorteile des Internakatheters sind die geringe Häufigkeit ernsthafter Komplikationen beim Legen, von Fehllagen und von Thrombose und Sepsis. Nicht selten kommt es allerdings zu Halshämatomen (25 %), die aber fast immer ohne ernste Folgen bleiben. Die Trefferquote beim Geübten entspricht mit über 90 % etwa der des Subklaviakatheters. Im hypovolämischen Schock mit niedrigem zentralvenösen Druck kann allerdings die Vena jugularis interna kollabieren und ist dann nicht mehr zugänglich. Die Vena jugularis interna ist meist auch während Operationen erreichbar, ein Vorteil, wenn unter diesen Bedingungen ein zentraler Zugang gelegt werden muß.

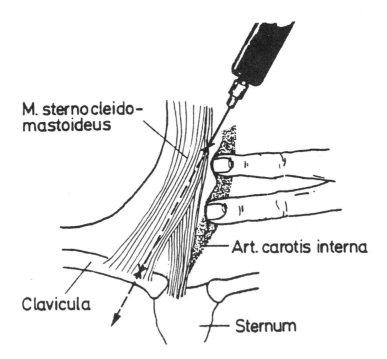

Abb. 231: Punktion der Vena jugularis interna über den sogenannten
ventralen Zugang

8.2.2.4   Komplikationen zentraler Katheter

Von zentralen Kathetern können unabhängig vom Zugangsweg Komplikationen verursacht werden, die in   seltenen Fällen den Patienten
auch vital bedrohen. Zur Angabe der Komplikationshäufigkeit in verschiedenen Publikationen ist zu berücksichtigen, daß in der Regel nur
von erfahrenen Untersuchern Ergebnisse veröffentlicht werden. Da
mit geringerer Erfahrung auch Komplikationen häufiger sind, dürfte
deren Zahl tatsächlich höher liegen.

a) Pneumothorax: Er ist meist Folge einer Subklavia-Punktion, kann
   jedoch auch nach Jugularis interna-Punktion vorkommen. Die
   Symptome können sehr unterschiedlich sein. Sie reichen von Be-
   schwerdelosigkeit bis - in extremen Fällen - zum plötzlichen Tod
   infolge Spannungspneumothorax. Verdächtige Symptome bzw. Zeichen sind Schmerzen an der Lungenspitze, Unruhe, Zyanose,
   Atemnot und trockener Husten sowie Aspiration von Luft bei der
   Punktion. Die Diagnose wird anhand einer Röntgenaufnahme des
   Thorax gestellt. Bei größerer Ausdehnung des Pneumothorax muß
   eine Thorax-Drainage gelegt werden. Zeigt sich eine akute Symptomatik mit Hypotonie, Tachykardie, Zyanose und sonorem Klopfschall auf einer Seite, so besteht Verdacht auf einen Spannungspneumothorax, der sofort entlastet werden muß. Eventuell kann
   es auch vorkommen, daß sich ein Pneumothorax erst nach einigen
   Stunden ausbildet. Bei verdächtigen Symptomen muß nochmals
   eine Röntgenaufnahme des Thorax angefertigt werden.

b) Hydrothorax und Hämatothorax: Beim Hydrothorax befindet sich
   Infusionsflüssigkeit zwischen den beiden Pleurablättern. Das Blut
   beim Hämatothorax kann von Verletzungen der Lunge, der Pleura,
   größerer Arterien, Venen oder von Bluttransfusionen stammen.
   Als Ursache kommen primär extravasale Lage des Katheters, sekundäre Perforation der Katheterspitze infolge Drucknekrose der
   Gefäßwand oder Verletzungen bei der Punktion in Frage. Die Perforation einer zentralen Vene durch die Katheterspitze ist sehr
   gefährlich. Die Mortalität soll um 20 % liegen. Bei Hydro- und
   Hämatothorax muß der Katheter auf alle Fälle entfernt und eine
   Thorax-Drainage gelegt werden.

c) Herzrhythmusstörungen und Herzperforation: Liegt ein zentraler
   Venenkatheter im rechten Ventrikel oder in den Pulmonalgefäßen,
   so können gefährliche, im Extremfall auch tödliche Herzrhythmusstörungen resultieren. Daher ist es zweckmäßig, beim Vorschieben

eines Katheters das im Operationssaal oder auf der Intensivstation angeschlossene EKG zu beobachten. Bei intrakardialer Lage des Katheters kann es auch zur Herzperforation kommen. Sie tritt sofort beim Legen oder auch erst nach Stunden oder Tagen auf. Folge ist meist eine Herzbeuteltamponade mit eventuell letalem Ausgang. Die Mortalität der Herzperforation soll 85 % betragen. Sie kommt, verglichen mit anderen zentralen Zugängen, häufiger beim Armvenenkatheter vor, möglicherweise, weil dieser bei Armbewegungen einen großen Hub ausführt (6 cm bis 8 cm). Wenn diese genannten Komplikationen in der Gesamtzahl auch sehr selten sind, so ergibt sich auch aus ihnen doch die Notwendigkeit einer exakten Plazierung und röntgenologischen Lagekontrolle des Venenkatheters sowie einer sorgfältigen Überwachung des Patienten in den ersten Stunden nach Einlegen eines zentralen Venenkatheters.

d) Luftembolie: Auf die Gefahr einer Luftembolie beim Legen zentraler Zugänge wurde bereits hingewiesen. Auch durch Diskonnektion von Infusionsschlauch und Katheter kann es zur Luftembolie kommen. Wegen des engen Katheterlumens dringen allerdings nur selten größere Luftmengen ein. Zur Vermeidung der sehr ernsten Komplikation einer Luftembolie beim Legen zentraler Venenkatheter ist daher unbedingt auf entsprechende Lagerung und korrekte Punktionstechnik zu achten. Die bekannt gewordenen Fälle tödlicher Luftembolie waren alle bei sitzender Lagerung eingetreten.

e) Katheterembolie (vgl. Kap. 1.9.3): Noch vor wenigen Jahren waren Punktionsbestecke für zentrale Katheter mit außenliegender Stahlkanüle weit verbreitet. Wird bei einem solchen Besteck der Katheter zurückgezogen, wenn sich die Stahlkanüle noch in der Vene befindet, so ist die Gefahr sehr groß, daß der Katheter durch die scharfe Kanüle abgeschnitten und in der Vene fortgeschwemmt wird. Bleibt er in peripheren Venen liegen, so ist eine Entfernung ohne ernste Schäden möglich. Gelangt das Katheterfragment allerdings in zentrale Venen, ist das Risiko ernster Komplikationen hoch. Wird es dort belassen, so beträgt die Mortalität 40 %. Bei Entfernung durch Thorakotomie ist immerhin noch in 2 % der Fälle mit letalem Ausgang zu rechnen. Eventuell ist auch eine Entfernung des Katheterstückes mit endoskopischen Instrumenten durch die Vene möglich. Zur Vermeidung von Katheterembolien sollten nur noch Punktionsbestecke Verwendung finden, bei denen der Katheter mittels SELDINGER-Technik eingeführt oder über eine Plastikkanüle vorgeschoben wird.

f) Arterienpunktion: Versehentliche Punktion von Arterien ist eine
    relativ häufige Komplikation bei der Kanülierung zentraler Venen
    wie z.B. Vena subclavia oder Vena jugularis interna. Die Häufig-
    keit sich daraus ergebender ernster Folgen ist offenbar sehr ge-
    ring. Nach versehentlicher Carotispunktion sind bisher keine
    zerebralen Komplikationen bekannt geworden. Ist es beim Legen
    eines zentralen Zuganges zu einer Arterienpunktion oder -verlet-
    zung gekommen, muß die Kanüle sofort entfernt und dann min-
    destens 5 bis 10 Minuten lang komprimiert werden. Selbstver-
    ständlich darf auf die Carotis nur ein mäßiger Druck ausgeübt
    werden. Es empfiehlt sich außerdem, nach einiger Zeit noch ein-
    mal zu kontrollieren, ob sich eventuell ein größeres Hämatom ge-
    bildet hat oder z.B. eine Minderdurchblutung des Armes vorliegt.
    Kann durch Kompression die Blutung nicht zum Stehen gebracht
    werden, ist eine chirurgische Revision erforderlich.

g) Thrombose, Thrombophlebitis und Sepsis: Auch zentrale Katheter
    thrombosieren nicht selten. Häufig bleiben diese Thrombosen aber
    klinisch stumm und werden nur durch Phlebographie oder bei
    Sektionen entdeckt. Angaben zur Häufigkeit schwanken zwischen
    1 % und 60 %. Die Thrombosequote wird offensichtlich neben ande-
    ren Faktoren wie Kathetermaterial und Blutströmungsgeschwindig-
    keit stark vom Verhältnis Venen- zu Katheterdurchmesser beein-
    flußt. Das erklärt auch die relativ hohe Zahl an Thrombosen und
    Thrombophlebitiden beim Armvenenkatheter. Bei klinisch manife-
    ster Thrombose muß der zentrale Katheter entfernt werden, even-
    tuell kann eine Therapie mit Heparin oder Streptokinase erforder-
    lich werden. Wird ein Katheterthrombus bakteriell infiziert, sei es
    hämatogen oder durch die Einstichstelle in der Haut, so kann sich
    beim abwehrgeschwächten Patienten eine lebensbedrohende Sepsis
    entwickeln. Sie ist eine der gefürchtetsten Spätkomplikationen
    zentraler Katheter. Ihre Diagnose ist oft schwierig, da als Aus-
    gangspunkt der Sepsis häufig verschiedene Organe (z.B. Lunge,
    Niere u.a.) in Frage kommen. Zeigt ein Patient Symptome einer
    Sepsis, so muß der zentrale Venenkatheter entfernt werden, wenn
    er nicht erst vor kurzem neu gelegt worden ist. Die Behandlung
    einer Sepsis erfordert alle Maßnahmen intensivmedizinischer Über-
    wachung und Therapie. Um die Entwicklung einer Kathetersepsis
    mit ihrer hohen Mortalität so weit wie möglich zu verhindern, ist
    auf strenge Asepsis beim Legen eines zentralen Katheters zu ach-
    ten. Thrombosegefährdete Zugänge wie z.B. den Armvenenkathe-
    ter sollten nur über einen Zeitraum von einigen Tagen benutzt
    werden. Ist ein zentralvenöser Zugang für wesentlich längere Zeit
    erforderlich, empfiehlt sich ein Katheter in der Vena subclavia
    oder jugularis interna.

8.3   Monitoring während der Narkose (R. MURR)

Als Monitoring während der Narkose wird die Überwachung der Herz-Kreislauf-Funktionen, des Gasaustausches, des intravasalen Volumens, sowie anderer meß- oder beobachtbarer Größen und Symptome beim Patienten und die Kontrolle bzw. Beobachtung von angeschlossenen Geräten und Systemen, wie Narkosegeräten, Monitoren für EKG, Blutdruck, Temperatur, aber auch Urinbeuteln und Saugern bezeichnet. Zum Monitoring gehört auch die Beobachtung des Operationsfeldes, soweit einsehbar, um zu einem Urteil über Fortschritt, Umfang, Blutverlust und eventuelle Komplikationen der Operation zu kommen. Warum ist während der Narkose kurzfristiges Monitoring erforderlich? Durch Einflüsse der Narkose, Beatmung, Operation, Grundkrankheit und Interaktionen zwischen diesen Faktoren kann es in kurzer Zeit zu erheblichen Veränderungen und Störungen von

-   Herzrhythmus und Herzleistung,

-   Blutvolumen und peripherem Widerstand,

-   Lungenfunktion und Oxygenierung,

-   parasympathischer und sympathischer Aktivität und

-   der Funktion anderer Organe wie ZNS und Niere kommen.

Diese Veränderungen und Störungen können Auswirkungen haben, die bis zu Schockreaktionen, hypoxischen Schäden oder gar zum Tod des Patienten reichen. Während ein Teil der Reaktionen und Veränderungen in Ablauf und Auswirkungen mehr oder minder vorhersehbar ist, wie z.B. die negativ inotrope Wirkung vieler Narkotika oder das Verhalten der Lungenfunktion unter Narkose, treten Komplikationen wie anaphylaktische Reaktionen, Herzrhythmusstörungen oder Fehler am Beatmungsgerät zwar selten, aber unvorhergesehen auf. Aufgabe des Monitorings während der Narkose ist es, durch die kurzfristige Beobachtung möglichst vieler Symptome und die ebenso kurzfristige Messung ausreichend vieler Größen am Patienten wesentliche Organfunktionen in so kurzen Zeitabständen zu überwachen, daß eine gute Steuerung der Narkose und ein schnelles Eingreifen bei Komplikationen möglich wird. Nicht zuletzt schützt entsprechendes Monitoring unter Narkose und die Dokumentation der gemessenen Werte den Anästhesisten bei Zwischenfällen und späteren Komplikationen vor dem Vorwurf mangelnder Überwachung. Wenn dieser Vorwurf bei einer eventuell stattfindenden Verhandlung vor Gericht durch entsprechende Dokumente nicht entkräftet wird, kann dem Anästhesisten die

Schuld für Schäden oder Tod des Patienten angelastet werden, obwohl diese unvermeidbare Komplikationen von Narkose und/oder Operation waren. Sorgfältiges Monitoring und ein lückenloses schriftliches Protokoll über alle angefallenen Meßdaten und Beobachtungen gehören in erster Linie im Interesse der Sicherheit des Patienten (und schließlich auch aus forensischen Gründen) zu jeder Narkose.

8.3.1 Monitoring von Herz und Kreislauf

Dem Monitoring von Herz- und Kreislauffunktionen während der Narkose kommt wesentliche Bedeutung zu. Eine Beeinflussung von Herztätigkeit und Kreislauffunktion ist vor allem zu erwarten von

- intravenösen und gasförmigen Narkotika (negative Inotropie, Tonusveränderung arterieller und venöser Gefäße u.a.; vgl. Kap. 7.3 und 7.5),

- Beatmung unter Narkose (vor allem durch den verminderten venösen Rückstrom zum Herzen; vgl. Kap. 2.4 und 2.6),

- vermindertem Blutvolumen und Hämoglobingehalt des Blutes (durch prä- und intraoperativen Blutverlust, Volumendefizite durch Flüssigkeitsmangel bei Nüchternheit und durch die Grundkrankheit, z.B. Ileus), und

- erhöhtem Sympathikotonus oder Vagotonus.

Kommt es durch diese Mechanismen zum Schock mit länger andauerndem Blutdruckabfall, können vitale Organe vorübergehende oder dauernde Schäden durch Minderperfusion erleiden (Hirn, Lunge, Niere, Leber u.a.). Ideal wäre es, wenn man zum Monitoring von Herz und Kreislauf fortlaufend Herzfrequenz, arterielle und pulmonal-arterielle Drucke, die Füllungsdrucke im rechten und linken Herzen, das intravasale Volumen und den Hämoglobingehalt messen könnte (vgl. Kap. 1.7.1). Da ein Großteil dieser Meßmethoden routinemäßig nicht anwendbar ist, da sie apparativ sowie zeitlich sehr aufwendig sind und gefährliche Komplikationen zur Folge haben können, muß man je nach Vorschädigung, Risikofaktoren und Schwere des vorgesehenen Eingriffs die nötigen Verfahren zum Monitoring auswählen.

8.3.1.1   Pulsfrequenz

Die Tastung des Pulses einer nicht zu tief unter der Haut liegenden
Arterie ist ein leichtes und zuverlässiges Mittel, um sich vom Vorhandensein der Herzaktion und zumindest eines minimalen Blutdruckes zu
überzeugen. Es ist damit auch möglich, Herzrhythmusstörungen zu
erkennen. Leicht tastbar sind z.B. die Arteria radialis und Arteria
carotis. Die Füllung des Pulses hat keine sehr enge Beziehung zum
Blutdruck und kann dessen Messung nicht ersetzen. Die manuelle
Pulstastung ist einfach und schnell durchzuführen und unabhängig
von Geräten und Kathetern. Bei niedrigem Blutdruck oder Schock ist
aber zu beachten, daß kleinere Arterien, wie z.B. die A. radialis,
durch Vasokonstriktion nur schwach oder gar nicht zu tasten sind.
Eine relativ zuverlässige Prüfung, ob ein Puls vorhanden ist, ist
dann nur durch Palpation der Arteria carotis oder der Arteria femoralis möglich. Zusammen mit dem EKG-Monitor hat man aber einen
relativ guten Überblick, ob die elektrischen Herzaktionen mechanisch
wirksam werden. Bei fehlerhafter Anzeige des EKG-Monitors durch
Hochfrequenzeinstrahlung, Bewegungen des Patienten oder Elektro-
denstörung kann durch Pulstastung sofort die Herzaktion überprüft
werden. Bei uns erfolgt die Bestimmung der Pulsfrequenz unter
Narkose praktisch immer über das mitlaufende EKG.

8.3.1.2   EKG-Monitoring

Das EKG-Monitoring während der Narkose ist heute eine Routinemaß-
nahme geworden. Es ist apparativ wenig aufwendig, in kurzer Zeit
anzuschließen und praktisch nicht mit Komplikationen behaftet. Bild-
schirm-EKG, Pulston und Pulszähler erlauben die kontinuierliche
Überwachung der elektrischen Aktivität, der Frequenz und des
Rhythmus des Herzens. Da keine Standardableitung benutzt wird, ist
die Diagnose von Reizbildung, Erregungsablauf, Hypoxiezeichen oder
Herzbelastung nur mit Einschränkungen möglich (vgl. Kap. 1.5). Die
Ableitung des EKG erfolgt im Operationssaal meist zweipolig (rot und
gelb) mit einer dritten Elektrode (schwarzes Kabel) als Erdung. Die
Anordnung der beiden Elektroden in der Herzachse ergibt meist die
höchste R-Zacke und die niedrigste T-Welle und damit zuverlässige
Frequenzzählung im Gerät. Da die EKG-Potentiale recht gering sind
(ca. 1 mV), waren früher Störungen durch andere elektrische Geräte
häufig. Die modernen EKG-Monitore sind mit speziellen Filtern ausgestattet und daher gegen solche Störungen nicht mehr so anfällig. Bei
der Beurteilung des EKG ist zu beachten, daß es nur den elektrischen Erregungsablauf am Herzen widerspiegelt. Schlägt das Herz leer

(z.B. bei Luftembolie) oder liegt eine Hypoxie vor (z.B. Tubusdis-
konnektion beim relaxierten Patienten), so sind EKG-Veränderungen
wie Bradykardie, Extrasystolen oder S-T-Senkung erst nach Eintreten
eines hypoxischen Hirnschadens zu erwarten, da das Herz wesentlich
länger einen Sauerstoffmangel toleriert als das Gehirn. Zur Kontrolle
der regelrechten Herz- und Kreislaufsituation ist daher unbedingt zusätzlich die Blutdruckmessung nötig. Der Vorteil des EKG ist die sofortige und kontinuierliche Anzeige von Veränderungen der elektrischen Herzaktion, wie sie z.B. durch Vagusreflexe, zu flache Narkose, Hypokaliämie oder operative Manipulationen ausgelöst werden.
Auch geringe Änderungen von Frequenz und Kurvenform können sofort erfaßt und beurteilt werden. Ebenso wird der Erfolg therapeutischer Maßnahmen, wie z.B. Substitution von Kalium oder Narkosever-
tiefung schnell sichtbar. Da das EKG bei geringem Aufwand wesentliche Aufschlüsse über die Herzfunktion liefert, sollte es bei jeder Narkose angeschlossen werden.

8.3.1.3   Unblutige Druckmessung

Die Blutdruckmessung gehört seit langem zur Standardüberwachung
während der Narkose. Der Blutdruck darf nicht unter kritische Werte
fallen, um die Durchblutung lebenswichtiger Organe wie Gehirn,
Herz, Niere und Leber nicht zu gefährden. Ein zu hoher Blutdruck
belastet vor allem das Herz. Blutdruckanstiege werden meist durch zu
flache Narkose, starke Schmerzreize (Zug am Peritoneum) oder hyper-
tone Entgleisung unter Neuroleptanalgesie ausgelöst. Der kritische
Minimalwert für den Blutdruck hängt von verschiedenen Faktoren,
u.a. Alter und Vorerkrankung des Patienten, Zeitdauer der Hypotonie
u.a. ab. Bei Hypertonikern soll der systolische Druck um nicht mehr
als 30 % des Ausgangswertes sinken und möglichst wenig ansteigen.
Ursache von Blutdruckabfällen während der Narkose sind vor allem
die negative Inotropie der meisten Narkotika, Blutverlust, eventuell
auch Flüssigkeitsmangel, verminderter venöser Rückstrom durch Beatmung oder Vagusreizung.

Das normale Blutdruckmeßverfahren nach RIVA-ROCCI mit aufblasba-
rer Manschette am Oberarm und Auskultation des KOROTKOFF'schen
Geräusches ergibt für systolischen und diastolischen Druck normalerweise ausreichend genaue Werte (vgl. Kap. 1.2.7). Größere Meßfehler
sind bei falscher Manschettenbreite, Stenose der zuführenden Arterie
und im Schock möglich. Die Manschettenbreite soll das 1,5-fache des
Oberarmdurchmessers betragen. Bei zu schmaler Manschette bzw. zu
dickem Oberarm sind die gemessenen Werte zu hoch, umgekehrt bei zu

breiter Manschette oder zu dünnem Oberarm zu niedrig. Ist die Arteria subclavia oder Arteria brachialis stenosiert, so kann am betreffenden Arm der Blutdruck wesentlich niedriger gemessen werden, als er zentral (z.B. in der Aorta) tatsächlich ist und schwerwiegende Irrtümer bei der Narkoseführung bedingen. Ist aus der Anamnese oder klinischen Untersuchung eine obliterierende Angiopathie bekannt, sollte bei der Prämedikationsvisite oder vor der Narkose der Blutdruck an beiden Armen gemessen werden, um eine Differenz auszuschließen. Da der Blutdruck jederzeit sicher meßbar sein muß, müssen Stethoskop und Manschette richtig plaziert und fixiert werden. Die Stethoskopkapsel wird genau über der palpierten Arteria brachialis so festgeklebt, daß sie am Unterrand der Manschette zu liegen kommt. Die Blutdruckmanschette wird in der Mitte des Oberarms straff angelegt und gegen Aufspringen mit Pflaster gesichert. Exakte Plazierung und Fixierung sind wichtig, damit auch bei Schwierigkeiten wie Hypotonie, Bewegung des Patienten o.ä. ohne Zeitverlust der Blutdruck sicher gemessen werden kann. Ist der Blutdruck niedriger als 80 mmHg, können sich Schwierigkeiten bei der Blutdruckmessung nach RIVA-ROCCI ergeben. Die KOROTKOFF'schen Geräusche sind dann nur schwach oder gar nicht hörbar. Man kann dann versuchen, durch Palpation der Arteria radialis während des Ablassens der Luft aus der Manschette den Druck zu messen. Aus Vergleichsuntersuchungen mit blutiger Druckmessung unter diesen Bedingungen ist bekannt, daß die mit Manschette ermittelten Werte erheblich differieren. Zumindest als relative Werte sind sie jedoch brauchbar. Bei Kindern wird der Blutdruck in der gleichen Weise gemessen. Es müssen natürlich entsprechend schmalere Manschetten zur Verfügung stehen. Im Alter bis zu etwa zwölf Monaten kann bei Säuglingen und Kleinkindern der Blutdruck nicht mit der Manschette gemessen werden. Herztätigkeit und Atmung kontrolliert man bei ihnen mit einem präcordial fixierten Stethoskop. Atemhindernisse, wie Schleim in der Trachea, verengte Luftwege (z.B. im Kehlkopf) oder Bronchospasmus werden sofort hörbar. Herzrhythmus und Herzfrequenz geben einen Überblick über die Funktion von Herz und Kreislauf, da bei Kindern Hypoxie und Narkose-bedingte Kreislaufdepression schnell zur Bradykardie führen. Wie beim Erwachsenen ist eine Tachykardie häufig ein Zeichen einer zu flachen Narkose oder eines Volumenmangels. Zur direkten intravasalen Messung des arteriellen Drucks vgl. Kapitel 1.7.2.

8.3.1.4   Zentralvenöser Druck (ZVD)

Zur Abschätzung des zirkulierenden Blutvolumens bzw. dessen Änderung ist die Bestimmung des zentralvenösen Drucks über einen Katheter in der Vena cava eine wertvolle Hilfe. Bei normaler Herz- und Lungenfunktion schwankt der ZVD proportional zum Blutvolumen. Da ein zentralvenöser Katheter durch Legen und Verbleiben in den großen Venen schwere, unter Umständen lebensbedrohende Komplikationen haben kann, darf er nur bei entsprechenden Indikationen gelegt werden (vgl. Kap. 8.2). Bei der Messung des ZVD ist auf genaue Feststellung des Nullpunktes, der dem Niveau des rechten Vorhofs entsprechen soll, zu achten. Dieser entspricht beim liegenden Patienten etwa der vorderen Axillarlinie oder dem oberen Drittel, wenn der Abstand zwischen der Unterlage und dem Sternum des Patienten gedrittelt wird. Der Wert des zentralvenösen Drucks zur Beurteilung der Volumensituation während der Narkose liegt nicht darin, daß man aus seiner Höhe auf das Blutvolumen schließen könnte, sondern Änderungen des ZVD zeigen bei wiederholten Messungen zuverlässig Volumenzunahmen oder Volumenverluste an. Bei sehr hohem ZVD (über etwa 15 cm H_2O) ist aber auch an eine Rechtsherzinsuffizienz zu denken, sofern der Katheter korrekt liegt (vgl. Kap. 1.3.3). Die Beurteilung des zeitlichen Verlaufs des ZVD wird häufig durch Änderungen der Lagerung des Patienten wie Erhöhen bzw. Senken des Oberkörpers oder der Beine und Kippen des Operationstisches erschwert oder gar unmöglich gemacht. In diesem Fall kann man versuchen, durch ZVD-Messung kurz vor und nach Umlagerung des Patienten die Änderung des ZVD durch den Lagewechsel zu erfassen. Weiter ist eine Verfälschung des ZVD bei Eingriffen im Abdomen und insbesondere im Thorax durch Sperrer oder Tücher möglich. Die Messung und Beurteilung des ZVD im Laufe eines großen bzw. schweren operativen Eingriffs oder bei Vorschädigung des Patienten ist bei Kenntnis der Gefahren ein wertvolles Mittel, das intravasale Volumen wenigstens annähernd zu erfassen.

8.3.1.5   Monitoring der Flüssigkeitsbilanz

Eine wichtige Aufgabe des Anästhesisten während der Narkose ist die Bilanzierung der Ein- und Ausfuhr von Flüssigkeiten und Blut. Diese umfaßt die Beobachtung des Operationsfeldes, des Saugers, des Urinbeutels und Messen von Puls, Blutdruck und ZVD und wird ergänzt durch die Bestimmung der Hämoglobinkonzentration und des Hämatokrits. Diejenige Menge an Blut, die sich im Sauger befindet, ist der Messung gut zugänglich, sofern nicht z.B. Spülflüssigkeit mit abgesaugt wurde. Kaum meßbar, sondern nur zu schätzen ist das Blutvolumen, das über Tupfer und Tücher verloren wird. Je nach Eingriff

und Operateur kann diese Menge größer sein als die im Sauger. Des
weiteren sind eventuell auch Blutverluste in Körperhöhlen oder ver-
letzte Gebiete zu berücksichtigen, die sehr groß sein können. Beispiele dafür sind Hämatome bei retroperitonealen Blutungen oder bei
Oberschenkelfrakturen. Die Abschätzung des Blutverlustes aus Beobachtung des Operationsfeldes, der Sauger und der Tücher und die
Einbeziehung von Erfahrungswerten je nach vorliegender Operation
ergibt also nur einen mehr oder minder genauen Anhalt. Die Beurteilung des Verlustes bzw. Kontrolle, ob ausreichend substituiert worden ist, muß durch geeignete Beobachtungen und Messungen am
Patienten ergänzt werden. Auf eine unzureichende Substitution weisen
Tachykardie, erniedrigter ZVD, Blutdruckabfall, blasse Schleimhäute
und Verringerung der Urinproduktion hin. Der Blutdruckabfall wird
bei nicht zu großen Verlusten häufig durch Ausschüttung von
Katecholaminen kaschiert und zeigt sich z.B. bei Vertiefung der
Narkose, ist also kein zuverlässiges Symptom. Auch eine überschießende Substitution von Volumen bei Überschätzung der operativen Blutverluste ist denkbar und kann im Extremfall zum Linksherzversagen mit Lungenödem führen. Bei länger andauerndem oder
größerem Blutverlust ist die mehrmalige Bestimmung von Hämoglobin
und/oder Hämatokrit notwendig, um die geschätzten Werte zu bestäti-
gen oder zu korrigieren und die Therapie zu kontrollieren. Dabei ist
zu beachten, daß die Hämoglobinmessung primär keine Blutvolumenbe-
stimmung ist, sondern nur die Hämoglobinmenge pro 100 ml Blut an-
gibt. Bei Blutverlusten strömt zwar rasch Flüssigkeit aus dem Interstitium in den intravasalen Raum und 'verdünnt' so das Hämoglobin,
in der akuten Phase muß dieser Vorgang jedoch nicht unbedingt proportional zum Verlust sein, da er eine bestimmte Zeit benötigt. Das
heißt, verliert der Patient rasch sehr viel Blut, so ist zunächst bei
ihm der Abfall der Hämoglobinkonzentration im Blut wesentlich geringer, als wenn die gleiche Blutung langsamer und unter gleichzeitiger
Substitution mit Kolloiden und/oder Kristalloiden verloren würde. Zum
Monitoring von Flüssigkeitseinfuhr und -ausfuhr gehört auch die Kontrolle der Urinproduktion, sofern ein Dauerkatheter liegt. Eine
adäquate Urinmenge wird nur dann produziert, wenn intravasales
Volumen und Herzminutenvolumen ausreichend sind. Die Bestimmung
des Harnzeitvolumens ist also ein weiteres wertvolles Mittel zum
Monitoring dieser Größen. Außerdem ist sie sehr empfindlich und
zeigt schon Veränderungen an, wenn Puls, Blutdruck und ZVD noch
unverändert sind. Ist die Urinausscheidung gering oder sistiert sie
ganz, sollte man vor einschneidenden Therapiemaßnahmen überprüfen,
ob Blasenkatheter oder Ableitungsschlauch nicht abgeknickt oder
abgedrückt sind. (Einzelheiten zur Infusionstherapie unter Narkose;
vgl. Kap. 8.6.)

8.3.2   Monitoring von Oxigenierung und Beatmung

Eine Narkose kann nicht nur wesentliche Störungen der Herz-Kreis-
lauffunktionen verursachen, sondern auch Sauerstoffaufnahme und
Gasaustausch so beeinflussen, daß eine lebensbedrohende Hypoxie (in
seltenen Fällen auch Hyperkapnie) resultieren kann. Jede Art von
Narkose führt zur Änderung der Lungenfunktion mit Verschlechterung
des pulmonalen Sauerstofftransports (vgl. Kap. 2.4). Gleichzeitig ist
der narkotisierte Patient aufgrund der Anwendung von atemdepressorisch wirkenden Narkotika (z.B. Fentanyl) und Muskelrelaxantien der
Fähigkeit zur ausreichenden Spontanatmung beraubt und somit auf
eine adäquate künstliche Beatmung angewiesen. Mangelndes Angebot
an Blut, gleichbedeutend mit Ischämie durch Schock oder Kreislaufstillstand, oder mangelnde Versorgung mit Sauerstoff, gleichbedeutend
mit Hypoxie, führen schnell zu praktisch identischen Schäden durch
Sauerstoffmangel. Aufgabe des Monitorings von Oxygenierung und
Beatmung ist es, in gewissen Zeitabständen eine ausreichende Sauerstoffzufuhr und eine adäquate Ventilation zu sichern.

Zur Beurteilung der Oxigenierung kann man die Farbe des Kapillar-
betts unter den Fingernägeln, von Haut und Lippen einbeziehen.
Diese Methode kann natürlich nur groben Aufschluß über die ausreichende Sauerstoffsättigung des Blutes geben. Die Beurteilung kann
bei Vasokonstriktion schwierig sein. Häufig wird der Farbton auch
durch Licht verfälscht, das von den grünen oder blauen Operations-
tüchern reflektiert wird. Bestehen irgendwelche Zweifel an der ausreichenden Oxygenierung, so sollten sie durch eine Blutgasanalyse
ausgeräumt werden. Gerade bei längeren und schweren Operationen
ist es zweckmäßig, diese Messungen häufiger durchzuführen. Mit der
Pulsoximetrie verfügen wir mittlerweile über ein preiswertes Verfahren, die Oxygenierung der Gewebe nicht-invasiv kontinuierlich zu
messen. Im Gegensatz zum EKG wird bei diesem Verfahren ein drohender O_2-Mangel der Gewebe unverzüglich angezeigt. Die Pulsoximetrie entwickelt sich derzeit zu einem unverzichtbaren Bestandteil des
Monitorings in OP, Aufwachraum und Intensivstation. Diese Methode
eignet sich hervorragend, akute Änderungen der Sauerstoffsättigung
des Hämoglobins anzuzeigen; sie gibt keine Hinweise auf die Sauerstofftransportkapazität des Blutes. Verschiebungen der O_2-Bindungs-
kurve oder ein Abfall der Hämoglobinkonzentration werden mit dieser
Methode nicht erfaßt.

Das Monitoring der Beatmung umfaßt die Kontrolle der Zusammensetzung des Gasgemisches, der Funktion des Beatmungsgerätes und der
richtigen Ventilation des Patienten. Das 'Frischgas' besteht in der
Regel aus Sauerstoff und Lachgas und eventuell Isofluran, Enfluran

oder Halothan und wird mittels Rotametern bzw. Präzisionsverdampfern dosiert. Die Überwachung des Rotametergasflusses dient vor allem zum schnellen Erkennen von Störungen wie leerer Gasflaschen oder des Ausfalls der zentralen Gasversorgung und der Korrektur falscher Einstellungen. In neueren Geräten sind Alarmvorrichtungen eingebaut, die bei fehlender Sauerstoffzufuhr ansprechen. Fällt der Lachgasfluß ebenfalls ab, kann es sein, daß der Alarm nicht anspricht. Diese Alarmeinrichtungen sind keineswegs geeignet, die Überwachung durch den Anästhesisten zu ersetzen. Neben einer genauen Überprüfung des Narkoseapparates und des Vorhandenseins aller Gase mit dem erforderlichen Druck vor Narkosebeginn ist die Kontrolle des Gasflusses in den ersten Minuten einer Narkose sehr wichtig. Es kommt nämlich immer wieder vor, daß Gaszufuhr oder Gasflasche verschlossen sind, obwohl Druck im System ist. Ist dann der Sauerstoff aus dem System nach wenigen Minuten verbraucht, droht bei Nichtbemerken dieser Störung eine Hypoxie. Neben der Frischgaszufuhr sollte auch der Verdampfer kontrolliert werden. Wird die Narkose ohne ein dampfförmiges Inhalationsanästhetikum durchgeführt, empfiehlt es sich zu überprüfen, ob der Verdampfer abgestellt ist, um unliebsamen Überraschungen während der Narkose vorzubeugen. Am Verdampfer sind die Einstellung (Reduktion der hohen Anflutungsdosis!) und der Vorrat an flüssigem Narkotikum zu kontrollieren. Nächste 'Station' des Frischgases ist das Kreissystem. Es ist durch viele Steckverbindungen, Schläuche und Ventile anfällig gegen Lecks. Daher ist die Dichtigkeitsprüfung des Systems vor Narkosebeginn obligat, um Gewißheit über seine einwandfreie Funktion zu erhalten. Das schließt allerdings nicht aus, daß sich unter Narkose doch Störungen durch lockere Schläuche und Ansatzstücke oder defekte Ventile ergeben. Ein Leck im Kreissystem oder in der Frischgaszufuhr (Extremfall: Diskonnektion) hat je nach Größe Verlust von mehr oder weniger Gas aus dem Kreissystem und Ansaugen von Raumluft zur Folge. Die Auswirkungen können von verminderter Ventilation, veränderter Atemgaszusammensetzung (verminderte O_2-Konzentration!) bis zur Apnoe reichen. Wird eine solche Störung nicht rechtzeitig erkannt, so sind bleibende Schäden oder der Tod des Patienten unvermeidlich. Ein entsprechend kurzfristiges Monitoring ist daher notwendig, um solchen Komplikationen vorzubeugen. Es umfaßt die Kontrolle von Beatmungsdruck, Beatmungsvolumen, gegebenenfalls auch die Inspektion der Thoraxexkursionen und die Auskultation der Atemgeräusche. Von den am Kreissystem angebrachten Meßgeräten für Druck und Volumen kann das Volumeter trotz eines Lecks Gasmengen anzeigen, die der Patient gar nicht ausgeatmet hat. Die Ursache ist folgende: Geht bei der Inspiration durch das Leck eine größere Gasmenge verloren, so reicht der Frischgasfluß nicht aus, um bei der

Exspiration den Beatmungsbalg wieder ganz zu füllen, da ein Teil des sonst rückgeatmeten Gases fehlt. Es baut sich dann in den Beatmungsgeräten ein geringer negativer Druck auf, der ein Ansaugen von Raumluft über das Leck bewirkt. Sie wird vom Volumeter falsch als exspiriertes Volumen angezeigt. In diesem Fall baut sich nur ein geringer oder fast gar kein Druck in der Lunge auf. Typisch für solche Lecks ist auch ein geringer negativer Druck in der Ausatemphase und eine zögernde Füllung des Atembalges. Beim Leck im Kreissystem wird auf jeden Fall ein unzureichender inspiratorischer Beatmungsdruck aufgebaut. Das wichtigste Instrument zur Überwachung der Beatmung unter Narkose ist daher das Manometer (Druckmeßgerät). Dieses muß über einen Leckalarm verfügen, der nach Anschluß des Patienten an das Kreissystem unbedingt so einzustellen ist, daß die Alarmgrenze zwischen inspiratorischem Spitzen- und Plateaudruck liegt. Nur bei konstanten oder nicht wesentlich veränderten Beatmungsdrucken sind die vom Volumeter angezeigten Werte verläßlich. Das Beobachten der Thoraxexkursionen und die Auskultation des Atemgeräusches sind zusätzliche Methoden der Überwachung der Beatmung. Sie sollen nicht nur nach Intubation und Tubusfixierung angewendet werden, sondern auch im Verlauf der Narkose, wenn Beatmungsprobleme auftreten: Hypoxie (einseitige Intubation?), hoher Beatmungsdruck (Schleim in der Trachea, Bronchospasmus?) oder niedriger Beatmungsdruck (Leck, Tubus entblockt?). Die Beobachtung der Thoraxexkursionen, am besten bei manueller Blähung, ist natürlich nur ein grobes Hilfsmittel, und die asymmetrische Thoraxbewegung bei einseitiger Intubation ist nicht beweisend. Als zusätzliche Kontrolle ist sie jedoch gut brauchbar. Die Auskultation der Lunge, am besten bei manueller Beatmung zur Ausschaltung störender Maschinengeräusche, ermöglicht den Nachweis von Schleim in der Trachea oder eines Bronchospasmus. Schwierig kann der Auschluß einer einseitigen, d.h. meist rechts-endobronchialen Intubation sein, da die Atemgeräusche auf die andere (nicht beatmete) Seite fortgeleitet werden und beidseits annähernd gleich sein können.

8.3.3   Monitoring von Narkosetiefe und Relaxierung

Die Narkosetiefe, d.h. ein ausreichender Grad von Analgesie und Amnesie, ist mit einfachen Mitteln nicht meß- oder überprüfbar. Mangelnde zerebrale Dämpfung während der Narkose kommt unter Inhalationsanästhesie wohl kaum vor, war aber unter der klassischen Neuroleptanalgesie nicht selten. Sie kann beim relaxierten Patienten mit einfachen Mitteln nicht festgestellt werden. Man erfährt davon erst durch die Klagen des Patienten nach der Narkose. Mangelnde Schmerzausschaltung zeigt sich dagegen an Kreislaufreaktionen und

eventuell auch an sonstigen vegetativen Zeichen. Häufig macht sich zu
geringe Analgesie durch Puls- und Blutdruckanstieg bemerkbar,
seltener beobachtet man Schwitzen oder Tränen der Augen. Ist die
Narkose flach und der Patient nicht mehr voll relaxiert, sind bei
volatilen Anästhetika auch Husten und Pressen, bei Neuroleptanalgesie
Abwehrbewegungen möglich. Da die meist auftretenden Kreislaufsymp-
tome Tachykardie und Blutdruckanstieg neben mangelnder Analgesie
auch viele andere Ursachen haben können, versucht man den Bedarf
an Anästhetika auch durch Vergleich mit bisherigem Verbrauch,
Berücksichtigung der Dauer der Narkose, des Zustandes des Patienten und der Art des Eingriffes zu ermitteln. Entsprechendes Monitoring des Patienten und die Erfahrung des Anästhesisten ermöglichen
eine mehr oder weniger optimale Narkoseführung.

Bei vielen Patienten ist eine Relaxierung notwendig. Sie ist in vielen
Fällen (z.B. bei abdominellen Operationen) Voraussetzung für den
Eingriff, kann die Beatmung während der Narkose erleichtern und
den Verbrauch an Narkotika vermindern. Benötigte Dosis und Zeitdauer der Wirkung sind wie bei allen Pharmaka individuell verschieden. Zur groben Beurteilung des Grades der Relaxierung ist man in
der Regel auf indirekte Zeichen wie Muskelspannung im Operationsgebiet, Spontanbewegungen, Eigenatmung oder erhöhten Beatmungsdruck angewiesen. Nach der Narkose ist eine ausreichende Funktion
der neuromuskulären Übertragung für eine suffiziente Spontanatmung
unbedingt notwendig. Die gerade ausreichende Spontanatmung genügt
dafür nicht als Nachweis, da sie auch bei einem relativ hohen Prozentsatz an blockierten Azetylcholin-Rezeptoren möglich ist (vgl.
Kap. 7.6). Kann der Patient einige Sekunden lang kräftig die Hand
drücken und den Kopf von der Unterlage heben, so ist das ein klinisch einigermaßen zuverlässiger Nachweis der ausreichenden Muskel-
kraft.

8.3.4   Sonstiges Monitoring

Bei längeren Operationen ist die Kontrolle der zentralen Körpertemperatur zweckmäßig. Sie wird in der Regel über elektronische Sonden
im Rektum oder Ösophagus gemessen. Die Messung der Körpertemperatur ermöglicht die Verlaufsbeobachtung bei Patienten mit Fieber
(z.B. bei Sepsis) und die Kontrolle, wie stark ein Patient während
der Narkose und Operation auskühlt. Sie kann auch bei der seltenen
Komplikation der malignen Hyperthermie eine wertvolle Hilfe zur
Diagnosestellung sein. Bei langen Operationen sowie bei Patienten mit
schweren Vorerkrankungen ist es häufig notwendig, während der

Narkose Hämoglobingehalt sowie Plasmakaliumkonzentration, den Gerin-
nungsstatus und den Säure-Basen-Status zu überprüfen. Die Indikation, welche der genannten Bestimmungen wie oft durchgeführt wird,
ergibt sich aus Vorerkrankungen, aktuellem Zustand des Patienten
und durchgeführter Operation. So können bei einem schweren Diabetes mellitus allein durch die Narkose erhebliche Blutzuckeranstiege
und Kaliumverschiebungen entstehen, und ein Ileus führt auch bei
vorher gesunden Patienten zu erheblichen Wasser- und Elektrolytverlusten.

8.3.5   Schlußbemerkung

Blutdruckmessung und EKG-Überwachung sind als 'Basismonitoring'
neben der klinischen Beobachtung des Patienten während der ganzen
Narkose erforderlich, d.h. vor Beginn der Narkoseeinleitung bis zum
Ende der Betreuung im Aufwachraum. Ist wegen des schlechten Zustandes bzw. der Vorerkrankungen des Patienten oder in Anbetracht
einer großen Operation ein umfangreicheres (und damit auch risikorei-
cheres Monitoring erforderlich, so sollte daran gedacht werden, die
erforderlichen Vorbereitungen und eventuellen Punktionen (z.B. arterieller Zugang) rechtzeitig durchzuführen. Sie erfordern in der Regel
einen relativ hohen Zeitaufwand. Sind bereits Schwierigkeiten oder
Komplikationen eingetreten, muß man sich zuerst um diese kümmern
und hat dann oft keine Zeit mehr, Punktionen vorzunehmen oder
Geräte zu holen und anzuschließen. Nur bei rechtzeitiger Vorbereitung hat man in der akuten Situation die entsprechenden Meßwerte
ohne Zeitverlust zur Verfügung. Monitoring wird oft synonym mit
Überwachung des Patienten durch irgendwelche Geräte oder Sonden
gebraucht. Da die bisher entwickelten Narkosegeräte und Überwa-
chungsmonitore noch weit davon entfernt sind, unter allen Bedingungen zuverlässig zu funktionieren, muß man Patient und Geräte laufend
selbst mit Augen und Ohren überwachen. Auch muß man aus den
beobachteten Veränderungen selbst die Ursache ermitteln und entsprechende Maßnahmen ergreifen.

8.4   Transfusion von Blut und Blutbestandteilen (K. TAEGER)

Die Verabreichung von Blut und Blutbestandteilen zu therapeutischen Zwecken wurde erst möglich durch die Entdeckung der Blutgruppen durch LANDSTEINER im Jahre 1901. Die Fortführung seines Werks erbrachte, daß die Membranoberflächen der Erythrozyten, Leukozyten und Thrombozyten bedeckt sind von einem Mosaik antigen wirksamer Substanzen, die bei der Einbringung in den Kreislauf eines Empfängers die Bildung von Antikörpern provozieren können. Einige dieser Antigene finden sich an allen Zelloberflächen im Organismus, z.B. die Hämagglutinogene A1, A2, B und O, andere nur an bestimmten Zellmembranen. So ist z.B. das Rhesusantigen D ausschließlich an der Oberfläche der Erythrozyten lokalisiert.

8.4.1   Antigene der geformten Elemente des Blutes

Auf der Membranoberfläche der menschlichen Erythrozyten befindet sich eine große Zahl antigen wirksamer Polysaccharid-Aminosäure-Komplexe. Die wichtigsten sind das A1-, A2-, B- und O-Antigen. Nach diesen Antigenen, Hämagglutinogene genannt, werden sechs Blutgruppen unterschieden.

A1, A2, B, A1 B, A2 B und O.

Diese an allen Körperzellen nachweisbaren antigenen Eigenschaften werden vererbt, A1, A2 und B dominant, O rezessiv. Neben den Antigenen des ABO-Systems haben die Rhesusantigene eine besondere klinische Bedeutung. Diese Gruppe von Antigenen hat ihren Namen vom Rhesusaffen, an dessen Erythrozyten sie zuerst entdeckt wurden. Tatsächlich gibt es zahlreiche Rhesusantigene, von denen die Antigene Cc, D, Ee am häufigsten auftreten. Das Antigen D hat die größte antigene Wirksamkeit und ist daher klinisch am wichtigsten. Individuen, deren Erythrozyten das Antigen D besitzen, werden als 'Rh-positiv' oder 'Rh' bezeichnet, solche ohne D als 'Rh-negativ' oder 'rh'. Bei uns sind 85 % der Bevölkerung Rh-positiv und 15 % Rh-negativ.

Das HLA-System (HLA = human leucocyte antigen):

Antigene des HLA-Systems finden sich an allen Zellmembranen kernhaltiger Zellen des Organismus, besonders reichlich auf den Membranen von Leukozyten und Thrombozyten. Ihre Bedeutung liegt in der Möglichkeit der Bildung von Antikörpern im Blut eines Empfängers

von Blut oder Blutderivaten gegen diese Antigene, durch die bei
erneuter Antigenzufuhr Transfusionsreaktionen, Zerstörung von zuge-
führten Leuko- und Thrombozyten und (im Falle einer Organtrans-
plantation) Transplantatabstoßung verursacht werden können. Auch
im Rahmen einer Schwangerschaft kann es zur Antikörperbildung
gegen HLA-Antigene kommen. Es gibt noch eine große Zahl weiterer
Antigene, deren klinische Bedeutung viel geringer ist und die deshalb
nicht im einzelnen besprochen werden sollen.

8.4.2   Blutgruppen-relevante Bestandteile des Serums

Im Serum befinden sich zum Teil regelmäßig, zum Teil fakultativ Antikörper, die gegen Blutgruppenantigene gerichtet sind.

Reguläre Antikörper: Die beiden wichtigsten sind gegen die Hämag-
glutinogene A und B gerichtet und werden Anti-A- bzw. Anti-B-
Isohämagglutinine genannt. Gegen die eigenen Antigene eines Indivi-
duums gerichtete Antikörper werden nicht gebildet. Menschen mit dem
Antigen O, d.h. der Blutgruppe O, haben im Serum die Antikörper
Anti-A und Anti-B. Menschen mit der Blutgruppe A1 und A2 haben
Anti-B-Antikörper, solche mit der Blutgruppe B haben Anti-A-Anti-
körper und solche mit der Blutgruppe AB haben weder Anti-A- noch
Anti-B-Antikörper (Tab. 38).

Tab. 38:   ABO-Blutgruppen-System. Da der Antikörpertiter gegen A2
            variabel und oft niedrig ist, wurden A2-Erythrozyten nicht
            berücksichtigt. Antikörper gegen O-Erythrozyten treten
            nicht regulär auf.

Antigene der Erythrozyten	Antikörper im Plasma	Häufigkeit in Europa in %	das Plasma aggluti- niert Erythrozyten der Blutgruppen
A	Anti-A1, Anti-B	40	A1, A1B, B, A2B
A1 A2	Anti-B	43	B, A1B, A2B
B	Anti-A1	12	A1, A1b
A1B A2B	keine	5	keine

Die Antikörper im Plasma treten im Laufe des 1. Lebensjahres auf. Sie sind nicht plazentagängig.

Irreguläre Antikörper: Sie können als Folge von Transfusionen oder Schwangerschaften auftreten.

Beispiele: a) Bei einer Transfusion lösen körperfremde HLA-Antigene die Bildung von Antikörpern aus. Bei einer später durchgeführten, neuerlichen Transfusion kommt es dann zur Zerstörung der HLA-Antigen-tragenden Zellen, z.B. der Thrombozyten und Leukozyten, im Rahmen einer Transfusionsreaktion.

b) Während einer Geburt können fetale Blutkörperchen mit dem Antigen D (Rhesus-positiv) in den mütterlichen Kreislauf eingeschwemmt werden. Ist die Mutter Rhesus-negativ, kommt es zur Bildung Plazentagängiger Rhesus-Antikörper, die bei nachfolgenden Schwangerschaften zu schweren Fruchtschäden führen können. Weitere Beispiele werden bei der Besprechung der Transfusionsreaktionen abgehandelt.

8.4.3   Zur Praxis der Blutgruppenbestimmung

Vor einer Bluttransfusion müssen die Blutgruppen und eventuell vorhandene irreguläre Serum-Antikörper des Empfängers und des Spenders bestimmt werden.

Mittels Test-Seren, deren Antikörper-Gehalt bekannt ist, und Test-Erythrozyten, deren antigene Eigenschaften bekannt sind, werden Erythrozytenantigene und Antikörper im Serum entsprechend Abbildung 232 bestimmt. Nach dem gleichen Prinzip arbeiten auch die Testkarten zur Identitätsfeststellung der Blutgruppe des Patienten und des zu transfundierenden Blutes. Mit diesen Testkarten werden unmittelbar vor der Transfusion im Operationssaal oder auf der Station die Art der Hämagglutinogene, d.h. der Antigene auf der Erythrozytenoberfläche (= Blutgruppe) mittels Antiseren nachgewiesen. Stimmen die Ergebnisse des Patientenblutes mit dem Konservenblut überein, darf transfundiert werden. Wegen der unter Umständen tödlichen Folgen z.B. einer Transfusion ABO-ungleichen Blutes infolge Verwechslung muß der Arzt den Test durchführen und ablesen, die Übereinstimmung feststellen und die Transfusion durchführen und überwachen. Nach der Durchführung der Blutgruppenbestimmung muß vor jeder Transfusion die Verträglichkeit des Konservenblutes mit dem Empfängerblut getestet werden, da nicht erfaßte

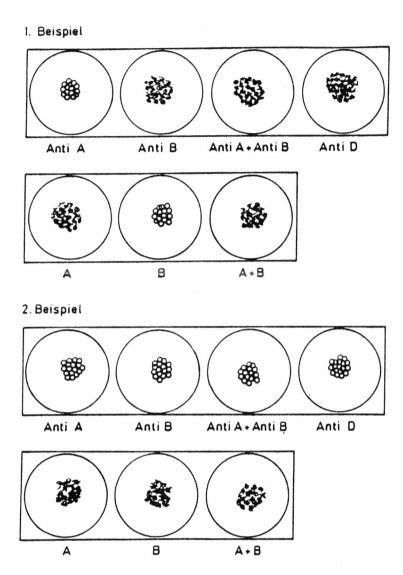

Abb. 232: Beispiele der Blutgruppenbestimmung mit bekannten Test-
Seren und bekannten Test-Erythrozyten. Es werden je-
weils Test-Seren mit bekannten Isohämagglutininen mit den
Erythrozyten einer unbekannten Blutgruppe bzw. Test-
Erythrozyten mit bekannten Antigenen mit dem entspre-
chenden unbekannten Serum zusammengebracht. Im ersten
Beispiel liegt die Blutgruppe B, Rh-positiv, im zweiten
Beispiel O, Rh-negativ, vor.

antigene Eigenschaften der Erythrozyten oder irreguläre Antikörper
im Spender- oder Empfängerplasma zu einer Transfusionsreaktion
führen könnten. Die Verträglichkeit wird mit der Kreuzprobe getestet:

- Erythrozyten des Spenders werden mit dem Serum des Empfängers gemischt (= Majortest),

- Erythrozyten des Empfängers werden mit dem Serum des Spenders gemischt (= Minortest).

Die Kreuzprobe dauert etwa 45 Minuten. Das Ergebnis muß ebenfalls von einem Arzt abgelesen werden. Nur in begründeten Fällen darf blutgruppengleiches Konservenblut ohne Kreuzprobe transfundiert werden. Die Verantwortung hierfür trägt der verordnende Arzt.

Merke: - Die Kreuzprobe verhindert nicht die Immunisierung des Empfängers (Antikörperbildung), z.B. gegen Empfänger-fremde HLA-Antigene. Verstreichen zwischen zwei Transfusionen drei und mehr Tage, muß die Kreuzprobe erneut durchgeführt werden.

           - Bleibt im Notfall keine Zeit für die Durchführung der Kreuzprobe und ist die Empfänger-Blutgruppe bekannt, sollte möglichst ABO- und Rhesusfaktor-gleiches Blut verabreicht werden. Im extremen Notfall, wenn die Blutgruppe des Empfängers nicht bekannt ist, kann Erythrozytenkonzentrat der Blutgruppe O mit niedrigem Gehalt an Anti-A- und Anti-B-Isohämagglutininen ('Universalspenderblut') verwendet werden (auch im Erythrozytenkonzentrat befindet sich Plasma!). In einer Häufigkeit von 1 : 5 000 ist aber mit einer schweren hämolytischen Transfusionsreaktion zu rechnen.

           - Ist die Empfänger-Blutgruppe bekannt, aber kein Blutgruppen-gleiches Blut vorhanden, kann im Notfall Erythrozytenkonzentrat nach folgender Formel transfundiert werden:

Spender

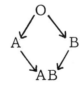

Empfänger

- Wenn Zeit bleibt, soll man jede Transfusion in der ersten halben Stunde langsam einlaufen lassen und den Patienten genau beobachten, um Reaktionen sofort zu erkennen.

8.4.4   Zur Praxis der Bluttransfusion

Zur Transfusion stehen durch den Stabilisator verdünntes, nicht ge-
rinnbares Vollblut und eine Reihe von Blutbestandteilen zur Verfügung. Ca. 400 ml Spenderblut werden bei der Blutspende in Plastik-
beuteln aufgenommen, die bereits 100 ml Stabilisatorlösung enthalten.
Der Stabilisator dient der Haltbarmachung des Blutes und der Gerin-
nungshemmung. Er besteht aus ACD (A = Acidum citricum = Zitronensäure; C = Citrat = Natriumsalz der Zitronensäure, D = Dextrose =
Zucker; pH = 5,0) oder CPD (Citrat, Phosphat, Dextrose; pH = 5,7),
eventuell mit einem Zusatz von Inosin oder Adenin.

8.4.4.1   Vollblut

a) Warmblut:

Es handelt sich um eine Suspension von vier Teilen Vollblut in
einem Teil Stabilisator. Der Abnahmezeitpunkt darf maximal
sechs Stunden zurückliegen. Die Temperatur darf wegen der
Thrombozytenlebensfähigkeit nicht unter Umgebungstemperatur
abgesunken sein. Unter diesen Bedingungen enthält Warmblut alle
Gerinnungsfaktoren und deren Inhibitoren (z.B. Antithrombin III;
vgl. Kap. 5), Thrombozyten und Leukozyten, Erythrozyten und
Proteine in funktionsfähigem Zustand. Die Gefahr der Gabe von
Warmblut liegt in der Möglichkeit der Übertragung von Infektionen, da die Zeit für die Durchführung der erforderlichen Untersuchungen nicht ausreicht. Außerdem besteht die Gefahr der
Immunisierung des Empfängers, z.B. gegen HLA-Antigene, und
der Zufuhr eines relativ großen Volumens, wenn es z.B. bei einer
Gerinnungsstörung eingesetzt wird. Warmblut darf nicht über
einen Mikrofilter zugeführt werden. Eine Indikation für die
Transfusion von Warmblut wäre eine massive Blutung bei hämor-
rhagischer Diathese. Von vielen Fachleuten wird die Gabe von
Warmblut wegen der damit verbundenen Risiken abgelehnt.

b) Frischblut (6 - 72 Stunden alt):

Es unterscheidet sich vom Warmblut dadurch, daß es durch Kühlung auf 4 °C - 6 °C kaum noch funktionsfähige Granulozyten und
mit zunehmender Lagerungsdauer immer weniger funktionsfähige
Thrombozyten enthält. Auch einige labile Gerinnungsfaktoren beginnen abzufallen. Indikationen für die Gabe von Frischblut sind
Massivtransfusionen, extrakorporale Zirkulation, Gerinnungsstörungen usw.

c) Konserviertes Vollblut (älter als 72 Stunden):

Es enthält nur noch Thrombozyten- und Leukozytenfragmente, die sich zu Mikroaggregaten zusammenballen und eine febrile Transfusionsreaktion auslösen können. Einige Gerinnungsfaktoren sind vollständig inaktiviert, die Funktion anderer ist erheblich beeinträchtigt. Der 2-3-DPG-Gehalt der Erythrozyten ist im ACD-Blut nach fünf bis sieben Tagen, im CPD-Blut nach 10 bis 14 Tagen so stark abgesunken, daß eine erhebliche Linksverschiebung der O_2-Dissoziationskurve mit verschlechterter O_2-Versorgung der Gewebe resultiert (vgl. Kap. 1.8.1). Dies scheint am ehesten bei Massivtransfusionen, koronarer Herzkrankheit oder Anämie bedeutsam zu sein. Mit zunehmender Lagerungsdauer kommt es zu einer vermehrten Brüchigkeit der Erythrozytenmembranen, die in einer raschen Elimination der Spendererythrozyten im Empfänger resultiert. Wasserstoffionenkonzentration, CO_2-Spannung, Kalium-, Lactat- und Ammoniakkonzentration steigen mit zunehmender Lagerungsdauer stark an, die Bikarbonatkonzentration fällt stark ab. ACD- oder CPD-stabilisiertes Blut kann maximal 21 Tage, durch CPD und Nucleoside stabilisiertes Blut maximal 28 bis 35 Tage gelagert werden. Viele Fachleute sind heute der Ansicht, daß länger konserviertes Blut mehr schadet als nützt und daher zugunsten der gezielten Substitution von Blut- und/ oder Plasmabestandteilen aufgegeben werden sollte.

Mikrofiltration:

Nur bei der Verwendung von mehr als 72 Stunden altem Vollblut stellt sich die Frage der Mikrofiltration von altem Vollblut vor der Transfusion. Mikroaggregate aus funktionslos gewordenen Thrombozyten und Leukozyten, Fibrinfäden, denaturierten Proteinen und fragmentierten Erythrozyten entstehen zwar schon wenige Stunden nach Beginn der Lagerung des Spenderblutes, nehmen aber besonders zum Ende der ersten Woche hin zu. Während in einigen Studien als Folge der Verlegung von Teilen der Lungenstrombahn durch die Mikroaggregate vermehrte intrapulmonale Rechts-Links-Shunts und eine Zunahme der $AaDO_2$ gefunden wurden, haben andere Untersucher keinen Zusammenhang zwischen Massivtransfusion von nicht mikrogefiltertem, gelagertem Blut und Lungenfunktionsstörungen gesehen. Allgemein wird die Ansicht vertreten, vier bis sechs Tage und länger gelagertes Blut sollte vorläufig durch einen Mikrofilter von den Mikroaggregaten befreit werden, bevor es transfundiert wird, bis gesicherte Erkenntnisse zur klinischen Relevanz der Mikroaggregate vorliegen. Durch die Mikrofiltration werden noch funktionierende Thrombozyten und Leukozyten eliminiert.

Blutlagerung:

Blut muß bei 4 °C - 6 °C in einem Kühlschrank mit Alarmeinrichtung und Temperaturschreiber gelagert werden. Bei tieferen Temperaturen kann es zur Hämolyse, bei höheren Temperaturen zum Bakterienwachstum kommen.

8.4.4.2   Blutfraktionen

a) <u>Erythrozytenkonzentrate:</u> Gegenüber dem Vollblut hat das Erythrozytenkonzentrat den Vorteil, daß gleich viele Erythrozyten in einem geringeren Volumen verabreicht werden können. Da Erythrozytenkonzentrate nur noch wenig Plasma enthalten, werden weniger Iso-Antikörper, Mikroaggregate, Leukozyten- und Thrombozytenantigene übertragen. Auch das Risiko einer Hepatitisübertragung soll geringer sein. Schließlich kann das bei der Herstellung anfallende Frischplasma zur Herstellung weiterer Komponenten verwendet werden. Dem stehen als Nachteile vor allem die schlechten Fließeigenschaften gegenüber. Erythrozytenkonzentrate können jedoch mit normalen Transfusionsbestecken, eventuell in Kochsalzlösung suspendiert, transfundiert werden. Gewaschene, leukozytenarme und tiefgefrorene Erythrozytenkonzentrate sind besonderen Indikationen vorbehalten und werden hier nicht besprochen.

b) <u>Plättchenreiches Plasma, Thrombozytenkonzentrat:</u> Diese Fraktionen sind vor allem indiziert bei thrombozytär bedingten Blutungen, z.B. wenn die Neubildung der Thrombozyten gestört ist. Der therapeutische Erfolg hängt ganz wesentlich ab vom Vorhandensein thrombozytärer Antikörper im Empfänger und von einer geeigneten Technik der Abnahme und Aufarbeitung. Die Transfusion - niemals über einen Mikrofilter! - des nicht gekühlten Präparates sollte möglichst kurz nach der Spenderblutabnahme erfolgen. Es bestehen daher die Risiken, die für Frischblut typisch sind, z.B. das Risiko der Hepatitisübertragung, aber auch der Immunisierung, z.B. gegen thrombozytäre HLA-Antigene, die den Erfolg späterer Transfusionen zunichte machen können. Da thrombozytenhaltige Präparate mit Erythrozyten verunreinigt sind, sollte ABO- und Rhesusfaktor-verträglich transfundiert werden. 1 500 bis 2 000 ml Frischblut (von 3 bis 4 Spendern), 1 000 bis 1 250 ml plättchenreiches Plasma (von 4 bis 5 Spendern), 300 bis 350 ml Thrombozytenkonzentrat (von 6 bis 7 Spendern) führen bei einem Erwachsenen zu einer Erhöhung der Zahl der zirkulierenden Plättchen um 30 000/mm^3, genug, um hämostatisch wirksam zu sein. Die Gefahr einer Hepatitisübertragung wächst allerdings mit der Zahl der Spender! Leukozyten- und Granulozytenkonzentrate sind besonderen Indikationen vorbehalten.

c) Gefrorenes Frischplasma (fresh frozen plasma = FFP): Zwei bis sechs Stunden nach Abnahme des Spenderblutes tiefgefroren, ist FFP bei -30 °C sechs Monate lagerfähig. Durch das Einfrieren und das Auftauen vor Gebrauch sind die Thrombozyten zerstört. FFP enthält aber alle Gerinnungsfaktoren und -inhibitoren ebenso wie nicht gefrorenes Frischplasma. Da der Zeitfaktor hier keine große Rolle spielt, können Hepatitis-B-haltige Fraktionen ausgesondert werden. Mit FFP kann aber die non-A-non-B-Hepatitis übertragen werden.

Indikationen für FFP: Unklare, multifaktorielle Gerinnungsstörungen, Verbrauchskoagulopathie, Massivtransfusionen.

Durch den Gehalt an Gerinnungsinhibitoren ist bei der Gabe von FFP keine Aktivierung der plasmatischen Gerinnung mit der Gefahr thromboembolischer Komplikationen zu befürchten. Da FFP Isohämagglutinine (Anti A, Anti B) enthalten kann, ist es ABO-Gruppen-gleich zu transfundieren. Eine Kreuzprobe ist nicht erforderlich. Der Rhesusfaktor muß nicht berücksichtigt werden, da FFP keine Erythrozyten enthält. Universell verwendbar wäre AB-FFP, da es keine Isohämagglutinine enthält. AB-FFP ist jedoch zu selten. Im Notfall kann man sich nach folgendem Schema richten:

Spender

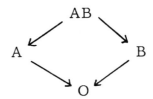

Empfänger

FFP muß bei einem Gerinnungsdefekt schnell gegeben werden, d.h. wenigstens 800 ml (3 Einheiten) innerhalb von 1 Stunde bei einem Erwachsenen. Ein so großes Volumen in so kurzer Zeit kann in der Klinik Probleme aufwerfen.

d) <u>Serumkonserven und Plasmaproteinlösung</u>: Sie enthalten weder Thrombozyten noch Leukozyten noch Gerinnungsfaktoren. Aus Albumin und Globulinen in einer Gesamtkonzentration von etwa 5 g/100 ml zusammengesetzt, werden sie zur Volumensubstitution empfohlen. Diese Indikation wird allerdings in letzter Zeit kritisiert. Die Präparate sollen hepatitissicher sein.

e) <u>Humanalbumin 5 % und 20 %</u>: Isoliert aus menschlichem Serum, eignet sich die hochkonzentrierte Albuminlösung zur Mobilisierung extravasaler Ödeme, z.B. bei der Therapie eines Lungenödems und zur Korrektur eines Albuminmangels. Albumin ist hepatitissicher, die verfügbaren Mengen sind allerdings begrenzt, und es ist sehr teuer. Von der Anwendung von 5 %igem Albumin zur Volumensubstitution wird deshalb vielfach abgeraten.

f) <u>Immunglobuline</u>: Die gewöhnlichen Immunglobulinpräparate enthalten Antikörper gegen solche Erreger, denen die Bevölkerung üblicherweise ausgesetzt ist. Ihre Indikation ist nicht gesichert. Spezifische Hyperimmunglobuline werden aus den Seren Geimpfter und von Rekonvaleszenten isoliert. Sie werden gezielt angewendet zur Prophylaxe und Therapie entsprechender Infekte, aber auch zur Prävention einer Immunisierung.

<u>Beispiele</u>: Anti-Hepatitis-B-Immunglobulin,
Tetanus-Hyperimmunglobulin,
Anti-D-Immunglobulin.

g) <u>Plasmatische Mehrfaktorenkonzentrate</u> zur Behandlung von Gerinnungsstörungen (z.B. PPSB = Prothrombinkomplex) haben nur selten einen Platz in der Therapie, da die Wahrscheinlichkeit einer Hepatitisübertragung hoch ist und ihr Gehalt an aktiven Gerinnungsfaktoren ohne die entsprechenden Inhibitoren zu Thromboembolien, aber auch zur Verstärkung einer disseminierten intravasalen Gerinnung Anlaß geben können. Zur Behandlung von Gerinnungsdefekten, z.B. im Rahmen einer akuten Blutung, ist fast immer FFP vorzuziehen. Gerinnungsfaktorenkonzentrate dienen zum gezielten Ersatz fehlender Faktoren, z.B. im Rahmen der Therapie einer Hämophilie.

8.4.5   Transfusionsreaktionen

8.4.5.1   Immunologische Reaktionen

a) Der akute hämolytische Transfusionszwischenfall: Ausgelöst durch
    Transfusion Blutgruppen-unverträglichen Konservenblutes kommt
    es zu einer Antigen-Antikörperreaktion auf der Erythrozytenober-
    fläche, die unter Komplementbeteiligung die Bildung vasoaktiver
    Substanzen, wie Histamin und Serotonin, und die Aktivierung des
    Gerinnungssystems zur Folge hat.

    Symptome: Unruhe, Übelkeit, Fieber, thorakale und retrosternale
    Schmerzen, Flush, Atemnot, Zyanose, Tachykardie, Blutdruck-
    abfall und Schock, Hämaturie, Oligurie oder Anurie, Verbrauchs-
    koagulopathie, Ikterus. Diese Symptome können in Narkose abge-
    schwächt oder aufgehoben sein. Die Mortalität liegt bei 10 bis
    50 %.

    Diagnose: Freies Hämoglobin in Serum und Urin, Serologie.

    Therapie: Sofortige Beendigung der Transfusion, eventuell Aus-
    tauschtransfusion, Schocktherapie, Behandlung der Gerinnungs-
    störung und der Nierenfunktionsstörung, hochdosiert Kortikoste-
    roide, Beatmung usw.

b) Die verzögerte hämolytische Transfusionsreaktion: Hier liegt eine
    anamnestische Immunreaktion vor: Der Empfänger, früher immuni-
    siert gegen erythrozytäre Antigene (D, KELL usw.), derzeit je-
    doch ohne Antikörper und deshalb in der Kreuzprobe unauffällig,
    entwickelt in wenigen Tagen Antikörper, die zur Elimination der
    Spender-Erythrozyten im retikuloendothelialen System führen.

    Symptome: Anämie, Gelbsucht, Fieber, selten Hämoglobinurie oder
    Oligurie. Eine derartige Reaktion ist nicht vermeidbar.

8.4.5.2   Morbus haemolyticus neonatorum (Erythroblastose):

Dieses Krankheitsbild wird verursacht durch spezifische Antikörper
gegen erythrozytenständige Rhesusantigene, meist D. Zu einer Immunisierung kommt es meist im Rahmen einer Schwangerschaft, wenn die
Mutter Rhesus-negativ, das Kind Rhesus-positiv ist. Diese Konstella-
tion liegt in ca. 10 % aller Schwangerschaften vor. Eine Immunisierung
wird auch durch die Transfusion eines Rhesus-positiven Konservenblutes auf eine Rhesus-negative Empfängerin verursacht. Mütterliches
und kindliches Blut sind in der Plazenta nur durch eine dünne Membran getrennt. Am Ende der Schwangerschaft kann es zum Übertritt

sehr weniger fetaler Erythrozyten in den mütterlichen Kreislauf kommen (was im Prinzip einer Transfusion entspricht), deren Rhesus-antigen die Bildung entsprechender Antikörper auslöst. Da diese Anti-körper plazentagängig sind, können sie bei der nächsten Schwanger-schaft in das fetale Blut eindringen und mit den fetalen Erythrozyten reagieren. Diese Antikörper-besetzten Erythrozyten werden in der fetalen Milz vorzeitig abgebaut. Die Folgen reichen von einer fetalen Anämie bis zu einem schweren Ikterus mit einer Wucherung der Ery-throzytenneubildung in Leber und Milz. Im schlimmsten Fall führt das vermehrt anfallende zellgiftige Bilirubin zur Schädigung der Stamm-hirnkerne (Kernikterus, vgl. Kap. 4). Mittels Anti-D-Hyperimmunglo-bulin kann die Immunisierung der Mutter verhindert werden. Dennoch beträgt die Letalität 1,3 auf 10 000 Neugeborene.

8.4.5.3   Andere Transfusionsreaktionen

a) Febrile Transfusionsreaktionen: Sie treten in 1 % bis 3 % aller Transfusionen auf. Sie werden verursacht durch die Übertragung von HLA-Antigenen mit einer Transfusion von z.B. Vollblut, Erythrozytenkonzentrat, FFP usw. auf einen früher gegen diese Antigene sensibilisierten Empfänger.
Symptome können sein: Fieber, Schüttelfrost, Tachykardie, Zyanose, eventuell Schock.
Die antigenhaltigen Zellen werden durch die Reaktion mit den Antikörpern zerstört. Dies gilt übrigens auch für Organ-transplantate.

b) Akutes posttransfusionelles Lungensyndrom: In seltenen Fällen führt die Transfusion von Blut mit einem hohen Antikörpergehalt gegen HLA-Antigene des Empfängers zur Verklumpung und Ag-gregatbildung der Leukozyten des Empfängers, die multiple pul-monale Infiltrationen bilden. Symptome sind Dyspnoe, Zyanose und eventuell Schock.

c) Allergisch-anaphylaktische Transfusionsreaktionen: Ihre Häufigkeit beträgt 0,2 % bis 2 % aller Transfusionen. Während oder kurz nach einer Transfusion kommt es zu Juckreiz, Urticaria, Flush, asthmoiden Atembeschwerden, Tachykardie, eventuell zu einem schweren anaphylaktischen Schock. Ursache ist die Immunisierung gegen Plasmaproteine durch frühere Transfusionen. Ein schwerer Verlauf kann aus einer Immunisierung gegen das Immunglobulin A (IgA) resultieren. Bei einem Teil der Bevölkerung liegt ein IgA-Mangel vor. Eine Übertragung IgA-haltigen Blutes führt bei diesen Menschen zur Antikörperbildung. Bei einer neuerlichen Transfusion kann ein anaphylaktischer Schock ausgelöst werden.

8.4.5.4   Übertragung von Krankheitserregern

a) Posttransfusionelle Hepatitis: Ursache einer posttransfusionellen Hepatitis sind Viren, die mit infiziertem Blut oder Plasma übertragen werden. Die Viren sind resistent gegen Hitze, Tieffrieren, Säure, Desinfektionsmittel und im Falle des Hepatitis-B-Virus auch gegen ultraviolette Strahlung. Etwa die Hälfte aller übertragenen Hepatitiden gehört zur Hepatitis B, die andere Hälfte zur Hepatitis non-A-non-B. Ein 1964 im Blut eines Australiers zufällig entdecktes Antigen, das sogenannte Australia-Antigen, ist bei 60 % aller Hepatitis-B-Kranken nachweisbar. Hiermit ist es möglich, Hepatitis-B-Virus-infiziertes Spenderblut zu identifizieren und zu eliminieren. Für das Virus, das eine Hepatitis non-A-non-B auslöst, gibt es dagegen keinen Nachweis. Dies hat in letzter Zeit zu einer Abnahme der Infektionen mit Hepatitis B geführt. Die Häufigkeit einer posttransfusionellen Hepatitis wird je nach Quelle mit 0,1 % bis 14 % angenommen. Die Wahrscheinlichkeit einer Übertragung wächst erheblich mit der Zahl der transfundierten Konserven und bei Verabreichung gepoolter Präparate. Der klinische Verlauf der Hepatitis B (in 70 % anikterisch) ist schwerer als der der Hepatitis non-A-non-B. Bei dieser Form verläuft sogar nur jede vierte Infektion ikterisch. Es darf aber auch nicht übersehen werden, daß Hepatitisviren im Krankenhaus auch durch Schmierinfektionen übertragen werden können. Wegen der Gefahr des Übergangs in einen chronischen Verlauf (in bis zu 35 %) und der Schwere des Krankheitsbildes sollten Bluttransfusionen nur bei zwingender Indikation durchgeführt werden. Eine Schutzimpfung gegen Hepatitis B steht inzwischen zur Verfügung.

b) Lues: Wird der Erreger der Lues, Treponema pallidum, mit Warm- oder Frischblut (mit maximal drei Tage altem, bei 4 °C bis 6 °C gelagertem Blut) übertragen, beginnt die Erkrankung mit dem Stadium II und nimmt insgesamt einen schweren Verlauf.

c) Malaria: Da die Erreger der Malaria gegen eine mehrwöchige Lagerung bei 4 °C bis 6 °C resistent sind, kann Malaria auch durch alte Konserven übertragen werden.

d) Apathogene Keime: 1 % bis 3 % aller Konserven sollen überwiegend durch apathogene Keime kontaminiert sein, die jedoch in der Regel durch das Blut und die Lagerung bei 4 °C in 24 Stunden abgetötet werden. Hämolytisches, verfärbtes, übelriechendes Konservenblut mit Gerinnseln ist sehr verdächtig auf bakterielle Verunreinigung und darf nicht transfundiert werden.

e) <u>AIDS</u>: Spenderblut wird heute in jedem Fall auf das Vorliegen
    einer AIDS-Infektion getestet (Häufigkeit: ca. 0,8 % infiziertes
    Blut!). Eine Infektionsübertragung ist nur noch in den Fällen
    möglich, wo eine frische Infektion des Spenders noch nicht zur
    Antikörperbildung geführt hat.

**8.4.5.5   Metabolische und sonstige Veränderungen, die besonders
im Falle einer Massivtransfusion ins Gewicht fallen**

a) <u>Metabolische Azidose des Konservenblutes</u>: Mit zunehmender Lage-
    rungsdauer entsteht im Stoffwechsel der Erythrozyten Milchsäure,
    die zusammen mit der Anhäufung von CO_2 und der Zitronensäure
    des Stabilisators ein Absinken des pH-Wertes auf etwa 6,6 be-
    wirkt. Bei einem schockierten Patienten, der rasch und viel altes
    Blut erhält, muß die Azidose eventuell mit Natriumbikarbonat aus-
    geglichen werden.

b) <u>Zitratintoxikation</u>: Durch den überschüssigen Zitratgehalt im
    Stabilisator wird bei rascher und reichlicher Blutzufuhr (mehr als
    500 ml in fünf Minuten) ionisiertes Kalzium gebunden, besonders
    wenn der Patient einen schweren Leberschaden hat, ausgekühlt
    und im Schock ist, da dann der Abbau des Zitrats in der Leber
    nicht regelrecht erfolgen kann. Der Abfall des ionisierten Kal-
    ziums könnte zu tetanischen Krämpfen, zu Arrhythmien und zu
    einer Abnahme der Myokardkontraktilität führen (vgl.
    Kap. 1.6.2). Bei einem gesunden Menschen wird das Zitrat sehr
    schnell verstoffwechselt. Eine Kalzium-Substitution wird nur
    selten erforderlich sein.

c) <u>Hyperkaliämie</u>: Durch die entstehende Azidose und den Zerfall von
    Erythrozyten enthält altes Blut einen Kaliumüberschuß im Plasma,
    der jedoch höchstens bei Patienten mit primär hohem Kalium im
    Plasma problematisch sein könnte.

d) <u>Ammoniak</u>: Nur schwer leberkranke Patienten (Beispiel: Leberzir-
    rhose), die wegen einer gastrointestinalen Blutung altes Blut er-
    halten, könnten durch dessen Ammoniakgehalt gefährdet werden.

e) <u>Gerinnungsstörung</u>: Besonders im Rahmen einer Massivtransfusion
    kann es rasch zu einer unstillbaren Blutung kommen, wenn
    mehrere der folgenden Faktoren zusammentreffen:

    - Massive Zufuhr alten Blutes, das kaum noch Gerinnungsfaktoren
      und keine Thrombozyten mehr enthält,

    - Verdünnung der Gerinnungsfaktoren des Patienten durch das
      transfundierte Blut,

- Verbrauch von Gerinnungsfaktoren und Thrombozyten durch das Grundleiden.

f) <u>Auswirkungen einer raschen Transfusion von kaltem Blut</u>: Durch Myokarddepression, Vasokonstriktion und verschlechterte Sauerstoffversorgung der Gewebe (Linksverschiebung der Sauerstoffdissoziationskurve, Abnahme des HZV) können Herzrhythmusstörungen bis zum Kammerflimmern ausgelöst werden. Bei rascher Transfusion gekühlten Blutes sollte das Blut deshalb gewärmt werden. Für die Massivtransfusion gilt, daß Zahl und Schweregrad der Komplikationen zunimmt, je mehr Blut transfundiert wird, je älter das konservierte Blut ist, je größer die Transfusionsgeschwindigkeit ist und je kälter die transfundierten Einheiten sind. Für die Massivtransfusion wird empfohlen, möglichst frisches Blut zu verwenden, das Blut anzuwärmen, das Volumen sorgfältig zu bilanzieren, genügend hochdosiert FFP zu verabreichen und statt alten Blutes eher Erythrozytenkonzentrate und FFP zu geben.

8.5   Kolloidale Plasmaersatzmittel (H. LAUBENTHAL)

8.5.1   Grundsätzliches zur Therapie von Blutverlusten

Plasmaersatzlösungen sollen bestimmte Eigenschaften und Wirkungen menschlichen Blutes besitzen und ersetzen können. Lösungen, die die gesamten komplexen Funktionen des Blutes (Transportfunktion, Gerinnungsaktivitäten, immunologische Abwehr) ersetzen können, sind für die nahe Zukunft nicht zu erwarten. Das einzige Präparat, das diese Forderungen optimal erfüllt, ist frisches autologes Blut, d.h. Blut, das vom Empfänger selbst stammt. Dies ist aber nur in den seltensten Fällen verfügbar und nur begrenzt lagerfähig. Alle anderen zur Verfügung stehenden Lösungen (humane Blutkonserven, natürliche und künstliche Kolloide, kristalloide Lösungen) haben nur begrenzt erwünschte Wirkungen und meist mehrere nicht erwünschte Wirkungen. In der Behandlung von Blutverlusten hat sich aus den oben genannten Gründen eine 'Komponententherapie', d.h. der jeweils gezielte Einsatz einer bestimmten Lösung zur Erzielung einer bestimmten Wirkung, als das zur Zeit optimale Verfahren erwiesen. In Abwägung der Dringlichkeit der sukzessiven Anwendung der einzelnen Komponenten ist allgemein anerkannt, daß die Normalisierung und Wiederherstellung des zirkulierenden intravasalen Volumens der erste Schritt in der Therapie von Blut- oder Plasmaverlusten ist. Dieses Ziel kann innerhalb gewisser Grenzen zufriedenstellend durch Verwendung kolloidaler Lösungen erreicht werden. Die dadurch erzeugte Verdünnung wesentlicher Blutbestandteile (Erythrozyten, Gerinnungsfaktoren) kann bei Patienten, die keine gravierende Vorschädigung von Herz oder Kreislauf aufweisen, ohne Nachteile bis zu einem Hämoglobingehalt von 8 bis 10 g/100 ml durchgeführt werden. Dazu ist aber unbedingt notwendig, daß die Blutverdünnung bei normalem Intravasalvolumen durchgeführt wird. Nur so kann der Organismus den verminderten Sauerstoffgehalt pro Milliliter Blut über eine Steigerung des HZV wettmachen. Dieses ist möglich, weil die Blutverdünnung zu verbesserten Fließeigenschaften des Blutes führt (vgl. Kap. 8.6.3.3).

Neben kolloidalen können auch kristalloide Lösungen, d.h. Elektrolytlösungen mit Natrium als Hauptkation, zum Volumenersatz bei Hypovolämie herangezogen werden (vgl. Kap. 8.6.3.1). Soll allerdings Normovolämie erreicht und für längere Zeit gesichert werden, so ist die drei- bis vierfache Menge kristalloider im Vergleich zu kolloidalen Lösungen erforderlich. Kristalloide Lösungen müssen häufiger nachinfundiert und das intravasale Volumen muß häufiger kontrolliert werden. Ein normaler intravasaler kolloidosmotischer Druck ist zwar nicht Voraussetzung zur Aufrechterhaltung einer Normovolämie, allerdings erleichtert er die Wiederherstellung und Sicherung eines normalen Intravasalvolumens deutlich. Da also die Kolloide einen stabileren Volumeneffekt haben als die Kristalloide, scheint die Verwendung kolloidaler Lösungen bei Blutverlusten der sicherere Weg zu sein, eine Hypovolämie zu vermeiden. Die heute in der Klinik üblichen kolloidalen Plasmaersatzlösungen lassen sich je nach Art der verwendeten Grundstoffe in zwei Gruppen einteilen, nämlich

- 'natürliche' Kolloide, hergestellt aus menschlichem Plasma (Albumin- und Plasmaproteinlösungen) und

- 'künstliche' Kolloide, deren Grundstoffe von Tieren oder Pflanzen stammen (Dextran-, Gelatine- und Hydroxyäthylstärkelösungen).

8.5.2   Allgemeine Eigenschaften und Wirkungen kolloidaler Plasmaersatzlösungen

Kolloide mit einem Molekulargewicht kleiner als 50 000 passieren die Glomerulummembran und werden mehr oder weniger schnell von der Niere ausgeschieden. Albumin mit einem Molekulargewicht von 69 000 wird hingegen normalerweise nicht glomerulär filtriert und verbleibt lange im Kreislauf. Neben den spezifischen Transportfunktionen des Albumins ist der besondere Vorteil von Albuminlösungen gegenüber Lösungen künstlicher Kolloide, daß alle Albuminmoleküle das gleiche Molekulargewicht haben, d.h., die Albuminlösung ist 'monodispers' und alle Albuminmoleküle haben die gleiche Verweildauer in der Blutbahn. Demgegenüber sind alle künstlichen Kolloidlösungen aufgrund ihrer Herstellung von Natur aus 'polydispers', d.h., sie bestehen aus einer Mischung verschiedener Molekulargewichtsgrößen, die sich in Form einer GAUSS'schen Glockenkurve um das mittlere Molekulargewicht gruppieren. Die Streubreite dieser Verteilung liefert zusammen mit dem mittleren Molekulargewicht einen Anhaltspunkt zur Abschätzung der intravasalen Verweildauer der jeweiligen künstlichen Kolloide. Normalerweise steigt die intravasale Verweildauer mit steigendem mittleren Molekulargewicht des Kolloids an. Diese Tatsache trifft um so mehr zu, je enger die Molekulargewichtsverteilung dieses Kolloids ist. Die Wasserbindungskapazität oder die kolloidosmotische Kraft von Kolloidlösungen wird einerseits von der eben beschriebenen 'Polydispersität', zum anderen vom Kolloidgehalt, d.h. von der Kolloidkonzentration, bestimmt. Die Wasserbindungskapazität von Albumin beträgt z.B. 17 ml H_2O/g Albumin, die Wasserbindungskapazität von Dextran[R] 60 (mittleres Molekulargewicht 60 000) beträgt 20 bis 25 ml H_2O/g Dextran. Kolloidlösungen, die im Vergleich zu menschlichem Plasma hyperonkotisch sind, d.h. eine höhere Kolloidkonzentration als Plasma besitzen (z.B. Rheomacrodex[R] 10 %), entziehen dem Interstitium

Wasser und vergrößern damit das Intravasalvolumen auf Kosten des interstitiellen Raumes. Diese Wirkung mag zur Beseitigung von Ödemen erwünscht sein, kann allerdings bei Patienten mit niedrigem EZR-Volumen zur unerwünschten Verkleinerung des interstitiellen Raumes führen. In Tabelle 39 sind die wesentlichen Charakteristika der einzelnen Kolloidlösungen festgehalten.

Tab. 39: Charakteristika künstlicher Kolloidlösungen

Präparate	Kolloid-gehalt	mittleres Molekular-gewicht	intravasale Halbwerts-zeit (h)
Dextran			
Dextran^R 40	10,0	40.000	2 - 3
Dextran^R 60	6,0	60.000	6
Dextran^R 70	6,0	70.000	6
Dextran^R 75	6,0	75.000	6
Gelatine			
Harnstoffvernetzte Gelatine	3,5	25.000	2 - 3
Oxypolygelatine	3,5	30.000	2 - 3
modifizierte flüssige Gelatine	4,0	35.000	2 - 3
Hydroxyäthylstärke			
HÄS 450/0,7	6,0	450.000	6
HÄS 200/0,5	10,0	200.000	2 - 3
HÄS 40/0,5	6,0	40.000	2 - 3

8.5.3   Natürliche Kolloide

Von den natürlichen Kolloiden sind die 4 %igen Proteinlösungen und 5 %iges humanes Serumalbumin zum Plasmavolumenersatz prinzipiell sehr geeignet. Der Volumeneffekt ist bei normaler Kapillarpermeabilität ungefähr gleich der Menge der infundierten Flüssigkeit. Es sollten nur Plasmalösungen verwendet werden, die durch entsprechende Vorbehandlung frei vom Risiko einer Hepatitisübertragung sind. Im Gegensatz zu den Plasmaproteinlösungen enthalten Albuminlösungen außer den Albuminmolekülen praktisch keine Proteine. Trotz ihres exzellenten Volumeneffektes sollten Plasmaprotein- und Albuminlösungen aus folgenden Gründen nicht zum routinemäßigen Volumenersatz verwendet werden:

- sie sind nur durch Blutspenden zu gewinnen und daher nur begrenzt verfügbar,

- sie sind um ein Vielfaches teurer als künstliche Kolloide,

- sie sind nur nach oben erwähnter Vorbehandlung mit großer Wahrscheinlichkeit hepatitissicher und

- Unverträglichkeitsreaktionen werden in vergleichbarer Häufigkeit wie bei den künstlichen Kolloiden auch bei den natürlichen kolloidalen Lösungen beobachtet (vgl. Kap. 8.5.5.1).

Die natürlichen Kolloide sollen daher reserviert bleiben für Patienten mit der Kombination von Volumenmangel und Mangel an Plasmaproteinen (Plasmaproteinkonzentration unter etwa 5 g/100 ml). Von der gesamten Menge an Plasmaproteinen befinden sich normalerweise etwa 50 % intravasal und 50 % im extravasalen (= interstitiellen) Raum. Da das extravasale Eiweiß über den Lymphstrom in den Intravasalraum zurücktransportiert werden kann, muß die Primärtherapie nicht unbedingt mit Plasmaproteinlösungen erfolgen, sondern kann sich der künstlichen Kolloide bedienen.

8.5.4   Künstliche Kolloide

Lösungen künstlicher Kolloide werden seit ungefähr 35 Jahren in größerem Umfang in der Infusionstherapie verwendet. Zusammensetzung und Wirkung der einzelnen Lösungen sind aus folgenden Gründen unterschiedlich:

- drei verschiedene Grundsubstanzen werden verwendet (Gelatine, Dextran, Hydroxyäthylstärke),

- die einzelnen Substanzen werden noch einmal zu verschiedenen Präparationen verarbeitet (drei verschiedene Präparationen von Gelatine, unterschiedliche Substitution der Stärkemoleküle mit Hydroxyäthylgruppen) und

- unterschiedliche Molekülgrößen und -verteilungen werden für verschiedene Indikationen angeboten.

Die Kenntnis physiko-chemischer Charakteristika der einzelnen Kolloidlösungen ist notwendig, wenn man die unterschiedlichen Wirkungen der Kolloide verstehen will (Tab. 39). Die besonderen Vorteile der künstlichen Kolloide gegenüber den humanen Plasmaproteinlösungen sollen nochmals herausgestellt werden. Bei vergleichbarer Volumenwirksamkeit sind sie

- in ausreichender Menge und billig herzustellen,

- sofort verfügbar und

- ohne besondere Maßnahmen sehr lange lagerfähig.

8.5.4.1   Gelatinelösungen

Von den künstlichen Plasmasubstituten wurden Gelatinepräparate als erste auf ihre klinische Verwendbarkeit geprüft. Ausgangsmaterialien sind Rinderknochen und Kalbshäute. Anfängliche Schwierigkeiten, wie schlechte Sterilisierbarkeit, Gehalt an Allergenen und hohe Viskosität bei Zimmertemperatur konnten später beseitigt werden. Drei Präparate stehen heute zur Verfügung, nämlich

- durch Harnstoffbrücken vernetzte Gelatine (z.B. Haemaccel[R]),

- Oxypolygelatine (z.B. Gelifundol[R]) und

- modifizierte flüssige Gelatine (z.B. Plasmagel[R], Physiogel[R]).

Die Verschiedenheit der Präparate ist durch unterschiedliche Vernetzung der Peptidmoleküle bedingt. Alle drei Gelatinepräparate haben ein relativ niedriges mittleres Molekulargewicht von ca. 40 000, das ihre intravasale Halbwertszeit auf etwa 2 bis 3 Stunden begrenzt. Eine wirkungsvolle Volumentherapie ist dennoch sehr wohl möglich bei Verwendung entsprechend höherer Mengen im Vergleich zu Dextran 60 oder 70. Da Gelatinepräparate weder einen spezifischen Effekt auf die Gerinnung noch eine antithrombotische Wirkung besitzen, gibt es für sie auch keine vergleichbare Dosisbeschränkung wie etwa für Dextran (s.u.).

8.5.4.2   Dextranlösungen

Dextrane in klinisch verwendeten Infusionslösungen sind aus Glukosemolekülen aufgebaute, hochmolekulare Polysaccharide, ähnlich wie
Stärke und Glykogen. Zur Verfügung stehen heute:

- Dextran 75 (6 %ige Lösung von Dextran mit einem mittleren Molekulargewicht von 75 000, z.B. Dextran-Lösung-Salvia[R]),

- Dextran 70 (6 %ige Lösung von Dextran mit einem mittleren Molekulargewicht von 70 000, z.B. Longasteril 70[R]),

- Dextran 60 (6 %ige Lösung von Dextran mit einem mittleren Molekulargewicht von 60 000, z.B. Macrodex[R], Oncovertin[R]),

- Dextran 40 (10 %ige Lösung von Dextran mit einem mittleren Molekulargewicht von 40 000, z.B. Rheomacrodex[R], Oncovertin N[R],
  Longasteril 40[R]).

Dextran mit einem Molekulargewicht von 60 000 hat mit 20 bis 25 ml
Wasser pro Gramm Dextran eine höhere Wasserbindungsfähigkeit als
Albumin. Dextrane mit einem mittleren Molekulargewicht von 40 000
werden meist in der 10 %igen Lösung angeboten und sind damit noch
stärker hyperonkotisch. Der initiale Volumeneffekt beträgt bei
letzteren Präparaten das Doppelte des infundierten Volumens, d.h.,
daß entweder interstitielle oder zusätzlich infundierte Flüssigkeit
intravasal gebunden wird. Wenn der Patient also nicht von vornherein
hyperhydriert ist, dann sollte neben Dextran 40 das gleiche Volumen
an Wasser oder Elektrolytlösungen infundiert werden. Die starke
Wasserbindungsfähigkeit von Dextran 40 führt zur Verbesserung der
Mikrozirkulation und verhindert vor allem die Erythrozytenaggregation
in den postkapillären Venolen. Dieser Effekt wird seit langem ausge-
nutzt zur Durchblutungsverbesserung sowohl beim akuten Hörsturz
als auch zur Therapie peripherer Durchblutungsstörungen und des
zerebralen Insultes. Dextran 40 wird natürlich wegen seines geringeren Molekulargewichts schneller ausgeschieden als Dextran 60 oder 75.
Die intravasale Halbwertszeit beträgt etwa 2 bis 3 Stunden, die von
Dextran 60 etwa 6 Stunden.

Beide Dextranpräparate haben antithrombotische Eigenschaften (vgl.
Kap 1.9). Ihr sicherer Effekt zur Prophylaxe postoperativer tiefer
Venenthrombosen und tödlicher Lungenembolien ist vielfach nachgewiesen. Dies beruht unterhalb eines Dosislimits von 1,5 g Dextran/kg KG
pro Tag auf folgenden Mechanismen:

- die Plättchenaggregation wird gehemmt,

- die Aktivität des Faktors VIII wird teilweise gehemmt,

- die Fibrinolyse ist durch primäre Bildung gröberer Fibrinnetze erleichtert und

- die Blutströmung wird durch die Hämodilution verbessert (dies trifft aber auch für andere Plasmasubstitute zu).

Überschreitet man allerdings eine Dosis von 1,5 g Dextran/kg KG pro Tag, so wird zunehmend die plasmatische Gerinnung gehemmt, was in unliebsamen intraoperativen Blutungen resultieren kann.

8.5.4.3   Hydroxyäthylstärkelösungen (HÄS)

HÄS wird aus Stärke hergestellt, die in Reis und Getreide vorkommt. Die nicht modifizierte Stärke ist zu diesem Zweck nicht geeignet, da sie durch die Serumamylase sofort abgebaut wird. Die Glukosemoleküle, aus denen Stärke aufgebaut ist, sind deswegen in unterschiedlicher Häufigkeit mit Hydroxyäthylgruppen besetzt, um ihren schnellen Abbau im Körper durch die Amylase zu behindern. Ein Substitutionsgrad von 0,7 bedeutet z.B., daß pro 10 Glukosemolekülen 7 Hydroxyäthylgruppen gebunden sind, die aber ungleich verteilt sein können. Zur Zeit sind bei uns drei Präparate verfügbar, nämlich

a) HÄS 450/0,7 (z.B. Plasmasteril^R): Die HÄS-Moleküle dieser Lösung haben ein mittleres Molekulargewicht von 450 000 bei einem Substitutionsgrad von 0,7. Trotz dieses hohen Substitutionsgrades werden die HÄS-Moleküle im Blut ziemlich bald zu Molekülgrößen um 70 000 gespalten, so daß HÄS 450 einen ähnlichen Volumeneffekt wie Dextran 60/70 zeigt. Im Gegensatz zu den klinisch verwendeten Dextranlösungen wird HÄS 450/0,7 über längere Zeit in der Leber gespeichert und war dort noch nach Monaten nachweisbar. Aus diesem Grunde wurden HÄS-Präparate mit niedrigerem Molekulargewicht und schnellerer Ausscheidung entwickelt. Nach Infusion von HÄS-Lösungen wurde außer durch den Verdünnungseffekt keine Beeinflussung der Gerinnung beschrieben. Ein antithrombotischer Effekt ist nach derzeitigem Wissensstand möglich.

b) HÄS 200/0,5 (z.B. HAES-Steril^R): Die HÄS-Moleküle dieser Lösung haben ein mittleres Molekulargewicht von 200 000, der Substitutionsgrad beträgt 0,5. HÄS 200 wird als 10 %ige hyperonkotische Lösung angeboten und ist in Volumenwirkung und intravasaler Halbwertszeit vergleichbar dem 10 %igen Dextran 40. Über Verbesserung der Fließeigenschaften des Blutes und eine eventuelle antithrombotische Wirksamkeit liegen bisher keine gesicherten Befunde vor.

c) HÄS 40/0,5 (z.B. Expafusin^R): Die HÄS-Moleküle dieser Lösung haben ein mittleres Molekulargewicht von 40 000, Substitutionsgrad 0,5. Der Volumeneffekt dieser 6 %igen Lösung entspricht der von Gelatinelösungen. Ein über die Blutverdünnung hinausgehender Effekt der Verbesserung der Fließeigenschaften des Blutes oder der Thrombosehemmung konnte bisher nicht nachgewiesen werden.

8.5.5   Nebenwirkungen und Risiken kolloidaler Plasmaersatzlösungen

Unkontrollierte und zu reichliche Infusion von Kolloidlösungen, insbesondere in hyperonkotischer Form, kann natürlich zu massiver Hypervolämie führen. In diesem Fall besteht dann auch die Gefahr eines hämodynamischen Lungenödems. Gerinnungsstörungen können durch alle Plasmasubstitute hervorgerufen werden, wenn die Gerinnungsfaktoren durch exzessive Infusion zu sehr verdünnt werden. Nierenfunktionsstörungen wurden nach Infusion von 10 %igem Dextran 40 bei Patienten mit beginnendem Nierenversagen und/oder dehydrierten Patienten wiederholt beschrieben. In aller Regel ließen sich diese Störungen aber darauf zurückführen, daß bei Infusion dieser hyperonkotischen Lösung die zusätzliche Bindung interstitieller Flüssigkeiten nicht berücksichtigt worden war.

Anaphylaktoide oder anaphylaktische Unverträglichkeitsreaktionen aller Schweregrade, zum Teil auch mit tödlichem Ausgang, wurden nach Infusion aller kolloidalen Plasmaersatzlösungen beschrieben. Um die unterschiedliche klinische Symptomatik der verschiedenen Einzelbeobachtungen miteinander vergleichen zu können, hat sich die Klassifikation der Symptome in vier Schweregrade entsprechend Tabelle 40 in den letzten Jahren sehr bewährt. Nach dieser Einteilung werden Hautreaktionen als Schweregrad I, Hautreaktionen und geringe Veränderungen von Kreislauf und Atmung als Schweregrad II und lebensbedrohliche Beeinträchtigungen von Kreislauf und Atmung als Schweregrad III und Schweregrad IV klassifiziert, wobei Schweregrad IV Herz- und/oder Atemstillstand bedeutet.

Bezüglich des auslösenden Mechanismus dieser Reaktionen kann man unterscheiden:

- anaphylaktische Reaktionen, also systemische Sofortreaktionen, die durch Antigen-Antikörper-Reaktionen ausgelöst sind, und

- anaphylaktoide Reaktionen, die die gleiche klinische Symptomatik wie eine Anaphylaxie zeigen, nach heutigem Wissen jedoch nicht durch eine Antigen-Antikörper-Reaktion ausgelöst sind.

Tab. 40: Schweregradskala der Unverträglichkeitsreaktionen bei Infusion von kolloidalen Plasmaersatzlösungen

Schweregrad	Klinische Symptomatik
I	Hauterscheinungen (Flush, Urtikaria)
II	Nicht lebensbedrohliche hämodynamische Reaktion (Pulsanstieg über 20/min, Blutdruckabfall über 20 mmHg systolisch), Dyspnoe, Übelkeit, Erbrechen
III	Schock, lebensbedrohlicher Bronchospasmus
IV	Herz- und/oder Atemstillstand

Über die Häufigkeit der Untverträglichkeitsreaktionen auf Kolloidlösungen kann trotz zahlreicher Fallberichte und Studien bislang noch keine eindeutige Angabe gemacht werden. Wahrscheinlich liegt aber die Gesamthäufigkeit der Unverträglichkeitsreaktionen auf Kolloidlösungen im Bereich zwischen 0,1 % und 2 % bezogen auf die Anzahl der Infusionsempfänger.

8.5.5.1 Unverträglichkeitsreaktionen bei Anwendung natürlicher Kolloidlösungen

Bei Albumin- und Plasmaproteinlösungen ist das Risiko einer Übertragung der Serumhepatitis durch Vorbehandlung dieser Präparate heute weitgehend ausgeschlossen. Unverträglichkeitsreaktionen der in Tabelle 40 beschriebenen Symptomatik wurden jedoch wiederholt berichtet. Neben Sofortreaktionen sind auch sogenannte 'Spätreaktionen' beschrieben, die bei wiederholter Anwendung von Infusionen auftraten und sich vor allem in Fieber, Schüttelfrost und generalisierter Urtikaria manifestierten. Die Immunisierung gegen Humanalbuminmoleküle ist theoretisch möglich, bisher aber noch nicht nachgewiesen worden. Nachgewiesen ist dagegen die Immunisierung gegen Immunglobulin A bei Patienten, die selbst an einem genetisch bedingten Immunglobulin-A-Mangel litten. Diese Patienten entwickelten Antikörper gegen Immunglobulin A und erlitten bei Infusion von Globulin- oder Plasmalösungen, die dieses Immunglobulin enthielten, schwerste Immunreaktionen (vgl. Kap. 8.4.5.3).

8.5.5.2   Unverträglichkeitsreaktionen bei Anwendung von Gelatine und HÄS

MESSMER, LORENZ und DOENICKE konnten vor über 10 Jahren nachweisen, daß Unverträglichkeitsreaktionen, die bei Infusion von Harnstoff-vernetzter Gelatine auftraten, durch Histaminfreisetzung bedingt sind. Bei den beiden anderen Gelatinepräparationen (s.o.) nimmt man aufgrund ähnlicher klinischer Symptomatik ebenfalls eine Histaminfreisetzung als Ursache von Unverträglichkeitsreaktionen an, obwohl dieser Nachweis bislang noch aussteht. Inzwischen konnte durch die prophylaktische Gabe von Histaminrezeptorantagonisten einerseits bzw. kürzlich durch die Modifikation der Herstellung der Harnstoff-vernetzten Gelatine andererseits eine Verminderung der Unverträglichkeitsreaktionen auf Harnstoff-vernetzte Gelatine erzielt werden.

Da HÄS erst seit gut einem Jahrzehnt im klinischen Gebrauch ist und einige Modifikationen erst in den letzten Jahren auf den Markt kamen, sind Berichte über Nebenwirkungen der HÄS-Lösungen natürlich spärlicher als bei den anderen Plasmasubstituten. Es wurden zwar schwere Unverträglichkeitsreaktionen auch nach HÄS-Infusionen berichtet, der auslösende Pathomechanismus ist aber noch gänzlich unbekannt. Das Risiko der potentiell schweren Unverträglichkeit in seltenen Fällen muß daher bei HÄS-Infusionen in Kauf genommen und entsprechende Vorsichtsmaßnahmen müssen vorher getroffen werden.

8.5.5.3   Unverträglichkeitsreaktionen bei Anwendung von Dextranlösungen

In den Anfängen der klinischen Anwendung von Dextranlösungen vor etwa 30 Jahren wurden Unverträglichkeitsreaktionen auf Dextran häufiger beobachtet. Dies beruhte auf der Verwendung höherer Molekulargewichte von Dextran bei stärkerer Verzweigung dieser Moleküle. Durch Änderung des Herstellungsverfahrens konnten diese Ursachen beseitigt werden. Dennoch wurde in der Folgezeit immer wieder über zum Teil auch tödliche Zwischenfälle berichtet. Wegen der guten Volumeneigenschaften und des sicheren antithrombotischen Effektes von Dextran haben sich Arbeitsgruppen in Uppsala, Wien und München im letzten Jahrzehnt bemüht, die Dextrananwendung sicherer zu gestalten. Die wesentlichen Ergebnisse der Studien zur Aufklärung des Pathomechanismus der Dextran-induzierten-anaphylaktoiden/anaphylaktischen Reaktion (DIAR) sind:

a) Bei über 70 % der Menschen verschiedener Kollektive von Patienten und Gesunden ließen sich präformierte, zirkulierende Dextran-reaktive Antikörper (DRA) nachweisen. Diese Antikörper entstehen nicht durch Immunisierung gegen Dextran, das in den klinischen Lösungen zugeführt wird. Es handelt sich hier vielmehr um Antikörper, die gegen Lipopolysaccharide von Bakterienwänden oder Speiseresten gerichtet sind und mit Dextran kreuzreagieren.

b) Es ließ sich nachweisen, daß das Risiko, bei Infusion von Dextranlösungen eine schwere Unverträglichkeit zu erleiden, für die Patienten besteht, bei denen hohe Titer von DRA vorliegen. Bei diesen Patienten kann es dann zu einer Immunkomplex-Anaphylaxie kommen.

c) Die schwere DIAR wurde daher als Immunkomplex-Anaphylaxie klassifiziert.

Da die Identifizierung des Risikopatienten, der bei Infusion von Dextran von einer schweren DIAR bedroht ist, mit Hilfe eines einfachen Tests bislang nicht möglich ist, war die Entwicklung einer generellen Prophylaxe erforderlich. Diese Prophylaxe wurde durch die Anwendung des Prinzips der Haptenhemmung möglich. Monovalente Haptenmoleküle sind kleine Antigenmoleküle - in diesem Falle Dextranmoleküle -, welche die Immunreaktion spezifischer Antikörper abblokken, selbst aber keine immunogene Wirkung haben. Die Wirksamkeit der Haptenhemmung prüften wir in einer prospektiven, multizentrischen Studie in den Jahren 1978 - 1981 an insgesamt 30 626 Patienten. Die zwei wichtigsten Ergebnisse dieser Studie sind:

- Die Vorinjektion von 20 ml monovalentem Haptendextran 15 % intravenös zwei Minuten vor jeder Erstinfusion von Dextran führt zu einer deutlichen Reduktion vor allem der schweren DIAR, im Vergleich zu Ergebnissen ohne Haptenvorbehandlung, und

- Patienten mit extrem hohen DRA-Titern können in sehr seltenen Fällen trotz Prophylaxe mit 20 ml Hapten eine DIAR erleiden. Bei diesen Patienten muß unterstellt werden, daß die prophylaktisch injizierte Dosis von Haptendextran zur Blockierung sämtlicher Antikörper nicht ausreichend war, jedoch den potentiellen Verlauf der DIAR abzumildern vermochte.

Aufgrund der Ergebnisse dieser Studie geben wir folgende dringende Empfehlungen:

- zwei Minuten vor jeder Erstinjektion einer Dextranlösung sollen 20 ml monovalentes Haptendextran 15 % i.v. injiziert werden,

- vor weiteren Dextraninfusionen soll die Hapteninjektion dann wiederholt werden, wenn zwischen zwei Einzelinfusionen 48 Stunden und mehr vergangen sind.

Zur Verminderung von Zwischenfällen bei Infusion jeder kolloidalen Plasmaersatzlösung bleibt aber die entscheidende Maßnahme die genaue Überwachung des Patienten zu Infusionsbeginn. Während des Einlaufens der ersten Milliliter muß der Patient vom Arzt oder der ärztlichen Hilfskraft sorgfältig überwacht werden, da sich gerade die schwereren Unverträglichkeitsreaktionen während dieser Infusionsphase ereignen. Die Erkennung der Reaktion und die konsequente Behandlung zu diesem Zeitpunkt sind die wichtigsten Voraussetzungen für eine erfolgreiche Therapie.

8.5.5.4   Therapie des Infusionszwischenfalles

Bei Unverträglichkeitsreaktionen vom Schweregrad I genügt in der Regel der Stop des Infusionsmittels und eventuell die Gabe eines Antihistaminikums. Bei einer Reaktion vom Schweregrad II mit leichterer Beeinträchtigung von Kreislauf und Atmung sind Stop dieser Infusionslösung und Infusion einer anderen Kolloidlösung und mittlere bis hohe Dosen von Corticosteroiden (Prednisolon (z.B. Decortin H^R) bis zu 1 g) indiziert. Der Wert von Antihistaminika ist fraglich, da sie nicht sofort wirksam werden. Dabei ist wichtig zu wissen, daß eine Reaktion vom Schweregrad II rasch in eine Reaktion vom Schweregrad III oder IV übergehen kann. In diesen Fällen sind dann

- Volumensubstitution,

- Adrenalin und

- Corticoidgaben absolut vorrangig.

Nach aller Erfahrung sind akute Hypotension, Vasodilatation und peripheres Blutpooling durch Volumensubstitution und Adrenalingabe am schnellsten und sichersten zu beherrschen. Erstdosierungen von 0,05 bis 0,1 mg Adrenalin intravenös sollten nicht überschritten werden. Corticosteroide sind in hohen Dosen indiziert zur Unterdrückung der Antigen-Antikörper-Reaktion, haben ihren frühesten Wirkungseintritt allerdings erst nach 10 bis 15 Minuten. Besonders rasch wirksam werden offensichtlich die Präparate Dexamethason (z.B. Fortecortin^R), Betamethason (z.B. Betnesol^R) und Triamcinolon (z.B. Volon^R), die in Dosen von 80 mg i.v. empfohlen werden.

Die Bedeutung einer ausreichenden Volumensubstitution unter Wechsel des Infusionsmittels bei der Therapie der schweren anaphylaktoiden/ anaphylaktischen Reaktion ist bedeutsam. Die Wahl der Infusionslösung (Elektrolytlösungen oder kolloidale Lösungen) ist dabei zunächst zweitrangig. Wichtig ist, daß 1 000 - 2 000 ml Flüssigkeit und mehr innerhalb kurzer Zeit erforderlich sein können, um zusammen mit gefäß- und herzstimulierenden Medikamenten eine suffiziente Kreislauffunktion wiederherzustellen.

8.6.   Infusionstherapie unter Narkose und Operation
            (U. FINSTERER)

Die parenterale Zufuhr von unterschiedlichen Infusionslösungen, die
von plasmaisotonen und natriumfreien Kohlenhydratlösungen über sogenannte 'Vollelektrolytlösungen' mit Natrium als Hauptkation und kolloidalen Lösungen mit synthetischen Makromolekülen oder Plasmaproteinen (vgl. Kap. 8.5), bis zu Vollblut und Erythrozytenaufschwem-
mungen (vgl. Kap. 8.4) reichen können, dienen grob schematisch in
der Phase kurz vor und während Narkose und Operation zwei Zielen,
nämlich

- dem Ersatz bereits präoperativ vorhandener Defizite, die zu diesem
  Zeitpunkt noch nicht erkannt und/oder behandelt wurden, und

- dem Ersatz intraoperativer Verluste von Flüssigkeit, die aus allen
  Kompartimenten des Körperwassers (Zellwasser, interstitielle Flüssigkeit und Blut) stammen kann.

Natürlich kommt dabei der Abschätzung und dem Ersatz von Blutverlusten, die durch das operative Trauma verursacht sind, eine zentrale
Rolle zu, doch werden wir sehen, daß bei einem großen und langdauernden Eingriff, z.B. im Bereich der Bauchhöhle, eine exakte
intraoperative Infusionstherapie durchaus nicht nur 'intraoperativen
Blutersatz' bedeutet. Infusionstherapie beeinflußt das System Wasser-
und Elektrolythaushalt im weitesten Sinne, und das zentrale Organ
zur Aufrechterhaltung der Homöostase des Wasser- und Elektrolythaushalts ist die Niere (vgl. Kap. 3.3.1). So wird die prä- und
intraoperative Nierenfunktion in besonderem Maße die intraoperative
Infusionstherapie beeinflussen. Darüber hinaus ist wichtig, daß Narkose und Operation temporär die Nierenfunktion tiefgreifend beeinflussen können. Das Funktionssystem Wasser- und Elektrolythaushalt
beeinflußt weiterhin andere vitale Funktionssysteme des Organismus:
das Herz-Kreislaufsystem, z.B. über das zirkulierende Blutvolumen
oder die extrazelluläre Kaliumkonzentration, die Lungenfunktion über
den extravaskulären Raum der Lunge oder den kolloidosmotischen
Druck im Plasma (vgl. Kap. 2.3.3). So wird also klar, daß im Regelfall die Infusionstherapie unter Narkose und Operation, die natürlich
entsprechende venöse Zugänge (vgl. Kap. 8.2) zur Vorbedingung
hat, neben der Applikation der die Narkose bewirkenden Pharmaka
(vgl. Kap. 7), der maschinellen Beatmung (vgl. Kap. 2.4) und der
Überwachung des Patienten unter Narkose (vgl. Kap. 8.3) den vier-
ten entscheidenden Tätigkeitsbereich im Rahmen der klinischen Anästhesie darstellt. So wie Art und Menge der applizierten Anästhetika

und der Umfang des Monitorings unter Narkose je nach Risiko des Patienten und Ausmaß des operativen Eingriffs schwanken können, so kann auch die Infusionstherapie unter Narkose und Operation von Fall zu Fall enorm variieren. Sie kann von der langsamen Zufuhr einer 5 %igen Glukoselösung zum Offenhalten eines venösen Zugangs bei einer Tympanoplastik bis zur Massivtransfusion mit allen weiteren Maßnahmen der Schockbehandlung bei der operativen Erstversorgung eines polytraumatisierten Patienten reichen. In jedem Falle sind profunde Kenntnisse über den Wasser- und Elektrolythaushalt und seine Störungen und ein angemessenes Monitoring relevanter Parameter Voraussetzung für eine fachgerechte Infusionstherapie.

8.6.1 Abschätzung und Ersatz präoperativer Defizite

8.6.1.1 Möglichkeiten der Erkennung präoperativer Defizite

Zur Abschätzung präoperativer Defizite im Wasser- und Elektrolythaushalt sind im Rahmen der präoperativen Narkosevisite und natürlich auch noch im Narkoseeinleitungsraum

a) eine gezielte Anamnese,

b) die Interpretation einschlägiger Laborparameter,

c) die Betrachtung des Patienten und

d) eine kurze physikalische Untersuchung

äußerst hilfreich.

a) Anamnestisch von großer Bedeutung sind

- längerdauerndes präoperatives Hungern und Dursten ohne entsprechende parenterale Zufuhren,

- Ileus mit Ansammlung großer Flüssigkeitsmengen im Gastrointestinaltrakt, die reich an Natrium, Kalium, Bikarbonat und u.U. auch an Protein sind,

- Peritonitis mit Exsudation einer proteinreichen Flüssigkeit in die Peritonealhöhle,

- Verluste über Fisteln, Drainagen und Diarrhoe,

- Polyurie bei Niereninsuffizienz, Diabetes insipidus, Diabetes mellitus und bei Anwendung von Diuretika, bei der neben Wasser unterschiedliche Mengen an Natrium und Kalium verloren gehen, und

- Situationen mit Fieber und starkem Schwitzen.

b) Unter den Laboranalysen werden Hämoglobinkonzentration, Hämatokrit und Plasmaproteinkonzentration bei Überlegungen zur Sauerstofftransportkapazität (vgl. Kap. 1.8.1) und zum Blutvolumen immer besondere Beachtung genießen. Es sei jedoch darauf verwiesen, daß eine 'normale' Hämoglobinkonzentration (in Gramm pro 100 ml Blut) nicht unter allen Umständen Gewähr dafür ist, daß im Blut genügend viele Erythrozyten zum Sauerstofftransport zur Verfügung stehen, d.h., daß das Erythrozytenvolumen (Normalwert etwa 30 ml/kg KG) ausreichend ist. Ein niedriges Plasmavolumen, wie es z.B. bei praktisch allen unter a) genannten Prozessen und bei arterieller Hypertonie angetroffen wird, kann, auch bei pathologisch niedrigem Erythrozytenvolumen, vermeintlich normale Werte für Hämoglobinkonzentration und Hämatokrit zur Folge haben. Ebenso kann bei Mangel an EZR-Flüssigkeit und damit auch an Plasmawasser eine vermeintliche normale oder hochnormale Plasmaproteinkonzentration beobachtet werden. Man ist immer wieder überrascht, wie bei einem solchen Patienten Hämoglobinkonzentration, Hämatokrit und Plasmaproteinkonzentration dramatisch abfallen, wenn der pathologisch erniedrigte EZR, z.B. durch Infusion von Kochsalzlösung oder parenterale Ernährung, normalisiert wird. Auf die Bedeutung der Hypernatriämie als Beweis für relativen oder absoluten Wassermangel wurde in Kapitel 3.3.2.6 ausführlich hingewiesen. Hypokaliämie weist auf eine Kaliumverarmung des Organismus (vgl. Kap 3.4.3.2), ein Anstieg des Plasmakreatininspiegels auf ein eingeschränktes Glomerulumfiltrat (vgl. Kap. 3.5.4) und ein niedriger pH-Wert in Kombination mit einem negativen BE-Wert auf ein Defizit an Pufferbasen im EZR hin (vgl. Kap. 3.4.3).

c) Bei der Inspektion des Patienten können trockene und rissige Haut und Schleimhäute, verminderte Füllung der Venen, starkes Schwitzen, kühle, schlecht durchblutete Extremitäten, Blässe, Ödeme und Aszites Hinweise für Mangel an Wasser, an Wasser und Natrium oder an intravasalem Volumen sein.

d) Hohe Pulsfrequenz, niedriger arterieller Blutdruck und niedriger zentralvenöser Druck können den Verdacht auf Volumenmangel bestärken. Herzrhythmusstörungen können einen Hinweis auf Hypokaliämie darstellen (vgl. Kap. 1.5).

8.6.1.2   Präoperative Defizite im einzelnen und ihre Behebung

a) <u>Erythrozytenvolumen:</u> Auf die Schwierigkeiten, generell vom Hämoglobingehalt auf das Erythrozytenvolumen zu schließen, wurde oben bereits hingewiesen. Wird jedoch bei einem Patienten präoperativ eine Hämoglobinkonzentration um oder unter 10 g/ 100 ml gemessen, die nicht auf eine kurzfristige und übermäßige Verdünnung durch kristalloide und/oder kolloidale Lösungen zurückzuführen ist, so muß die Frage geklärt werden, ob nicht eine präoperative Zufuhr von Erythrozyten angezeigt ist. Zu dieser Maßnahme mit all ihren Risiken (vgl. Kap. 8.4.5) wird man sich eher entschließen, wenn bei dem Patienten Anzeichen für Herzinsuffizienz, koronare Herzkrankheit oder zerebrale Durchblutungsstörungen bestehen, und wenn mit einem nennenswerten intraoperativen Blutverlust zu rechnen ist (Beispiel: 68jähriger, normovolämischer Patient, Myokardinfarkt vor drei Jahren, jetzt wieder relativ gut körperlich leistungsfähig, präoperative Hämoglobinkonzentration 9,5 g/100 ml, Grundleiden: relativ früh erkanntes hochsitzendes Magenkarzinom, geplanter Eingriff: totale Gastrektomie). Dagegen wäre ein präoperativer Hämoglobinwert von 9,5 g/100 ml bei einer jungen, herzgesunden Frau vor geplanter Kürettage keine Indikation zur präoperativen Bluttransfusion.

b) <u>Intravasaler Proteinbestand:</u> Bei einem normalen Plasmavolumen von 45 ml/kg KG und einer normalen Plasmaproteinkonzentration von etwa 6,5 g/100 ml beträgt die normale intravasale Menge an Plasmaproteinen etwa 3 g/kg KG oder rund 200 g bei einem Patienten mit 70 kg. Davon sind etwa 60 % Albumin. Neben vielen anderen Funktionen (z.B. Transport, Immunität u.a.) haben die Plasmaproteine die Aufgabe der Wasserbindung zu erfüllen, d.h., jedes Gramm intravasalen Proteins bindet etwa 16 ml Wasser. Ist der intravasale Proteinbestand niedrig, so muß das Plasmavolumen klein sein, ist er hoch, so wird das Plasmavolumen hoch sein. Viele der unter Kapitel 8.6.1.1, Punkt a), genannten Krankheitsbilder und ebenso z.B. chronische Mangelernährung oder chronische Infektion führen zur Abnahme des intravasalen Protein-, und hier speziell des intravasalen Albuminbestandes, und damit eventuell zu chronischer Hypovolämie. Auf Möglichkeiten der Fehlinterpretation der Plasmaproteinkonzentration bei Mangel an EZR-Flüssigkeit (vermeintlich zu hohe Werte) und Dilution mit kristalloiden Lösungen (vermeintlich zu niedrige Werte) muß geachtet werden. Sind diese Fehlinterpretationen ausgeschlossen oder korrigiert und liegt die Plasmaproteinkonzentration um oder unter

5 g/100 ml und die Albuminfraktion in der Elektrophorese um 50 %, so muß - insbesondere bei operativen Eingriffen, die weitere Proteinverluste erwarten lassen - eine präoperative Albuminsubstitution diskutiert werden.

c) Körperwasser: Ursachen und Symptome des Verlustes an Körperwasser (Hypernatriämie, Hyperosmolarität des Plasmas, Anstieg der MCHC) sind in Kapitel 3.3.2.6 ausführlich dargestellt. Klassische Wasserverlustsyndrome sind nach unserer Erfahrung bei präoperativen Patienten eher selten und wären mit der Zufuhr von isotonen oder halbisotonen Kohlenhydratlösungen zu behandeln. Es sei angemerkt, daß die übliche pränarkotische Flüssigkeitskarenz von 8 bis 12 Stunden beim nierengesunden präoperativen Patienten ohne vorbestehende Defizite keinesfalls klinische Zeichen des Wasserverlusts hervorruft.

d) Wasser und Natrium: Ein Defizit an Wasser und Natrium, z.B. aufgrund von unter Kapitel 8.6.1.1, Punkt a), genannten Erkrankungen, d.h. ein Defizit an EZR-Volumen, ist bei präoperativen Patienten in bestimmten operativen Fächern, z.B. Bauchchirurgie, septische Chirurgie, Urologie, eher häufig. Zeichen sind im wesentlichen die der Kreislaufinsuffizienz (vgl. Kap. 3.3.3.3). In extremen Fällen kann eine metabolische Azidose bestehen. Kombinationen mit einem Defizit an Erythrozyten, Kalium und Plasmaproteinen sind häufiger anzutreffen. Die Therapie der reinen Form des Wasser- und Natriummangels besteht in der Zufuhr einer isotonen Kochsalzlösung oder einer ähnlichen 'Vollelektrolytlösung'. Besteht bei dem Patienten nicht zusätzlich eine Myokard- oder Niereninsuffizienz oder eine Leberzirrhose mit Aszites, so ist die nicht zu rasche Zufuhr auch verhältnismäßig großer Mengen (z.B. ein bis zwei Liter pro Stunde) relativ risikolos. Eine vermehrte Diurese und Natriurese ist dann nicht nur ein sinnvoller 'Überlaufmechanismus', sondern auch Zeichen für eine nun ausreichende Wiederauffüllung des EZR.

e) Kalium: Auf die relativ lockere Beziehung zwischen Plasmakaliumspiegel und Körperkaliumbestand wurde in Kapitel 3.3.4 hingewiesen. Präoperative Kaliumdefizite, z.B. in der Bauchchirurgie, sind sehr häufig. Sie werden akzentuiert durch Darmspülungen, Einläufe sowie Laxantien- und Diuretikagaben und sollten rechtzeitig und ausreichend hoch behandelt werden (z.B. mit 40 bis 100 mmol K^+ in Form von Brausetabletten am Abend vor der Operation). Es sei hier bereits angemerkt, daß bei 'larviertem'

Kaliummangel eine Hypokaliämie häufig erst unter Narkose und Operation sichtbar wird und sich dann z.B. auch in Herzrhythmusstörungen äußert. So sind Substitutionen von 20 - 50 mmol Kalium bei größeren operativen Eingriffen relativ häufig vonnöten.

f) Pufferbasen: Bei bestimmten Krankheitsbildern wie chronischer Niereninsuffizienz oder Dünndarmfisteln kann sich aufgrund von Basenverlusten eine metabolische Azidose entwickeln, die anhand von Körpergewicht und BE entsprechend den Richtlinien in Kapitel 3.1.4.6 präoperativ parenteral zu korrigieren ist.

8.6.2   Die typische Reaktion der Niere auf Anästhesie und Operation

Da bei der Erstellung intraoperativer Flüssigkeitsbilanzen auf der Ausfuhrseite nicht nur Blutverluste sowie geschätzte Verluste in den sogenannten '3. Raum' und über Perspiratio insensibilis (s.u.), sondern naturgemäß auch die Urinvolumina mitgeführt werden müssen, ist es wichtig, zumindest pauschale Vorstellungen über die typische Reaktion der Niere auf Anästhesie und Operation zu entwickeln. Aus klinischen und experimentellen Untersuchungen zu dieser Frage geht hervor, daß es auch beim normovolämischen Patienten mit Narkosebeginn zu einer bedeutenden Drosselung von Nierendurchblutung und Glomerulumfiltrat kommt, wobei der Renin-Angiotensin-Mechanismus möglicherweise eine bedeutende Rolle spielt (vgl. Kap. 3.2.2). Gleichzeitig kommt es zu einer ausgeprägten Antidiurese und Antinatriurese, d.h., es werden nur geringe Harnzeitvolumina mit einer niedrigen Natriumkonzentration produziert, und im Extremfall kann bei tiefer Narkose und großem operativem Eingriff trotz ausreichend hoher renaler Perfusionsdrucke und ausreichendem Blutvolumen über einen gewissen Zeitraum hinweg praktisch Anurie bestehen. Die extreme Antidiurese unter Narkose und Operation kann unter anderem durch hohe ADH-Spiegel mitverursacht werden, die durch 'nichtosmotische Stimuli' der ADH-Sekretion erklärt werden können (vgl. Kap. 3.3.2.4). In einer solchen Situation ist die Oligo-Anurie jedoch nicht Ausdruck einer 'schlechten' Nierenfunktion oder gar einer Gefährdung der Niere, denn die Sauerstoffversorgung des Organs ist allemal ausreichend. Vielmehr ist der Tatbestand, daß die Tubuli das wenn auch vermindert filtrierte Load an Wasser und Natrium praktisch komplett rückresorbieren, Ausdruck einer intakten Organfunktion mit dem Ziel, unter Narkose und Operation bei eher knappem EZR-Volumen zusätzliche renale Verluste zu verhindern. Werden nun Blutvolumen und EZR-Volumen durch die intraoperative Infusionstherapie über den

Normalwert des wachen Patienten hinaus weiter expandiert, so kommt auch die Diurese intraoperativ wieder in Gang. Wir haben sogar bei forcierter Expansion des Blutvolumens während bauchchirurgischer Eingriffe vorübergehende Wasserdiuresen beobachtet (U/P osmol unter 1; vgl. Kap. 3.2.6 und 3.3.2.5), die im Sinne eines völligen Versiegens der ADH-Sekretion bei starker Vorhofdehnung interpretiert werden können. Das Auftreten einer Diurese unter Narkose und Operation, soweit dies nicht durch die Gabe von Diuretika provoziert wurde, kann als sehr empfindlicher Hinweis dafür angesehen werden, daß durch die Infusionstherapie alle prä- und intraoperativen Defizite hinreichend ersetzt worden sind. Aus diesem Grunde sollte man im Regelfalle intraoperativ mit der Anwendung von Diuretika äußerst zurückhaltend sein. Ausnahmen von dieser Empfehlung können Operationen mit extrakorporaler Zirkulation (vgl. Kap. 9.2), Eingriffe mit zeitweiliger Unterbrechung der Nierendurchblutung (Aortenaneurysma, Nierenarterienstenose, Nierentransplantation) oder neurochirurgische Eingriffe mit Hirnödem sein. Es sei noch erwähnt, daß die intraoperative Drosselung von Nierendurchblutung, Glomerulumfiltrat, Diurese und Natriurese im Regelfall in der frühen postoperativen Phase abklingt. Allerdings werden nach großen operativen Eingriffen bedeutende Retentionen - d.h. kumuliert positive Bilanzen - von Wasser und Natrium typischerweise über mehrere Tage fortbestehen (s.u.).

8.6.3   Ersatz des intraoperativen Blutverlustes

Der intraoperative Blutverlust kann in Abhängigkeit von Art und Verlauf des Eingriffs von 20 ml bis 50 ml, z.B. bei Mittelohroperationen, bis zu weit mehr als 10 l, z.B. bei Leberresektionen u.ä., reichen. Exakte Messungen des intraoperativen Blutverlustes scheinen in der Praxis im Moment noch undurchführbar zu sein und müssen daher durch möglichst zutreffende Schätzungen ersetzt werden. Diese müssen die Berücksichtigung des Saugerinhalts, nicht abgesaugte Blutmengen in Tupfern und Tüchern, intraoperative Hämoglobinbestimmungen mit allen ihren Unwägbarkeiten (s.o.) und eine entsprechende Interpretation von Kreislaufgrößen und Diurese umfassen. Die Gefahr von gravierenden Fehleinschätzungen ist, insbesondere bei größeren Blutverlusten, bei Weichteil- und Sickerblutungen und in der transurethralen Prostatachirurgie relativ groß. Unterschätzungen des intraoperativen Blutverlustes sind, statistisch betrachtet, sicher häufiger als Überschätzungen und können, insbesondere bei Patienten mit deutlich eingeschränkter Koronarreserve (vgl. Kap. 1.3.4) und mit zerebralen Durchblutungsstörungen, katastrophale Folgen haben.

Dagegen kann ein zu energischer intraoperativer Blutersatz, insbesondere bei Patienten mit Myokardinsuffizienz, zum Lungenödem führen.

8.6.3.1   Volumenersatz mit Kristalloiden

Wie in Kapitel 3.3.2.1 dargelegt, ist Natrium das Hauptkation des EZR (20 % vom Körpergewicht), der etwa zu einem Viertel aus dem Plasmaraum (5 % KG) und zu etwa drei Vierteln aus dem interstitiellen Raum (15 % KG) besteht. Zugeführtes Natrium wird sich daher zunächst gleichmäßig über den gesamten EZR verteilen (vgl. Kap. 3.3.2.1, Beispiel c.). Gleichzeitig ist allerdings bei intaktem Kreislauf und intakter Nierenfunktion mit einer mehr oder weniger raschen renalen Ausscheidung dieser 'Vollelektrolytlösung' zu rechnen. Isotone Kochsalzlösung oder vergleichbare Lösungen mit Natrium als Hauptkation und Chlorid als Hauptanion sind daher prinzipiell nicht nur zur Behebung von Natriumverlustsyndromen, die sich durch ein niedriges EZR-Volumen auszeichnen (vgl. Kap. 3.3.3.3), sondern in gewissen Grenzen auch zur Behandlung von Blutverlusten geeignet. Dabei ergeben sich die Grenzen dieser Therapie allein daraus, daß die Elektrolytlösungen den Plasmaraum auffüllen und damit eine 'Verdünnung' der Erythrozyten und der Plasmaproteine herbeiführen. Zu berücksichtigen ist dabei natürlich, daß die applizierten Elektrolytlösungen immer nur zu 25 % im Intravasalraum verbleiben und zu 75 % den interstitiellen Raum auffüllen (wobei die renale Ausscheidung noch nicht berücksichtigt ist). Folgendes stark vereinfachte Beispiel soll den Sachverhalt weiter klären: Ein 70 kg schwerer Patient mit einem Blutvolumen von 5 l, einem Hämatokrit von 40 % (Erythrozytenvolumen: 2 l, Plasmavolumen: 3 l) und einer Plasmaproteinkonzentration von 7 g/100 ml (intravasale Proteinmenge: 210 g) möge schlagartig 2 l Blut verlieren, die unmittelbar anschließend ebenso schlagartig mit Vollelektrolytlösung ersetzt werden. Damit hätte der Patient 800 ml Erythrozyten, 1 200 ml Plasma und 84 g Plasmaproteine verloren. Die Zufuhr an Vollelektrolytlösung müßte 8 l betragen, wovon 2 l im Plasmaraum und 6 l im Interstitium verbleiben würden. Das neue Erythrozytenvolumen wäre 1 200 ml, das neue Plasmavolumen 3 800 ml, der neue Hämatokrit 1 200/5 000 = 24 Vol% und die neue Plasmaproteinkonzentration (210-84) x 100/3 800 = 3,3 g/100 ml. Damit dürfte der kolloidosmotische Druck im Plasma auf etwa 50 % vom Ausgangswert abgefallen sein. Gleichzeitig ist zu berücksichtigen, daß der Patient etwa 6 kg an Gewicht zugenommen hat. In der Folgezeit werden zwei Prozesse dieses relativ klare theoretische Bild 'stören':

a)   aus dem Interstitium werden über den nun massiv gesteigerten
     Lymphfluß Plasmaproteine in den Intravasalraum 'hineingewa-
     schen', die, auch bei konstantem Plasmavolumen, die Plasmapro-
     teinkonzentration erhöhen, und

b)   unmittelbar nach Infusion wird eine relativ rasche renale Aus-
     scheidung der zugeführten Vollelektrolytlösung beginnen, die
     quantitativ ersetzt werden muß, wenn eine Hypovolämie verhindert
     werden soll. Weitere theoretische 'Störfaktoren' des beschriebenen
     Modells sollen hier nicht berücksichtigt werden. Auf jeden Fall
     steht fest, daß nicht nur theoretisch, sondern auch in der Praxis
     in einer vergleichbaren klinischen Situation der Blutverlust mit
     kristalloiden Lösungen in der beschriebenen Form möglich ist und,
     z.B. im Vietnamkrieg, auch vielfach erfolgreich durchgeführt
     wurde.

Vorteile dieses Verfahrens sind

-    rasche Verfügbarkeit der Lösungen in großen Mengen auch unter
     Extrembedingungen,

-    der niedrige Preis der Lösung und

-    ein günstiger Effekt auf die Nierenfunktion.

Als Nachteile der massiven Volumentherapie mit Kristalloiden müssen
angesehen werden:

-    eine massive Mitauffüllung des interstitiellen Raumes, der dadurch
     expandiert ('überdehnt') wird, da er primär ja gar kein Volumen
     verloren hatte. Dadurch kommt es zum Auftreten von Ödemen, die
     sich bevorzugt in dem lockeren Bindegewebe der Unterhaut an-
     sammeln. Unter Umständen könnte auch in der Lunge der intersti-
     tielle Raum vergrößert werden, was von Nachteil für den Gas-
     wechsel wäre.

-    eine bedeutende Abnahme des kolloidosmotischen Drucks im Plasma
     und damit eine abnehmende Fähigkeit des Plasmas, aufgrund der
     Wasserbindungsfähigkeit seiner Proteine sein Sollvolumen relativ
     konstant zu halten. Das bedeutet, daß bei Abnahme des relativ
     überdehnten interstitiellen Volumens auch das Plasmavolumen
     nahezu gleichsinnig mitverkleinert wird.

-    die rasche renale Elimination der kristalloiden Lösungen bei
     intakter Nierenfunktion. Sie hat zur Folge, daß für den Fall, daß
     größere Blutverluste ausschließlich mit Kristalloiden ausgeglichen
     werden sollen, in der Folgezeit die renalen Verluste, unter
     Umständen über Stunden bis Tage, quantitativ ersetzt werden
     müssen, um eine späte Hypovolämie sicher zu vermeiden.

Es wird also deutlich, daß der Ersatz größerer Blutverluste ausschließlich mit Vollelektrolytlösungen auf der einen Seite wohl das
'natürlichste' und unbestritten preiswerteste Verfahren darstellt, auf
der anderen Seite aber labile Verhältnisse schafft, die eine sehr sorgfältige Überwachung und Bilanzierung erforderlich machen.

8.6.3.2   Natürliche und künstliche Kolloide

Insbesondere aufgrund des erhaltenen kolloidosmotischen Drucks im
Plasma und des daraus resultierenden stabileren Plasmavolumens ohne
zwangsweise Mitexpansion des Interstitiums kommt dem Blutersatz mit
natürlichen (Plasmaproteinlösungen, Humanalbumin) und künstlichen
Kolloiden (Gelatine, HÄS, Dextran) heute in der operativen Medizin
eine überragende Bedeutung zu. Wie in Kapitel 8.5 ausführlich dargelegt, besteht unter den Bedingungen von Narkose und Operation nur
selten eine Indikation zur Gabe der sehr teuren und begrenzt verfügbaren Plasmaproteinlösungen, während künstliche Kolloide im großen
Stil angewendet werden können. Bei beiden Gruppen von kolloidalen
Lösungen kann näherungsweise davon ausgegangen werden, daß beim
Ersatz des Blutverlustes im Verhältnis 1 : 1 Normovolämie erhalten
werden kann. Während bei Dextran der antithrombotische Effekt zunächst erwünscht ist, sollte die insgesamt zugeführte Menge auf
1,5 g/kg entsprechend z.B. 1,5 l der 6 %igen Dextranlösung bei
einem 70 kg-Patienten limitiert werden. Die Möglichkeit von Unverträglichkeitsreaktionen und die unterschiedlichen intravasalen Verweil-
zeiten der verschiedenen künstlichen Kolloide sind zu berücksichtigen
(vgl. Kap 8.5).

8.6.3.3   Die Indikation zur Bluttransfusion unter Narkose und
                  Operation

Beim Ersatz von Blutverlusten mit erythrozytenfreien Lösungen jeder
Art ist unter den Bedingungen der Normovolämie die dilutionsbedingte
Abnahme der Hämoglobinkonzentration des Blutes und damit die Beeinträchtigung des Sauerstofftransportes schließlich der limitierende
Faktor für das Wohlergehen des Patienten, und bei nennenswerten
Blutverlusten wird sich im Rahmen der intraoperativen Infusionstherapie regelmäßig die Frage stellen, wann in der speziellen Situation die
nicht eben risikoarme und zudem kostspielige Bluttransfusion nicht
mehr zu umgehen ist (vgl. Kap. 8.4.5). Obwohl zu dieser Frage eine
allgemein gültige Regel nicht gegeben werden kann, ist die Berücksichtigung der Sauerstofftransportkapazität und des myokardialen
Sauerstoffverbrauchs entsprechend Abbildung 233 äußerst hilfreich.

O_2-Transportkapazität = HZV x 10 x Hb x SO_2 x 1,36 (ml/min)

Isovolämische HD: Hk $\downarrow$

HK $\downarrow$ $\longrightarrow$ SVR$\downarrow$ — SV $\uparrow$ (HF$^{\pm}$)   HZV $\uparrow$

HZV$\uparrow$ $\longrightarrow$ Herzarbeit$\uparrow$ $\rightarrow$ M$\dot{V}O_2$$\uparrow$ $\longrightarrow$ MBF$\uparrow\uparrow$
                 (Druck x Volumen)

                                    Koronarreserve?

FICK : MVO_2 = $\dfrac{MBF \times avDO_2 \text{ kor.}}{100}$

Abb. 233: Gedankenschema zur isovolämischen Hämodilution beim Blutersatz mit Erythrozyten-freien Lösungen. SVR = peripherer
Gefäßwiderstand; SV = Schlagvolumen; MVO_2 = myokardialer O_2-Verbrauch; MBF = koronarer Blutfluß; $avDO_2$ kor.
= arterio-venöse Sauerstoffgehaltsdifferenz des Herzens.

Die Sauerstofftransportkapazität (vgl. Kap. 1.8.1) entspricht bei
optimaler Oxygenierung des Blutes dem Produkt aus Hämoglobinkonzentration und HZV. Sinkt unter den Bedingungen der intraoperativen
isovolämischen Hämodilution der Hämoglobingehalt des Blutes, so sollte
gleichzeitig und im gleichen Maße das HZV ansteigen, um die Möglichkeit der Sauerstoffabgabe an die peripheren Gewebe stabil zu halten.
In der Tat ist normalerweise unter Hämodilution allein durch die
Abnahme des Hämatokrits und damit der Viskosität des Blutes mit
einer Abnahme des peripheren Strömungswiderstandes zu rechnen
(vgl. Kap. 1.2.5; HAGEN-POISEUILLE'sches Gesetz). Durch diese
Abnahme des peripheren Widerstandes (afterload) bei gleichzeitiger
Zunahme des venösen Rückstroms (preload) wird eine Zunahme des
Schlagvolumens und damit des HZV erreicht, ohne daß Blutdruck oder
Herzfrequenz ansteigen müssen (vgl. Kap. 1.7.1). Die Zunahme des
HZV bedeutet jedoch vermehrte Herzarbeit und vermehrten myokardia-
len Sauerstoffverbrauch (MVO_2), der nach dem FICK'schen Gesetz als
Produkt von Koronardurchblutung (MBF) und koronarer $avDO_2$ aufge-
faßt werden kann (vgl. Kap. 1.2.3 und 1.3.4). So wird unter den

Bedingungen einer nennenswerten Anämie das Herz zum entscheidenden Organ, denn auf der einen Seite ist es durch Steigerung des
Schlagvolumens (und eventuell auch der Frequenz) zu einer bedeutenden Vermehrung des HZV in der Lage, auf der anderen Seite muß es
diese Mehrleistung mit einem gesteigerten Sauerstoffverbrauch er-
kaufen. Wir hatten in Kapitel 1.2.3 gesehen, daß die $avDO_2$ des
Herzens mit etwa 12 Vol.% normalerweise schon so hoch liegt, daß sie
durch vermehrte venöse Ausschöpfung kaum noch gesteigert werden
kann. Im Gegenteil muß sie bei bedeutender Anämie sogar verkleinert
werden, denn bei einem Hb-Gehalt von z.B. 7 g/100 ml ist der arterielle Sauerstoffgehalt bei Vollsättigung des Hämoglobins nur noch
7 x 1,36 = 9,5 Vol.%, und die $avDO_2$ des Herzens kann höchstens
noch um 7 Vol.% betragen, wenn im Myokard nicht Sauerstoffmangel
auftreten soll. Unter den Bedingungen einer bedeutenden Anämie muß
nach dem FICK'schen Gesetz im Verhältnis zur Steigerung von HZV
und MVO_2 die koronare Durchblutung also überproportional stark ansteigen, was durch den doppelten Pfeil in Abbildung 233 kenntlich
gemacht ist. Dies wird beim gesunden Herzen durch eine mehr oder
weniger vollständige Ausschöpfung der Koronarreserve (vgl.
Kap. 1.3.4) bewerkstelligt, die jedoch beim Patienten mit koronarer
Herzerkrankung eingeschränkt ist oder fehlt. So kann man als Faust-
regel zu oben aufgeworfener Frage feststellen, daß beim Herzgesunden eine Reduktion des Hämoglobingehalts durch isovolämische Hämodilution auf etwa die Hälfte des Normalwerts etwa zur Verdoppelung
des HZV bei gleichzeitiger vermehrter Ausschöpfung der Koronarreserve führt und damit relativ unbedenklich ist. Beim Patienten mit
Herzinsuffizienz oder koronarer Herzerkrankung ist nur noch eine
begrenzte Fähigkeit des Herzens zur Steigerung des HZV bzw. zur
Ausschöpfung der Koronarreserve zu erwarten, und hier sollten je
nach Schwere der Herzerkrankung Hämoglobinwerte zwischen 10 und
12 g/100 ml nicht unterschritten werden.

8.6.4   Der sogenannte 'dritte Raum'

Bei Operationen mit nennenswerter Gewebstraumatisierung, wie z.B.
abdomino-perineale Rektumresektion, WERTHEIM'sche Operation oder
retroperitoneale Lymphadenektomie, gelingt es erfahrungsgemäß nicht,
Normovolämie aufrechtzuerhalten, auch wenn der operative Blutverlust exakt im Verhältnis 1 : 1 mit Vollblut oder kolloidalen Lösungen
ersetzt wird. Vielmehr kommt es im Verlaufe der Operationen und
unmittelbar postoperativ zur Hypovolämie mit Anstieg des Hämatokrits,
die dadurch zu erklären ist, daß ein Teil der interstitiellen Flüssigkeit, die zum 'funktionellen Extrazellulärraum' gehört, also des

Flüssigkeitsraumes, der im raschen Austausch mit dem Blutvolumen steht und für den raschen Stofftransport zwischen Blut und Gewebe verantwortlich ist, in einem sogenannten 'dritten Raum' stillgelegt oder 'sequestriert' wird und damit als Puffer zur Auffüllung des Plasmaraumes nicht mehr zur Verfügung steht. Dieser 'dritte Raum' setzt sich vermutlich im wesentlichen aus dem Wundödem und Flüssigkeitsansammlungen im Magen-Darm-Kanal und im Peritoneum zusammen, und seine Größe dürfte in erster Linie von der Art des Eingriffs und dem Ausmaß der Gewebstraumatisierung abhängen. Während er bei Operationen außerhalb der großen Körperhöhlen kaum in Erscheinung tritt, kann er z.B. bei der Operation eines abdominellen Aortenaneurysmas ein Volumen von 3 l bis 4 l erreichen. Dieses Volumen wird prinzipiell dem 'funktionellen EZR', also dem Interstitium und dem Plasmavolumen, entzogen und dürfte im wesentlichen als isotone Kochsalzlösung mit einem mehr oder weniger hohen Gehalt an Plasmaproteinen aufzufassen sein. Nur wenn dieser 'Sequester' zusätzlich zum Blutverlust mit Vollelektrolytlösung aufgefüllt wird, kann Normovolämie längerfristig aufrechterhalten werden. Die Bildung des 'dritten Raumes' erklärt die vorübergehende Retention von Wasser und Natrium und eine entsprechende Gewichtszunahme des Patienten, wie sie typischerweise nach großen operativen Eingriffen angetroffen wird. Sie bildet sich in der Regel mit fortschreitender Wundheilung innerhalb weniger Tage zurück. Bedauerlicherweise ist dieser 'dritte Raum' der Messung bisher praktisch nicht zugänglich, und 0,5 l bis 1 l für eine Cholecystektomie, 1 l bis 2 l für eine Magenresektion und 2 l bis 3 l für eine abdomino-perineale Rektumexstirpation sind bestenfalls grobe Richtwerte. Mit seiner ungenügenden Auffüllung ist immer dann zu rechnen, wenn nach primär ausreichendem Blutersatz Zeichen der Hypovolämie bei stabilem oder ansteigendem Hämatokrit auftreten, die nicht durch Verluste über den Urin, Drainagen oder Schwitzen erklärlich sind.

8.6.5   Zur Frage der Perspiratio insensibilis aus dem Peritoneum

Die Perspiratio insensibilis wird unter den Bedingungen einer Standardanästhesie und -operation mit 0,5 ml/kg Körpergewicht und Stunde angegeben. Sie kommt etwa je zur Hälfte durch Abdampfen von Wasser über die Haut und über die Atmung zustande und entspricht recht exakt den Werten einer wachen Normalperson unter normalen klimatischen Bedingungen. Ein Verlust von (destilliertem) Wasser in der Größenordnung von 35 ml/Stunde (für einen 70 kg-Patienten) müßte demnach im Normalfall keineswegs ersetzt werden, zumal ein Teil davon durch das Oxydationswasser nachgeliefert wird (vgl. Kap. 3.3.2.3). Besondere Bedingungen ergeben sich lediglich

bei einer breiten Eröffnung des Peritoneums, unter Umständen mit
Auslagerung von Baucheingeweiden, wobei von einer relativ großen,
warmen und feuchten Oberfläche wesentlich größere Wassermengen
verdunstet werden könnten. Erwartungsgemäß herrscht auch über die
Höhe dieser Flüssigkeitsmenge keine Einigkeit, da exakte Messungen
unter standardisierten Versuchsbedingungen bisher praktisch nicht
vorliegen. Wir halten derzeit bei einem typischen intraperitonealen
Eingriff einen Wasserverlust von etwa 3 ml/kg Körpergewicht und
Operationsstunde für realistisch. Dies würde bei einem 70 kg-Patienten einem Wasserverlust von etwa 200 ml/Stunde entsprechen und sollte in der Regel mit 5 %iger Glukoselösung ersetzt werden.

8.6.6   Praktisches Vorgehen am Beispiel eines mittleren
bauchchirurgischen Eingriffs

Es möge sich um einen herzgesunden 50jährigen Patienten mit 70 kg
Körpergewicht handeln, der sich einer Hemikolektomie (Operationzeit
2 1/2 Stunden) unterziehen muß. Der Ausgangshämatokrit beträgt
38 Vol.% (chronische intestinale Sickerblutung), der intraoperative
Blutverlust betrage 1 000 ml, wobei aufgrund der fortschreitenden
Hämodilution im verlorenen Blut ein mittlerer Hämatokrit von 35 Vol.%
angenommen wird. Das Ausgangsblutvolumen beträgt 5 000 ml (Erythrozytenvolumen 1 900 ml, Plasmavolumen 3 100 ml). Der Blutverlust
wird im Verhältnis 1 : 1 kontinuierlich mit 6 %iger Dextranlösung
ersetzt. Daraus resultiert ein End-Hämatokrit von etwa 30 Vol.%.
Gleichzeitig werden aufgrund einer intraoperativen Hypokaliämie
40 mmol KCl substituiert. Zur Auffüllung des 'dritten Raumes' werden
zunächst intraoperativ 2 l einer Vollelektrolytlösung und zur Deckung
der Perspiratio insensibilis 500 ml Glukoselösung 5 % infundiert. In
der frühen postoperativen Phase kann bei abklingender Volumenwirkung des Dextrans weiterhin Vollelektrolytlösung, eventuell auch
weitere 500 ml eines künstlichen Kolloids (z.B. Gelatinelösung) verabreicht werden.

8.7   Komplikationen der Anästhesie (P. SCHMUCKER)

Unter einem Narkosezwischenfall verstehen wir eine unvorhergesehene akute Komplikation, die den Patienten in seinem Leben oder seiner Gesundheit bedroht, die zwischen Beginn der Narkoseeinleitung und der vollständig beendeten Narkoseausleitung eintritt und die im weitesten Sinne mit der Tätigkeit des Anästhesisten zusammenhängt. Eine während des Intubationsvorgangs auftretende Zahnbeschädigung wäre also ebenso ein Narkosezwischenfall wie eine sich beim Patienten entwickelnde 'maligne Hyperthermie'. Nicht unter die oben angegebene Definition fiele aber der Tod eines Schwerkranken 'auf dem Tisch' vor Narkosebeginn oder der Tod eines Patienten aufgrund einer unbeherrschbaren chirurgischen Blutung, vorausgesetzt, daß der Anästhesist die in seinen Möglichkeiten liegenden Maßnahmen, wie ausreichende Kanülierung sowie Volumen- und Blutersatz, getroffen hat. Aus dem weiten Feld der in Frage kommenden Komplikationen sollen im folgenden nur einige besonders wichtige herausgegriffen werden.

8.7.1   Respiratorische Komplikationen unter der Narkose

Aufgrund des Gebrauchs von Muskelrelaxantien, des damit verbundenen Ausfalls der Spontanatmung und der Notwendigkeit zur künstlichen Ventilation kommt der Atmung und Beatmung in der Anästhesie besonders große Bedeutung zu. Da die pathophysiologischen Ursachen der respiratorischen Insuffizienz bereits ausführlich dargestellt wurden (vgl. Kap. 2.3 und 2.5), sollen hier nur noch die im weitesten Sinne technischen Ursachen einer respiratorischen Insuffizienz abgehandelt werden.

8.7.1.1   Die Klinischen Zeichen der Hypoxie unter der Narkose

Fällt die arterielle O_2-Sättigung unter einen Wert, der gerade noch die ausreichende Versorgung des Organismus mit Sauerstoff gewährleistet, so tritt als Kompensationsmechanismus zunächst über die Ausschüttung von Katecholaminen eine Erhöhung des Herzzeitvolumens ein, die sich klinisch als Tachykardie und häufig als Blutdruckanstieg bemerkbar macht. Bei flacher Narkose beginnt der Patient häufig zu schwitzen und wird motorisch unruhig. Liegt keine vollständige Muskelrelaxation vor, so setzt zumindest andeutungsweise die Spontanatmung ein. Sinkt die O_2-Sättigung weiter, so daß im arteriellen Blut mehr als 5 g% nicht oxygenierten Hämoglobins vorliegen, so zeigt der Patient eine Zyanose. Dabei ist zu beachten, daß bei niedrigem

Hb-Wert dieses Symptom erst spät auftritt, denn die genannte Bedingung wird bei einem Hb-Wert von 10 g% beispielsweise erst bei weniger als 50 % O_2-Sättigung erreicht. Fällt nun die O_2-Sättigung immer weiter ab, so wird ein Punkt erreicht, wo der Sauerstoffbedarf des Gehirns nicht mehr gedeckt werden kann. Von allen Organen des Körpers hat das Gehirn die geringste Überlebenszeit, es kann nicht länger als etwa drei Minuten völlig ohne Sauerstoff auskommen, ohne daß Gehirnzellen zu Schaden kommen und zugrunde gehen. Aus diesem Grund kann auch eine vorübergehende Hypoxie, die die Funktion anderer Organe und speziell des Herzens nicht beeinträchtigt, zu einem schweren Hirnschaden bis hin zum apallischen Syndrom oder zum Hirntod führen. Beim weiteren Absinken erreicht die O_2-Sättigung einen auch für das Herz kritischen Punkt, ab welchem sein aufgrund der oben erwähnten Stimulation noch erhöhter O_2-Verbrauch nicht mehr gedeckt werden kann. Es kommt zur Schädigung des Herzmuskels und des Reizleitungssystems mit Rhythmusstörungen, Bradykardie und Blutdruckabfall und kurz darauf zum hypoxischen Herzstillstand.

Merke: Hypoxieorgan Gehirn!

In Kapitel 2.3.2.3 wurde darauf hingewiesen, daß es nicht nur unter Hypoxie, sondern auch unter Hyperkapnie zur Ausschüttung von Katecholaminen kommt, was im Regelfall zu Hypertonie, Tachykardie, Hautrötung, Schwitzen und Arrhythmien führt. Diese klinischen Zeichen der Hyperkapnie werden auch unter Narkose immer dann auftreten, wenn diese nicht so tief geführt wird, daß es bereits zu einer Lähmung des sympathischen Nervensystems gekommen ist. Ebenso wird der Patient unter diesen Bedingungen Spontanatmung zeigen (Stimulation des Atemzentrums), wenn diese nicht durch Muskelrelaxantien unterbunden ist.

8.7.1.2   Technische Ursachen der Hypoxie und ihre Behebung

a)   Ursachen im Narkoseapparat:

   - Stenose (z.B. abgeknickter Schlauch),

   - Leck (z.B. Diskonnektion, vor allem am Übergang vom Narkose-Kreissystem zum Tubus, undichte oder defekte Ventile),

   - unzureichende Sauerstoffzufuhr (z.B. O_2-Vorratsflasche leer, Wandanschluß plötzlich ausgesteckt, defekter Respirator).

b) Ursachen am Tubus:

- Stenose (z.B. abgeknickter Tubus, Verlegung des Tubus-Lumens durch Sekret, bei WOODBRIDGE-Tuben Vorwölbung des Cuffs ins Tubuslumen, Prolaps des Tubuscuffs vor die endständige Tubusöffnung),

- Leck (z.B. defekter, nicht blockbarer Tubuscuff).

c) Fehlerhafte Anästhesietechnik:

- FIO_2 zu niedrig eingestellt (unter Narkose muß der Patient mit einer FIO_2 von mindestens 0,35 beatmet werden (vgl. Kap. 2.4),

- Spontanatmung unter Narkose ohne manuelle oder maschinelle Assistenz (Anästhesie führt in der Regel zur Atemdepression),

- Intubation des Ösophagus, die unbemerkt bleibt,

- zu tiefe Intubation in den rechten Hauptbronchus, die unbemerkt bleibt (dann entsteht in der nicht oder nicht ausreichend belüfteten linken Lunge ein großer intrapulmonaler venoarterieller Rechts-Links-Shunt - vgl. Kap. 2.3.1.4 - mit konsekutiver Hypoxämie und ein zunehmender Alveolarkollaps),

- Herausrutschen eines ungenügend befestigten Tubus, das unbemerkt bleibt.

d) Richtiges Verhalten beim Auftreten von Hypoxiezeichen:

Tritt unter Narkose unvermittelt eines der genannten Zeichen auf, so ist zunächst nach einer technischen Ursache zu suchen. Dabei beatmet man den Patienten mit reinem Sauerstoff zunächst manuell, entweder mit Atembeutel im Narkosesystem oder mit Ambu-Beutel. Auch die Möglichkeit der Mund-zu-Tubus-Beatmung darf im Notfall nicht vergessen werden. Ist eine manuelle Beatmung über den Narkoseapparat in normaler Weise möglich, so scheiden Stenose und Leck als Hypoxieursache aus. Bewegt sich die Spindel im O_2-Rotameter und ist damit ausgeschlossen, daß sie festhängt, so ist die Hypoxieursache auch nicht in mangelnder Sauerstoffzufuhr zu suchen. Man muß dann eine Ursache im Patienten vermuten und beginnt zur weiteren Abklärung mit der Auskultation der Lunge.

Füllt sich bei manueller Beatmung der Beutel nicht ausreichend, so liegt ein Leck vor. Kann dieses nicht sofort gefunden und beseitigt werden, trennt man den Patienten vom Gerät und führt eine Beatmung Maske-Ambubeutel oder Tubus-Ambubeutel bzw.

Mund-zu-Mund oder Mund-zu-Tubus durch, bis eine herbeigeru-
fene Hilfsperson entweder das Narkosegerät funktionsfähig gemacht oder ein neues beschafft hat. Steigt unter Beatmung von
Hand der Druck stark an, ohne daß Volumen gefördert wird, so
liegt eine Stenose im System oder beim Patienten vor. Ist das
System augenscheinlich durchgängig, so wird beim intubierten
Patienten der Versuch der endotrachealen Absaugung unternommen und bei Mißlingen sofort der Tubus gewechselt. Kann bei
durchgängigem Tubus nicht oder nur schwer beatmet werden, so
liegt der Verdacht auf einen Bronchospasmus vor (s.u.). Beim
nicht intubierten Patienten, der plötzlich nicht mehr beatmet
werden kann, ohne daß z.B. der Zungengrund zurückgefallen
wäre, liegt der Verdacht auf Obstruktion der oberen Luftwege
durch Laryngospasmus oder Aspiration vor (s.u.). Bei lebensbe-
drohender Hypoxie ist eine Blutgasanalyse aus zeitlichen Gründen
meist nicht möglich, sie ist jedoch zum frühest möglichen Zeitpunkt nachzuholen.

Merke: Bei Hypoxiezeichen muß der Patient 'an die Hand' genom-
        men und mit reinem Sauerstoff beatmet werden.

8.7.1.3   Obstruktion der Luftwege als weitere Ursache für Hypoxie unter Narkose

a) Laryngospasmus: Der Verschluß des Kehlkopfes durch die zusam-
   mengezogenen Stimmbänder aufgrund eines Krampfes der (quergestreiften) Kehlkopfmuskulatur ist vor allem bei Kindern nicht
   selten. Er kann in jedem Stadium der Narkose auftreten, besonders häufig ist er bei Ein- und Ausleitung. Prinzipiell kann man
   unter Maskenbeatmung mit reinem Sauerstoff warten, bis der
   Spasmus von selbst abklingt. Nach Möglichkeit sollte keine zusätzliche Reizung der Kehlkopfgegend, z.B. durch einen GUEDEL-
   Tubes, erfolgen. Notfalls muß der Patient relaxiert und kontrolliert beatmet werden. Ob eine Intubation erforderlich wird oder
   nicht, hängt von der klinischen Situation ab.

b) Aspiration: Aspiration von Mageninhalt in die Trachea tritt meist
   in der Einleitungsphase bei Notfallpatienten mit vollem Magen auf
   und ebenso bei Patienten mit Ileus oder bei angeblich nüchternen
   Patienten, die heimlich getrunken haben, oder auch ohne ihr Wissen z.B. an einer Magenausgangsstenose leiden. Auch Schwangere
   sind infolge des erhöhten intraabdominellen Drucks besonders
   aspirationsgefährdet. Zur Prophylaxe der Aspiration sollte bei

Patienten mit Aspirationsgefahr vor der Intubation keine Maskenbeatmung durchgeführt werden. Vielmehr sollte der Patient bis
zum Eintreten der Relaxation spontan Sauerstoff atmen. Die Narkose sollte nach Bereitstellung eines leistungsfähigen Saugers in
Oberkörperhochlage durch rasche Injektion des intravenösen
Anästhetikums (Barbiturat, Etomidat), sofort gefolgt von Succinylcholin eingeleitet werden (sogenannte Ileuseinleitung). Die
Intubation sollte zum frühestmöglichen Zeitpunkt erfolgen und der
Tubuscuff umgehend geblockt werden. Eventuell kommt auch eine
Intubation des wachen, mäßig sedierten Patienten unter Lokalanästhesie des Rachens in Frage. Die Therapie der Aspiration
besteht in endotrachealer Intubation und sorgfältigem Absaugen.
Eventuell ist eine Thoraxübersichtsaufnahme, eine Bronchoskopie
und prophylaktische oder therapeutische maschinelle Beatmung
erforderlich.

c) Larynxödem: Ein Larynxödem kommt vor allem bei eitrigen Prozes-
    sen im Mundboden- und Rachenbereich vor, manchmal auch nach
    schwieriger und traumatisierender Intubation. Es entsteht da-
    durch, daß die Schleimhaut, welche im Kehlkopfbereich fast direkt
    dem Knorpel aufliegt und nur durch eine dünne bindegewebige
    Schicht fixiert ist, sich relativ leicht durch Flüssigkeitsansamm-
    lung von der knorpeligen Unterlage abhebt. Die entstehende
    Schwellung engt den Luftweg erheblich ein und kann die Spontan-
    atmung unmöglich machen. Symptome des Larynxödems sind inspi-
    ratorischer Stridor und Luftnot. Da beim Larynxödem die endotra-
    cheale Intubation äußerst schwierig oder gar unmöglich werden
    kann, sollte bei Prozessen im Mundbodenbereich die Narkoseeinlei-
    tung in Tracheotomiebereitschaft erfolgen. Wenn irgend möglich,
    sollte zur Intubation auf die Anwendung von Muskelrelaxantien
    verzichtet werden, um für den Notfall einen Rest von Spontanat-
    mung beim Patienten zu erhalten. Ist das Larynxödem mit einer
    Kieferklemme verbunden, kommt auch die blindnasale Intubation
    des spontanatmenden Patienten unter Sedierung oder flacher Nar-
    kose in Betracht. Beim intubierten Patienten mit Verdacht auf
    Larynxödem, z.B. nach traumatisierender Intubation, sollte die
    Extubation mit großer Vorsicht erfolgen. Hier scheint die vorhe-
    rige intravenöse Applikation großer Mengen eines Glukocorticoste-
    roids (z.B. 1 g Prednisolon) günstige Wirkungen zu haben.

d) Trachealstenose: Eine Trachealstenose, gegebenenfalls mit Stridor,
    kann z.B. bei Patienten mit großer Struma so ausgeprägt sein,
    daß eine Intubation schwierig bis unmöglich wird. Auch in diesem
    Falle sollte die Narkoseeinleitung in Trachetomiebereitschaft erfol-
    gen und auf langwirkende Muskelrelaxantien vor Intubation ver-
    zichtet werden.

e) <u>Unwegsamkeit im Bronchialsystem:</u> Bronchusverlegung, z.B. durch einen Sekretpfropf, führt zur Atelektase des betroffenen Lungenabschnittes. Bronchustamponade bei Blutung in das Bronchialsystem führt zur dramatischen Hypoxie. Hier müssen die Luftwege häufig bronchoskopisch freigemacht werden. Ein Bronchospasmus befällt vor allem Patienten mit Asthma-Anamnese, kann aber auch bei sonst unauffälligen Patienten besonders in der Einleitungsphase auftreten. Typische Symptome sind steigende Beatmungsdrucke, verlängertes Exspirium und auskultatorisch Giemen und Brummen. Bei Asthma-Anamnese sollten alle Pharmaka vermieden und alle Maßnahmen unterlassen werden, die zur Auslösung eines Anfalls führen können. Substanzen, die bronchokonstriktorische Effekte über Histaminfreisetzung, Parasympathikusstimulation oder andere Mechanismen haben können, sind unter anderem Barbiturate, Succinylcholin, Curare, Pyridostigmin, Propranolol, Fentanyl. Gut geeignet zur Anästhesie bei Asthmatikern sind Etomidat, Pancuronium, dampfförmige Inhalationsanästhetika und Ketamin. Zur Prophylaxe oder Therapie eines Bronchospasmus kommen Glukocorticoide, Theophyllinderivate, beta-Sympathomimetika (Adrenalin, Isoproterenol und insbesondere selektive beta-2-Stimulatoren, z.B. Brelomax[R] oder Bricanyl[R]; vgl. Kap. 6.6.4.1) und Atropin in Betracht.

Zum Lungenödem vgl. Kapitel 2.3.3, zum Pneumothorax vgl. Kapitel 8.2.2.4.

8.7.2   Kardiozirkulatorische Komplikationen unter der Narkose

Die fortlaufende EKG-Überwachung mit Monitor ist für jeden narkotisierten Patienten eine unabdingbare Voraussetzung. Zur Frage der Herzrhythmusstörungen unter Narkose und deren Therapie vgl. Kapitel 1.5 und 1.6.3. Zur Luftembolie vgl. Kapitel 1.9.1. Zur Frage allergischer Zwischenfälle im Zusammenhang mit der Anästhesie vgl. Kapitel 1.8.6, 8.4.5.1 und 8.5.5.

8.7.2.1.   Arterielle Hypotonie

Für Blutdruckabfälle während der Narkoseeinleitung sind vor allem zwei verschiedene Mechanismen verantwortlich, nämlich einerseits die negative Inotropie der verwendeten Pharmaka (Barbiturate, Halothan, Enfluran) und andererseits die periphere Vasodilatation (siehe Dehydrobenzperidol). Besonders gefährdet sind demnach Patienten mit primär eingeschränkter Myokardkontraktilität und/oder mit vorbestehender Hypovolämie. Die Prophylaxe besteht daher in einer Volumensubstitution vor Narkoseeinleitung und in vorsichtiger Dosierung der Anästhetika streng nach Wirkung. Scheint die Hypovolämie behoben zu sein, so kann ein Druckabfall bei Einleitung entsprechend den oben genannten Mechanismen erfolgreich mit Substanzen behandelt werden, die positiv inotrop und vasokonstriktorisch wirksam sind, wie Etilefrin (z.B. Effortil^R). An die Möglichkeit der Schocklagerung ist zu denken. Blutdruckabfälle im weiteren Verlauf einer Operation sind häufig durch eine zunehmende Hypovolämie bedingt. Die Prophylaxe besteht in einer sorgfältigen Bilanz, bei größeren Eingriffen mit Kontrolle des zentralvenösen Druckes, die Therapie in entsprechender Volumensubstitution. Bei Hypotonie aufgrund einer während der Narkose dekompensierenden Herzinsuffizienz sind positiv inotrope Pharmaka, wie Dopamin (z.B. Dopamin Premix 320N), indiziert.

Merke: Bei starkem Blutdruckabfall während einer Narkose sind sämtliche Anästhetika abzusetzen. Die Beatmung muß mit reinem Sauerstoff erfolgen, bis die Ursache der Hypotonie geklärt ist.

8.7.2.2. Arterielle Hypertonie

Ursachen einer hypertonen Entgleisung unter Narkose sind vor allem zu flache Narkose, Hypoxie, Hyperkapnie und der unbehandelte Hypertonus. Zudem kann auch bei ausreichend tiefer Neuroleptanalgesie beim Normotoniker aus bislang unbekannten Gründen eine Blutdruckerhöhung auftreten. Arterielle Hypertonie unter Narkose ist in keinem Fall wünschenswert. Auf der einen Seite kann durch sie eine chirurgische Blutung vermehrt werden, auf der anderen Seite steigert sie die Herzarbeit und den myokardialen Sauerstoffverbrauch. Dies birgt beim Patienten mit koronarer Herzkrankheit die Gefahr der Myokardischämie und eventuell des Myokardinfarkts in sich (vgl. Kap. 1.3.4). Sind Hypoxie, Hyperkapnie und zu flache Narkose als Ursachen der arteriellen Hypertonie ausgeschlossen, so bieten sich folgende therapeutische Möglichkeiten an: Bei Blutdruckanstieg unter Neuroleptanalgesie kann eine Drucksenkung durch zusätzliche Verabreichung von Inhalationsanästhetika versucht werden. Will der Anästhesist, z.B. wegen eines beim Patienten vorliegenden Leberschadens, auf Inhalationsanästhetika verzichten, so ist der Versuch einer Drucksenkung mit einem Antihypertensivum oder einem Nitropräparat angezeigt. Ist die auftretende Hypertonie von vornherein mit einer Tachykardie gekoppelt und besteht keine Herzinsuffizienz, so kann der Druck primär mit kleinen Dosen eines beta-Blockers gesenkt werden.

8.7.3   Zahnschäden durch Intubation

Bei unsachgemäßer Handhabung des Laryngoskops ('Hebeln') und bei ungünstigen anatomischen Gegebenheiten, die eine Intubation erschweren (kurzer, dicker Hals, Struma u.a.) können Beschädigungen, insbesondere an den Frontzähnen des Patienten, wie Schmelzdefekte, Lockerung von Kronen und Lockerung oder gar Herausbrechen eines oder mehrerer Zähne erfolgen. Dies ist besonders problematisch, wenn einzelne eigene Zähne des Patienten für die Fixation von Teilprothesen notwendig sind und der Patient bei Verlust eines Zahns eine neue Prothese benötigt. Ein Großteil der Zahnschäden kann vermieden werden, wenn der Zahnstatus des Patienten im Rahmen der Prämedikationsvisite sorgfältig aufgenommen wird, und damit besonders risikoreiche Intubationen vorhergesehen werden können. Im Falle von lockeren und beschädigten Zähnen vor einer Anästhesie und Intubation ist der Patient besonders nachdrücklich auf das erhöhte oder gar nahezu unvermeidliche Risiko einer weiteren Beschädigung seiner Zähne hinzuweisen.

8.7.4   Lagerungsschäden

Der Anästhesist trägt die Verantwortung für die Lagerung des Patienten auf dem Operationstisch und die aus einer unsachgemäßen Lagerung sich eventuell ergebenden Schäden. Eine Ausnahme bildet nur die vom Chirurgen aus operativen Gründen ausdrücklich gewünschte Änderung der korrekten Lagerung. Auf einige typische Lagerungsschäden soll im folgenden hingewiesen werden:

Radialislähmung durch Druck der Kante des Operationstisches gegen den Nervus radialis am Oberarm ist relativ häufig. Ein nicht ausgelagerter Arm muß stets am Oberarm unterpolstert werden. Ein ausgelagerter Arm darf nicht an der Tischkante gequetscht werden. Er ist vorzugsweise über die Sagittalebene des Patienten anzuheben. Damit können auch Nervenschäden durch Überdehnung des Plexus brachialis vermieden werden. Relativ häufig werden auch Fibularislähmungen beobachtet, die durch Unterpolsterung der Gegend des Fibulaköpfchens vermieden werden sollten. Netzhautschäden durch langdauernden Druck auf den Augenbulbus, wenn z.B. bei Seiten- oder Bauchlagerung der Patient 'auf dem Auge' liegt, sind ebenfalls vermeidbar. Ein Ulcus corneae infolge eines lange Zeit offenstehenden Augenlides zählt zwar nicht eigentlich zu den Lagerungsschäden, soll aber doch hier erwähnt werden. Die Augen sollen daher während der Anästhesie entweder verklebt oder durch Augensalbe geschützt werden.

8.7.5   Maligne Hyperthermie (MH)

Bei der malignen Hyperthermie handelt es sich zwar um eine seltene (1 : 50 000 bei Erwachsenen), aber äußerst gefährliche Komplikation der allgemeinen Anästhesie. Sie ist zudem durch keinen routinemäßig durchführbaren Test präoperativ zu erfassen. Über die Ätiologie existieren verschiedene Theorien. Da diese Komplikation aber gehäuft bei Patients mit angeborenen Muskelerkrankungen auftritt, dürften wohl Veränderungen der quergestreiften Skelettmuskulatur, insbesondere ein Defekt der Regulation der intrazellulären Kalziumionenkonzentration, als Ursache anzunehmen sein. Patienten mit MH können übrigens durchaus komplikationslos verlaufene Narkosen hinter sich haben.

Das erste alarmierende Anzeichen für eine sich entwickelnde MH ist oft eine Kieferklemme nach Gabe von Succinylcholin. Auslösender Faktor kann aber auch ein Inhalationsanästhetikum, insbesondere Halothan, oder ein anderes Medikament sein, das in Zusammenhang mit der Anästhesie angewendet wird. Wird die Narkose zu diesem Zeitpunkt abgebrochen, so tritt meistens keine ernsthafte Reaktion auf. Wird die Narkose weitergeführt, können folgende Vorgänge forciert ablaufen. In den Muskelzellen kommt es zu einer schwerwiegenden Störung des intrazellulären Kalziumstoffwechsels. Die intrazelluläre Kalziumkonzentration steigt stark an, bewirkt eine Kontraktion der Muskelzelle und eine Aktivierung ihrer Enzymsysteme. Die Muskelzellen verbrauchen Energie und Sauerstoff und produzieren Wärme, was zum Anstieg der Körpertemperatur führt. Die durch den enormen Sauerstoffverbrauch bewirkte Hypoxie führt zu einer Tachykardie, eventuell zu einer Zyanose. In der Blutgasanalyse findet sich ein erniedrigter PaO_2, ein massiv erhöhter $PaCO_2$ (100 - 200 mmHg) sowie eine gemischte respiratorische und metabolische Azidose. Durch die Erregung der Muskelzellen und gestörte Membranfunktionen kommt es zu einem Kaliumverlust der Zellen und somit zu einer Hyperkaliämie. Rhythmusstörungen sind häufig die Folge. Sobald ein Teil der Muskelzellen zugrundegeht, kommt es auch zu einem Anstieg der Enzyme CPK, LDH, GOT, GPT und Aldolase. Das freiwerdende Myoglobin führt zu einer burgunderroten Färbung des Urins und kann durch Verstopfung der Nierentubuli zum akuten Nierenversagen führen ('Crush-Niere'). Der die Krankheit bezeichnende Temperaturanstieg (bis über 40 °C) kann ein Spätzeichen sein und signalisiert eine ernste Prognose.

Therapeutisch sollte man beim Vorliegen einer MH die Anästhesie abbrechen und mit 100 % Sauerstoff im halboffenen System beatmen. Wegen der hohen CO_2-Produktion muß das AMV auf wenigstens das Drei- bis Vierfache des Ausgangswertes erhöht werden. Das Narkosegerät oder zumindest die Gummiteile müssen gewechselt werden. Gegen die Azidose wird Bikarbonat eingesetzt, ein eventuell erhöhtes Serumkalium wird durch Infusion von Glukose und Insulin gesenkt. Zur Bekämpfung der Herzrhythmusstörungen sollte Procain (1 mg/kg x min), nicht Lidocain, das unter Umständen die MH unterhalten kann, eingesetzt werden. Der Patient muß eventuell in Eis eingepackt werden, selbst die Kühlung über extrakorporale Zirkulation wurde erfolgreich zur Senkung der Körpertemperatur bei MH angewendet. Die Urinproduktion muß aufgrund des drohenden Nierenversagens mit Mannit oder Furosemid auf mindestens 2 ml/kg x Stunde gehalten werden (Urindauerkatheter). Zur Prophylaxe eines Hirnödems empfiehlt sich die Gabe von Dexamethason.

Merke: Kieferklemme beim Einleiten der Narkose bedeutet Gefahr
           der malignen Hyperthermie und sollte an einen Abbruch
           der Narkose denken lassen.

Bei kurzdauernden Eingriffen kann die MH auch erst im Aufwachraum manifest werden.

Seit 1980 steht zur spezifischen Therapie der MH Dantrolen (z.B. Dantamacrin[R]) zur Verfügung. Dantrolen hemmt die Freisetzung von Ca^{++}-Ionen aus dem sarkoplasmatischen Retikulum der Muskelfasern und setzt damit den Erregungs-Kontraktions-Mechanismus außer Kraft. Die mittlere effektive Dosis liegt bei 2,5 bis 3 mg/kg KG i.v. Der therpeutische Nutzen bei Manifestation einer MH gilt heute als gesichert.

8.8   Grundlagen zu Narkosegeräten (R. WEBER)

8.8.1   Gasversorgung

8.8.1.1   Zentrale Gasversorgungseinrichtungen

Moderne Kliniken wären ohne zentrale Gasversorgungseinrichtungen undenkbar. Diese sind sicher, wirtschaftlich und gewährleisten eine weitgehend lückenlose Versorgung mit Sauerstoff, Druckluft und Lachgas. Bei sehr großen Kliniken ist eine zentrale Vakuumversorgung wegen der Leitungslänge nicht ganz unproblematisch und sehr kostenaufwendig. Auch sprechen sich immer mehr Hygieniker gegen eine zentrale Vakuumanlage aus, da die Verkeimungsgefahr sehr groß ist. Deshalb entschließt man sich immer mehr zum Injektorprinzip mit Druckluft (Abb. 234) oder für Sauger mit Elektromotor-Pumpen. Als Zapfstellen zur Gasentnahme haben sich wandebene Steckkupplungen oder Deckenversorgungsampeln bewährt. In jeder zu versorgenden Funktionseinheit (Operationssaal, Intensivstation, Ambulanz) befinden sich mindestens an einer zentralen Stelle Kontrollmanometer, meist auch eine optische und akustische Warneinrichtung für den Leitungsdruck. Jeder, der mit Narkosegasen zu tun hat, sollte diese Stellen und ihre Funktion kennen. In einer sogenannten Leitwarte ist eine Schalttafel mit Manometern und Alarmeinrichtungen sämtlicher Leitungsendstellen. Sind zwei Zapfstellen des gleichen Gases nebeneinander, so sollten die Zuleitungen unabhängig voneinander sein, so daß bei Ausfall oder Reparatur nur eine Zapfstelle ohne Gas ist.

Der Gasdruck in den Versorgungsleitungen beträgt in Deutschland einheitlich 5 - 6 bar, d.h. 5 - 6 kp/cm^2.

Definition:

Der durchschnittliche Luftdruck auf Meereshöhe entspricht:

$$1 \text{ atm} = 1 \text{ kp/cm}^2 = 1 \text{ bar} = 1\ 013 \text{ mbar} = 760 \text{ mmHg.}$$

Im Ausland wird häufig mit psi (pounds per square inch) gerechnet:

$$1 \text{ psi} = 0,07 \text{ kp/cm}^2; \quad 1 \text{ bar} = 14,3 \text{ psi.}$$

Also entspricht der Druck in unseren Gasleitungen (5 - 6 bar) etwa 70 - 80 psi. Da immer mehr ausländische Geräte auf den deutschen Markt kommen, muß dies bei ihrer Inbetriebnahme beachtet werden.

Sie sind in der Regel auf maximal 50 psi (3,5 bar) Eingangsdruck konstruiert. Solchen Geräten muß also ein zusätzliches Reduzierventil vorgeschaltet werden.

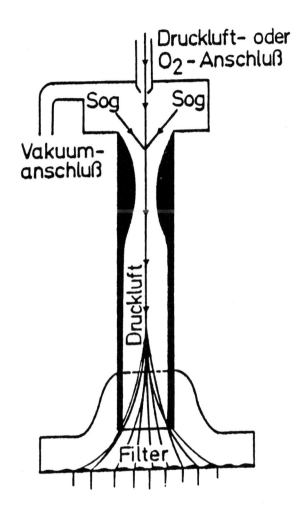

Abb. 234: Absaugung nach dem Injektorprinzip.

8.8.1.2   Gasflaschen

Für den täglichen Klinikbetrieb gibt es Gasflaschen mit

> 11 Litern Rauminhalt
> 8 Litern Rauminhalt
> 5 Litern Rauminhalt
> 3 Litern Rauminhalt
> 2 Litern Rauminhalt.

Es handelt sich um Stahlflaschen, die mit 300 - 350 bar geprüft sind und für die ein Fülldruck von 200 bar erlaubt ist. Es gibt ältere Flaschen mit einem erlaubten Fülldruck von 100 bar. Diese sollte man allerdings aus dem Verkehr ziehen. Die 11- und 8-Liter-Flaschen sind für einen Gerätebetrieb ohne zentrale Gasversorgung gedacht. Die 3-Liter-Flaschen sind Notgasflaschen für einen kurzzeitigen Betrieb ohne zentrale Gasversorgung. Die 2-Liter-Flaschen sind reine Notgasflaschen. Nach Ausfall der zentralen Gasversorgung reicht ihr Inhalt bei Vollfüllung (400 Liter bei 200 bar) nicht zur Weiterführung einer Narkose um mehr als eine Stunde.

Gasflaschen für Sauerstoff:

Die Kennfarbe der Sauerstoffflaschen in der BRD ist blau (im Ausland meist grau). Die Flaschengröße, erlaubter Fülldruck (z.B. 200 kp/cm^2) sowie die letzte TÜV-Prüfung sind im Flaschenhals eingestanzt. Der O_2-Vorrat einer angeschlossenen Sauerstoffflasche kann errechnet werden, indem man den Fülldruck mit dem Rauminhalt der Flasche multipliziert.

Beispiel: Inhaltsdruck 200 kp/cm^2
             Rauminhalt der Flasche 2 Liter,
             O_2-Vorrat 200 x 2 = 400 Liter.

Dieser Vorrat reicht bei einem O_2-Bedarf von z.B. 6 l/min. für ca. 66 Minuten.

Gasflaschen für Lachgas (N_2O):

Ähnlich wie Kohlensäure verflüssigt sich auch Lachgas unter hohem Druck. N_2O kommt also in flüssiger Form in Stahlflaschen in den Handel. Die Kennfarbe von Lachgas in der BRD ist grau (im Ausland meist blau). Das angeschlossene Lachgasmanometer zeigt bei gefüllter Flasche und Raumtemperatur etwa 50 bis 60 kp/cm^2. Dies sagt aber nichts aus über den wirklichen Gasvorrat. Sinkt die Manometer-Nadel bei Raumtemperatur und geöffneter Flasche unter 30 kp/cm^2, d.h., tritt der Zeiger aus dem roten bzw. grünen Feld, ist kein flüssiges N_2O mehr in der Flasche, und der Vorrat geht schnell zu Ende. Bei 10 kp/cm^2 sollte die Flasche ausgewechselt werden. 1 kg flüssiges N_2O ergibt etwa 500 Liter entspanntes Gas. Will man den Inhalt einer Lachgasflasche errechnen, so muß man die Flasche wiegen. Ihr Leergewicht ist am Flaschenhals eingeprägt.

Beispiel: Aktuelles Gewicht der Lachgasflasche 9,3 kg,
             Leergewicht der Lachgasflasche 7 kg,
             Inhalt der Lachgasflasche 2,3 kg,
             Lachgas-Vorrat 2,3 x 500 = 1 150 Liter verfügbares Gas.

Merke: Es gibt auch Prüfgasflaschen in blauer oder grauer Farbe.
             Ihr Inhalt ist Mischgas zum Prüfen oder Eichen von Labor-
             geräten. Vor dem Anschluß von Gasflaschen muß unbedingt
             die ganze Flaschenaufschrift gelesen werden. Bereits
             geöffnete Flaschen dürfen nicht verwendet werden. Der
             Umgang mit Gasflaschen unterliegt besonderen Vorschrif-
             ten. Die wichtigsten sind:

a) Die Flaschen sind gegen Umfallen zu sichern. Sonst können Schä-
    den am Ventil oder Haarrisse im Flaschenmantel entstehen (Explo-
    sionsgefahr).

b) Gasflaschen sind vor direkter Wärmeeinwirkung zu schützen (Son-
    neneinstrahlung, Heizung). Flaschenventile und Druckminderer
    dürfen nicht mit Öl, Fett oder ähnlichen Stoffen in Berührung
    kommen (Brandgefahr).

c) Ventilhandräder dürfen nur von Hand bedient werden, keinesfalls
    mit einem groben Werkzeug. Flaschen mit schwergängigen Ventilen
    sollen gekennzeichnet und an die Lieferfirma zurückgegeben
    werden. Es ist sinnlos, ein Gasflaschenventil um mehr als eine
    Umdrehung (360°) zu öffnen, da die entstehende Öffnung dann
    bereits weiter ist als die Flaschenbohrung.

8.8.1.3   Druckminderer

Druckminderer werden entweder direkt an die Gasflasche ange-
schraubt oder sie sind im Narkosegerät flaschennah integriert. Bei
Zentralgas-Anschlüssen sind sie entweder im Kupplungsstecker vor
dem Gerät oder im Gerät eingebaut. Druckminderer reduzieren den
Gasflaschen- oder Gasleitungsdruck beliebig. Meist sind sie auf 2 bis
3 bar eingestellt. Dies muß vom Kundendienst in regelmäßigen Abständen kontrolliert werden. Neuere Modelle sind gleichzeitig Rück-
schlagventile, die bei Druck in der Gegenrichtung schließen.

Achtung: Bei älteren Narkosegeräten, die diese Einrichtung nicht
             haben, muß man bei der Umstellung von Flaschen- auf
             Zentralgasbetrieb darauf achten, daß die Flaschen ge-
             schlossen sind, da sonst ein Druckausgleich zwischen Fla-
             sche und Zentralgasleitung stattfindet, also der Flaschen-
             inhalt ziemlich schnell in die Zentralgasleitung fließt.

Ebenso kann es bei älteren Geräten vorkommen, daß bei der Umstellung von Zentralgas auf Flaschengas das O_2-Manometer der Flaschenleitung Druck anzeigt, die Flasche aber geschlossen ist. Schaltet man Lachgas hinzu, merkt man nicht, daß sich der Sauerstoff in der Leitung schnell aufbraucht. Man beatmet dann nach kurzer Zeit nur noch mit reinem Lachgas! Neuere Geräte haben einen O_2-Mangelalarm und eine Lachgassperre. Das heißt: Sinkt der O_2-Gasfluß unter 1 l/min, wird N_2O automatisch gesperrt und ein akustisches Signal ertönt. Trotzdem gibt es immer wieder Zwischenfälle durch O_2-Mangel. Ein in den Gasfluß zum Patienten eingebautes Oximeter ist deshalb Vorschrift.

8.8.2 Integrale Bestandteile des Narkoseapparates

8.8.2.1 Der Meßröhrenblock für O_2 und N_2O (Rotameter)

Der Meßröhrenblock enthält am unteren Ende die Feinregulierventile und darüber die Meßröhren. Feinregulierventile sind Nadelventile von höchster Präzision und daher sehr empfindlich. Abbildung 235a zeigt, daß bei kräftigem und wenig gefühlvollem Schließen des Ventils Nadel und Konusränder beschädigt werden müssen. Dies hat zur Folge, daß die Durchflußmenge immer schwieriger zu regulieren ist, und daß das Ventil immer fester geschlossen werden muß. Es wird dadurch immer mehr beschädigt. Abbildung 235b zeigt ein Feinregulierventil mit langem Weg, d.h., man muß sehr lange drehen, kann dafür aber sehr genau dosieren (z.B. für Narkosen bei Kleinkindern). Die Meßröhren haben eine Graduierung und sind innen konisch. Sie werden nach oben weiter und enthalten einen Metallkegel oder eine Graphitkugel. Fließt nun Gas von unten nach oben durch die Meßröhre, so wird der Kegel oder die Kugel so weit nach oben geblasen, bis das strömende Gas an den Seiten genügend Raum hat, um den Kegel oder die Kugel zu passieren. Bei stabilisiertem Schwebekörper kann man also an der Graduierung das fließende Minutenvolumen ablesen. Die Ungenauigkeit wird mit ± 3 % angegeben. In der Praxis kann sie aber bis zu ± 10 % und mehr betragen, z.B. durch veränderte Drucke bei eventuellem Gegendruck.

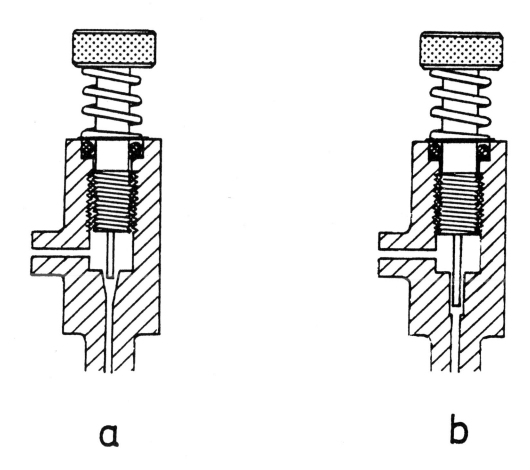

Abb. 235: Beispiel für Feinnadelventile.
   a) Die Nadel des Ventils besteht aus einem zylindrischen
      Stift. Die Bohrung im Ventilgehäuse ist dagegen
      konisch.
   b) Stift und Bohrung sind zylindrisch. Die Regelwirkung
      wird durch eine Veränderung der Länge der Austritts-
      öffnung hervorgerufen.

8.8.2.2   Verdunster für Narkosemittel

Von einem Verdunster für hochwirksame Narkotika muß gefordert
werden, daß er eine konstante Dampfkonzentration entsprechend der
Einstellung bei wechselndem Gasdruck, wechselndem Gasfluß und sich
ändernder Temperatur liefert. Ein zuverlässig arbeitendes Gerät ist
z.B. der Dräger-Vapor 19. Das Funktionsprinzip ist der Abbildung 236 zu entnehmen. Der Vapor 19 arbeitet automatisch tempera-
turkompensiert, d.h. die Temparatur muß bei der Konzentrationsein-
stellung nicht mehr berücksichtigt werden. Auch ein zusätzliches
Ein- und Ausschalten mittels Sperrschieber entfällt. Es genügt, das
Handrad auf 0 Vol% zu stellen.

Merke: Verdunster dürfen nur für das für sie vorgesehene Nar-
         kosemittel verwendet werden. Vorsicht beim Transport von
         Narkosemittel-Verdunstern: Nach Schräghalten oder Um-
         kippen des Verdampfers ist dieser nicht mehr einsatzfähig.
         Es besteht Überdosierungsgefahr. Der Verdunster muß in
         einem solchen Fall entsprechend gewartet werden (Aus-
         trocknung und Dampfkonzentrationsmessung).

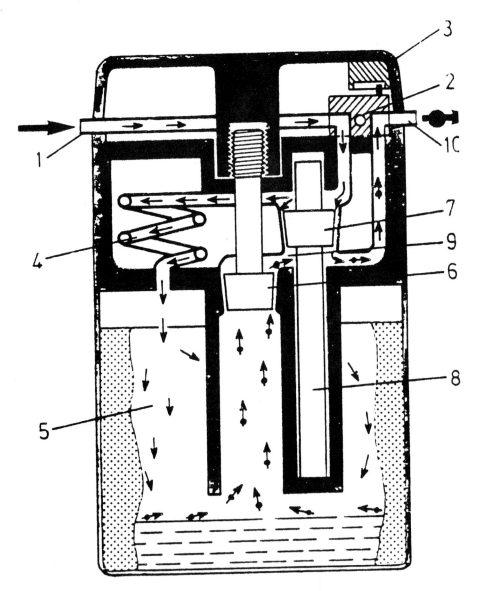

Abb. 236: Funktionsdarstellung des Vapor 19 (Fa. Dräger, Lübeck).
          1 = Frischgaseingang; 2 = Ein-Aus-Schalter; 3 = Handrad;
          4 = Druckkompensation; 5 = Verdunsterkammer; 6 = Steu-
          erkonus; 7 = Verdunsterkammer-Bypass-Konus; 8 = Aus-
          dehnungskörper für Temperaturkompensation, 9 = Misch-
          kammer, 10 = Frischgasauslaß.

8.8.2.3   Narkosesysteme

Die aus dem Englischen übernommene Benennung ist die sicherste
Grundlage für eine klare Darstellung der Narkosesysteme.

Man unterscheidet:

das offene System	(open system)
das halboffene System	(semiopen system)
das halbgeschlossene System	(semiclosed system)
das geschlossene System	(closed system).

Das offene System: Inspiration und Exspiration sind getrennt. Typi-
scher Vertreter ist die SCHIMMELBUSCH-Maske, ein aufklappbarer
Metalldoppelrahmen in Form einer Maske. Zwischen die Metallbügel
werden mehrere Lagen Mull gelegt. Den Patienten wird die Maske über
Mund und Nase gesetzt und das Narkosemittel (Äther) aufgetropft.
Der Patient atmet somit atmosphärische Luft, angereichert durch
Narkosemitteldämpfe. Bei Vereisung der Maske nimmt die CO_2-Rückat-
mung erheblich zu.

Das halboffene System: Inspirations- und Exspirationsgas werden
patientennah getrennt. Die Rückatmung wird entweder durch zwei
Einwegventile oder durch ein 'Nichtrückatemventil' (z.B. RUBEN-
Ventil, Abb. 237) verhindert. Die Einatmung erfolgt aus einem
Frischgasreservoir bzw. Beatmungsbeutel oder Balg. Die Ausatmung
erfolgt vollständig in die Atmosphäre oder in die Narkosegasabsaug-
anlage, d.h. es erfolgt keinerlei Rückatmung. Daher ist auch keine
CO_2-Absorption erforderlich. Dieses System ist gebräuchlich bei allen
Geräten zur Dauerbeatmung. Auch bei Narkose findet das halboffene
System immer mehr Anwendung, da hierbei die Atemgaszusammen-
setzung genauer kontrolliert werden kann. Einfachheit und geringe
Verkeimung sind weitere Vorteile. Nachteilig ist der höhere Verbrauch
an Sauerstoff, Lachgas und eventuell dampfförmigen Anästhetika. Bei
Narkosen im halboffenen System sollte das Inspirationsgas entspre-
chend angefeuchtet werden.

Das halbgeschlossene System: Inspirations- und Exspirationsgas werden patientennah streng voneinander getrennt. Ein mehr oder weniger
großer Teil des Exspirationsgases wird über einen CO_2-Absorber
geleitet und dem Patienten zur nächsten Inspiration wieder zugeleitet
(Abb. 238). Dadurch spart man Narkosegas und Anfeuchtung. Über
ein Ventil (meist ein Überdruckventil) wird überschüssiges Exspirationsgas oder Atemgas in die Atmosphäre oder in die Narkoseabsau-
gung abgeleitet. Das halbgeschlossene System ist das in Deutschland

gebräuchlichste Narkosesystem. Es ist allerdings bezüglich Technik, Arbeitsaufwand und Hygiene nicht unproblematisch. Auch ist die Einatemgaszusammensetzung immer ungenau, da der Narkosegasgehalt des Exspirationsgases von der Resorption in der Lunge abhängt.

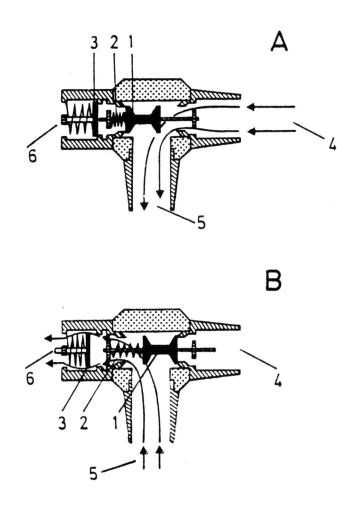

Abb. 237: RUBEN-Ventil als typisches Nichtrückatemventil in Inspirationsstellung (A) und Exspirationsstellung (B).
1 = hantelförmiger Ventilkörper; 2 = Feder; 3 = Tellerventil zum Verschluß der Inspirations- bzw. Exspirationsöffnung; 4 = Frischgasschenkel (blau); 5 = Patientenschenkel (rot); 6 = Ausatemschenkel (gelb).

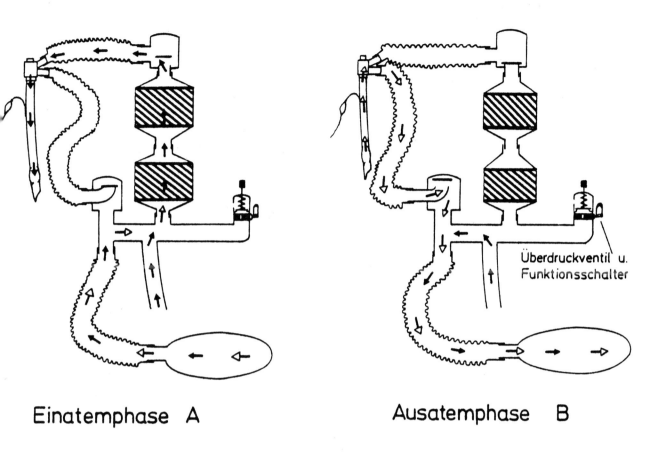

Einatemphase A   Ausatemphase B

Abb. 238: Schema eines halbgeschlossenen Narkosesystems (Kreis-
          system IIIa, Dräger-Werk, Lübeck) in der Einatemphase
          (A) und in der Ausatemphase (B).

Das geschlossene System: Inspirations- und Exspirationsgas werden
patientennah streng voneinander getrennt. Das gesamte Exspirationsgas wird über einen CO_2-Absorber geleitet und wieder verwendet. An
Frischgas wird nur zugeleitet, was der Körper tatsächlich verbraucht.
Da der Gasverbrauch des Patienten unterschiedlich und nicht genau
bestimmbar ist, muß bei Narkosen immer mit einem Überschuß an
Sauerstoff gearbeitet werden. Narkosen im geschlossenen System
haben zwar den geringsten Frischgasverbrauch, erfordern aber zumindest eine kontinuierliche Messung der inspiratorischen Sauerstoffkonzentration.

8.8.2.4   Das Kreissystem

Das Kreisteil vereint die verschiedenen Narkosesysteme. Trotz verschiedener Variationen arbeiten alle Kreissysteme nach demselben Prinzip. In einem kreisförmig angelegten System von Schläuchen und Metallröhren kann der Gasstrom durch zwei Einwegventile nur in einer Richtung fließen. Somit sind Inspiration und Exspiration getrennt. Unterbrochen wird dieser Gaskreislauf durch den Beatmungsbeutel, den Patientenanschluß und das Überdruckventil sowie die Frischgaszuleitung. Dazwischen geschaltet sind zwei Einwegventile, CO_2-Absorber, Manometer und Volumeter sowie eventuell Bakterienfilter. Das Kreissystem wird als halboffenes oder halbgeschlossenes System benützt. Im halbgeschlossenen System entweicht das überschüssige Gasvolumen durch das entsprechend dem Beatmungsdruck einstellbare Überdruckventil automatisch oder es muß manuell durch Ventilöffnen abgeblasen werden. Bei automatischer Beatmung wird der Beatmungsautomat anstelle des Beatmungsbeutels mit dem Kreissystem verbunden (Abb. 238).

Merke: Das Volumeter muß immer im Exspirationsschenkel sein!

Bei zu großer Feuchtigkeit entspricht das angezeigte Volumen unter Umständen nicht mehr dem tatsächlichen Atemvolumen des Patienten. Dann muß das Volumeter ausgewechselt und getrocknet werden. Das Manometer sollte im Inspirationsteil sein! Es zeigt den Systemdruck an. Besonders Anfänger sollten während der Handbeatmung die Beatmungsdrucke am Manometer überwachen, um das Gefühl für den richtigen Beatmungsdruck zu bekommen.

O_2-Bypass:

Der O_2-Bypass ist eine direkte O_2-Leitung vom Reduzierventil unter Umgehung des Gasflußmessers und des Narkosemittelverdampfers zum Kreissystem. Der O_2-Bypass dient dazu, das Inhalationsnarkotikum mit Überdruck möglichst schnell aus dem Kreissystem auszuwaschen und dem Patienten möglichst schnell eine große Menge Sauerstoff zuzuführen.

8.8.2.5   Der CO_2-Absorber

Zur CO_2-Absorption wird in Deutschland im allgemeinen Kalziumhydroxyd mit Zusätzen von Natriumhydroxyd, Silikaten und einem Farbindikator verwendet. Es kommt als Granulat (2,5 mm - 5 mm Körnung) in luftdicht verschlossenen 5- und 10-l-Behältern in den Handel. Es gibt CO_2-Absorber mit 700 ml Fassungsvermögen für 1,5 Stunden

Narkosedauer und mit 1 000 ml Fassungsvermögen für 2,5 bis 3 Stunden Narkosedauer. Setzt man nach dieser Zeit einen zweiten Absorber hinzu, verlängert sich die Gesamtgebrauchs-Zeit auf maximal 5 bis 8 Stunden. Außerdem sind diese Zeiten abhängig von der Güte und dem Zustand des Atemkalks. Beim 'Aufstocken' ist darauf zu achten, daß der Gasstrom über den angebrauchten zum frischen Absorber fließt. Die Absorption ist ein chemischer Vorgang nach der Formel:

$$Ca(OH)_2 + CO_2 \qquad CaCO_3 + H_2O + Wärme.$$

Aus Kalziumhydroxyd wird also Kalziumkarbonat, dabei entstehen Wasser und Wärme. Durch das entstehende Wasser erübrigt sich ein Atemgasanfeuchter im halbgeschlossenen System. Ein Absorber gilt als verbraucht, wenn das gefilterte Atemgas 0,6 Vol.% und mehr CO_2 enthält. Orientiert man sich an der Indikatorfarbe (ein verbrauchter Absorber nimmt eine blaue Farbe an), so muß man bedenken, daß sich die Filtermitte schneller verbraucht als der sichtbare Rand.

Merke: Bei häufigem Kurzbetrieb muß man daran denken, daß sich die Indikatorfarbe zurückbilden kann, der Atemkalk sich aber nicht regeneriert. Man sollte prinzipiell, nicht nur aus hygienischen Gründen, nach einem Narkosetag alle angebrauchten Filter neu aufbereiten. Atemkalk verbraucht sich an der Luft, da diese Spuren von CO_2 enthält. Vorgefüllte Absorber und Absorberbehälter von Narkosegeräten, die nicht in Betrieb sind, müssen daher luftdicht verschlossen gehalten werden. Erwärmung beim Betrieb eines Filters ist ein Zeichen für einen funktionierenden und nicht etwa für einen verbrauchten Absorber.

Abbildung 239 gibt eine Übersicht über den Weg des Atemgases vom Vorratsbehälter bis zum Verlassen des Kreissystems.

8.8.2.6   Filtereinrichtungen

Narkosegasfilter: Der Narkosegasfilter, gefüllt mit Aktivkohle, absorbiert dampfförmige Anästhetika aus dem überschüssigen oder exspirierten Atemgas. Der Filter kann jedes der 3 Inhalationsanästhetika, unabhängig von der eingestellten Konzentration, 8 Stunden lang aufnehmen. Wird der Filter an einem Tag z.B. für 2 Stunden in Anspruch genommen, halbiert sich am nächsten Tag die zur Verfügung stehende Verwendungszeit auf 3 Stunden: 8 Std. - 2 Std. = 6 Std. : 2 = 3 Std. Narkosegasfilter werden immer dann gebraucht, wenn man die zentrale Narkosegas-Absauganlage nicht benützen kann. Sie haben den Nachteil, daß Lachgas den Filter frei passiert, ihre Kapazität begrenzt ist, und ein Nachlassen ihrer Funktion am Geruch erst bei sehr hohen Konzentrationen bemerkt wird.

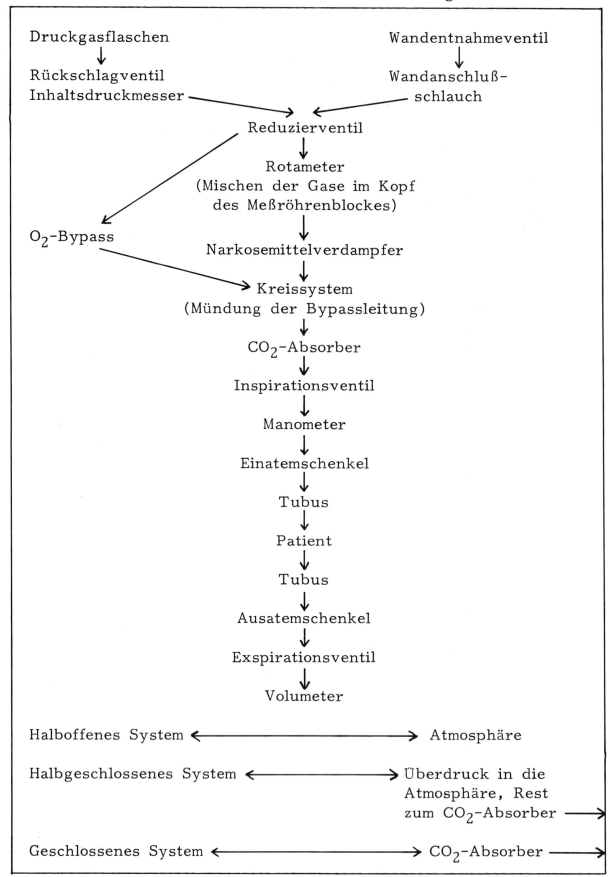

Abb. 239: Der Gasweg am Narkosegerät

Mikrobenfilter: Diese werden zwischen Einatemschlauch und Einatem-
ventil sowie Ausatemschlauch und Ausatemventil gesetzt. Die Wirkungsdauer der Filter unter Feuchtigkeitseinwirkung ist umstritten.
Mikrobenfilter können bis zu 20 mal im Aseptor aufbereitet werden,
dann wird der Widerstand der Filter für den Gasfluß zu groß. Sie
verhindern die Verkeimung der Narkose-Kreissysteme, sparen damit
Aufbereitungsarbeit und verlängern die Lebensdauer der einzelnen
Systemteile. Über Sinn und Notwendigkeit solcher Filter bestehen
divergente Ansichten; von manchen werden diese Filter für entbehrlich gehalten.

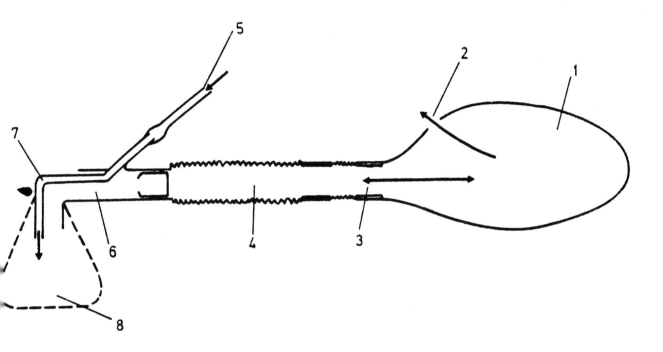

Abb. 240: Das sogenannte 'KUHN-System'.
           1 = Reservoirbeutel; 2 = verschließbare Auslaßöffnung;
           3 = Verbindungsmuffe; 4 = als Reptilschlauch ausgebildeter
           Exspirationsschenkel; 5 = Frischgaszuleitung; 6 = Ansatz
           für Endotrachealtuben; 7 = Maskenanschlußkrümmer mit
           eingebauter Frischgaszuleitung; 8 = Beatmungsmaske

8.8.3   Das KUHN-System

Dieses System wird häufig bei Kindernarkosen oder zur Handbeatmung
auf Intensivstationen eingesetzt. Das KUHN-System (Abb. 240)
besteht aus einem etwas verlängerten Tubus- oder Maskenansatz-
stück, einem kurzen Faltenschlauch und einem Beatmungsbeutel, in
den im vorderen Drittel ein Loch gestanzt ist. Über eine Zuleitung im
Ansatzstück gelangt das Frischgas in das System. Der Frischgasfluß muß so hoch gewählt werden, daß das Exspirationsvolumen durch
das Loch im Atembeutel ausgespült wird, er sollte also mindestens
das Doppelte des Atemminutenvolumens betragen. Während der Inspiration verschließt der Daumen des Beatmenden das Loch im Beutel.
Das KUHN-System entspricht einem halbgeschlossenen System ohne
CO_2-Absorber.

8.8.4   Sekretabsaugung

Die Sekretabsaugung ist eine der wichtigsten, aber auch problema-
tischen Einrichtungen an einem Narkoseapparat: Wichtig, weil man
ohne sie keine Narkose durchführen kann und darf, problematisch,
weil mit keinem anderen Gerät unter hygienischen Aspekten so unsau-
ber gearbeitet wird, und weil die Sekretabsaugung durch mangelhafte
Handhabung relativ störanfällig ist. Daran sollte jeder denken und
seine Arbeitsweise daraufhin immer wieder überprüfen und verbessern. Im Sekretabsaugglas ist an der Schlauchmündung ein Ball, der
verhindern soll, daß Sekret in die Sauganlage gerät. Sobald der
Sekretspiegel den Ball erfaßt, drückt er ihn vor die Saugöffnung und
dichtet diese ab.

Merke: Bei schaumigem Sekret kann der Verschluß erfolgen, ob-
           wohl nur Schaum und kaum Sekret in der Flasche ist. Man
           muß dann genügend Flaschen bereithalten und jeweils aus-
           wechseln. Auf keinen Fall darf man den Ball herausneh-
           men, da der Schaum in den Injektor gelangen und diesen
           unbrauchbar machen würde. Der Schaden wäre dann nur
           durch Auswechseln des Narkosegerätes und eine Werksre-
           paratur wieder zu beheben. Nach jedem Absaugen muß der
           Saugschlauch unbedingt durchgespült werden, da er sonst
           sehr schnell verstopft. Dazu muß unbedingt eine zweite
           Sekretflasche der Saugereinheit mit Wasser gefüllt sein.

SPEZIELLE ANÄSTHESIE

9.1 Besonderheiten der Anästhesie in der Thoraxchirurgie (H. FORST)

9.1.1 Der Pneumothorax

Bei intakter Thoraxwand ist die Lunge gedehnt und füllt die gesamte Pleurahöhle aus. Zwischen der Pleura der Thoraxwand (Pleura parietalis) und dem Pleuraüberzug der Lunge (Pleura visceralis) befindet sich nur ein kapillärer, mit Flüssigkeit gefüllter Spalt. In ihm herrscht, bedingt durch die Eigenelastizität der Lunge, ein Unterdruck von etwa -8 bis -10 cm H_2O während der Inspiration und etwa -3 bis -5 cm H_2O während normaler Exspiration. Die Flüssigkeitsschicht gewährleistet ein reibungsloses Gleiten der beiden Pleurablätter aufeinander. Die Übertragung der Atembewegung des Thorax auf die Lunge basiert auf dem Unterdruck zwischen Thoraxwand und Lunge. Bei Eröffnung der Thoraxwand dringt Luft in den Pleuraspalt ein und hebt den darin herrschenden Unterdruck auf, es entsteht ein Pneumothorax. Die Lunge zieht sich ihrer Eigenelastizität folgend zusammen, sie kollabiert. Bleibt eine Verbindung zwischen Pleurahöhle und Außenluft bestehen, entsteht ein sogenannter offener Pneumothorax. Ein offener Pneumothorax hat erhebliche Auswirkungen auf Atmung und Kreislauf.

Respiratorische Störung beim Pneumothorax:

Ein Ausfall von etwa 50 % der Lungenoberfläche für die Ventilation durch den Lungenkollaps bei nach wie vor erhaltener Perfusion führt zu einer erheblichen Zunahme des intrapulmonalen Rechts-Links-Shunts (vgl. Kap. 2.3.1.4). Bei Spontanatmung zeigt die kollabierte Lunge atemsynchrone Volumenänderungen, die aber den Lungenänderungen der gesunden Seite entgegengesetzt verlaufen (Abb. 241). Während der Ausatmung preßt die gesunde Lunge einen Teil der Ausatemluft in die kollabierte Lunge, die sich teilweise entfaltet. Diese von der einen zur anderen Seite strömende Luft wird als Pendelluft bezeichnet. Die Pendelluft - in ihrer Zusammensetzung Exspirationsluft - wird während der folgenden Einatmung der Inspirationsluft der gesunden Seite beigemischt. Es resultiert eine Erhöhung der Totraumventilation. Während der Inspiration bewegt sich das Mediastinum infolge des auf der gesunden Seite herrschenden Unterdrucks zu dieser Seite hin. Diese Bewegung kehrt sich während der Exspiration um. Diese als 'Mediastinalflattern' bezeichnete Bewegung schränkt die Entfaltung der gesunden Lunge zusätzlich ein.

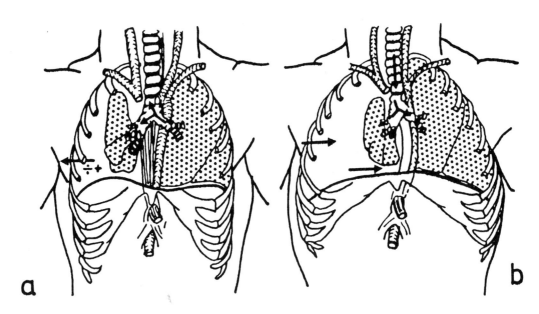

Abb. 241: Spontan atmender Patient mit offenem Pneumothorax rechts
          und gesunder Lunge links. Die Pendelluft ist durch Pfeile
          symbolisiert. Beachte die Größe der kollabierten Lunge bei
          Exspiration (a) und Inspiration (b) und die Verziehung
          des Mediastinums zur gesunden Seite bei Inspiration.

Zirkulatorische Störungen beim Pneumothorax:

Die Aufhebung des intrathorakalen Unterdrucks, durch den die Füllung der Vorhöfe erleichtert wird, führt zu einer Verminderung des
venösen Rückstroms zum Herzen. Das Mediastinalflattern bewirkt infolge Verdrehung bzw. Abknickung der großen Gefäße eine mechanische Ein- und Ausflußbehinderung des Herzens. Beides bewirkt eine
Verminderung des Herzzeitvolumens. Die Behandlung des offenen
Pneumothorax besteht in einer kontrollierten Beatmung, eventuell mit
Anlegen eines kontrollierten Soges über eine Thoraxdrainage. Schließt
sich die Wunde in der Thoraxwand wieder luftdicht ab oder kommt es
zu einer Verletzung eines Lungenflügels bei intakter Thoraxwand
(z.B. durch das Platzen einer Emphysenblase), entsteht ein sogenannter 'geschlossener Pneumothorax', der besonders bei Überdruckbeatmung sehr rasch zum akut lebensbedrohenden Spannungspneumothorax werden kann. Bei einem Spannungspneumothorax kommt es zu
einer massiven Verziehung des Mediastinums und einer ganz erheblichen Beeinträchtigung der Ausdehnung des intakten Lungenflügels,
zudem werden die Hohlvenen komprimiert. Daraus resultiert eine Abnahme des Herzzeitvolumens und eine erhebliche Störung der Atemfunktion, die rasch lebensbedrohlich werden muß. Daher muß ein

Spannungspneumothorax rasch und sicher erkannt werden und ist sofort durch Anlegen einer Thoraxdrainage zu beheben. Ein geschlossener Pneumothorax muß bei der geringsten Gefahr des Auftretens eines Spannungspneumothorax durch Anlegen einer Thoraxdrainage in einen offenen Pneumothorax übergeführt werden.

9.1.2 Vorbereitende Maßnahmen vor operativen Eingriffen am Thorax

Vor geplanten Thoraxoperationen ist eine umfangreiche Diagnostik erforderlich, um den Funktionszustand und die Reserven des Atmungs- sowie des Herz-Kreislaufsystems festzustellen. Da jeder Thoraxeingriff zumindest eine vorübergehende Einschränkung der Lungenfunktion verursacht, kann nur bei genauer Kenntnis vorbestehender Störungen intra- und postoperativen Komplikationen begegnet werden. Erhebliche Einschränkungen der Lungenfunktion können eine Kontraindikation für einen geplanten thoraxchirurgischen Eingriff darstellen. In jedem Fall ist die Durchführung einer arteriellen Blutgasanalyse eines Raumluft atmenden Patienten zu fordern. Jeder klinische Hinweis auf eine bestehende Störung der funktionellen Leistungsfähigkeit der Lunge sollte Anlaß zur Durchführung einer Lungenfunktionsprüfung geben. Vor einer Thoraxoperation sollten darüber hinaus atemgymnastische Übungen durchgeführt werden. Präoperative Störungen der Lungenfunktion sind durch fachgerechte Atemgymnastik zumindest teilweise reversibel. Außerdem wird der Patient mit diesen Methoden vertraut gemacht und für die postoperative Phase trainiert, in der diese Übungen eine ganz wesentliche Hilfe bei der Verhinderung von respiratorischen Komplikationen darstellen.

Von eminenter Wichtigkeit ist die enge Kooperation mit dem Chirurgen schon in dieser Phase der präoperativen Vorbereitung. Da das Vorgehen des Anästhesisten, z.B. die Wahl des geeigneten Tubus, unter anderem von der vorliegenden Grunderkrankung und von der Operationstechnik des Chirurgen abhängt, muß man sich über Art und Ausmaß des zu erwartenden Eingriffs genau informieren. Um z.B. Intubationsschwierigkeiten voraussehen zu können, empfiehlt sich ein exaktes Studium der Thorax-Röntgenaufnahmen bzw. der Schichtaufnahmen bei stenosierenden oder narbigen Prozessen in den Luftwegen. Von großer Hilfe ist dabei der Bronchoskopiebefund. Die medikamentöse Prämedikation erfolgt vor Thoraxeingriffen in der auch sonst üblichen Dosierung, bei deutlich eingeschränkter Lungenfunktion sollten Sedativa und Opioide zurückhaltend dosiert werden.

9.1.3   Veränderungen der Kreislauf- und Lungenfunktion bei Thorakotomie

Die Folgen einer Thoraxeröffnung unter Spontanatmung wie Lungenkollaps, Pendelluftatmung mit vermehrter Totraumventilation, Mediastinalflattern und die daraus resultierenden hämodynamischen und respiratorischen Folgen erfordern, wie oben ausgeführt, Intubation und kontrollierte Beatmung. Die am häufigsten bei intrathorakalen Eingriffen (ausgenommen kardiochirurgische Operationen) gewählte Lagerung ist die Seitenlage. Die in dieser Lage durchgeführte postero- oder anterolaterale Thorakotomie bietet dem Chirurgen den bequemsten Zugang. Sie weist jedoch für Kreislauf und Lungenfunktion des Patienten einige Besonderheiten auf. Bereits die Seitenlage ohne die Eröffnung des Thorax führt zu einer, der Schwerkraft gehorchenden besseren Perfusion der abhängigen, d.h. der untenliegenden Lungenhälfte, während die obenliegende Lunge bei kontrollierter Beatmung besser ventiliert wird. Die obenliegende Lungenhälfte wird bei geschlossenem Thorax mit ca. 60 % des Gesamtvolumens ventiliert. Nach Eröffnung des Thorax erhöht sich dieser Wert auf ca. 70 %. Besonders bei geknickter Seitenlage findet sich eine Verminderung der funktionellen Residualkapazität und der Compliance der abhängigen Lunge. Die resultierenden Ventilations-Perfusions-Störungen bewirken eine Erhöhung der $AaDO_2$ (vgl. Kap. 2.4). Um ein kritisches Absinken des PaO_2 zu vermeiden, wird bei Seitenlage vor Thoraxeröffnung üblicherweise die inspiratorische Sauerstoffkonzentration auf 50 % erhöht. Da die venöse Beimischung bei Eröffnung des Thorax weiter zunimmt, ist eine FIO_2 von mindestens 0,5 unbedingt erforderlich. Die Kompression der Lunge durch die Manipulation des Operateurs kann eine weitere, wenn auch nur vorübergehende, so doch ausgeprägte Zunahme der venösen Beimischung zur Folge haben (zur Ein-Lungen-Ventilation s.u.).

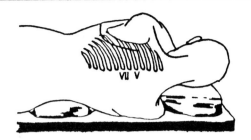

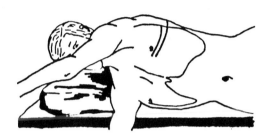

Abb. 242: Typische Seitenlagerung für intrathorakale Eingriffe. Die Schnittführung bei posterolateraler (oben) bzw. bei anterolateraler (unten) Thorakotomie ist eingezeichnet.

9.1.4 Maßnahmen zur Freihaltung der Luftwege bei thoraxchirurgischen Eingriffen

Die Notwendigkeit der Intubation und kontrollierten Beatmung bei Thorakotomien ist unzweifelhaft. Keine absolute Einigkeit herrscht bei der Frage der Art des zu verwendenden Tubus. Für Eingriffe am Mediastinum, an der Thoraxwand und am Zwerchfell genügt in der Regel die übliche endotracheale Intubation. Problematischer ist die Situation bei lungenchirurgischen Eingriffen. Zwar ist mit der Einführung der Antibiotika die Zahl der Patienten mit infektiösen Prozessen wie Bronchiektasen, abszedierenden Pneumonien, Lungengangrän, tuberkulösen Kavernen u.a. zurückgegangen. Trotzdem stellt die Verhinderung der endobronchialen Sekretverschleppung nach wie vor eines der Hauptprobleme bei Eingriffen an Lunge und Bronchien dar. Insbesondere stenosierende Prozesse am Bronchus sind oftmals sehr heimtückisch, da sie präoperativ absolut 'trocken' zu sein scheinen. Das hinter der Stenose angestaute Bronchialsekret und eingeschmolzene Karzinommassen werden aber häufig unmittelbar nach Intubation und Blähen der Lunge oder während der Operation durch Mobilisierung und Kompression der erkrankten Lungenbezirke freigesetzt. So kann es durch Obstruktion des Bronchialsystems zu Gasaustauschstörungen von lebensbedrohlichem Charakter kommen. Die oft unbemerkte Verschleppung kleiner Sekretmengen in gesunde Lungenbezirke und die durch die Überdruckbeatmung bewirkte Verlagerung in periphere Lungenbezirke bilden die Voraussetzung zur Atelektasenbildung und den Ausgangspunkt bronchopneumonischer Veränderungen.

Die häufig durchzuführende endotracheale Absaugung stellt eine wichtige Maßnahme zur Prophylaxe von Komplikationen dar. Sie sollte erstmals unmittelbar nach der Intubation erfolgen, da bereits zu diesem Zeitpunkt häufig Sekret in der Trachea und den Bronchien liegt, das durch die Beatmung in periphere Lungenbezirke verlagert werden könnte. Es empfiehlt sich daher, während lungenchirurgischer Eingriffe in relativ kurzen Abständen abzusaugen, da ein Sekretübertritt von der oberen, zu operierenden in die untenliegende, gesunde Lunge oftmals unbemerkt erfolgen kann. Die Gefahr der Sekretverschleppung ist zu bestimmten Phasen der Operation besonders hoch, z.B. beim Umlagern von der Rücken- in die Seitenlage, nach Eröffnung des Thorax und bei der ersten Exploration der Lunge und der Thoraxhöhle durch die Hand des Operateurs. Das Absaugen durch den Tubus zu diesen Zeitpunkten ist unbedingt notwendig. Die wiederholte Sekretabsaugung ist nicht in allen Fällen geeignet endobronchiale Sekretverschleppungen zu verhindern und einen ausreichenden Gasaustausch zu garantieren. Ob diese Maßnahme ausreicht, wird von der Art des Eingriffs und der Technik des Chirurgen abhängen.

Ein Verfahren, um die Sekretverschleppung zu verhindern, ist die endobronchiale Intubation der gesunden Seite mit speziell dafür entwickelten Tuben. Sie unterscheiden sich vom normalen endotrachealen Tubus durch den kleineren Cuff und den kürzeren Abstand zwischen Cuff und Tubusspitze. Die Anatomie des Bronchialsystems bedingt für die endobronchiale Intubation einige Schwierigkeiten. Die linksseitige endobronchiale Intubation gelingt in den wenigsten Fällen ohne die Hilfe eines flexiblen Bronchoskops. Die rechtsseitige endobronchiale Intubation stellt in der Regel kein Problem dar. Die nur etwa 1,5 cm lange Strecke zwischen der Bifurkation der Trachea und dem Abgang des rechten Oberlappenbronchus birgt allerdings die Gefahr des Abrutschens des Tubus in die Trachea in sich. Auch kommt es leicht zum Verschluß des Abgangs des rechten Oberlappenbronchus durch den zu tief eingedrungenen Cuff. In einem solchen Fall sind etwa 70 % der Lungenoberfläche von der Ventilation ausgeschlossen. Die Abgangswinkel und die Entfernungen zwischen den einzelnen Segmenten der oberen Luftwege sind in Abbildung 243 dargestellt.

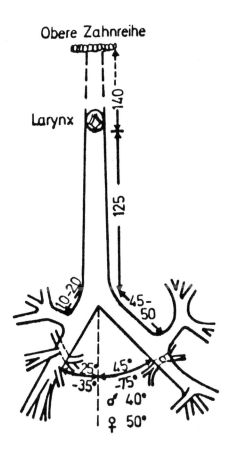

Abb. 243: Schemazeichnung der oberen Luftwege mit Länge der einzelnen Abschnitte in Millimetern und Abgangswinkel des
linken und rechten Hauptbronchus. Beachte, daß der
rechte Hauptbronchus nahezu in der Verlängerung der
Trachea liegt (Ursache der häufigen, versehentlichen,
rechts-endobronchialen Intubation) und daß der Abstand
zwischen Carina und Abgang des rechten Oberlappenbronchus nur 10 mm - 20 mm beträgt.

Eine Indikation zur Verwendung von Endobronchialtuben stellen operative Eingriffe dar, bei denen mit der Eröffnung eines großen Bronchus gerechnet werden muß. Die Eröffnung eines Hauptbronchus, etwa
beim Absetzen eines Lungenflügels im Laufe einer Pneumonektomie,
verursacht ein Leck, das eine Ventilation der anderen Lunge völlig
unmöglich macht. Durch intermittierendes Verschließen des Bronchus-
stumpfes mit einem Stieltupfer durch den Chirurgen und die Durchführung der Bronchusnaht in der kurzen Phase der Apnoe läßt sich
dieses Problem in der Regel lösen. Das Vorschieben eines Endobron-
chialtubus in den Hauptbronchus der anderen Lungenhälfte ermöglicht
aber eine weitaus problemlosere Naht des Bronchus.

Eine weitere Möglichkeit zur Verhinderung des Übertritts von Sekret
zwischen den beiden Lungenflügeln und der getrennten Ventilation
beider Lungenflügel stellt die Verwendung von Doppellumentuben dar.
Mit ihrer Hilfe kann die Beatmung des operierten Lungenflügels vorübergehend unterbrochen werden, was bei bestimmten Eingriffen eine
große Erleichterung für den Operateur darstellt. Der Broncho-Cath^R-
Tubus, eine Weiterentwicklung des klassischen CARLENS-Doppellumen-
tubus, stellt eine Kombination aus Endobronchial- und Endotrachealtubus dar. Dabei stehen Tuben sowohl zur linksendobronchialen als
auch zur rechtsendobronchialen Intubation zur Verfügung. Der Bron-
cho-Cath^R zur linksendobronchialen Intubation z.B. besitzt zwei
Krümmungen (Abb. 244), nämlich eine distale, nach links gerichtete
Abbiegung der Spitze und eine proximale, etwa am Übergang vom
mittleren zum oberen Drittel liegende, stumpfe Abwinkelung nach
vorn. Die abgebogene Tubusspitze dient zur Intubation des linken
Hauptbronchus. Sie trägt eine aufblasbare Manschette. Das Tubusin-
nere ist durch eine Scheidewand in zwei Kanäle getrennt. Während
der linke sich in die abgebogene Tubusspitze fortsetzt, endet der
rechte in einer Öffnung einige Zentimeter oberhalb der Tubusspitze.
Proximal davon befindet sich eine zweite aufblasbare Manschette zur
Abdichtung der Trachea. Die Öffnung des Tubusanteils, der zur Beatmung der rechten Lunge dient, muß natürlich nach erfolgter Intubation möglichst exakt am Abgang des rechten Hauptbronchus liegen.
Die korrekte Lage des Broncho-Cath^R kann mittels Röntgendurch-
leuchtung, mittels Auskultation bei schrittweiser Belüftung bzw. Abklemmen der beiden Lungenflügel respektive am einfachsten endosko-
pisch (flexibles Bronchoskop mit 4 mm Durchmesser) gesichert
werden.

Die Vorteile des Doppellumentubus sind:

- Weitgehend sichere Verhütung des Übertritts von Sekret von der
  erkrankten in die gesunde Lunge.

- Wahlweise Beatmung der bei Seitenlage unten liegenden Lunge,
  den operativen Erfordernissen angepaßt, bzw. Vermeidung größerer Gasverluste bei offenem Bronchus. Dabei ist die obere
  Lunge kollabiert, womit dem Operateur ein optimales Arbeiten ermöglicht wird ('Einlungenventilation' = ELV).

- Vermeidung der Nachteile einer längerdauernden ELV durch zwi-
  schenzeitliches Blähen der oberen Lunge. Das Blähen vermindert
  die Tendenz zur Atelektasenbildung und fällt insbesondere bei
  präoperativen Funktionseinschränkungen der Lungenfunktion ins
  Gewicht.

Gegen die Verwendung des Doppellumentubus sprechen einige zum Teil gravierende Nachteile:

- Die Technik der Intubation ist nicht problemlos.

- Bei Unerfahrenheit mit dieser Technik besteht die Gefahr der Hypoxie bei Narkoseeinleitung. Unbedingt notwendig ist daher ausreichende Präoxygenierung.

- Fehllagen des Tubus kommen relativ häufig vor. Auf genaue Kontrolle des korrekten Tubussitzes ist unbedingt zu achten. Von Kritikern des Doppellumentubus wird die Gefahr des Abrutschens aus der richtigen Position als Nachteil angeführt. Die Befürworter des Tubus schätzen diese Gefahr bei korrekter Technik und Fixierung als gering ein. Sie sehen diese Fälle als primär falsche Lage des Tubus nach Intubation an.

- Die Atemwegswiderstände der Einzellumina des Doppellumentubus sind relativ hoch. Unter kontrollierter Beatmung spielt dies im allgemeinen keine große Rolle. Gravierender ist, daß nur relativ dünne Absaugkatheter in den Tubus eingeführt werden können. Dies kann zu Schwierigkeiten beim Absaugen größerer und zäher Sekretmengen führen.

Die Möglichkeit der endoskopischen Kontrolle der Tubuslage auch intraoperativ hat diese Nachteile des Doppellumentubus relativiert; in stark zunehmendem Maße wird deshalb heute vom Thoraxchirurgen die Verwendung von Doppellumentuben gefordert.

BRONCHO-CATH LINKS

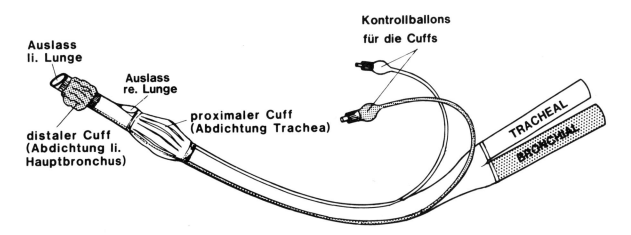

Abb. 244: Schemazeichnung des Broncho-Cath[R]-Doppellumentubus zur linksendobronchialen Intubation.

9.1.5 Änderungen der Lungenfunktion unter Ein-Lungen-Ventilation (ELV)

Es muß damit gerechnet werden, daß bei der ELV, auch bei Anwendung hoher Sauerstoffkonzentrationen (FIO_2 = 0,7 - 1,0) 10 % - 15 % der Patienten PaO_2-Werte unter 60 mmHg aufweisen, und in Einzelfällen kann die Hypoxämie unter ELV lebensbedrohlich werden. Die Hauptursache der verschlechterten Oxygenierung während ELV ist die Durchblutung der nicht belüfteten Lunge, die theoretisch zu einem Shunt um 50 % vom HZV führen müßte. Zusätzlich ist jedoch auch der Gaswechsel in der untenliegenden, weiterhin belüfteten Lunge keinesfalls ideal, und hier können regionale Anteile mit sehr niedrigem VA/Q zu einer weiteren Zunahme der venösen Beimischung sogar über 50 % vom HZV führen. Wie aus Abbildung 68 (vgl. Kap. 2.3.1.4) hervorgeht, sind diese extrem hohen Shunts auch bei Beatmung mit einem FIO_2 von 1,0 immer mit Hypoxie verbunden. Es sollte demnach, insbesondere bei Beginn der ELV, prinzipiell ein FIO_2 von 1,0 gewählt werden und anschließend durch mehrere arterielle Blutgasanalysen in kurzen Abständen respektive durch eine pulsoximetrische Überwachung gesichert werden, daß der Patient keine lebensbedrohliche Hypoxämie entwickelt.

Das Ausmaß der venösen Beimischung unter ELV wird entscheidend davon abhängen, wie hoch der Anteil des HZV ist, der die obere, kollabierte Lunge durchblutet. Hierfür wiederum ist im wesentlichen das Ausmaß der hypoxischen pulmonalen Vasokonstriktion (HPV) in der atelektatischen Lunge entscheidend. Ein niedriger alveolärer pO_2 und in geringerem Maße auch ein niedriger gemischtvenöser pO_2 ($P\bar{v}O_2$) führen beim Lungengesunden zur Konstriktion der präkapillären Lungengefäße. Dieser äußerst sinnreiche Mechanismus führt bei regionaler alveolärer Hypoxie (wie im vorliegenden Beispiel der ELV) zur Durchblutungsminderung der hypoxischen Lungenareale zugunsten besser belüfteter Bezirke und damit zur Abnahme der venösen Beimischung. Auch wenn der Mechanismus der HPV noch nicht in allen Einzelheiten aufgeklärt werden konnte, so ist doch aus zahlreichen experimentellen Untersuchungen bekannt, daß diese Reaktion auf alveoläre Hypoxie von Individuum zu Individuum extrem stark varieren kann, und einem Patienten kann demnach vor Beginn der ELV nicht angesehen werden, ob bei ihm die HPV stark ausgeprägt und damit der Shunt eher niedrig und PaO_2 hoch sein wird oder umgekehrt. Stellt sich kurz nach Beginn der ELV (FIO_2 = 1,0) heraus, daß PaO_2 auf lebensbedrohlich niedrige Werte absinkt, so muß die obenliegende Lunge wieder, zumindest teilweise, am pulmonalen Sauerstofftransport beteiligt werden. Dies geschieht entweder durch intermittierendes Blähen der obenliegenden Lunge mit reinem Sauerstoff und anschließendes Abklemmen des Tubus, oder noch besser durch Insufflation von Sauerstoff in die obere Lunge bei gleichzeitiger Anwendung eines PEEP von etwa 10 cm H_2O auf die obenliegende Lunge. Der PEEP wird mittels einer entsprechenden Zusatzeinrichtung nur auf die obere, nicht ventilierte Lunge gegeben und bewirkt einerseits eine ausreichende Blähung und andererseits eine verminderte Durchblutung der 'stillstehenden' oberen Lunge. Damit verschlechtern sich natürlich die Arbeitsbedingungen für den Operateur. ELV kann also nur bei enger Kooperation zwischen Chirurgen und Anästhesisten für den Patienten vertretbar sein, und fortlaufendes Monitoring des PaO_2 (Pulsoximetrie!) ist oberstes Gesetz.

Die zweite Komponente des intrapulmonalen Gasaustauschs, nämlich die Elimination von CO_2, bietet auch bei ELV kaum jemals Probleme. Der $PaCO_2$ bleibt in etwa unverändert oder sinkt ab, wenn die abhängige Lunge mit dem gleichen Atem-Minuten-Volumen beatmet wird, das zuvor bei Ventilation beider Lungen einen normalen $PaCO_2$ bewirkte. Die Totraumventilation ist in diesem Fall verringert.

9.1.6 Besonderheiten der Narkoseführung bei Thoraxeingriffen

Bezüglich der Wahl des Anästhetikums, des Anästhesieverfahrens balancierte Anästhesie oder reine Inhalationsanästhesie, gelten die gleichen Kriterien wie bei anderen Eingriffen. Es gibt kein Anästhetikum, das spezifische Vorteile für die Thoraxanästhesie hätte. Zu der präoperativ eingeschränkten kardialen Leistungsreserve zahlreicher Patienten kommen bei intrathorakalen Eingriffen Faktoren wie Verminderung des venösen Rückflusses durch Manipulation am Herzen und an den großen Gefäßen sowie Rhythmusstörungen mit Verminderung des Schlagvolumens. Es muß allerdings berücksichtigt werden, daß durch den hohen Sauerstoffpartialdruck im Einatemgemisch (während bestimmter Phasen der Operation $FIO_2 = 1,0$) der Anteil des Lachgases am Gasgemisch zwangsläufig reduziert wird bzw. fortfällt. Bei der balancierten Anästhesie kann es vorkommen, daß Patienten die Vorgänge der Operation, zumindest akustisch, miterleben. Es empfiehlt sich daher immer, ein volatiles Anästhestikum in nicht zu geringer Konzentration zusätzlich zu verwenden. Besonders günstig für Eingriffe an der Lunge, am Ösophagus bzw. an der Trachea mit lateraler Thorakotomie hat sich die Kombination von thorakaler Periduralanästhesie mit Applikation niedriger Konzentrationen eines Inhalationsanästhetikums und Opiatgaben bei Bedarf erwiesen.

Die ständig wechselnden Oxygenierungsverhältnisse im Verlauf eines Thoraxeingriffs machen eine engmaschige Kontrolle der Blutgaswerte unumgänglich. Die Indikation zum Legen einer arteriellen Kanüle und zur blutigen Druckmessung ist daher stets gegeben. Bei thorakalen Eingriffen sollte eine Magensonde gelegt werden, um einen durch Magendilatation bedingten Zwerchfellhochstand zu vermeiden. Außerdem kommt es unter der bei Thorakotomien meist gewählten geknickten Seitenlage leicht zur Regurgitation von Mageninhalt. Die Magensonde kann postoperativ zu einem relativ frühen Zeitpunkt (in der Regel noch im Aufwachraum) entfernt werden. Zum genaueren hämodynamischen Monitoring (auch in der postoperativen Phase) ist ein zentralvenöser Zugang unumgänglich. Ein von peripher gelegter Katheter knickt in Seitenlage leicht ab, sicherer ist ein Zugang über die Vena jugularis interna oder die Vena subclavia. Bei der Wahl des Zugangs über die Vena subclavia sollte immer die Seite gewählt werden, auf der anschließend thorakotomiert wird. Ein Pneumothorax auf der nicht operierten Seite bei eröffnetem Thorax der anderen Seite kann fatale Folgen haben. Während der Eröffnung des Thorax sollte der Patient manuell beatmet werden. Die Lunge soll etwas kollabieren, damit sie bei der weiteren Eröffnung des Thorax nicht verletzt wird. Die aufmerksame Beobachtung des Op-Feldes und des Verlaufs der Operation ist bei Thoraxeingriffen von größter Bedeutung. Störungen der Kreislauffunktion haben oftmals mechanische Ursachen, wie Manipulationen am Mediastinum oder unachtsamer Hakendruck auf das Herz. Zug am Lungenhilus, Lageveränderungen des Herzens oder direkte Manipulation am Perikard können zu erheblichen Rhythmusstörungen führen. Ein Hinweis an den Operateur, vermeidbare mechanische Irritationen nach Möglichkeit zu unterlassen oder die Manipulationen kurz zu unterbrechen, sind wirksamer als jedes Antiarrhythmikum.

Um eine Verlegung der Atemwege oder ein Leck frühzeitig zu erkennen, empfiehlt sich ständiges Beobachten des Volumeters und des Manometers am Narkoseapparat. Auf klinische Zeichen von Sekretansammlungen im Bronchialsystem wie Rasseln im Tubus ist nicht immer Verlaß. Wie erwähnt, ist regelmäßiges Absaugen durch den Tubus unerläßlich. Die sicherste Kontrolle eines effektiven Gasaustausches sind engmaschige Blutgasanalysen respektive die Pulsoximetrie.

Bei einer Segmentresektion erleichtert das Blähen der Lunge dem Chirurgen die Identifikation des nicht belüfteten Lungenanteils, den er zu entfernen wünscht. Die Dichtigkeit einer Bronchusnaht wird geprüft, indem die Nahtstelle unter Kochsalzlösung gesetzt und bei verstärktem Beatmungsdruck das eventuelle Entweichen von Luftblasen beobachtet wird. Ebenso wird am Ende einer Operation nach größeren Fisteln an der Lungenoberfläche gesucht. Querresektionen der Trachea, insbesondere die Bifurkationsresektion, erfordern besondere Intubationstechniken. Bei allen Lungenteilresektionen, im Extremfall bei der Pneumonektomie, muß das HZV nach Unterbindung der Pulmonalgefäße durch einen verminderten Gefäßquerschnitt fließen. Beim Gesunden ist das Kapillarsystem der Lunge in der Lage, diesen vermehrten Zustrom ohne Drucksteigerung aufzunehmen. Ist das pulmonale Gefäßbett von vornherein nicht genügend anpassungsfähig, und sind die enddiastolischen Drucke des linken Ventrikels bereits grenzwertig, kommt es, verstärkt durch die mechanische Irritation des Lungengewebes während der Operation, leicht zum interstitiellen Ödem. Übermäßige Volumenzufuhr ist daher bei Thoraxeingriffen unbedingt zu vermeiden. Ohnehin sind die durchschnittlichen Volumenverluste nicht allzu hoch. Bei einer Pneumonektomie beträgt der typische Blutverlust zwischen 200 ml und 500 ml.

9.1.7   Maßnahmen am Ende einer Thorakotomie

Vor Verschluß des Thorax wird die Lunge unter manueller Beatmung nochmals vollständig entfaltet, um Atelektasen unter Sicht soweit wie möglich zu beseitigen. Besonders nach Resektionen von Lungengewebe, Bronchien oder Teilen der Trachea ist nach Abklemmen und Vernähen zu prüfen, ob sich die verbliebenen Lungenanteile noch gut blähen lassen und keine Stenosen an den Luftwegen entstanden sind. Wie bei Eröffnung des Thorax sollte auch bei seinem Verschluß wieder von Hand beatmet werden. Üblicherweise werden vor Verschluß des Thorax ein oder zwei Drainageschläuche in den Pleuraraum eingelegt und an eine Ableitungsflasche angeschlossen (Wasserschloß, Abb. 245 und 246). Die Funktionsfähigkeit dieses Systems muß nach Thoraxverschluß durch manuelles Blähen der Lunge geprüft werden. Bei größeren Parenchymfisteln muß zusätzlich abgesaugt werden. Dies geschieht überlicherweise über eine Zweiflaschen-Saugdrainage mit -15 bis -25 cm H_2O (Abb. 246) oder eine elektrische Pumpe.

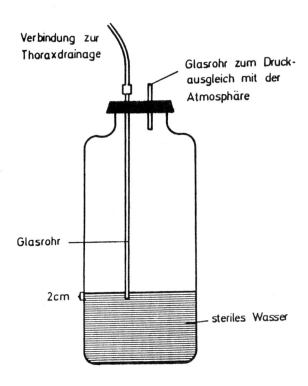

Abb. 245: Ableitungsflasche mit Wasserschloß. Das Glasrohr muß stets ins Wasser eintauchen, um einen Kollaps des Lungenflügels zu vermeiden.

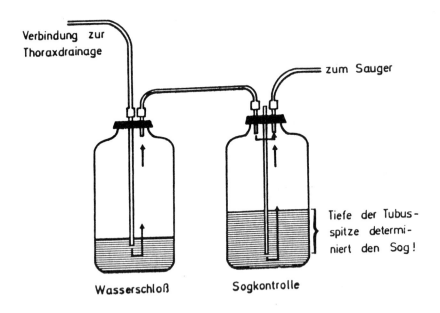

Abb. 246: Zweiflaschen-Saugdrainage, bestehend aus der üblichen Ableitungsflasche (links) und einer zweiten Flasche, durch die der Sog über die Eintauchtiefe des Glasrohres gesteuert werden kann.

Ein Röntgenbild des Thorax noch vor der Extubation des Patienten
gibt Auskunft darüber, ob die Lunge vollständig entfaltet ist. Zu diesem Zeitpunkt kann nochmals gebläht werden, um Atelektasen zur
Entfaltung zu bringen. Falls die Ursache der Minderbelüftung in einer
Obstruktion der Bronchien zu suchen ist, die durch blindes Absaugen
durch den Tubus nicht zu beheben ist, kann mit Hilfe des flexiblen
Bronchoskops unter Sicht und gezielt abgesaugt werden. Dieses Vorgehen hat sich auch bei Verlegung der Luftwege während der Operation bewährt.

Es leuchtet ein, daß die Einschränkung der Lungenfunktion nach
Thoraxeingriffen unter Umständen erheblich ist. Eine Beatmung in der
postoperativen Phase wird daher gelegentlich erforderlich sein. Ohne
auf Einzelheiten der Indikation zur Nachbeatmung einzugehen, ist es
wichtig zu erwähnen, daß nach Resektion von Lungengewebe und
Nähten am Bronchialsystem so früh wie möglich extubiert werden sollte, um die Belastung, die eine Überdruckbeatmung und das regelmä-
ßige Absaugen für die Bronchusnaht darstellt, so gering wie möglich
zu halten. Insbesondere hoher PEEP ist nach Möglichkeit zu vermeiden.

9.1.8   Postoperative Analgesie nach Thorakotomien

Nach Thorakotomien ist die Kooperation des Patienten bei der Atemgymnastik von eminenter Wichtigkeit. Dem stehen die zum Teil erheblichen Schmerzen im Bereich der Thorakotomiewunde, aber auch häufig an der Durchtrittsstelle der Drainagen durch die Thoraxwand,
entgegen. Die nach Verwendung volatiler Anästhetika schnell wieder
einsetzende Schmerzempfindung führt zu schmerzbedingter Hypoventilation und mangelndem Abhusten. Dies spricht eher für die Verwendung von Opioiden bei Thoraxeingriffen. Aber auch Opioide sind wegen ihrer atemdepressorischen und sedierenden Wirkung nicht unbe-
grenzt verwendbar. Eine, wenn auch nur vorübergehende, Analgesie
im Bereich der Thorakotomie läßt sich durch Applikation langwirken-
der Lokalanästhetika (z.B. Carbostesin) in die Interkostalräume durch
den Chirurgen vor Verschluß des Thorax erreichen. Gute Analgesie
für einen Zeitraum variabler Länge läßt sich durch eine thorakale
Periduralanästhesie erreichen. Die Applikation des Lokalanästhetikums
erfolgt über den mit seiner Spitze im Periduralraum liegenden Katheter entweder intermittierend oder kontinuierlich über eine Motor-
pumpe. Auch die Applikation von Morphin oder einer Kombination aus
Opiat und Lokalanästhetikum in den Periduralkatheter hat sich
bewährt.

9.2 Besonderheiten der Anästhesie in der Herzchirurgie
(H. VOGEL)

Die Narkose für herzchirurgische Operationen unterscheidet sich nicht
grundsätzlich von der Anästhesie für allgemeinchirurgische Eingriffe.
Besonderheiten ergeben sich vor allem aus der bei den meisten herzchirurgischen Eingriffen angewendeten Technik der extrakorporalen
Zirkulation (EKZ). Auf sie wird deshalb im folgenden ausführlich
eingegangen. Systematik und Pathophysiologie der wichtigsten kar-
diologischen Erkrankungen wurden bereits früher behandelt (vgl.
Kap. 1.3). Im dritten Abschnitt dieses Kapitels werden für einige
häufige Krankheitsbilder die Grundzüge der Narkoseführung aufge-
zeigt. Der vierte Abschnitt schließlich befaßt sich mit der postoperativen Phase, mit typischen Komplikationen und deren Therapie.

9.2.1 Narkoseverfahren bei herzchirurgischen Eingriffen

Prämedikation: Das Ziel der Prämedikationsvisite ist neben der ausführlichen Befunderhebung die optimale psychologische und medikamentöse Vorbereitung auf die Operation und die unmittelbare postoperative Phase. Der ausführlichen Aufklärung über die vorgesehenen
Maßnahmen, ihren Sinn und ihre Risiken kommt besondere Bedeutung
zu. Ein solches Gespräch schafft Vertrauen und ist geeignet, die
Furcht vor dem Eingriff abzubauen. Die medikamentöse Prämedikation
erstrebt eine maximale Sedierung und die Behebung der Angst vor
Narkose und Eingriff bei minimaler Depression von Atmung und Kreislauf. Gut bewährt haben sich in diesem Sinne Benzodiazepine, wie
Flunitrazepam (z.B. Rohypnol[R]). Auf die routinemäßige Gabe von
Atropin wird in unserer Klinik bei Herzpatienten verzichtet.

Narkoseeinleitung: Es sei hier das bei uns zur Zeit übliche Einlei-
tungsverfahren beschrieben. Etwa 45 Minuten nach intramuskulärer
Verabreichung der zur Prämedikation verordneten Medikamente wird
der Patient in den Narkoseeinleitungsraum gebracht. Nach Anlegen
von Blutdruckmanschette, EKG-Elektroden und einer peripheren venösen Kanüle erhält der Patient 0,5 mg bis 1,0 mg Flunitrazepam i.v. In
Lokalanästhesie erfolgt nun die Kanülierung der Arteria radialis. Nach
anschließender arterieller Druckmessung wird die Narkose eingeleitet.
Dies geschieht mit Etomidat 0,2 mg/kg Körpergewicht und Fentanyl
0,005 bis 0,01 mg/kg KG. Die Relaxation erfolgt in der Regel mit
Pancuronium 0,1 mg/kg KG. Wenige Minuten danach erfolgt die oro-
tracheale Intubation. Wir verwenden Tuben mit Niederdruckcuffs vgl.
Kap. 2.8), um Trachealschleimhautnekrosen zu vermeiden.

Nach der Intubation wird in Kopf-tief-Lage die Vena jugularis interna punktiert und ein zentralvenöser Katheter in die Vena cava superior vorgeschoben. Ein zweiter großlumiger venöser Zugang wird gelegt, vorzugsweise in eine Vena jugularis externa. Zur Grundausstattung gehören weiterhin eine Magensonde, eine ösophageale und ein rektale Temperatursonde sowie ein Blasenkatheter. Bei Bedarf wird über die Vena jugularis interna unter Druckkontrolle ein SWAN-GANZ-Katheter in die Arteria pulmonalis vorgeschoben (vgl. Kap. 1.7.3). Die Narkose wird weitergeführt durch Beatmung mit einem Lachgas-Sauerstoffgemisch im Verhältnis 1 : 1. Bei Bedarf werden 0,5 bis 1,0 MAC Isofluran oder Enfluran zugemischt (vgl. Kap. 7.5.4). Bei Operationsbeginn erhält der Patient erneut 0,005 mg/kg KG Fentanyl und zusätzlich 0,2 mg/kg KG Dehydrobenzperidol. Der Volumenersatz erfolgt mit Dextran 60 nach Vorgabe von 20 ml monovalentem Dextran oder mit Hydroxyäthylstärke. Bei hohen Hämatokrit-Werten werden 500 ml bis 1000 ml Eigenblut für die spätere Retransfusion entnommen und durch kolloidale Volumenersatzmittel ersetzt.

Monitoring während der Narkose: Folgende Meßgrößen werden kontinuierlich registriert:

- Elektrokardiogramm,

- arterieller Druck über Druckwandler,

- zentralvenöser Druck über Druckwandler,

- pulmonalarterieller Druck (Die Indikation für einen Pulmonaliskatheter ergibt sich bei ausgeprägter pulmonaler Hypertension sowie bei drohender oder manifester Linksherzinsuffizienz.),

- rektale und ösophageale Temperatur,

- Urinausscheidung und

- Laborkontrollen:
  Kurz nach Narkosebeginn werden bestimmt:
  Arterielle Blutgase, Hämoglobinkonzentration und Hämatokrit, Thrombozytenzahl, Natrium- und Kaliumkonzentration im Serum und Parameter der Blutgerinnung wie Quick, PTT, activated clotting time als Ausgangswerte (s.u.), weiterhin bei Diabetikern auch der Blutzucker.

9.2.2   Herzlungenmaschine und extrakorporale Zirkulation

Herzlungenmaschine: Längerdauernde Eingriffe am Herzen sind erst durch die Einführung der Herzlungenmaschine (HLM) möglich geworden. Die Entdeckung des Heparins und seines Antagonisten Protamin ermöglichten den ersten klinischen Einsatz im Jahre 1951. Die HLM

ersetzt die Pumpfunktion des Herzens durch Rollerpumpen und die
Gasaustauschfunktion der Lunge durch einen Gasaustauscher (Oxygenator, Abb. 247).

**Schematischer Aufbau der
Herzlungenmaschine**

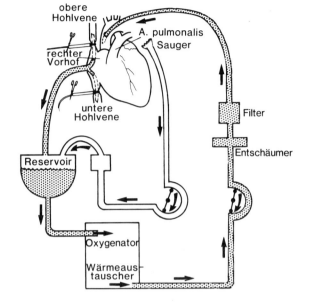

Abb. 247: Schematischer Aufbau der Herz-Lungen-Maschine

Weitere Bestandteile der HLM sind ein Blutreservoir, ein Wärmeaustauscher (meist im Oxygenator integriert), Blutfilter und Schlauchleitun-
gen. Alle mit Blut in Kontakt tretenden Bestandteile sind Einmalarti-
kel. Vor Anschluß an den Kreislauf des Patienten wird die Herz-Lungen-Maschine mit 500 ml bis 2 000 ml Flüssigkeit, bestehend aus heparinisiertem Konservenblut, Humanalbumin, kolloidalen und kristalloiden
Lösungen gefüllt. Das Füllvolumen richtet sich nach dem Oxygenator-
typ (Kinder- oder Erwachsenensystem, Blasen- oder Membranoxygenator). Der Füllungsanteil des Konservenblutes wird für jeden Patienten
individuell bestimmt. Er hängt ab vom Alter, Allgemeinzustand und
Hämatokrit des Patienten, außerdem von der zu erwartenden Dauer
der Operation.

Oxygenierung: Zwei Typen von Oxygenatoren kommen derzeit klinisch
zur Anwendung, nämlich Blasen- und Membranoxygenatoren. Beim
Blasen-(Bubble-)Oxygenator werden feine Sauerstoffblasen durch das
im Reservoir befindliche venöse Blut geleitet. Das Blut wird so mit
Sauerstoff gesättigt, entschäumt, gefiltert und in das arterielle
System des Patienten zurückgepumpt. Bubble-Oxygenatoren sind
leicht zu handhaben, verhältnismäßig billig und benötigen nur wenig
Volumen zur Füllung. Allerdings schädigen sie - vor allem nach Bypasszeiten von mehr als zwei Stunden - die zellulären Bestandteile des
Blutes, was zu Hämolyse und starkem Abfall der Thrombozytenzahl
führen kann.

Beim <u>Membranoxygenator</u> sind Blut- und Gasphase durch eine für Gase durchlässige Membran getrennt. Das Blut wird bei langen Bypasszeiten weniger geschädigt als durch den Blasenoxygenator. Der Membranoxygenator ist jedoch arbeitsaufwendiger, teurer, benötigt höhere Füllungsvolumina und damit mehr Fremdblut als der Blasenoxygenator. Er kommt überwiegend bei Operationen zur Anwendung, bei denen von vornherein mit langen Bypasszeiten zu rechnen ist (z.B. Mehrfachklappenersatz).

Die Oxygenierung des Blutes bereitet mit beiden Systemen keine Schwierigkeiten. Zur Aufrechterhaltung eines physiologischen $PaCO_2$ wird dem Sauerstoff eine geringe Menge Kohlendioxid beigemischt. Kurz nach Beginn der EKZ werden die arteriellen Blutgase bestimmt. Abweichungen von den angestrebten physiologischen Werten können dann durch Änderungen des Gasflusses von Sauerstoff und CO_2 oder durch Säure-Basenausgleich korrigiert werden.

<u>Perfusion:</u> Während der extrakorporalen Zirkulation (EKZ) wird der Blutfluß durch den Organismus durch das Minutenvolumen der HLM bestimmt (HLM-Flow). Der angestrebte Wert liegt zwischen 2,2 und 2,5 l/min x m² Körperoberfläche des Patienten. Der Perfusionsdruck, d.h. der arterielle Druck während EKZ, soll zwischen 50 und 100 mmHg liegen. Es handelt sich hierbei um einen Mitteldruck, da die Rollerpumpe ohne Pulsation arbeitet. Zu niedrige Drucke gefährden die Organperfusion, speziell von Gehirn, Nieren und Leber, zu hohe Drucke verstärken die Bluttraumatisierung durch die HLM und können im Zustand der Vollheparinisierung zu Organblutungen führen. Ein zu niedriger Perfusionsdruck kann meist durch eine Erhöhung des HLM-Flows angehoben werden. Gelingt es nicht, durch eine Flußsteigerung innerhalb der durch die HLM gesetzten Grenzen den Druck zu normalisieren, so kommen Vasopressoren (z.B. Effortil^R) zum Einsatz. Umgekehrt können Druckanstiege zeitweilig durch eine Verminderung des HLM-Flows aufgefangen werden. Vorzuziehen ist aber eine Vertiefung der Narkose durch Nachinjektion von Analgetika und/oder Sedativa in die HLM oder bei Bedarf eine Drucksenkung mit Vasodilatatoren, z.B. Nitroglycerin.

<u>Antikoagulation und Antagonisierung:</u> Vor dem Anschluß der HLM an den Kreislauf des Patienten erfolgt die Antikoagulation mit Heparin. Der Kontakt von nicht heparinisiertem Blut mit den Schlauch- und Filtersystemen der HLM würde in kürzester Zeit zur Verstopfung der Filter durch Blutgerinnsel und damit zum Stillstand der Blutzirkulation führen. Die intravenöse Verabreichung des Heparins muß deshalb absolut verläßlich erfolgen. Dies geschieht durch Injektion

des Heparins in den zentralen Venenkatheter nach Aspirationsprobe. Die Anfangsdosierung liegt zwischen 300 und 400 Einheiten Heparin pro kg Körpergewicht. Die relativ kurze Halbwertszeit des Heparins von etwa 100 Minuten macht wiederholte Gaben erforderlich. Verschiedene Verfahren der Heparinisierung haben sich bewährt:

a)   <u>schematische Substitution:</u> Nach einer Initialdosis von 375 E/kg KG erfolgt eine stündliche Nachinjektion von 1/3 der Anfangsdosis. Dieses Verfahren ist sicher und wenig aufwendig. Es berücksichtigt jedoch nicht den verzögerten Abbau von Heparin unter Hypothermie.

b)   <u>Nachinjektion bei Bedarf:</u> Grundlage für dieses Dosierungsverfahren ist die Bestimmung der 'activated clotting time' (ACT). Hierbei werden ca. 5 ml Blut in ein Röhrchen gefüllt, das einen Aktivator und einen kleinen Magneten enthält. Anschließend wird das Röhrchen durch einen Apparat solange bewegt, bis der Magnet von einem Blutgerinnsel festgehalten wird. Die Zeitspanne beträgt bei nicht heparinisiertem Blut zwischen 140 und 160 Sekunden. Während EKZ muß die ACT ständig höher sein als 400 Sekunden. Halbstündliche Kontrollen der ACT sind deshalb erforderlich. Der Vorteil gegenüber dem schematischen Dosierungsverfahren liegt in einer Verminderung des Bedarfs an Heparin und damit auch seines Antagonisten Protamin.

Nach Beendigung der EKZ, nach Entfernung der venösen und aortalen Kanülen der HLM und nach Stillung der größeren chirurgischen Blutungen erfolgt die Antagonisierung des Heparins mit Protamin. Pro 1 000 Einheiten Heparin werden 1 ml bis 1,5 ml 1 %iges Protaminsulfat benötigt. Die Kontrolle der Antagonisierung erfolgt wiederum durch Messung der ACT. Sie erreicht bei voller Antagonisierung annähernd ihren Ausgangswert. Protamin soll langsam, am besten über Perfusor gegeben werden, da eine Bolusinjektion zu Blutdruckabfällen führen kann.

<u>Anschließen der Herzlungenmaschine:</u> Nach Heparingabe erfolgt zunächst die arterielle Kanülierung, meist der Aorta ascendens, seltener, vor allem bei pathologisch veränderter Aorta, der Arteria femoralis. Die Chirurgen achten bei der Aortenkanülierung auf peinlich genaue Entlüftung des Schlauchsystems, da bereits kleinste Blasen zu zerebralen Embolien führen können.

Die venöse Kanülierung erfolgt über den rechten Vorhof entweder getrennt, wobei je ein Katheter in die untere und die obere Hohlvene eingeführt wird oder mit einem großlumigen Katheter, dessen Öffnung im rechten Vorhof liegt. Etwaige größere Blutverluste bei der venösen Kanülierung können aus der HLM über die bereits angeschlossene arterielle Kanüle ersetzt werden. Nach erfolgter arterieller und venöser Kanülierung ist der Patient an die HLM angeschlossen. Alle Voraussetzungen für den Übergang auf die EKZ ('Bypass') sind erfüllt, der Eingriff am Herzen kann beginnen.

Beginn der EKZ: Bei schlagendem Herzen wird die am venösen Schenkel der HLM liegende Klemme geöffnet. Das Blut gelangt durch Schwerkraft aus dem rechten Vorhof in das Reservoir des Oxygenators. Die Rollerpumpe wird eingeschaltet und der Strom des oxygenierten Blutes in das arterielle System langsam bis auf den für den Patienten berechneten Flowindex von 2,2 bis 2,5 l/min x m² Körperoberfläche gesteigert. Ist der volle Fluß erreicht, so wird das Herz elektrisch zum Flimmern gebracht und über den linken Vorhof eine Saugdrainage in den linken Ventrikel eingeführt. Bei vollständigem Abfluß des venösen Blutes in die HLM gelangt kein Blut mehr in den rechten Ventrikel und in den kleinen Kreislauf. Bei fehlender Lungenperfusion kann auf eine Beatmung verzichtet werden, was für den Operateur günstigere räumliche Verhältnisse bietet. Zur Vermeidung von Atelektasen empfiehlt es sich jedoch, eine minimale Ventilation von 1 bis 2 l/min aufrechtzuerhalten, wobei zur Vermeidung von Resorptionsatelektasen mit Raumluft beatmet wird.

Zu Beginn der EKZ sind von seiten des Anästhesisten folgende Maßnahmen zu treffen:

- Kontrolle von arteriellem und zentralvenösem Druck und HLM-Flow,

- Sicherstellung einer ausreichenden Relaxation und Narkosetiefe,

- Reduzierung der Beatmung bis auf eine Minimalventilation mit Raumluft,

- Kontrolle und Registrierung des bis dahin ausgeschiedenen Urins,

- Beginn der Kaliumsubstitution mit 20 mmol/m² Körperoberfläche,

- Bereitstellung von gekühlter Kochsalzlösung und gegebenenfalls von Kardioplegielösung (s.u.).

Ischämie und Mykardprotektion: Für die Operation am Herzen wird die Aorta ascendens oberhalb der Abgänge der Koronararterien abgeklemmt und damit die Durchblutung des Herzens zeitweilig unterbunden (Myokardischämie). Um den Sauerstoffverbrauch des Myokards zu vermindern und damit die Ischämietoleranz des Herzens zu vermehren, werden verschiedene Maßnahmen ergriffen, nämlich:

a) Systemische Hypothermie: Mit Beginn der EKZ wird der Organismus über den Wärmeaustauscher in der HLM gekühlt. Je nach der zu erwartenden Ischämiezeit des Herzens erfolgt eine Absenkung der Körpertemperatur auf Werte zwischen 32 °C und 36 °C.

b) Lokale Hypothermie: Über ein steril angereichtes Infusionssystem wird ständig auf 4 °C gekühlte Kochsalzlösung in die eröffnete Perikardhöhle instilliert und kontinuierlich abgesaugt.

c) Kardioplegische Lösungen: Die Perfusion des ischämischen Myokards mit gekühlter kalium- oder magnesiumhaltiger Lösung, der häufig puffernde und membranstabilisierende Substanzen zugesetzt sind, bewirkt einen Übergang des Kammerflimmerns in Asystolie. Dies und die gleichzeitige weitere Kühlung bewirken eine Verminderung des Sauerstoffbedarfs und damit eine Zunahme der Ischämietoleranz, so daß mit bestimmten Verfahren Ischämiezeiten des Herzens von über zwei Stunden möglich werden.

Gegen Ende des Eingriffs am Herzen wird der Organismus über den Wärmeaustauscher der HLM wieder erwärmt. Eingriffe mit Eröffnung der Herzhöhlen (Herzklappenoperationen) erfordern vor Wiederaufnahme der Herzfunktion ein sorgfältiges Entlüften des linken Ventrikels. Das manuelle Blähen der Lunge bewirkt eine vermehrte Füllung des linken Vorhofs und linken Ventrikels. Durch eine an der Herzspitze eingeführte Punktionskanüle entweicht so ein Großteil der vorhandenen Luft. Die vollständige Entlüftung des arteriellen Systems erfolgt über ein Punktionsloch an der höchsten Stelle der Aorta ascendens. Jetzt kann die Aortenklemme geöffnet werden, die Koronargefäße werden wieder von Blut aus der Aorta, das von der HLM kommt, durchströmt (Reperfusion). Das Herz erwärmt sich im gleichen Maße wie der gesamte Organismus. Es beginnt entweder spontan zu schlagen oder wird mit Hilfe einer bipolaren Schrittmachersonde zeitweilig stimuliert. Bei Kammerflimmern erfolgt eine interne Defibrillation mit 20 bis 60 Wattsekunden. Die Reperfusionszeit des Herzens soll je nach Dauer der Ischämiezeit 8 bis 15 Minuten dauern. Das Abgehen von der EKZ erfolgt nach Wiedererwärmung des Organismus auf Normaltemperatur (Ausgleich zwischen Ösophagus- und Rektaltemperatur) bei stabilem Rhythmus und ausreichender Auswurfleistung (s.u.).

Monitoring während EKZ:

a)   Klinische Beobachtung: Die Pupillen sollen beidseits eng sein. Bei rascher Abkühlung können sie aber vorübergehend erweitert sein. Schwitzen kann eine unzureichende Narkosetiefe anzeigen, tritt aber häufig in der Aufwärmphase auf.

b) <u>EKG</u>: Anfänglicher Sinusrhythmus geht unter Hypothermie in Kammerflimmern über. Dieses wird durch die Kardioplegielösung in Asystolie übergeführt (s.o.).

c) <u>Elektroenzephalogramm</u>: Die Überwachung der Hirnströme wird nicht in allen Zentren durchgeführt. Veränderungen von Amplitude und Frequenz der EEG-Wellen können eine zerebrale Minderdurchblutung anzeigen.

d) <u>Temperatur</u>: Die Körpertemperatur wird durch eine ösophageale und eine rektale Sonde gemessen.

e) <u>Mittlerer arterieller Druck</u>: Der Perfusionsdruck soll zwischen 60 und 100 mmHg liegen.

f) <u>Förderleistung der Herzlungenmaschine</u>: Der Fluß soll zwischen 2,2 und 2,5 l/min x m² Körperoberfläche liegen. Er kann zur Aufrechterhaltung des Perfusionsdrucks gesteigert werden, sollte aber nicht längerfristig unter den errechneten Wert sinken.

g) <u>Zentralvenöser Druck</u>: Der ZVD wird in der oberen Hohlvene gemessen. Ein über längere Zeit stark erhöhter ZVD weist auf eine venöse Abflußstauung hin und kann zum Hirnödem führen.

h) <u>Urinausscheidung</u>: Die Ausscheidung sollte 1 ml/h x kg Körpergewicht nicht unterschreiten. Verminderte Diurese bei ausreichendem Perfusionsdruck sowie Hämoglobinurie erfordern den Einsatz von Diuretika.

i) <u>Laboruntersuchungen</u>:

- arterielle Blutgase: Die arteriellen Blutgasproben werden kurz nach Beginn der EKZ aus dem arteriellen Teil der HLM entnommen und in halbstündigen Abständen wiederholt. Da in den meisten Zentren das Blut im Oxygenator mit Sauerstoff äquilibriert wird, dem eine geringe Menge CO_2 zugesetzt ist, werden nach Korrektur auf die aktuelle (hypotherme) Körpertemperatur arterielle PO_2-Werte über 400 mmHg gemessen. Das Bestreben, durch Stickstoffzusatz physiologischere PO_2-Werte zu erreichen, würde ein kontinuierliches Monitoring des arteriellen PO_2 oder der Sauerstoffsättigung erfordern. Der temperaturkorrigierte PCO_2-Wert wird durch Zumischung von CO_2 auf einen Wert zwischen 30 und 40 mmHg eingeregelt. Stärkere Abweichungen des base excess von der Norm werden durch Gabe von Bicarbonat oder Salzsäure vorsichtig korrigiert.

- Hämatokrit: Während EKZ soll der Hämatokrit zwischen 25 und 30 Vol% liegen.

- Elektrolyte: Nach Ersatz des voraussichtlichen Bedarfs an Kalium, wobei der Kaliumgehalt mancher Kardioplegielösungen zu berücksichtigen ist, erfolgt die Kontrolle der Serumkalium- und -natriumkonzentration. Die Serumkaliumkonzentration soll bei 5 mmol/l liegen.
- Gerinnungskontrolle: Die ACT muß über 400 Sekunden sein (s.o.).

Abgehen von der EKZ: Hat sich nach Öffnung der Aortenklemme und angemessener Reperfusionszeit des Herzens spontan oder mit Hilfe eines Schrittmachers ein regelmäßiger Herzschlag eingestellt, wird die Saugdrainage aus dem linken Ventrikel entfernt. Durch Drosseln der venösen Kanülen (Erhöhung des ZVD) wird erreicht, daß sich der rechte Ventrikel füllt und Blut in die Lungenstrombahn befördert. Damit erhält auch der linke Ventrikel Blut aus den Lungenvenen und beginnt auszuwerfen. Am Monitor sind neben der durch die Rollerpumpe erzeugten Wellenlinie erste Pulswellen erkennbar. Dies ist der Zeitpunkt, an dem die Beatmung wieder angestellt werden muß, da sonst die venöse Beimischung von nicht oxygeniertem Blut aus der Lungenstrombahn zur arteriellen Hypoxämie führt. Durch schrittweises Drosseln der venösen Leitung wird das Schlagvolumen erhöht und der Fluß der HLM entsprechend reduziert. Schließlich wird die venöse Kanüle abgeklemmt, während über die arterielle Kanüle langsam noch Blut aus der HLM in den Organismus befördert wird. Ist der Füllungszustand des Herzens ausreichend, wird auch die arterielle Kanüle abgeklemmt, die EKZ ist beendet. Bei bestehender Linksherzinsuffizienz empfiehlt es sich, die Volumengabe nach dem pulmokapillären Verschlußdruck (PCWP; vgl. Kap. 1.7) zu steuern. Wurde präoperativ kein Pulmonaliskatheter eingeführt, so kann der Füllungsdruck des linken Ventrikels über einen intraoperativ gelegten linksatrialen Katheter bestimmt werden. Der Linksvorhofdruck soll dabei 20 mmHg nicht überschreiten. Kalzium (z.B. Ca-Glukonat) wirkt positiv inotrop (vgl. Kap. 1.6.5) und kann das Abgehen von der EKZ erleichtern. Die Anwendung von Katecholaminen (Dopamin, Dobutamin, Adrenalin), Vasodilatatoren (Nitroglycerin, Nitroprussid-Natrium) oder die Kombination beider Substanzgruppen kann in dieser Phase erforderlich werden. Als letzter Schritt muß der Heparineffekt auf die Gerinnung durch Protamingabe aufgehoben werden.

9.2.3   Anästhesiologische Überlegungen zu verschiedenen kardiochirurgischen Krankheitsbildern

Koronare Herzkrankheit (KHK): Die Entwicklung der Koronarchirurgie in den letzten 10 Jahren hat dazu geführt, daß die aortokoronare Bypassoperation in vielen Zentren zum häufigsten herzchirurgischen Eingriff geworden ist. Bei dieser Operation wird die Koronarstenose durch ein von der Aorta ascendens zum poststenotischen Abschnitt der Koronararterie führendes Stück Vene überbrückt, das vorher aus einer Extremität entnommen wurde. Wie bereits im Kapitel 1.3.4 dargestellt, ist die KHK gekennzeichnet durch die Einschränkung der Koronarreserve. Die in Ruhe meist hinlängliche Durchblutung des Herzmuskels reicht bei Belastung nicht aus, den erhöhten Sauerstoffbedarf zu decken. Die Sauerstoffausschöpfung des Koronarblutes ist mit einer arteriovenösen Sauerstoffgehaltsdifferenz von etwa 12 Vol.% bereits unter Ruhebedingungen sehr hoch (vgl. Kap. 1.2.3). Ein gesteigerter Sauerstoffverbrauch des Herzens muß deshalb überwiegend durch eine Zunahme der Koronardurchblutung gedeckt werden. Dieser Mechanismus der Anpassung der Koronarperfusion an den jeweiligen O_2-Verbrauch steht den koronarkranken Patienten nicht oder nur sehr begrenzt zur Verfügung. Steigt der Sauerstoffverbrauch des Herzmuskels an, ohne daß eine entsprechende Zunahme der Koronardurchblutung erfolgen kann, so kommt es zu einer Hypoxie des Herzmuskels, die sich klinisch als Angina pectoris äußert.

Die Aufrechterhaltung des Gleichgewichts zwischen Sauerstoffangebot und Sauerstoffverbrauch (myokardiale Sauerstoffbilanz) ist das zentrale Anliegen der Anästhesie beim koronarinsuffizienten Patienten. Das Blut muß gut oxygeniert, die Sauerstofftransportkapazität ausreichend sein, das Hb sollte 10 g% nicht unterschreiten. Ein arterieller Druck von über 100 mmHg systolisch reicht aus, um eine gute Koronarperfusion zu gewährleisten. Da, wie wir gesehen haben, die Möglichkeiten, das Sauerstoffangebot zu erhöhen, begrenzt sind, muß der Schwerpunkt der Bemühungen auf der Begrenzung des myokardialen Sauerstoffverbrauchs liegen. Hierzu ist die Kenntnis der Faktoren erforderlich, die den Sauerstoffbedarf des Herzmuskels bestimmen. Dieser wird im wesentlichen von drei Determinanten bestimmt, nämlich von der Herzfrequenz, von der Kontraktilität und von der myokardialen Wandspannung. Die Bedeutung der einzelnen Faktoren für die myokardiale Sauerstoffbilanz ist jedoch unterschiedlich: So bewirkt eine Steigerung der Herzfrequenz neben der Zunahme des Sauerstoffverbrauchs des Herzens zusätzlich eine Verminderung des Sauerstoffangebots, weil sich bei einer Tachykardie die Diastolendauer, also die

Zeitspanne, in der der größte Teil der Koronardurchblutung stattfindet, verkürzt. Demgegenüber führt eine Zunahme des arteriellen Drucks zwar zu einer Vermehrung des myokardialen Sauerstoffbedarfs, erhöht aber gleichzeitig das myokardiale Sauerstoffangebot infolge einer Zunahme des koronaren Perfusionsdrucks. Die Folge ist, daß Blutdruckanstiege von Koronarpatienten in der Regel besser toleriert werden als Frequenzanstiege. Sympathikotone Reaktionen, die zu einer Zunahme aller drei Determinanten des myokardialen Sauerstoffverbrauchs führen, müssen durch eine ausreichende Narkosetiefe und unter Umständen durch den Einsatz von beta-Blockern vermieden werden.

Prämedikation: Die Dosis der zur Prämedikation verwendeten Arzneimittel sollte ausreichend sein, um streßbedingte Kreislaufreaktionen zu verhindern, soll aber andererseits nicht zu Blutdruckabfällen oder Atemdepressionen führen. Gut geeignet sind Benzodiazepine (z.B. Flunitrazepam). Eine präoperativ durchgeführte Therapie mit beta-Blockern, Nitraten oder Kalziumantagonisten sollte mindestens bis zum Vorabend der Operation fortgesetzt werden. Im Einzelfall (instabile Angina pectoris) muß die antianginöse Therapie bis unmittelbar vor Operationsbeginn fortgeführt werden (Nitroglycerin-, Nifedipin-Perfusor).

Narkoseeinleitung: Für die endotracheale Intubation ist zur Vermeidung einer sympathikotonen Reaktion eine ausreichende Narkosetiefe wichtig. Gut bewährt hat sich bei uns die Kombination von Etomidat und Fentanyl. Eine Lokalanästhesie des Larynx mit Lidocain-Spray erscheint zweckmäßig. Stärkere Blutdruckabfälle werden durch Volumensubstitution vermieden. Mäßige Hypotension mit systolischen Werten zwischen 90 und 100 mmHg wird im allgemeinen gut toleriert. Die Zugabe eines volatilen Anästhetikums zur Weiterführung der Narkose ist günstig, da diese Substanzen den myokardialen Sauerstoffverbrauch vermindern. Die volatilen Anästhetika sind jedoch dort mit Vorsicht zu verwenden, wo bereits eine Einschränkung der Pumpfunktion des Herzens vorliegt. Die negativ inotrope Eigenschaft dieser Substanzen führt vor allem in höherer Dosierung zu einer weiteren Dilatation des Herzens und damit zur Zunahme der diastolischen Wandspannung, wodurch sich die Sauerstoffversorgung des Myokards verschlechtert. Kommt es trotz ausreichender Anästhesietiefe und angemessener Beatmung zu Anstiegen von Frequenz und Blutdruck, so kann der Einsatz von beta-Blockern oder Vasodilatatoren erforderlich werden. Für die negativ inotropen beta-Blocker gelten beim insuffizienten Herzen die gleichen Einschränkungen wie für die volatilen Anästhetika.

Für Narkoseausleitung und postoperative Phase gelten die gleichen Grundsätze wie intraoperativ. Eine routinemäßige Nachbeatmung sichert die Sauerstoffversorgung, die Kreislaufparameter werden kontinuierlich überwacht. Herzfrequenz- und Blutdruckanstiege, die mit wiederkehrendem Bewußtsein häufig auftreten, müssen frühzeitig mit Antihypertensiva und/oder beta-Blockern therapiert werden. Zwar hat sich die Sauerstoffversorgung des Myokards durch eine erfolgreiche Bypassoperation verbessert, Blutdrucksteigerungen führen jedoch zu vermehrten Nachblutungen und erhöhen die Gefahr der Perikardtamponade (s.u.).

Aortenklappenstenose (vgl. Kap. 1.3.6): Die verkleinerte Klappenöffnungsfläche setzt dem Blutstrom aus dem linken Ventrikel einen erhöhten Widerstand entgegen. Daher wird zur Aufrechterhaltung eines ausreichenden arteriellen Blutdrucks ein erhöhter intraventrikulärer Druck benötigt. Der Drucksprung an der Aortenklappe ist ein Maß für die Schwere der Erkrankung. Auf die chronische Druckbelastung reagiert der linke Ventrikel mit einer Zunahme der Muskelmasse, wobei das Ventrikelvolumen zunächst konstant bleibt (konzentrische Hypertrophie). Vermehrte Muskelmasse und hohe Druckbelastung führen zu einer Zunahme des Sauerstoffverbrauchs. Dadurch kommt es auch bei intakten Koronararterien zu einer relativen Koronarinsuffizienz. Pektanginöse Beschwerden sind deshalb für das fortgeschrittene Stadium der Erkrankung typisch. Durch die Verdickung der Ventrikelwand nimmt die Steifheit des linken Ventrikels zu. Für eine ausreichende diastolische Füllung sind deshalb ein erhöhter Füllungsdruck sowie eine ausreichende Diastolendauer erforderlich. Ebenso wichtig ist eine zeitgerechte Vorhofkontraktion. Der Verlust des Sinusrhythmus kann zur akuten Dekompensation führen. Beide Faktoren, die gefährdete myokardiale Sauerstoffversorgung und die Notwendigkeit eines erhöhten linksventrikulären Füllungsdrucks, bestimmen das anästhesiologische Vorgehen beim Patienten mit Aortenklappenstenose.

Durch eine leichte Prämedikation werden Blutdruckabfälle und hypoxämische Zustände vermieden. Pektanginöse Zustände können durch Gabe von Sauerstoff behandelt werden. Zur Sicherstellung eines ausreichenden myokardialen Sauerstoffangebots muß für eine gute Oxygenierung und durch Volumensubstitution für einen ausreichenden arteriellen Druck gesorgt werden. Blutdruckanstiege und Tachykardien, die einen erhöhten myokardialen Sauerstoffverbrauch bewirken, sind zu vermeiden. Tachykardien sind noch in einer weiteren Hinsicht gefährlich: Durch die Verkürzung der Diastolendauer füllt sich der 'steife' linke Ventrikel nur unvollständig, es kommt zu einer Abnahme des Herzzeitvolumens und des arteriellen Drucks. Der Druckabfall bewirkt eine weitere Verschlechterung der ohnehin gefährdeten myokardialen Sauerstoffversorgung. Adrenerge Substanzen sind deshalb wegen ihrer frequenzsteigernden Wirkung möglichst zu vermeiden. Vasodilatatoren wie Nitroglycerin, die beim koronarkranken Patienten eine Verbesserung der myokardialen Sauerstoffbilanz bewirken, wirken bei der kompensierten Aortenstenose weit weniger günstig. Durch die Senkung des 'preloads' kann es zur mangelhaften diastolischen Füllung mit den oben beschriebenen Folgen kommen. Morphin und Fentanyl werden bei Aortenstenose gut toleriert, volatile Anästhetika sind hingegen mit Vorsicht zu verwenden, da sie einerseits die Kontraktilität mindern und andererseits, dies gilt vor allem für Halothan, Arrhythmien erzeugen können (vgl. Kap. 7.5.6.2).

Aortenklappeninsuffizienz (vgl. Kap. 1.3.6): Die mangelnde Schlußfähigkeit der Aortenklappe bewirkt einen diastolischen Blutrückstrom aus der Aorta in den linken Ventrikel. Die 'Regurgitationsfraktion' (Regurgitieren - Zurückströmen) gibt den Anteil des durch die Aortenklappe zurückströmenden Blutes am Schlagvolumen an und ist ein Maß für die Schwere der Erkrankung. Die Regurgitation führt darüberhinaus zu einem Abfall des diastolischen Aortendrucks, dessen Ausmaß ebenfalls mit dem Grad der Insuffizienz korreliert. Durch den diastolischen Rückstrom kommt es zur Dilatation und zur Hypertrophie des linken Ventrikels (exzentrische Hyperthrophie), wodurch die myokardiale Sauerstoffversorgung gefährdet ist. Die Größe des regurgitierenden Volumens wird durch mehrere Faktoren bestimmt, nämlich durch die lichte Öffnung der Aortenklappe in der Diastole, durch den mittleren Druckgradienten zwischen Aorta und linkem Ventrikel in der Diastole und durch die Diastolendauer, die die Zeit der Regurgitation determiniert. Eine Bradykardie ist mit einer Verlängerung der Diastolendauer und damit mit einem vermehrten Regurgitieren verbunden und wird schlechter toleriert als eine Tachykardie.

Für die Anästhesie beim Patienten mit Aorteninsuffizienz ergeben sich folgende Grundsätze: Sicherstellung eines adäquaten myokardialen Sauerstoffangebots, Vermeidung einer ausgeprägten Kardiodepression, Verminderung oder Konstanthalten des peripheren Widerstands, da ein erhöhter Widerstand zu einem erhöhten diastolischen Druckgradienten und damit zu vermehrter Regurgitation führt, Aufrechterhaltung einer Herzfrequenz von über 80/min. Volatile Anästhetika sind wegen ihrer negativ inotropen Eigenschaften mit Vorsicht anzuwenden. Vasodilatatoren senken den peripheren Widerstand, können aber durch Absenken des diastolischen Blutdrucks die myokardiale Sauerstoffversorgung gefährden. Von den positiv inotropen Substanzen erscheint Isoproterenol (z.B. Aludrin[R]) besonders geeignet, da es zusätzlich frequenzsteigernd wirkt und den peripheren Widerstand vermindert.

Mitralklappenstenose (vgl. Kap. 1.3.6): Die Verengung der Mitral-
klappenöffnungsfläche führt zu einem Rückstau des Blutes in den linken Vorhof. Der erhöhte Druck im linken Vorhof bewirkt über lange
Zeit eine ausreichende diastolische Füllung des linken Ventrikels und
die Aufrechterhaltung eines normalen HZV. Der Rückstau vom linken
Vorhof in den Lungenkreislauf ist jedoch von einer Zunahme des Lun-
gengefäßwiderstandes gefolgt und führt damit zu einer chronischen
Druckbelastung des rechten Ventrikels. Darüber hinaus kommt es im
fortgeschrittenen Stadium der Erkrankung zum Vorhofflimmern, was
die hämodynamische Situation noch weiter verschlechtert. Insbesondere bei schneller atrioventrikulärer Überleitung kommt es infolge der
Verminderung der Diastolendauer (= Füllungszeit des Herzens) zu
einem Abfall des HZV und schließlich über eine weitere Erhöhung des
Linksvorhofdrucks zum Lungenödem. Durch die Therapie mit Digitalis
wird die atrioventrikuläre Überleitungszeit verlängert und dieser Komplikation vorgebeugt. Bei Patienten mit Mitralstenose sollte die präoperative Digitalistherapie daher bis zum Operationstermin fortgesetzt
werden. Eine leichte Prämedikation vermindert die bei den stauungs-
bedingten pulmonalen Gasaustauschstörungen bestehende Gefahr der
arteriellen Hypoxämie. Tachykardien sollen möglichst vermieden, und,
wenn sie eingetreten sind, entschlossen therapiert werden (Digitalis,
Defibrillation). Kardiodepressiv wirkende Medikamente (z.B. volatile
Anästhetika) sind mit Vorsicht zu verwenden, da bei der Mehrzahl
der Mitralstenosen eine Störung des Kontraktionsablaufs des linken
Ventrikels vorliegt.

Patienten mit Mitralstenose reagieren besonders empfindlich auf Volu-
menüberlastung. Zur dosierten Volumensubstitution empfiehlt sich die
Steuerung nach dem PCWP. Postoperativ ist wegen der stauungsbe-
dingten pulmonalen Veränderungen eine routinemäßige Nachbeatmung
indiziert. Eine nach Mitralklappenersatz häufige Komplikation ist das
'Low-Output-Syndrom': Erniedrigtes Herzzeitvolumen, Kreislaufzentra-
lisation, Abnahme der Urinproduktion und zentralnervöse Symptome
kennzeichnen diese Störung. Sie erfordern den Einsatz von Katecholaminen, meist in Kombination mit Vasodilatatoren. Auch hier ist der
SWAN-GANZ-Katheter ein wertvolles Instrument zur Therapiekontrolle.

Mitralklappeninsuffizienz (vgl. Kap. 1.3.6): Ist der Schluß der Mi-
tralklappe infolge Schrumpfung der Klappensegel oder des Halteappa-
rates (rheumatisch) oder infolge des Abrisses eines Sehnenfadens infolge Myokardinfarkt nicht vollständig, so kommt es bei jeder Systole
zur Regurgitation eines Teils des Schlagvolumens in den linken Vorhof. Die Folge ist eine exzentrische Hypertrophie des linken Ventrikels mit Steigerung des Schlagvolumens, wobei der Anteil des in die

Aorta ausgeworfenen (kreislaufwirksamen) Volumens vom peripheren Gesamtwiderstand abhängig ist. Steigt der Widerstand im großen Kreislauf, so vermindert sich das kreislaufwirksame Schlagvolumen und umgekehrt. Andererseits führt die chronische Regurgitation zu einer Dilatation des linken Vorhofs mit Zunahme der Vorhofdehnbarkeit. Damit wirkt der linke Vorhof als Druckausgleichskammer und schützt die Lungenstrombahn bis zu einem gewissen Grad vor erhöhten Drucken. Anstiege des pulmonalen Gefäßwiderstandes und die Ausbildung einer pulmonalen Hypertension sind weit weniger häufig als bei der Mitralklappenstenose. Die Anästhesie bei Mitralklappeninsuffizienz sollte auf eine Verminderung des peripheren Widerstandes bei möglichst geringer Kardiodepression abzielen. Fentanyl ist hierfür geeignet, während die dampfförmigen Inhalationsanästhetika in höherer Dosierung wegen ihrer kardiodepressiven Wirkung weniger günstig sind. Die Senkung des Widerstands im großen Kreislauf durch Vasodilatatoren führt zu einer Zunahme des HZV. Sind Katecholamine erforderlich, so sind Substanzen vorzuziehen, die den peripheren Widerstand vermindern, wie z.B. Isoproterenol, oder zumindest nicht steigern, wie z.B. Dobutamin.

Angeborene Herzfehler (vgl. Kap. 1.3.7): Die meisten angeborenen Herzfehler kommen im Kindesalter zur Operation. Für Narkose und Beatmung gelten die für die Kinderanästhesie üblichen Regeln (vgl. Kap. 9.4).

Wegen der relativ größeren Körperoberfläche besteht bei Säuglingen und Neugeborenen, in verstärktem Maße jedoch bei Frühgeborenen, die Gefahr der Auskühlung. Hypothermie führt zur metabolischen Azidose und zu myokardialer Depression. Wärmematte und Infrarotstrahler verhindern eine Auskühlung während Narkoseeinleitung, Operationsvorbereitung und Operation. Auch die Hyperthermie muß vermieden werden, da sie über eine Zunahme des Sauerstoffverbrauchs zu einer akuten Hypoxie führen kann. Eine genaue Temperaturkontrolle durch rektale und ösophageale Temperatursonden ist deshalb erforderlich.

Shuntvitien: Bei einem Großteil der angeborenen Herzfehler besteht ein Kurzschluß zwischen großem und kleinem Kreislauf (Shunt). Je nach Strömungsrichtung unterscheidet man einen Links-Rechts-Shunt (oxygeniertes Blut gelangt in den kleinen Kreislauf) und einen Rechts-Links-Shunt (desoxygeniertes Blut aus dem rechten Herzen tritt in das arterielle System über). Ein überwiegender Links-Rechts-Shunt besteht bei Vorhofseptumdefekt, Ventrikelseptumdefekt und beim offenen Ductus Botalli.

Ein überwiegender Rechts-Links-Shunt tritt bei der FALLOT'schen Tetralogie und bei der Transposition der großen Gefäße auf. Der hohe Anteil reduzierten Hämoglobins im arteriellen Blut bewirkt eine zentrale Zyanose. Das Ausmaß eines jeden Shunts wird von dem herrschenden Druckgradienten bestimmt. Sinkt bei bestehendem Rechts-Links-Shunt der arterielle Druck ab, was z.B. bei einer narkosebedingten Senkung des peripheren Widerstandes geschehen kann, so nimmt der Rechts-Links-Shunt zu: Die Zyanose verstärkt sich und bessert sich auch unter Gabe von reinem Sauerstoff nicht. Die Gabe eines Vasokonstriktors (z.B. Etilefrin) führt zu einer raschen Verbesserung der Situation: Der Druck im großen Kreislauf nimmt zu und im gleichen Maße vermindern sich der Rechts-Links-Shunt und die daraus resultierende Zyanose. Bei der Anästhesie zyanotischer Shuntvitien sollte deshalb stets ein Vasokonstriktor injektionsfertig bereitliegen. Vitien mit überwiegendem Links-Rechts-Shunt sind durch eine vermehrte Lungendurchblutung gekennzeichnet. Der Wirkungseintritt intravenöser Anästhetika ist infolge der Rezirkulation im kleinen Kreislauf verzögert. Volatile Anästhetika werden hingegen beschleunigt aufgenommen.

Merke: Bei allen Shuntvitien, vor allem bei Vorliegen eines Rechts-Links-Shunts, müssen die venösen Zugänge peinlich entlüftet werden. Selbst kleine Luftblasen, die z.B. beim Anschluß der Infusion oder bei venösen Injektionen in die Blutbahn gelangen, können, wenn sie in das arterielle System übertreten, zu schwersten, vor allem zerebralen Komplikationen führen (Gasembolie; vgl. Kap. 1.9.1).

9.2.4   Die postoperative Phase

Nachbeatmung: Zur Vermeidung hypoxischer oder hyperkapnischer Zustände in der unmittelbaren postoperativen Phase wird nach herzchirurgischen Eingriffen in der Regel eine Nachbeatmung über 6 bis 12 Stunden durchgeführt. Die Respiratoreinstellung erfolgt unter Kontrolle der arteriellen Blutgaswerte. Ein PEEP zwischen +5 und +10 cm H_2O verhindert die Bildung von Atelektasen und wirkt diffusen Blutungen in die Perikardhöhle entgegen. Die Extubation erfolgt, wenn der Patient wach ist, stabile Kreislaufverhältnisse aufweist und die Sauerstoffversorgung unter Spontanatmung am Sauerstoff-Vernebler durch wiederholte Kontrollen sichergestellt ist. Die Vitalkapazität muß größer sein als 10 ml/kg Körpergewicht.

Häufige postoperative Komplikationen sind Nachblutung, Perikardtamponade und das Low-Output-Syndrom.

Nachblutung: Das postoperativ im Operationsgebiet austretende Blut wird durch die beiden Mediastinaldrainagen abgeleitet. Kommt es in den ersten postoperativen Stunden zu keinem Rückgang der von den Drainagen stündlich geförderten Blutungen, so muß, wenn eine Gerinnungsstörung ausgeschlossen wurde, eine Rethorakotomie mit operativer Blutstillung erfolgen.

Perikardtamponade: Wird der Abstrom des intrathorakal austretenden Blutes behindert (z.B. durch Verstopfung der Drainagen durch Blutkoagel), so kommt es zu einer Druckerhöhung in der Perikardhöhle und schließlich zur Behinderung der diastolischen Füllung des Herzens. Die Perikardtamponade bietet klinisch das Bild einer akuten Rechtsherzinsuffizienz: Venöse Einflußstauung, prall gefüllte Jugularvenen, Gesichtszyanose, niedriger arterieller Druck, zunehmende Zentralisation und abnehmende Urinproduktion. Der zentralvenöse Druck ist stark erhöht, der Linksvorhofdruck ist erniedrigt. Die Diagnose wird gesichert durch das Röntgenbild: Es zeigt eine typische Mediastinalverbreitung. Die akute Perikardtamponade erfordert eine alsbaldige Rethorakotomie mit Ausräumung der Koagel aus der Perikardhöhle und chirurgischer Blutstillung.

Low-Output-Syndrom: Das postoperative Low-Output-Syndrom äußert sich in Hypotension, Oligurie, Bewußtseinstrübung, Zentralisation und Azidose. Das HZV und die gemischtvenöse Sauerstoffsättigung sind erniedrigt, der Linksvorhofdruck ist erhöht. Im Röntgenbild des Thorax fehlt hingegen die für die Perikardtamponade typische Mediastinalverbreiterung. Ursache für das postoperative Low-Output-Syndrom ist häufig ein funktionell unzureichendes Operationsergebnis. Ischämiebedingte Myokardschädigungen sind dank verbesserter kardioprotektiver Techniken seltener geworden. Für die medikamentöse Therapie des Low-Output-Syndroms hat sich die Kombination von Katecholaminen mit Vasodilatatoren bewährt (z.B. Dobutamin und Nitroglycerin).

9.3 Besonderheiten der Anästhesie in der Geburtshilfe (U. FINSTERER)

9.3.1 Spezielle Aspekte der Physiologie und Pharmakologie während Schwangerschaft und Geburt

9.3.1.1 Atemphysiologische Veränderungen bei der Mutter

Die Schwangerschaft führt zu tiefgreifenden funktionellen und morphologischen Veränderungen im mütterlichen Organismus, von denen hier nur respiratorische und kardiovaskuläre Veränderungen kurze Erwähnung finden sollen.

Tab: 41: Typische Veränderungen einiger atemphysiologischer Parameter während der Schwangerschaft (Erläuterung der Symbole im Text).

V_T	+ 40 %	$\dot{V}O_2$	+ 20 %	
$\dot{V}_A$	+ 70 %	$PaCO_2$	− 10 mmHg	
AMV	+ 50 %	PaO_2	+ 10 mmHg	
TLC	0/−5 %	pH	+/− 0	
VC	+/− 0	BE	+ 4 mmol/l	
FRC	− 20 %			

Wie aus Tabelle 41 ersichtlich, kommt es bis zum Ende der Schwangerschaft typischerweise zu einer bedeutenden Zunahme des Atemzugvolumens (V_T), des Atemminutenvolumens (AMV) und der alveolären Ventilation ($\dot{V}_A$), die offenbar nur zum Teil zur Deckung des gesteigerten Sauerstoffverbrauchs ($\dot{V}O_2$) bzw. der gesteigerten CO_2-Produktion benötigt wird, sondern darüber hinaus zu einer mäßigen Hypokapnie führt. $PaCO_2$ liegt am Termin zwischen 30 und 34 mmHg und der pH bleibt normal, da eine metabolische Kompensation auf einen BE von +4 mmol/l erfolgt (vgl. Kap. 3.1.3.4). Entsprechend der Alveolargasgleichung (vgl. Kap. 2.3.1.1) nimmt bei alveolärer Hyperventilation mit Abfall von $PACO_2$ entsprechend PAO_2 zu, und somit bei ungestörtem pulmonalen Sauerstofftransport auch der PaO_2. Durch den Zwerchfellhochstand kommt es im späten Stadium der Schwangerschaft zwar nicht zu nennenswerten Abnahmen des Gesamtlungenvolumens (TLC) bzw. der Vitalkapazität (VC), wohl aber zu einer Abnahme der funktionellen Residualkapazität (FRC) um etwa 20 %. Diese bewirkt bei unverändertem closing volume, zumindest in Flachlage, eine Tendenz zur Hypoxie. Diese entwickelt sich, unter Berücksichtigung des erhöhten Sauerstoffverbrauchs, besonders dramatisch bei Apnoe und

vorheriger Atmung von Luft (Relaxation vor Intubation, eklamptischer
Anfall, s.u.). Die Abnahme der FRC führt in Kombination mit dem erhöhten AMV auch zu einem ungewöhnlich raschen An- und Abfluten
von Inhalationsanästhetika. Dies muß bei der Narkoseführung bei
Hochschwangeren ebenso Berücksichtigung finden wie die Tatsache,
daß die MAC für alle Inhalationsanästhetika im Vergleich zu Nichtschwangeren um 20 - 30 % erniedrigt ist (vgl. Kap. 7.5.4). Die Ursache für diese MAC-Reduktion ist nicht bekannt. Diskutiert werden in
erster Linie hormonale Effekte.

9.3.1.2   Kardiovaskuläre Veränderungen bei der Mutter

Tab. 42:   Typische Veränderungen einiger kardiovaskulärer Parameter während der Schwangerschaft (Erläuterung der Ab-
kürzungen im Text).

BV	+ 35 %	HZV	+ 40 %
PV	+ 45 %	SV	+ 30 %
EV	+ 20 %	HF	+ 15 %
Hb	12 g %	RR	+/-0 %
Hk	35 Vol.%	SVR	- 15 %

Aus Tabelle 42 geht hervor, daß in der Schwangerschaft das
Herzzeitvolumen (HZV) im wesentlichen durch ein erhöhtes Schlag-
volumen (SV) bei nahezu konstanter Herzfrequenz (HF) zunimmt. Bei
Abnahme des gesamten peripheren Widerstandes (SVR) bleibt der
Blutdruck (RR) typischerweise unverändert (OHM'sches Gesetz; vgl.
Kap. 1.2.5). Die Zunahme des HZV erfolgt bereits im ersten Trimester, und zwar etwa ab der 8. Schwangerschaftswoche (SSW), und
kann zwanglos durch eine Hypervolämie erklärt werden, wobei die Zunahme des Plasmavolumens (PV) deutlicher ausgeprägt ist als die des
Erythrozytenvolumens (EV). Durch das erhöhte Blutvolumen (BV) ist
die Schwangere gut für den Blutverlust während der Geburt (typischerweise etwa 500 ml) vorbereitet. Die vermehrte Zunahme des PV
gegenüber dem EV führt zu einer milden Hämodilution. Ein Hb-Wert
von 12 g% ist am Ende der Schwangerschaft normal. Das HZV nimmt
am Termin in flacher Rückenlage eher wieder ab, nicht dagegen in
Linksseitenlage, was durch eine Kompression der Vena cava inferior
bzw. der lumbalen Aorta in flacher Rückenlage durch den schwangeren Uterus verursacht ist. Das 'Cava-Kompressionssyndrom' geht aufgrund mangelnden venösen Rückstroms mit niedrigem HZV, Übelkeit,

Blässe und Benommenheit einher. Die gesunde Gravide wird sich in einer solchen Situation durch vermehrten Sympathikustonus und spontane Seitenlage selbst helfen. Im Zusammenhang mit der Anästhesie muß durch die 15°-Linksseitenlage durch Unterlegen des Beckens bzw. Kippen des Tisches Abhilfe geschaffen werden. Die Kompression der unteren Cava führt zur Erhöhung des Venendrucks im Bein-Bekkenbereich (Neigung zu Thrombosen, vermehrte Füllung des periduralen Venenplexus, s.u.). Bei flacher Rückenlage kann auch die Bauchaorta gegen die Lendenwirbellordose komprimiert werden. Dadurch entstehen zwar keine Beschwerden bzw. Symptome bei der Mutter, aber, ähnlich wie durch die Hypotension beim Cavakompressionssyndrom, wird auch durch die Aortenkompression die Uterusdurchblutung noch vermindert und die Gefahr der fetalen Asphyxie (Sauerstoffmangel und respiratorische, dann auch metabolische Azidose) heraufbeschworen.

9.3.1.3   Stoffaustausch über die Plazenta

Die Plazenta besteht im wesentlichen aus Chorionzotten (fetales Gewebe), die in das mütterliche Blut, das in den intervillösen Räumen fließt, hineinragen. Blut wird vom Fetus über zwei Nabelschnurarterien in die Plazenta gebracht und wird schließlich aus den Kapillaren der Plazentazotten in einer Nabelschnurvene drainiert. Fetales und mütterliches Blut ist in den Chorionzotten nur durch das Chorionepithel, lockeres Bindegewebe, das die fetale Kapillare umgibt, und die Wand der fetalen Kapillaren getrennt. Der Sauerstofftransport über die Plazenta erfolgt mittels mehrerer Mechanismen, unter denen die Diffusion der wichtigste ist.

Diffusion erfolgt ohne Verbrauch von Energie entsprechend einem Konzentrationsgradienten nach dem FICK'schen Diffusionsgesetz (O_2, CO_2, Fettsäuren, Na^+, Cl^- u.a.), abhängig von Konzentrationsgradienten, Größe der Oberflächen, Permeabilität und Membrandicke (vgl. Kap. 2.2.4). Die Permeabilität der uteroplazentaren Schranken für eine Substanz wird hauptsächlich determiniert von deren Molekulargewicht (die Grenze ist etwa bei MG 1 000, Heparin mit MG 6 000 geht nicht über die Plazenta, wohl aber Kumarine mit MG 330).

Der Transport von Substanzen mit hoher Permeabilität wird ganz wesentlich vom uterinen Blutfluß (UBF) determiniert. Der UBF beträgt am Termin etwa 700 ml/min (10 % des HZV). Das uterine Gefäßbett ist vermutlich schon unter Normalbedingungen maximal dilatiert, UBF ist nicht autoreguliert und somit abhängig vom mittleren Perfusionsdruck. Dieser entspricht der Differenz aus Mitteldruck in der Ateria uterina (PaU) und Vena uterina (PvU) und dem uterinen Gefäßwiderstand (UVR):

$$UBF = \frac{PaU - PvU}{UVR}$$

(OHM'sches Gesetz, vgl. Kap. 1.2.5).

Häufige und wichtige Mechanismen, die zum Abfall des UBF mit den oben erwähnten Gefahren für den Feten führen können, sind u.a. lang anhaltende Uteruskontraktionen, mütterliche Hypotension (aorto-kavales Kompressionssyndrom, Sympathikolyse, Hypovolämie) und sympathische Stimulation bzw. vermehrte alpha-adrenerge Innervation der Uterusgefäße.

O_2-Transport zum Feten: Am Termin beträgt der O_2-Bestand des Feten ca. 40 ml, sein O_2-Verbrauch ca. 20 ml/min. Aufgrund verschiedener Kompensationsmöglichkeiten ist jedoch erst etwa 10 Minuten nach Unterbrechung des O_2-Transportes zum Feten mit irreversiblen Hirnschäden zu rechnen.

Wichtige Faktoren, die den O_2-Transport von der Mutter zum Feten bestimmen, sind der Tabelle 43 zu entnehmen.

Tab. 43:   Wichtige Faktoren für den O_2-Transport von der Mutter zum Fetus.

- UBF (intervillöser Fluß, Shuntfluß)
- Fetaler Blutfluß durch die Plazenta
- PaO_2 Mutter
- PaO_2 Fetus
- O_2-Affinität im mütterlichen und fetalen Blut (pH, PCO_2, Temperatur)
- O_2-Kapazität (Hb x SO_2 x 1,34) des mütterlichen und fetalen Blutes
- Diffusionskapazität der Plazenta
- Verhältnis von mütterlichem und fetalem Blutfluß an der Austauschfläche
- O_2-Transport in der Plazenta

Nur etwa 80 % des UBF stehen zum Stoffaustausch mit dem Feten zur Verfügung, der Rest dient der Versorgung der Uteruswand (Shuntfluß). Der Sauerstoffaustausch ist nur ideal, wenn UBF und fetaler Blutfluß durch die Plazenta ideal aneinander angepaßt sind (ähnlich wie Belüftung und Durchblutung in der gesunden Lunge; vgl. Kap. 2.2). Die Linksverschiebung der O_2-Dissoziationskurve im fetalen Blut (vgl. Kap. 9.4) kommt in Abbildung 248 zum Ausdruck. Durch sie wird die O_2-Aufnahme in der Plazenta verbessert. Bei einem O_2-Bedarf des Feten von 20 ml/min und einer avDO$_2$ von 4 Vol.% über den uterinen bzw. den Plazentakreislauf ist ein Blutfluß von 500 ml/min durch die intervillösen Räume bzw. die Arteria umbilicalis erforderlich (FICK'sches Prinzip; vgl. Kap. 1.2.3).

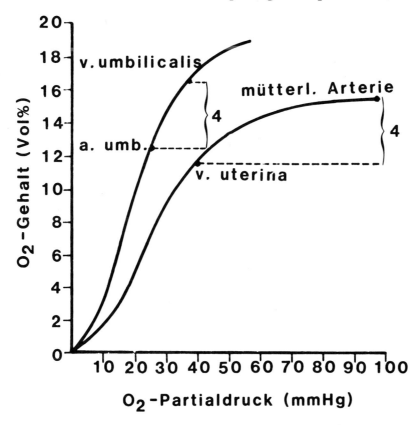

Abb. 248: Die avDO$_2$ ist im uterinen (zwischen Arteria und Vena uterina) und im fetalen Kreislauf (zwischen Vena und Arteria umbilicalis) etwa jeweils 4 Vol.%, obwohl die O_2-Partialdrucke sehr unterschiedlich sind. Dies wird durch die Linksverschiebung der O_2-Dissoziationskurve und den höheren Hb-Gehalt im fetalen Blut (steilerer Kurvenverlauf) ermöglicht. Der PO$_2$ in der Arteria uterina ist etwa 100 mmHg, in der Vena uterina etwa 40 mmHg, in der Vena umbilicalis etwa 40 mmHg und in der Arteria umbilicalis etwa 25 mmHg.

9.3.1.4   Effekte der Anästhesie auf die Uterusdurchblutung

Die Anästhesie, gleichgültig ob Regional- oder Allgemeinanästhesie, kann über vielfältige Mechanismen zu Veränderungen des UBF führen, z.B. über eine Senkung des arteriellen Drucks ober über Widerstandsänderungen der Uteringefäße, indem entweder deren Tonus oder die Grundspannung der Uterusmuskulatur sich ändert (vgl. Kap. 9.3.1.5).

Barbiturate in höheren Dosen führen über einen Blutdruckabfall zu einem Abfall des UBF, Diazepam und Ketamin in niedriger Dosierung (1 mg/kg) beeinflussen den UBF kaum. Halothan hat einen deutlichen erschlaffenden Effekt auf die glatte Uterusmuskulatur. Dadurch wird offenbar der uterine Gefäßwiderstand erniedrigt und nach dem OHM'-schen Gesetz bleibt selbst bei geringen Blutdruckabfällen UBF relativ gut erhalten. Gleiches gilt sinngemäß für 0,5 - 1,0 MAC Enfluran oder Isofluran. Lokalanästhetika haben nur in sehr hohen Blutkonzentrationen, wie sie z.B. bei versehentlicher intravasaler Injektion erreicht werden können, einen direkten vasokonstriktorischen Effekt auf die Arteria uterina. Unter klinischen Bedingungen ergeben sich die entscheidenden Gefahren der Regionalanästhesie auf den UBF durch Sympathikolyse und Hypotension.

Regionalanästhesie ohne hohe systemische Blutspiegel und ohne Hypotension verändert die Uterusdurchblutung nicht!

Katecholamine: Aufgrund der ausgeprägten alpha-adrenergen Innervation der Arteria uterina bewirkt Adrenalin eine gefährliche Vasokonstriktion der Uterusgefäße. Daher wird den Lokalanästhetika kein Adrenalin beigegeben und auch die Hypotension bei Sympathikolyse sollte nicht mit überwiegend alpha-adrenerg wirkenden Substanzen behandelt werden. Dies gilt übrigens auch für Dopamin. Eine Ausnahme bildet offenbar Ephedrin, das beta-adrenerg und zusätzlich über eine Stimulation des zentralen Sympathikus wirkt. Hypoxie bewirkt eine uterine Vasokontriktion, extreme Hypokapnie der Mutter ($PaCO_2$ um 20 mmHg) führt zur Hypoxie des Feten, was offenbar nicht durch Abnahme des UBF, sondern durch Zunahme der O_2-Affinität im mütterlichen Blut bei Alkalose erklärt werden muß (Linksverschiebung der O_2-Dissoziationskurve, vgl. Kap. 2.2.7.1). Maschinelle Beatmung führt typischerweise zur Reduktion des UBF.

9.3.1.5   Effekte der Anästhesie auf Uterusaktivität und Geburt

Inhalationsanästhetika dämpfen die Kraft und die Dauer der Uteruskontraktionen, ändern aber in Dosierungen bis etwa 1,5 MAC nicht die Ansprechbarkeit auf oxytocische Medikamente (s.u.). Die Effekte von Opioiden sind gering. Ketamin fördert eher die Uteruskontraktionen. In vitro und in vivo führen Lokalanästhetika in toxischen Konzentrationen zu einer Erhöhung des Grundtonus des Uterus. Regelrecht angelegte Regionalverfahren haben offenbar keinen entscheidenden Effekt auf die Uteruskontraktionen. Alpha-Stimulation führt zum uterinen Hypertonus, während beta-Stimulation eine Abnahme von Tonus und Kontraktilität des Uterus bewirkt.

9.3.1.6   Pharmaka mit Wirkung auf die Uterusmotilität

Substanzen, die die Fähigkeit besitzen, die Uterusaktivität anzuregen, werden oxytocisch genannt. Dazu gehören Oxytocin und Substanzen des Hypophysenhinterlappens, bestimmte Prostaglandine und Secalealkaloide. Pharmaka mit uterusrelaxierender Wirkung sind z.B. beta-2-Sympathomimetika, Diazoxid, Methylxanthine und bestimmte Prostaglandinhemmer.

Oxytocin ist ein natürlich vorkommendes Hormon des Hypophysenhinterlappens, ein Polypeptid, das insbesondere bei Schwangeren am Termin typische Wehen auslöst. Daneben hat es in hoher Dosierung einen direkten relaxierenden Effekt auf die Gefäßmuskulatur generell, was zu Blutdruckabfall, Flush und Tachykardie führen kann. Die Eliminationshalbwertszeit beträgt nur einige Minuten. Die parenterale Applikation erfolgt in U.S.P.-Einheiten, z.B. Syntocinon[R] 10 E./ml, zur Geburtseinleitung, zur Verstärkung vorhandener Wehen, zur Kontraktion des Uterus nach Ausstoßung der Plazenta u.a.

Prostaglandine: Bestimmte Prostaglandine (PG) können, im Gegensatz zum Oxytocin, zu jedem Zeitpunkt der Schwangerschaft den Geburtsvorgang auslösen. PGE_2 und PGF_2 alpha haben daher eine ähnliche Indikation wie Oxytocin und werden darüber hinaus bevorzugt zur Auslösung eines therapeutischen Aborts in der Frühschwangerschaft eingesetzt. Da die Prostaglandine im Organismus universelle Wirkungen, vergleichbar den Katecholaminen, haben, ist bei ihrer therapeutischen Anwendung u.U. mit erheblichen Nebenwirkungen, hier vornehmlich Übelkeit, Erbrechen (Aspirationsgefahr bei Allgemeinanästhesie, s.u.) und Diarrhö zu rechnen.

Secalealkaloide: Pharmaka, die aus dem Mutterkorn gewonnen werden, wie z.B. Ergotamin, haben ebenfalls Wirkungen an vielen Organen und Geweben des Organismus, typischerweise aber eine Konstriktion der Gefäßmuskulatur und der Uterusmuskulatur. Das von uns derzeit verwendete Präparat Methylergonovin-Maleat (z.B. Methergin^R 0,02 mg/ml) fördert die Uteruskontraktion, z.B. nach Ausstoßung der Plazenta, nach Sectio caesarea oder Abortabrasio, kann als unerwünschte Nebenwirkung aber auch einen deutlichen Blutdruckanstieg bewirken. Daher ist z.B. bei Hypertonie in der Schwangerschaft (s.u.) Vorsicht geboten.

9.3.2   Komplikationen der geburtshilflichen Anästhesie

9.3.2.1   Die arterielle Hypotension

Es wurde oben bereits darauf hingewiesen, daß die Uterusdurchblutung nicht autoreguliert ist und demnach Blutdruckabfälle linear mit entsprechenden Abnahmen des UBF korreliert sind. Es wurde weiterhin deutlich gemacht, daß die Schwangere am Termin in flacher Rükkenlage aufgrund einer Kompression der unteren Hohlvene zur arteriellen Hypotension neigt. Einen gewissen Schutz gegen dieses 'Cava-Kompressionssyndrom' bieten einerseits die oben beschriebene Hypervolämie der Schwangeren und auf der anderen Seite ein erhöhter Sympathikotonus. Die Gefahr der Hypotension in flacher Rückenlage wird demnach dann besonders groß sein, wenn z.B. aufgrund von Blutungen keine Hypervolämie mehr besteht oder wenn durch eine geburtshilfliche Regionalanästhesie eine ausgeprägte Sympathikolyse eingeleitet wird. So reagiert typischerweise die Schwangere auf eine Standard-Spinal- oder Periduralanästhesie mit einem deutlich stärkeren Blutdruckabfall als eine Nichtschwangere. Es kann sein, daß eine mäßige arterielle Hypotension bei der Mutter noch nicht zu Beschwerden führt und trotzdem der UBF so stark abnimmt, daß der Fetus in Gefahr gerät. Als Prophylaxe der arteriellen Hypotension in der Schwangerschaft generell gilt die Linksseitenlage. Weiterhin sollten vor Anlegen einer Regionalanästhesie, bei der mit einer nennenswerten Sympathikolyse gerechnet werden muß, 1 000 ml einer kristalloiden Lösung infundiert werden. Nach Anlegen der Regionalanästhesie ist der Blutdruck bei Schwangeren besonders sorgfältig zu kontrollieren. Übelkeit und Erbrechen sind typische Symptome der arteriellen Hypotension. Sinkt der Blutdruck während der geburtshilflichen Anästhesie um mehr als 20 bis 30 % vom Ausgangswert oder unter 100 mmHg systolisch, so muß diese Hypotension behandelt werden, indem das Blutvolumen weiter erhöht und die TRENDELENBURG-Lagerung angestrebt wird. Eine Kopftieflagerung bis zu 20 Minuten nach

Anlage einer Regionalanästhesie muß natürlich vermieden werden. Weiterhin muß die Anwendung eines blutdrucksteigernden Medikaments in Erwägung gezogen werden, wobei, wie oben ausgeführt, Ephedrin den Vorzug erhalten sollte. Es konnte gezeigt werden, daß bei Sectio caesarea mit Spinalanästhesie bis Th_4 trotz Vorgabe von 1 500 ml Kristalloiden eine arterielle Hypotension, so wie sie eben definiert wurde, bei 60 % der Mütter auftrat, und daß die besten Ergebnisse bezüglich der Lebensfrische des Neugeborenen erzielt wurden, wenn es gelang, den Blutdruck gar nicht erst absinken zu lassen (Ephedringaben).

9.3.2.2   Die pulmonale Aspiration von Magensaft

Eine der Hauptursachen der perinatalen mütterlichen Sterblichkeit ist nach Blutung, Sepsis und EPH-Gestose (s.u.) die Anästhesie. Unter den mütterlichen Anästhesietodesfällen nimmt wiederum die Aspiration mit etwa 50 % den größten Anteil ein, und hier überwiegt bei weitem die Aspiration von saurem Mageninhalt, die zum sogenannten MENDELSON-Syndrom führt. Der Gynäkologe MENDELSON hat 1946 über 66 Fälle von Aspiration (überwiegend von saurem Mageninhalt) bei 43 000 Schwangerschaften (nicht Anästhesien!) berichtet, eine Rate von 1 : 600. Die besondere Gefahr der Aspiration von saurem Mageninhalt (vgl. Kap. 8.7.1.3) in der peripartalen Periode hat folgende Ursachen:

- Viele Kreißende haben kurze Zeit vor der Entbindung noch gegessen und getrunken.

- Die Entleerungszeit des Magens ist in der Spätschwangerschaft schon physiologischerweise verlängert, einen zusätzlichen Effekt haben Angst, Schmerz, Opioide u.a.

- Schwangere neigen durch Querlage des Magens vermehrt zum gastro-ösophagealen Reflux, d.h., zum Übertritt von Mageninhalt in die Speiseröhre. Dieser Übertritt wird normalerweise durch die Barrierefunktion des unteren Ösophagussphinkters verhindert. Beschwerden im Sinne einer Refluxösophagitis sind in der Spätschwangerschaft häufig.

- In der Spätschwangerschaft besteht eine vermehrte Tendenz zur Salzsäurebildung im Magen, ausgelöst durch eine erhöhte Aktivität des Hormons Gastrin, das offenbar ab etwa der 12. Woche in der Plazenta gebildet wird. Vermehrte Salzsäureproduktion führt zur vermehrten Azidität, d.h. zu einem niedrigen pH-Wert im Magensaft.

- Peripartal besteht vermehrte Neigung zu Übelkeit und Erbrechen, z.B. als Folge der arteriellen Hypotension (s.o.).

Es ist klar, daß der Reflux von Mageninhalt in den Pharynx nur dann zur Aspiration in die Luftwege führt, wenn die physiologischen Schutzmechanismen, wie Husten und Kehlkopfverschluß, durch starke Beeinträchtigung oder Ausschaltung des Bewußtseins nicht mehr funktionieren (tiefe Sedierung, Eklampsie, Allgemeinanästhesie). Besonders gefährlich ist dabei ein pH-Wert im Magensaft unter 2,5. Die Dauer der Nüchternheit oder die Dauer der Geburt garantieren bei Kreißenden nicht einen leeren Magen. Jede Schwangere im 3. Trimester sollte als Patientin mit vollem Magen angesehen und anästhesiologisch entsprechend behandelt werden.

Die Zeichen der Aspiration sind u.a. Husten und Laryngospasmus, Mageninhalt in der Mundhöhle, Hyperpnoe, Dyspnoe oder auch Apnoe, Zyanose und Rasselgeräusche. Die Folgen der Aspiration von saurem Mageninhalt in einer Menge ab etwa 30 ml sind ein Lungenödem und nachfolgend eventuell ein ARDS (vgl. Kap. 2.5). Die Letalität des MENDELSON-Syndroms bei Schwangeren wurde noch vor zehn Jahren mit etwa 70 % angegeben, anderenfalls drohen eine lange und mühevolle Intensivtherapie des ARDS.

So sollte auf jeden Fall alles getan werden, um diese bösartige Komplikation in der peripartalen Phase zu verhindern. Empfohlen werden u.a.

- die routinemäßige Gabe eines Antazidums, z.B. alle 3 Stunden 30 ml einer 0,3 M Natriumzitratlösung, um den pH-Wert des Magensaftes über 2,5 zu halten (der Effekt ist aber unsicher),

- die Gabe von Metoclopramid (z.B. Paspertin[R]), das die Magenentleerung beschleunigt und somit das Magenvolumen reduziert, den Tonus des ösophagealen Spinkters erhöht und antiemetisch wirkt,

- die orale oder intramuskuläre Gabe der Histamin-Antagonisten Cimetidin (z.B. Tagamet[R]) bzw. Ranitidin (z.B. Zantic[R]) zur Hemmung der Salzsäureproduktion,

- die Kombination dieser Verfahren.

Die bisher genannten Maßnahmen dienen jedoch nicht eigentlich der Prophylaxe der Aspiration, sondern können nur mit mehr oder weniger großer Sicherheit die Prognose für die Mutter im Falle einer stattgefundenen Aspiration verbessern.

Den wirksamsten Schutz vor Aspiration bietet nur

- immer daran zu denken, und

- bei allen gefährdeten Patientinnen bei Ausschaltung des Bewußtseins eine 'Ileuseinleitung' nach allen Regeln der Kunst durchzuführen (vgl. Kap. 8.7.1.3 und s.u.).

9.3.3   Anästhesie für die vaginale Entbindung

Die ideale geburtshifliche Anästhesie sollte drei Hauptforderungen erfüllen, nämlich

- eine weitgehende Schmerzfreiheit für die Mutter,

- einen zügigen Fortgang der Geburt und

- die Entbindung eines lebensfrischen Kindes.

Diese Idealforderungen sind nur selten alle erfüllbar. Im Prinzip kann die Schmerzausschaltung oder Schmerzlinderung unter der Geburt auf mindestens drei Wegen angestrebt werden, nämlich über systemische Applikation von Opioiden, über Inhalationsanalgesie oder -anästhesie und über verschiedene Regionalverfahren. Natürlich sind alle Kombinationen denkbar und werden auch praktiziert. In unserer Klinik erhalten praktisch alle Patientinnen irgendeine Form von Analgesie unter der Geburt. Dabei rangieren der Pudendusblock mit 47 % und lokale perineale Infiltration mit Lokalanästhetika mit etwa 25 % zusammen an der Spitze, beides Methoden, die vom Geburtshelfer selbst angewendet werden. Daneben kommt die lumbale Periduralanästhesie (PDA) immerhin bei etwa 35 % der Mütter zur Anwendung und die Allgemeinanästhesie bei etwa 20 %. Hinter letzterer Zahl verbirgt sich jedoch eine Sectio-Rate um 15 %.

Systemische Medikation von Analgetika: Hier bieten sich in erster Linie die Opioide Pethidin (z.B. Dolantin[R]) und Pentazocin (z.B. Fortral[R]) an. Nachteilig sind die mütterliche Atemdepression, die zwangsläufig zur fetalen Azidose führt, die Neigung zu Übelkeit und orthostatischer Hypotension und der Übertritt in den kindlichen Organismus, in dem sie mit einer sehr viel längeren Halbwertszeit als bei der Mutter abgebaut werden. Eine feine Beurteilung der Neurologie und des Verhaltens beim Neugeborenen zeigt, daß nach 100 mg Pethidin über drei Tage mit Abweichungen von der Norm gerechnet werden muß.

Ketamin in kleinen Dosen (10 mg - 15 mg) ist eventuell empfehlenswert bei nicht ideal sitzender PDA oder unmittelbar vor der Geburtsbeendigung. Möglichst sollten aber nicht mehr als 100 mg in drei Stunden verabreicht werden. In einer Dosierung von 1 - 3 mg/kg ist Ketamin unter Umständen auch eine gute Alternative zu Thiopental für die Einleitung einer typischen Allgemeinanästhesie bei Hypovolämie, Hypotension und Asthma bronchiale.

Inhalationsanalgesie und -anästhesie: Für die Inhalationsanalgesie werden subanästhetische Konzentrationen, z.B. von Lachgas, Halothan oder Enfluran, häufig intermittierend, angewendet, wobei die Kreißende nicht das Bewußtsein und die laryngealen Schutzreflexe verlieren soll. Die Applikation erfolgt mit speziell konstruierten Geräten häufig durch die Mutter selbst. Dabei besteht jedoch immer die Gefahr des unerwarteten und unbeabsichtigten Bewußtseinsverlustes mit Aspiration (s.o.). Die Depression des Feten ist sicher geringer als bei der systemischen Anwendung von Opioiden. Eine typische Inhalationsanästhesie kann bei Sectio in Frage kommen und ebenso bei Zangen- oder Vakuumentbindung, zur Relaxation des Uterus bei Beckenendlage, zur Nachtastung bei inkompletter Plazenta und bei Naht einer Episiotomie. Es versteht sich von selbst, daß in dieser Situation eine typische Ileuseinleitung zu erfolgen hat (s.o.).

Regionalverfahren: Rückenmarksnahe Leitungsanästhesie, also die lumbale PDA bzw. Spinalanästhesie (SPA), sind bezüglich Effektivität und Sicherheit die Verfahren der Wahl. Die Patientin ist wach und kann am Geburtsvorgang teilhaben, die Aspirationsgefahr ist minimal, die Depression des Feten gering oder nicht vorhanden. Wie die Abbildung 249 zeigt, wird der Schmerz der Eröffnungsperiode (vom Beginn regelmäßiger Wehen bis zur völligen Eröffnung des Muttermundes) von Corpus und Cervix uteri via afferente Fasern, die in sympathischen Nervengeflechten laufen, zu den Segmenten Th_{10} bis L_1 geleitet. Während der Eröffnungsperiode sollten idealerweise auch nur diese Segmente ausgeschaltet werden ('segmentaler Block'). Während der Austreibungsperiode (von der völligen Eröffnung des Muttermundes bis zur Geburt des Kindes) laufen zusätzlich Schmerzimpulse vom Perineum über den Nervus pudendalis zu den Segmenten S_2 bis S_4. Mit Eröffnung des Muttermundes muß also idealerweise der segmentale Block in eine komplette lumbale PDA (Th_{10} - S_5) umgewandelt werden.

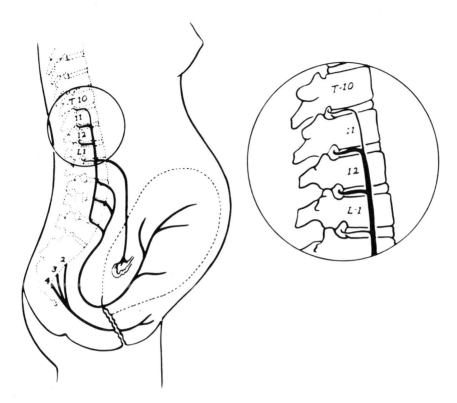

Abb. 249: Leitung der Schmerzimpulse bei der Geburt. Die afferenten Fasern von Corpus und Cervix uteri laufen mit sympathischen Nervengeflechten auf das Niveau Th_{10} - L_1. Die Afferenzen vom Perineum gehen mit dem Nervus pudendalis zu den Segmenten S_2 - S_4.

Das Risiko der rückenmarksnahen Leitungsanästhesien besteht in

- arterieller Hypotension (s.o.),

- systemisch-toxischer Reaktion (Krämpfe etc.; vgl. Kap. 7.7.2) durch versehentliche intravasale Injektion, zu hohe Dosierung oder zu rasche Resorption und schließlich

- in der Entwicklung einer hohen Spinalanästhesie bei zu hoher Dosierung einer SPA bzw. versehentlicher intrathekaler Injektion bei geplanter PDA.

Lumbale PDA: Wenn die Wehen kräftig sind und der Muttermund 6 cm bis 8 cm bei Nulliparae und 4 cm bis 6 cm bei Multiparae erreicht hat, soll nach Vorgabe von etwa 1 000 ml kristalloiden Lösungen in typischer Weise (häufig allerdings auch in Seitenlage) die PDA mit Katheter bei L_{2-3} oder L_{3-4} angelegt werden, 1 bis 2 Testdosen appliziert und zunächst mit 8 ml bis 10 ml Bupivacain 0,25 % der segmentale Block angelegt werden. Zu Beginn der Austreibungsperiode soll dann durch Nachgeben von 10 ml Bupivacain 0,25 % möglichst in sitzender Lagerung auch die Blockade der sakralen Segmente erfolgen.

Spinalanästhesie: Vorteilhaft ist die niedrige Dosierung des Lokalanästhetikums und die einfache Punktionstechnik bei SPA. Nachteilig ist der Umstand, daß wegen des engen Liquorraumes der Block leicht zu hoch werden kann, eine Nachdosierung nicht möglich und postspinaler Kopfschmerz auch bei Verwendung von 25 Gauge-Nadeln relativ häufig ist.

Regionalverfahren sind, wie üblich, kontraindiziert bei Ablehnung durch die Patientin, bei Infektionen im Bereich der Punktionsstelle, bei ernsthaften neurologischen Vorerkrankungen und bei Schock und Gerinnungsstörungen.

9.3.4   Anästhesie bei Sectio caesarea

Die Sectio-Rate ist im letzten Jahrzehnt in großen Kliniken deutlich angestiegen und liegt bei uns im Moment bei 15 % bis 20 %. Damit wird bei über 1600 Geburten pro Jahr die Schnittentbindung zu einem häufigen operativen Eingriff. Die häufigsten Indikationen zur Sectio sind Mißverhältnis zwischen Kopf und Becken, Verschlechterung der kindlichen Herztöne, Geburtsstillstand und abnorme Lagen. Bezüglich der Anästhesie sind Regionalverfahren und Allgemeinanästhesie gleichermaßen sicher und erfolgversprechend. Im Moment wird bei uns der Allgemeinanästhesie der Vorzug gegeben.

Spinalanästhesie (SPA): Vorzüge sind die einfache Technik, der rasche und verlässliche Wirkbeginn und die niedrigen Dosierungen von Lokalanästhetika. Nachteile sind die häufige und profunde arterielle Hypotension, Übelkeit, Erbrechen und postspinaler Kopfschmerz. Der Block muß bis Th_4 reichen. Bei Schwangeren sind aufgrund der Schwellung des periduralen Venenplexus mit Abnahme des Liquor cerebrospinalis niedrigere Dosierungen bzw. Volumina an Lokalanästhetika nötig als bei Nichtschwangeren, so z.B. 50 mg bis 80 mg Lidocain (1,0 ml der 5 %igen Lösung) oder 10 mg Bupivacain (1,0 ml der 1 %igen Lösung). Die günstigste Verteilung des Lokalanästhetikums ergibt sich offenbar, wenn die SPA in Rechtsseitenlage angelegt wird und die Patientin dann auf die linke Seite gedreht werden kann.

Periduralanästhesie (PDA): Hier gelten im Prinzip die Richtlinien wie bei der vaginalen Entbindung, wobei der Block bis Th_4 gehen sollte.

Vorteile: Es ist kein postspinaler Kopfschmerz zu befürchten und die Hypotensionsneigung ist geringer als bei SPA.
Nachteile sind die kompliziertere Technik, die längere Zeit bis zum kompletten Block und die größere Menge an Lokalanästhetikum.

Komplikationen sind die versehentliche intravaskuläre Injektion und die versehentliche Duraperforation, die in Anbetracht der dicken Punktionsnadel besonders häufig zum postspinalen Kopfschmerz führt. Um den Block bis Th_4 zu bringen, sind in der Regel um 20 ml Lösung erforderlich. Bei uns wird derzeit Bupivacain 0,5 % bis 0,75 % bevorzugt.

Allgemeinanästhesie: Vorteile sind die schnelle, zuverlässige und gut kontrollierbare Wirkung und geringe Hypotensionsneigung (eher erfolgt nach Narkoseeinleitung eine Kreislaufstimulation bis zur Entwicklung des Kindes). Nachteile sind die Aspirationsgefahr (es ist immer eine Ileuseinleitung erforderlich), häufige Wahrnehmungen der Mutter bis zur Entwicklung des Kindes und/oder Depression des Neugeborenen durch die Anästhetika. Eine Prämedikation mit Analgetika und/oder Sedativa erfolgt nicht. Die Anwendung von Atropin i.v. unmittelbar vor Narkosebeginn ist nicht unumstritten, da Atropin den unteren Ösophagussphinkter relaxiert und somit einer Aspiration Vorschub leisten könnte. Eine Kombination mit Metoclopramid (z.B. Paspertin[R]), das den Sphinktertonus erhöht (s.o.), wird diskutiert. Die Patientin soll sich zur Narkoseeinleitung in Linksseitenlage befinden, damit insbesondere auch durch Kompression der Aorta der Fetus nicht gefährdet wird. Zur Ileuseinleitung gehört die Oberkörperhochlage, die Anwesenheit eines Helfers für den Anästhesisten und die Bereitstellung eines leistungsfähigen Saugers. Wie oben bereits erwähnt, sind Phasen mit Apnoe nach Luftatmung für die Schwangere und den Fetus am Termin in Flachlage besonders gefährlich, da aufgrund der Abnahme der FRC und des erhöhten O_2-Verbrauchs besonders rasch Hypoxie eintritt. Eine Präoxygenierung am Beginn der Ileuseinleitung ist also auf jeden Fall geboten. Diese erfolgt entweder durch ruhiges Atmen von reinem Sauerstoff über eine locker aufgesetzte Maske für mindestens drei Minuten oder, wenn es eilt, durch vier maximale Inspirationen von reinem Sauerstoff innerhalb von 30 Sekunden. Durch beide Manöver werden PaO_2-Werte um 400 mmHg erreicht. Die Vorgabe von 1 mg bis 2 mg Pancuronium vor der Succinylcholingabe ist ebenfalls nicht unumstritten. Muskelfaszikulationen nach Succinylcholingabe sind bei Schwangeren viel weniger ausgeprägt als bei Nichtschwangeren, was mit einem vermehrten Wassergehalt des Skelettmuskels erklärt wird. Faszikulationen erhöhen den Druck im Magen, aber zusätzlich auch den Druck im unteren Ösophagus, und es ist demnach keineswegs sicher, daß sie einer Aspiration Vorschub leisten. Pancuronium in einer normalen Dosierung von 60 bis 100 µg/kg geht zwar in gewissen Mengen auf den Fetus über, führt bei ihm aber nicht zur Relaxation. Auf der anderen Seite ist

Pancuronium bis zur Entbindung des Kindes entbehrlich. Als Induktionsanästhetikum hat Thiopental (3 bis 4 mg/kg) bisher keine echte Alternative gefunden. Ketamin (1 mg/kg) kommt ebenfalls in Betracht.

Nach Präoxygenierung sowie Abwaschen und Abdecken des Operationsfeldes werden Thiopental und Succinylcholin unmittelbar hintereinander und rasch injiziert. Die Schwangere wird nicht über die Maske beatmet, vielmehr zum frühestmöglichen Termin tracheal intubiert. Für die Weiterführung der Narkose bis zur Entwicklung des Kindes ist weiterhin folgendes zu beachten:

- Das Atemminutenvolumen muß der erhöhten CO_2-Produktion und der 'physiologischen' Hyperventilation der Schwangeren angepaßt sein. Empfohlen werden 130 ml/kg bzw. 10 bis 11 l/min. Ideal wäre ein Monitoring der endexspiratiorischen CO_2-Konzentration (Sollwert 4,0 Vol.%), da auch profunde Hypokapnie, wie oben erwähnt, nicht erwünscht ist.

- Lachgas (N_2O) ist gut diffusibel und geht rasch und in hohen Mengen auf den Feten über. Dieser ist demnach unmittelbar nach der Entwicklung bei Anwesenheit großer N_2O-Mengen durch Diffusionshypoxie gefährdet (vgl. Kap. 7.5.3.6). N_2O kann möglicherweise auch eine uterine Vasokonstriktion bewirken.

- Da für eine ideale intrauterine Oxygenierung des Feten während der Sectio ein FIO_2 von 0,6 bis 0,7 erforderlich ist, liegt es nahe, bis zur Entwicklung des Feten auf Lachgas ganz zu verzichten.

- Damit die Mutter in dem Zeitintervall zwischen Intubation und Entwicklung des Kindes keine Schmerzen verspürt und auch das Bewußtsein nicht wiedererlangt, ist die Anwendung von 0,5 Vol.% Halothan bzw. 1,0 Vol.% Enfluran in O_2 sinnvoll und trotz Übertritts dieser lipophilen Substanzen auf den Feten für dessen Lebensfrische unbedenklich. Es sei daran erinnert, daß die MAC der Inhalationsanästhetika bei Schwangeren um 20 bis 30 % erniedrigt ist.

Nach Abklemmen der Nabelschnur kann die Sectio-Narkose wie jede normale Allgemeinanästhesie zu Ende geführt werden, so z.B. durch Anwendung von Lachgas, Fentanyl, DHB, Pancuronium u.a. Früher wurde versucht, das Zeitintervall zwischen Narkoseeinleitung und Entwicklung des Kindes möglichst kurz zu halten. Inzwischen hat sich gezeigt, daß Zeiten von 5 bis 7 Minuten zwar ideal, bei der beschriebenen Technik aber auch Zeiten bis 30 Minuten vertretbar sind. Wichtig ist aber, daß die Zeit zwischen Inzision des Uterus und

Entwicklung des Kindes 60 bis 90 Sekunden nicht überschreitet. Eine regelrechte Allgemeinanästhesie, wie sie schematisch in Tabelle 43 zusammengefaßt ist, liefert bezüglich der Lebensfrische des Feten gleich gute Ergebnisse wie die Regionalverfahren.

Tab. 43: Schema zum Vorgehen bei Allgemeinanästhesie für Sectio caesarea.

- keine Prämedikation (außer evtl. 0,5 mg Atropin iv.)
- Linksseitenlage
- Oberkörper hoch, Abwaschen, Abdecken
- zwei gute i.v.-Zugänge, 500 ml bis 1 000 ml Kristalloid-lösungen
- Sauger, Anästhesiehelfer
- Präoxygenierung: FIO_2 1,0, 3 Minuten ruhige Atmung oder vier maximale Atemzüge in 30 Sekunden
- evtl. Pancuronium (1 bis 2 mg)
- rasch hintereinander Thiopental (3 bis 4 mg/kg)
                                 Succinylcholin (1 bis 2 mg/kg)
- CRUSH-Intubation (evtl. mit Cricoiddruck)

bis zum Abklemmen der Nabelschnur:

- FIO_2 1,0
- AMV 130 ml/kg oder 10 bis 11 l/min ($PaCO_2$ 30 mmHg, $FECO_2$ 4,0 Vol.%)
- Enfluran bis 1,0 Vol.%
- dann 'normale Allgemeinanästhesie'

9.3.5   Präeklampsie und Eklampsie

Präeklampsie ist eine Form der arteriellen Hypertonie noch ungeklärter Pathogenese, die speziell in der Schwangerschaft auftritt, und in der Regel mit Proteinurie, Ödemen und gelegentlich auch mit Gerinnungs-störungen vergesellschaftet ist. Sie tritt überwiegend bei Erstgebä-renden auf, meist nach der 20. Schwangerschaftswoche und am häu-figsten dicht am Termin. Da Präeklampsie rasch in einen Zustand mit generalisierten Krampfanfällen übergehen kann, der Eklampsie genannt wird, ist sie immer noch eine der häufigsten Ursachen fetaler und mütterlicher Morbidität und Mortalität. Im europäischen Schrifttum wird die Präeklampsie auch häufig als EPH-Gestose bezeichnet (E = edema, P = proteinuria, H = hypertension). Die sichere Diagnose einer Präeklampsie ist nicht immer ganz leicht, da Verwechslungen mit essentieller Hypertonie und primären Nierenerkrankungen in der Schwangerschaft möglich sind.

Von Hypertonie im Zusammenhang mit Präeklampsie (PE) spricht man, wenn der Blutdruck bei mindestens zwei Messungen im Abstand von sechs Stunden den Wert von 140 zu 90 übersteigt, von schwerer Hypertonie spricht man ab einem Wert von 160 zu 110. Die Ursache dieser Hypertonie ist offenbar eine generalisierte Konstriktion der Arteriolen, die zu einer Zunahme des peripheren Widerstandes führt, während das HZV gegenüber Graviden ohne PE nicht reduziert zu sein scheint. Bemerkenswert sind weiterhin die raschen und enormen Schwankungen des Blutdrucks bei der Hypertension der PE, die offenbar durch ein vermehrtes Ansprechen der glatten Gefäßmuskulatur auf Angiotensin II und/oder Katecholamine verursacht sind. Weiterhin führt die allgemeine Engstellung der Gefäße bei PE zu einer Reduktion des Plasmavolumens mit Anstieg des Hämatokrits. Das Blutvolumen wird bei PE im Mittel um etwa 10 % niedriger gefunden als bei Graviden ohne PE.

Bei PE finden sich an der Niere typische morphologische Veränderungen der Glomerlumkapillaren, die mit einer Reduktion des renalen Plasmaflusses und der GFR einhergehen. Dabei können die Werte für diese beiden Parameter aber bei PE immer noch höher sein als außerhalb der Schwangerschaft, da bei normaler Schwangerschaft Glomerulumfiltrat und renaler Plasmafluß um 30 % bis 50 % höher liegen als außerhalb derselben. Eine abnorme Proteinurie findet sich fast immer bei PE. Sie wird als schwer klassifiziert, wenn mehr als 5 g Protein pro 24 Stunden über die Niere verloren werden und kann dann auch zu Hypoproteinämie und zur weiteren Abnahme des Plasmavolumens führen. Der Wasser- und Elektrolythaushalt bei PE ist gekennzeichnet durch eine vermehrte Retention von Wasser und Natrium. Dies führt zu Gewichtszunahme und Ödemen, die den Rahmen einer normalen Gravidität sprengen. So findet sich, wie bei vielen anderen Ödemkrankheiten, das Paradoxon, daß eine Vergrößerung des Extrazellulärvolumens mit einer Verkleinerung des Plasmavolumens vergesellschaftet ist (vgl. Kap. 3.3.3.4). Die Koagulopathie bei PE ist, wenn sie auftritt, gekennzeichnet durch Veränderungen wie bei disseminierter intravaskulärer Koagulation (DIC, vgl. Kap. 5.2.1), vornehmlich mit Abfall der Thrombozytenzahl. Der große eklamptische Anfall ist lebensbedrohlich und häufig gehen starke Kopfschmerzen, verschwommenes Sehen und Hyperreflexie voraus. Auch hier ist die Pathogenese unklar: Neben einer 'hypertonen Enzephalopathie' werden ein Vasospasmus und Mikrothrombosierungen diskutiert. Bei extremer Hypertonie besteht die Gefahr großer Hirnblutungen. Schließlich sind für die PE noch Leberzellstörungen und Zeichen der Plazentainsuffizienz mit Infarkten in der Plazenta und intrauteriner Wachstumshemmung des Feten typisch.

In der Therapie der PE spielen Bettruhe, Sedierung, Blutdrucksenkung mit Hydralazin u.a. eine entscheidende Rolle. Häufig muß auch auf eine alsbaldige Beendigung der Schwangerschaft hingearbeitet werden, wobei in der Regel eine vaginale Entbindung angestrebt wird, während die Sectiorate zwischen 10 und 30 % liegt.

Es ist naheliegend, daß Patientinnen mit PE und Eklampsie besondere anästhesiologische Probleme bieten, und über die Narkoseführung bei diesem Krankheitsbild besteht auch keineswegs eine einhellige Meinung. Das Risiko der PDA, die sich im übrigen bei Gerinnungsstörungen verbietet, liegt ohne Zweifel in der arteriellen Hypotension, die bei den primär hypertonen Patientinnen mit einer Neigung zu Durchblutungsstörungen der Plazenta und einem schlechten Zustand des Feten unbedingt vermieden werden muß. Das Risiko der Allgemeinanästhesie, z.B. für Sectio caesarea, besteht in der Auslösung hypertensiver Krisen bei Intubation in relativ flacher Narkose. Hier sind bei Patientinnen mit PE extreme Blutdrucksteigerungen beschrieben worden, die zu Hirnblutungen oder zum Lungenödem führen können. Zur Blutdruckkontrolle bei trachealer Intubation für Sectio caesarea scheint Nitroglycerin am besten geeignet zu sein. Patientinnen mit PE sollten nach der Entbindung auf einer Intensivstation betreut werden, um Katastrophensituationen wie eklamptischen Anfällen, Nierenversagen oder Lungenödem vorzubeugen.

9.4   Besonderheiten der Anästhesie von Kindern (J. GROH)

Einführung

Kinder sind keine kleinen Erwachsenen. Je kleiner ein Kind ist, umso ausgeprägter sind die anatomischen, physiologischen, biochemischen und psychologischen Besonderheiten, die das anästhesiologische Vorgehen ganz wesentlich beeinflussen. Zur allgemeinen Klärung sollen die verwendeten Begriffe für die verschiedenen Altersstufen des Kindes kurz definiert werden:

- Frühgeborene: Kinder, die vor Ende der 38. Schwangerschaftswoche (SSW) geboren wurden

- Neugeborene: Alter 0 - 28 Tage. Reife Neugeborene haben ein Geburtsgewicht über 2 500 g. Kinder, die nach der 38. SSW geboren wurden und ein Geburtsgewicht unter 2 500 g aufweisen, bezeichnet man als Mangelgeborene ('small for date babies')

- Säuglinge: bis zur Vollendung des ersten Lebensjahres
- Kleinkinder: bis zum sechsten Lebensjahr
- Schulkinder: 6 - 10 Jahre
- Jugendliche: bis 18 Jahre

9.4.1   Anatomische und physiologische Grundlagen

9.4.1.1   Atmung

Anatomie

- Die Atemwege sind eng, geringe Schwellungen können bereits zur Atembehinderung führen. Dies gilt bei den obligatorisch durch die Nase atmenden Neugeborenen besonders auch für die Nasenschleimhaut.

- Die Zunge ist relativ groß.

- Der Kehlkopf steht bei Kindern höher als bei Erwachsenen, die Epiglottis ist relativ lang und U-förmig. Zur Intubation von Kindern unter 1 1/2 Jahren empfiehlt sich daher ein gerader Laryngoskopspatel. Die Epiglottis sollte mit der Spatelspitze angehoben werden, um einen direkten Einblick in die Stimmritze zu gewährleisten.

- Die engste Stelle der oberen Luftwege liegt subglottisch im Bereich des Ringknorpels. Wird bei der Intubation hier ein Widerstand spürbar, so muß der nächstkleinere Tubus gewählt werden.

- Die Trachea ist kurz (ca. 4 cm bei Neugeborenen).

- Beide Hauptbronchien entspringen im gleichen Winkel aus der Trachea. Einseitige endobronchiale Intubation ist daher auch links gut möglich!

Physiologie

- Der Hustenreflex ist bei Neugeborenen noch unvollkommen entwickelt. Dies erhöht die Aspirationsgefahr, erleichtert jedoch andererseits die Intubation im Wachzustand.

- Die Atmung des Neugeborenen, besonders aber die des Frühgeborenen, ist noch unregelmäßig bis hin zu periodischer Atmung (rasche Atemzüge im Wechsel mit kurzen apnoischen Phasen von einigen Sekunden Dauer).

- Die Atemregulation ist im Neugeborenenalter in hohem Maße von einer normalen Körpertemperatur abhängig. Neugeborene dürfen postoperativ erst extubiert werden, wenn die Extremitäten rosig sind und die Körpertemperatur im Normbereich liegt.

- Die Lungenvolumina entsprechen, bezogen auf die Körperoberfläche, denen des Erwachsenen.

- Das Totraumvolumen pro kg Körpergewicht und das Verhältnis von Totraum zu Atemzugvolumen stimmen mit den Werten des Erwachsenen überein. Aufgrund der kleinen Absolutwerte beim Kind fallen Totraumzunahmen durch Narkosegeräte und Narkosezubehör relativ viel stärker ins Gewicht. Für Kindernarkosen ist daher spezielles Zubehör mit kleinstmöglichem Totraum unerläßlich.

- Die alveoläre Ventilation ist beim Neugeborenen aufgrund des höheren Stoffwechsels doppelt so groß wie beim Erwachsenen. Dies wird im wesentlichen durch eine höhere Atemfrequenz erreicht (40 - 60/min). Da das Verhältnis der funktionellen Residualkapazität (FRC) zu den anderen Lungenvolumina dem beim Erwachsenen entspricht, ist die An- und Abflutungszeit von Inhalationsanästhetika wesentlich kürzer als im Erwachsenenalter. Ebenso kommt es bei verminderter Sauerstoffzufuhr wesentlich schneller zu bedrohlichen Hypoxämien.

- Die Compliance von Lunge und Thorax ist bei kleinen Kindern, besonders bei Neugeborenen, relativ hoch, d.h. die elastische Retraktionskraft ist gering. Bis zum Kleinkindesalter ist das Closing Volume größer als die FRC, so daß es bei einem normalen Atemzug zum Verschluß kleiner Atemwege mit Anstieg der alveoloarteriellen Sauerstoffdruckdifferenz ($AaDO_2$) kommt (PaO_2 beim Neugeborenen ca. 70 mmHg). Um einen ausreichenden PaO_2 zu gewährleisten, sollten daher alle Säuglinge (und Kleinkinder) in Narkose mit einem PEEP von 3 - 5 cm H_2O beatmet werden.

- Der absolute Atemwegswiderstand ist beim Kind höher, denn nach dem Gesetz von HAGEN-POISEUILLE (vgl. Kap. 1.2) hängt der Widerstand einer laminaren Strömung ganz wesentlich vom Durchmesser des durchströmten Rohres ab. Schon kleine Schwellungen oder Sekretansammlungen können ihn erheblich erhöhen und zur Ateminsuffizienz führen.

- Surfactant: Ab der 24. SSW werden die Innenwände der Alveolen zunehmend mit oberflächenaktiven Substanzen (= Surfactant) ausgekleidet, die die Oberflächenspannung vermindern und einem Kollaps der Alveolen entgegenwirken. Surfactant ist erst um den Geburtstermin in ausreichendem Maße vorhanden. Seine unvollständige Ausbildung, die auch durch Hypoxie, Hyperoxie, Azidose und Hypothermie bewirkt werden kann, führt zum Atemnotsyndrom des Frühgeborenen (RDS = respiratory distress syndrome).

9.4.1.2   Herz-Kreislauf-System

Im fetalen Kreislauf tritt der bei weitem größte Anteil des Blutes, das aus dem großen Kreislauf und der Plazenta zum rechten Herzen zurückströmt, über das offene Foramen ovale und den Ductus arteriosus BOTALLI direkt ins linke Herz bzw. die Aorta über. Nur 10 % des vom rechten Ventrikel ausgeworfenen Blutes passiert die Lungenstrombahn (vgl. Kap. 1.1).

Mit den ersten Atemzügen des Neugeborenen kommt es zu einem plötzlichen Abfall des pulmonalen Strömungswiderstandes mit entsprechender Zunahme der Lungendurchblutung und des Druckes im linken Vorhof. Durch das Abklemmen der Nabelschnur fällt zusätzlich der rechte Vorhofdruck ab, es besteht nun ein Druckgefälle von links nach rechts und das Foramen ovale wird verschlossen. Der Anstieg des PaO_2 führt innerhalb der ersten 10 - 12 Lebensstunden zum Verschluß des Ductus Botalli. Der neonatale Kreislauf ist nach dieser Umstellung noch labil. Anstieg des pulmonalen Gefäßwiderstandes durch Hypoxie, Hyperkapnie und Azidose kann zur Wiedereröffnung des Ductus BOTALLI und des Foramen ovale mit weiterer Verschlechterung von PaO_2, $PaCO_2$ und pH führen. Auch bei normaler Entwicklung bestehen funktionelle Unterschiede zum Erwachsenenalter:

Zentralisation: Der Kreislauf des Neugeborenen ist zentralisiert, der periphere Gefäßwiderstand ist hoch. Es besteht ein erhöhter Sympathikotonus. Die Kompensationsbreite bei Blutverlusten ist eingeschränkt.

Herzfrequenz: Die Herzfrequenz ist hoch bei kleinem Schlagvolumen. Sie nimmt mit zunehmendem Alter des Kindes ab und erreicht etwa bei Zwölfjährigen die Werte des Erwachsenen. Sie wird beim Kleinkind stärker durch Vagusreize beeinflußt als im Erwachsenenalter. Vagale Stimulation durch Intubation, Zug am Peritoneum, Bulbusdruck usw. sowie Hypoxie kann schnell zu ernsten Bradykardien führen, die durch Vorgabe von Atropin vermieden werden. Tachykardien sind im Neugeborenen- und Säuglingsalter von geringerer pathologischer Bedeutung. Nach Atropingabe und unter Inhalationsanästhesie sind Frequenzen um 170 - 180/min häufig, bis zu 200/min werden kurzfristig gut toleriert.

Blutdruck: Auch der arterielle Blutdruck variiert stark mit dem Alter. Im Gegensatz zur Herzfrequenz ist er jedoch beim Frühgeborenen am niedrigsten und steigt mit zunehmendem Alter an. Der zentrale Venendruck bleibt über alle Altersstufen hinweg etwa gleich.

Tab. 44:   Typische Werte für Herzfrequenz und Blutdruck in Abhängigkeit vom Lebensalter.

Alter	Herzfrequenz (min^{-1})	Blutdruck (mmHg)
Frühgeborene	120 - 170	40 - 50/30
Neugeborene	115 - 150	65/40
6 Monate	100 - 140	90/60
1 Jahr	100 - 140	95/65
3 Jahre	85 - 115	100/65
5 Jahre	80 - 100	100/65
10 Jahre	70 - 90	110/60

Blutvolumen: Das Blutvolumen pro kg Körpergewicht ist bei der Geburt am größten und nimmt zum Erwachsenenalter hin ab. Die absoluten Blutvolumina sind aber beim Neugeborenen (ca. 200 - 300 ml) und Kleinkind so gering, daß bereits kleine Verluste zu bedrohlichem Volumenmangel und Anämie führen (50 ml entsprechen beim Neugeborenen bereits 20 % des Gesamtblutvolumens). Bis zum Kleinkindesalter besteht eine enge Korrelation zwischen systolischem Blutdruck und dem zirkulierenden Blutvolumen, der Blutdruck fällt proportional zum Blutverlust ab, während eine kompensatorische Zunahme der Herzfrequenz in dieser Altersgruppe nicht so deutlich ist.

9.4.1.3   Blut

Vor der Geburt wird trotz der niedrigen PO_2-Werte im Blut der
fetalen Aorta durch drei Kompensationsmechanismen eine ausreichende Sauerstoffversorgung des kindlichen Organismus gewährleistet,
nämlich

- durch ein erhöhtes Herzzeitvolumen,
- durch eine erhöhte Hämoglobin-(Hb-)Konzentration und
- durch eine erhöhte O_2-Affinität des fetalen Hämoglobins (HbF,
  90 % Sättigung schon bei einem PO_2 von 40 mmHg) im Vergleich
  zum Hämoglobin des Erwachsenen (adult hemoglobin - HbA).

Bei der Geburt beträgt der Hämoglobingehalt 18 - 24 g/100 ml, wovon
75 - 80 % in Form von HbF vorliegen. Der Abbau des fetalen Hämoglobins wird begleitet von einem Abfall des Hämoglobingehalts, der im
Alter von etwa 3 Monaten mit etwa 10 - 11 g/100 ml seinen Tiefpunkt
erreicht. Mit Zunahme der HbA-Blutbildung steigt die Hb-Konzentra-
tion anschließend wieder an und erreicht mit 10 - 12 Jahren die Er-
wachsenenwerte. Eine Abnahme des Hb-Gehalts wird bei Aufrechterhaltung eines adäquaten intravasalen Volumens (Isovolämie) von Kindern jenseits des Säuglingsalters gewöhnlich gut kompensiert. Erst
wenn er unter 6 - 7 g/100 ml abfällt, muß mit einer Gewebehypoxie
gerechnet werden. Beim Neugeborenen sollte dagegen die Hb-Konzen-
tration bei etwa 15 - 16 g/100 ml gehalten werden.

Tab: 45:   Hämoglobinkonzentration und Hämatokritwerte in Abhängig-
            keit vom Lebensalter

Alter	Hämoglobin (g/100 ml)	Hämatokrit Vol.%
1 Tag (reifes Neugeborenes)	16 - 24	47 - 60
2 Wochen	13 - 20	42 - 66
3 Monate	10 - 15	42 - 66
6 Monate - 6 Jahre	11 - 14	34 - 40
7-12 Jahre	11 - 16	34 - 40
Erwachsene: Männer	14 - 18	42 - 52
Frauen	12 - 16	37 - 47

9.4.1.4   Temperaturregulation und Energiestoffwechsel

Je kleiner ein Kind ist, desto schwieriger wird es, während einer
Narkose die Körpertemperatur im Normbereich zu halten. Dies hat
mehrere Ursachen:

- Das Verhältnis von Körperoberfläche zu Körpervolumen ist bei
  Neugeborenen wesentlich größer als bei Erwachsenen und begünstigt den Temperaturausgleich zwischen Körper und Umgebung.

- Subkutanes Fettgewebe ist nur spärlich vorhanden.

- Effektives Kältezittern fehlt.

Bei Kältereiz erfolgt die Wärmebildung durch Abbau des speziell beim
Neugeborenen vorhandenen braunen Fettgewebes (vorwiegend im Nak-
ken und zwischen den Schulterblättern). Hierbei steigt der Sauerstoffverbrauch erheblich an, bei längerem Kälteeinfluß kann sich
durch anaeroben Stoffwechsel mit Bildung von Milchsäure rasch eine
metabolische Azidose entwickeln.

Die ideale Umgebungstemperatur beträgt bei Neugeborenen 32 - 34 °C.

Ältere Kleinkinder und Schulkinder können auf Narkose und Operation
auch mit einem Anstieg der Körpertemperatur reagieren. Dies ist besonders häufig bei:

- hoher Umgebungstemperatur (Hochsommer)

- langer präoperativer Flüssigkeitskarenz ('Durstfieber')

- frühzeitiger und hochdosierter Atropin-Prämedikation (Überwiegen
  des Sympathikus, Stoffwechselsteigerung, Hemmung der Schweißse-
  kretion).

Die Temperatur muß bei allen Kindern engmaschig, am besten kontinuierlich überwacht werden. Bei jedem Verdacht auf eine maligne Hyperthermie (vgl. Kap. 8.7.5) sind entsprechende Maßnahmen zu ergreifen.

Der basale Stoffwechsel und damit auch der Sauerstoffverbrauch liegt
bei Kindern höher als bei Erwachsenen. Die Hauptenergiequellen sind
Kohlenhydrate und Fett. Die Reserven sind, besonders bei kleinen
Kindern, gering. Eine kontinuierliche Energiezufuhr ist von großer
Bedeutung.

9.4.1.5   Flüssigkeits- und Elektrolythaushalt

Der Wassergehalt und Wasserumsatz von Neugeborenen und Kleinkindern ist relativ größer als der des Erwachsenen. Sie benötigen daher größere Flüssigkeitsmengen. Abgesehen vom ersten Lebenstag, an dem der Bedarf noch vermindert ist, brauchen reife Neugeborene 100 - 150 ml/kg KG/24 h (Tab. 46).

Tab. 46: Tagesbedarf an Wasser, Elektrolyten und Glukose bei Kindern in Abhängigkeit vom Körpergewicht.

Körpergewicht	Wasser (ml/kg)	Natrium (mmol/kg)	Kalium (mmol/kg)	Glukose (g/kg)
unter 1000 g	bis 200	3,0	2,0 - 2,5	bis 10
1000 - 1500 g	bis 180	2,5	2,0 - 2,5	bis 10
1500 - 2500 g	bis 180	2,0	1,5 - 2,0	bis 8
2500 g	bis 150	1,5 - 2	2,0	bis 5
4 - 10 kg	100 - 120	2,0 - 2,5	2,0 - 2,5	5 - 6
10 - 20 kg	80 - 100	1,6 - 2,0	1,6 - 2,0	4 - 5
20 - 40 kg	60 - 80	1,2 - 1,6	1,2 - 1,6	3 - 4

Flüssigkeitsverluste werden von kleinen Kindern besonders schlecht toleriert. Bei bestimmten Krankheitsbildern kann es durch Erbrechen, Durchfall, Flüssigkeitsverluste in Körperhöhlen, Fieber, Diuretika und präoperative Flüssigkeitskarenz schnell zu bedeutsamer Dehydratation und Elektrolytverschiebung kommen. Vor der Einleitung einer Narkose muß man bei Kindern immer nach den Zeichen einer Dehydratation suchen (verminderter Hauttugor, trockene Schleimhäute, eingesunkene Fontanelle, blaßgraue oder marmorierte Haut, eventuell niedriger Blutdruck und Tachykardie) und gegebenenfalls den Kreislauf auffüllen sowie die Elektrolyte substituieren.

Die Nieren von Säuglingen und Kleinkindern können verdünnten Urin ausscheiden. Dagegen sind sie nur sehr begrenzt in der Lage, Wasser einzusparen und den Urin zu konzentrieren. Auf der anderen Seite führt aber übertriebene Flüssigkeitszufuhr rasch zu Überwässerung, Natriumüberschuß und Ödemen.

9.4.2   Pharmakologische Besonderheiten

Viele physiologische Funktionen und Stoffwechselvorgänge im Kindesalter korrelieren besser mit der Körperoberfläche als mit dem Körpergewicht. Dennoch hat sich die Dosisberechnung von Medikamenten
nach der Körperoberfläche, besonders in der Akutmedizin, nicht
durchsetzen können, da deren genaue Bestimmung relativ kompliziert
ist. Üblich ist hingegen die einfachere Dosierung nach dem Körpergewicht, auch wenn die Berechnungen nur grobe Anhaltspunkte geben.
Bei Früh- und Neugeborenen kann der exakte Bedarf darüber hinaus
durch keine Formel vorausgesagt werden, da die Mechanismen der
Entgiftung und Ausscheidung noch nicht ausgereift sind.

Aufnahme und Verteilung von Pharmaka

Bei der Aufnahme von Medikamenten gibt es im Kindesalter drei wichtige Besonderheiten:

- Oral zugeführte Substanzen werden bis zum Kleinkindesalter zum
  Teil vermindert oder verzögert resorbiert, da die Transportmecha-
  nismen noch unvollständig entwickelt sind.

- Inhalationsanästhetika haben wegen der atemphysiologischen Besonderheiten (s.o.) eine verkürzte An- und Abflutungszeit.

- Die Resorption von Pharmaka nach i.m.-Injektion kann durch
  verminderte Muskeldurchblutung und/oder Muskelmasse verzögert
  sein.

Die wichtigsten Ursachen für eine veränderte Verteilung im Vergleich
zum Erwachsenenalter sind:

- verminderte Plasmaproteinbindung aufgrund des im Säuglingsalter
  verminderten Serumalbumingehalts sowie durch Verdrängung des
  Pharmakons aus seiner Proteinbindung durch das bei Neugeborenen
  häufig erhöhte Bilirubin. Erst mit etwa einem Jahr entspricht die
  Plasmaproteinbindung der des Erwachsenen.

- veränderte Zusammensetzung der Körperkompartimente. Das Verhältnis von Extrazellulärvolumen zu Gesamtkörperwasser ist bei der
  Geburt am höchsten und nimmt im Verlauf der Kindheit immer
  weiter ab.

- veränderte Fettverteilung. Bei der Geburt ist das Gehirn im Verhältnis zum Gesamtorganismus relativ groß und schwer, während
  subkutanes Fettgewebe nur spärlich vorhanden ist. Das ZNS beinhaltet den größten Teil des Körperfetts, lipidlösliche Medikamente
  wie z.B. Anästhetika erreichen daher dort schneller höhere Spiegel
  als beim Erwachsenen.

- veränderte Membrandurchlässigkeit. Die Blut-Hirn-Schranke ist beim Früh- und Neugeborenen noch unreif und erlaubt in stärkerem Maße die Passage mancher Pharmaka ins Gehirn und ihre Kumulation dort.

Biotransformation: Einige Stoffwechselwege sind beim Neugeborenen und Säugling noch unzureichend entwickelt, die Halbwertszeit verschiedener Medikamente wird hierdurch verlängert. Dies betrifft insbesondere oxidative und reduktive Stoffwechselwege sowie die renale Ausscheidung (sowohl die glomeruläre Filtrationsrate als auch die aktive tubuläre Sekretion sind bei Neugeborenen deutlich vermindert).

Einzelne Substanzen

Barbiturate: Neugeborene reagieren sehr empfindlich auf Barbiturate. Biotransformation und Ausscheidung sind verzögert. Durch die rasche Umverteilung entspricht jedoch die Schlafdauer nach i.v.-Gabe kurzwirksamer Barbiturate der beim Erwachsenen.

Opioide: Sowohl Morphin als auch Pethidin (z.B. Dolantin[R]) reichern sich im Gehirn stärker an (Pethidin deutlich weniger als Morphin) und führen zu stärkerer Atemdepression als im Erwachsenenalter.

Benzodiazepine: Sie erreichen höhere Konzentrationen im Gehirn von Neugeborenen. Ihre Plasmahalbwertszeit ist beim Frühgeborenen (ca. 75 Stunden) und Neugeborenen (ca. 36 Stunden) gegenüber älteren Kindern (ca. 18 Stunden) deutlich verlängert.

Ketamin: Ketamin scheint bei Kindern eine höhere Dosierung und häufigere Nachinjektionen zu erfordern als im Erwachsenenalter.

Inhalationsanästhetika: Diese fluten bei Neugeborenen und Kleinkindern schneller an und ab (s.o.). Der Anästhetikumbedarf ist in dieser Altersstufe erhöht. Die MAC von Isofluran z.B. liegt bei Neugeborenen mit 1,55 % deutlich höher als bei Erwachsenen (1,15 %).

Muskelrelaxantien: Säuglinge und Kleinkinder haben, bezogen auf das Körpergewicht, einen höheren Bedarf an depolarisierenden Muskelrelaxantien bis zum doppelten der Erwachsenendosis. Muskelfaszikulationen nach Gabe von Succinylcholin sind beim Neugeborenen und Säugling so gut wie unbekannt. Erst ab 12 - 15 kg Körpergewicht wird eine Vorgabe nichtdepolarisierender Relaxantien erforderlich. Die

intravenöse Gabe von Succinylcholin führt, besonders bei Repetitionsdosen, häufig zu Bradykardien, die jedoch durch Vorgabe von Atropin abgeschwächt oder verhindert werden können. Die Empfindlichkeit
kleiner Kinder für nichtdepolarisierende Muskelrelaxantien ist nach
Meinung einiger Autoren erhöht, andere bestreiten dies.

9.4.3   Praxis der Kinderanästhesie

9.4.3.1   Narkosevorbereitung

Psychologische Besonderheiten: Eine behutsame psychologische Vorbereitung auf die Operation sowie eine liebevolle und ruhige perioperative Führung sind im Kindesalter besonders wichtig. Für Kinder unterhalb des Kindergartenalters ist die Trennung von der Mutter bzw.
der entsprechenden Bezugsperson und die Isolation aus der gewohnten familiären Umgebung der wichtigste Faktor für Verhaltensstörun-
gen. Eine möglichst großzügige Besuchsregelung bzw. Beteiligung der
Mutter an pflegerischen Maßnahmen ist hier in besonderem Maße erforderlich und wünschenswert. Das Vorschulalter ist in vieler Hinsicht
die verletzbarste Phase im Kindesalter. Vorschulkinder haben viele
Ängste, sie erleben Trennung und Schmerz schon sehr bewußt. Ihr
Realitätssinn ist jedoch noch relativ schwach ausgebildet. Der Kran-
kenhausaufenthalt wird häufig als Bestrafung erlebt, die Furcht vor
Verstümmelung und Verletzung ist besonders groß. Bei Kindern zwischen drei und fünf Jahren sollten daher möglichst keine elektiven
Eingriffe durchgeführt werden. Schulkinder ertragen die Trennung
meist schon besser, ihre differenzierten Ängste sind durch vernünftige Erklärungen zum Ablauf und Sinn medizinischer Maßnahmen eher
zu beeinflussen.

Routinemäßige präoperative Untersuchungen: Laboruntersuchungen
können bei sonst völlig gesunden Kindern unter sechs Jahren vor
kleineren Routineeingriffen bis zur Narkoseeinleitung aufgeschoben
werden. Dies erspart dem Kind das Trauma der Venenpunktion, die in
Narkose zudem wesentlich einfacher durchzuführen ist. Besteht jedoch
der Verdacht auf eine Infektion oder Anämie, hat das Kind bedeutsame Vorerkrankungen oder in der letzten Zeit eine Diarrhoe durchgemacht, bzw. ist eine größere Operation mit eventuell umfangreiche-
rem Blutverlust geplant, so müssen je nach den Gegebenheiten präoperative Laboruntersuchungen in die Wege geleitet werden. Ebenso
ist der Anästhesist für die rechtzeitige und ausreichende Bereitstellung von Blut und Blutkomponenten mitverantwortlich. EKG und
Thorax-Röntgenbild gehören im Kindesalter nicht zum präoperativen
Routineuntersuchungsprogramm, wenn keine Hinweise auf schwerwie-
gendere Erkrankungen vorliegen.

Präoperative Nahrungskarenz: Die Einhaltung einer sechs- bis acht-
stündigen präoperativen Nahrungs- und Flüssigkeitskarenz wie beim
Erwachsenen führt bei kleinen Kindern zu unerwünschter Dehydratation, zu unnötigem Hunger und zu Hypoglykämie. Die Karenzzeiten
müssen mit dem Alter des Kindes variiert werden:

- Bei Säuglingen, die alle drei bis vier Stunden Nahrung erhalten,
  wird die letzte Mahlzeit vor der Operation durch klare Flüssigkeit
  (Tee) ersetzt, der Abstand zur Narkoseeinleitung sollte drei bis
  vier Stunden betragen.

- Kinder jenseits des Säuglingsalters sollten sechs bis acht Stunden
  präoperativ keine feste Nahrung zu sich nehmen, klare Flüssigkeit
  ist bis zu vier Stunden vor der Narkose erlaubt.

- Bei hoher Umgebungstemperatur oder verzögertem Operationsbeginn
  muß eventuell präoperativ intravenös Flüssigkeit zugeführt werden.

Prämedikation: Wichtigstes Ziel der Prämedikation ist ein gut sedier-
tes, möglichst angstfreies Kind, bei dem die Narkose ruhig, ohne
Schreien und heftigen Widerstand eingeleitet werden kann. Darüber
hinaus sollen unerwünschte Reflexe gedämpft und der Anästhetika-
bedarf herabgesetzt werden. Die Auswahl der zur Prämedikation
verwendeten Substanzen ist vom Alter und Zustand des Kindes, dem
bevorstehenden operativen Eingriff sowie in hohem Maße von der individuellen Erfahrung und Bevorzugung des Anästhesisten abhängig.

Keine Prämedikation: Neugeborene und Säuglinge bis etwa zum achten
bis neunten Lebensmonat erhalten keine Sedativa oder Analgetika zur
Prämedikation. Ist kein venöser Zugang vorhanden, so ist jedoch eine
Dämpfung der vagalen Reflexe mit Atropin 0,02 mg/kg i.m. oder oral
wünschenswert.

Orale Prämedikation: Sie ist für Kinder ebenso wie für Erwachsene die
mit Abstand angenehmste Form der Medikamentenzufuhr, da sie nicht
schmerzhaft ist und über den gewohnten Weg der Nahrungsaufnahme
erfolgt. Seit von verschiedenen Untersuchern nachgewiesen werden
konnte, daß bei vertretbaren Tropfen- bzw. Saftvolumina kein Anstieg der Magensaftmenge und Magensaftazidität gegenüber der intramuskulären Prämedikation zu verzeichnen ist, erfreut sie sich zunehmender Beliebtheit. Ihre Nachteile sind jedoch die lange Zeit zwischen
Applikation und Entfaltung der vollen Wirkung (bis zu 2 Stunden),
die größeren Schwankungen in der Resorption und die Inaktivierung
eines Teils der Wirksubstanz in der Leber vor Erreichen des großen
Kreislaufs. Für die orale Prämedikation eignen sich besonders
Diazepam (z.B. Valium[R]) 0,2 - 0,3 mg/kg KG, Flunitrazepam (z.B.

Rohypnol^R) 0,05 - 0,1 mg/kg KG und Chlorprothixen 1 - 2 mg/kg KG. Auch Atropin kann oral zur Prämedikation gegeben werden (0,02 mg/ kg KG), seine Resorption ist jedoch wesentlich unsicherer als nach i.m.-Gabe.

Intramuskuläre Prämedikation: Vorteile der i.m.-Prämedikation liegen in der relativ raschen und sicheren Resorption und Wirkung der applizierten Substanzen (innerhalb von 30 - 40 Minuten) und ihrer Anwendbarkeit auch bei Darmobstruktionen. Die schmerzhafte Injektion sowie eventuelle Folgeschäden durch Infektion oder Hämatom sind als Nachteile zu verzeichnen. Verwendet werden:

- Thalamonal^R = Kombinationspräparat, 1 ml enthält 2,5 mg Dehydrobenzperiodol + 0,05 mg Fentanyl, Dosierung 0,05 ml/kg KG,

- Promethazin (z.B. Atosil^R) 0,05 - 1,0 mg/kg in Kombination mit

- Pethidin (z.B. Dolantin^R) 1 - 2 mg/kg KG oder

- Piritramid (z.B. Dipidolor^R) 0,1 mg/kg KG.

In jedem Fall ist, außer bei Kindern mit Tachykardie oder Fieber, die Kombination mit Atropin 0,02 mg/kg KG möglich und wünschenswert.

Rektale Prämedikation: Sie kommt im wesentlichen nur dann zum Einsatz, wenn auch eine rektale Narkoseeinleitung mit Methohexital geplant ist. Ihr Sinn liegt mehr in der Entleerung der eventuell gefüllten Rektumampulle durch den Fremdkörperreiz als in einer tiefen Sedierung des Kindes. Zur Anwendung kommen meist Allional-Zäpfchen.

Intravenöse Prämedikation: Kinder, bei denen ein funktionierender venöser Zugang liegt, können zur Verminderung der Angst und Vermeidung von Schmerzen bei der Umlagerung unmittelbar vor dem Transport in den Operationssaal intravenös prämediziert werden. Die Injektion wird von einem Anästhesisten vorgenommen, der das Kind dann auch auf dem Transport in den Operationssaal begleitet. Injiziert wird vor allem Diazepam 0,3 mg/kg KG und Flunitrazepam 0,005 - 0,01 mg/kg KG bzw. Pethidin 0,5 - 1 mg/kg, eventuell auch Thalamonal^R 0,025 ml/kg.

9.4.3.2 Auswahl des Narkoseverfahrens

Die Allgemeinanästhesie ist im Kindesalter fast immer das Verfahren der Wahl. Regionalanästhesien bleiben speziellen Indikationen sowie hierfür geeigneten operativen Eingriffen im Jugendalter vorbehalten. Grundsätzlich können beim Kind dieselben Narkosemittel eingesetzt werden wie beim Erwachsenen, es sind jedoch einige Besonderheiten zu bedenken.

Inhalationsanästhetika: Aufgrund der guten Steuerbarkeit, der relativ guten intraoperativen Muskelrelaxation auch ohne zusätzliche Anwendung von Muskelrelaxantien, der raschen und sicheren Elimination der Anästhetika und der praktisch fehlenden postnarkotischen Atemdepression steht die Inhalationsnarkose in der Kinderanästhesie noch immer an erster Stelle. Dies trifft in besonderem Maße für alle kurzdauernden Eingriffe und ambulanten Narkosen zu. Halothan ist das bei Kindern am häufigsten angewendete volatile Anästhetikum. Sein Einsatz muß jedoch neu überdacht werden, da in jüngster Zeit im Gegensatz zur langjährigen Lehrmeinung eine potentielle Leberschädigung auch im Kindesalter nachgewiesen wurde. Enfluran und Isofluran führen durch ihre schleimhautreizende Wirkung bei der Narkoseeinleitung per inhalationem häufiger zu Hypersekretion, Husten, Apnoe und Laryngospasmus. Durch Prämedikation mit Atropin und langsam einschleichende Erhöhung der inspiratorischen Anästhetikakonzentration sind diese Nebenwirkungen jedoch weitgehend vermeidbar. Enfluran kann in höheren Dosen, besonders bei gleichzeitiger Hyperventilation, die Krampfschwelle des Gehirns erniedrigen und wird daher nicht gerne verwendet. Isofluran ist erst seit wenigen Jahren auf dem Markt, hat die geringste Biotransformationsrate aller gebräuchlichen volatilen Anästhetika und verdrängt Halothan in zunehmendem Maße. Lachgas wird bei Kindern mit den gleichen Vor- und Nachteilen und in den gleichen Konzentrationen eingesetzt wie bei Erwachsenen. Um das Einschlafen für die Kinder weniger unangenehm zu gestalten, kann jede Inhalationsanästhesie mit einer intravenösen oder rektalen Narkoseeinleitung kombiniert werden.

Intravenöse Anästhetika: Die üblichen intravenösen Einleitungsmedikamente Thiopental und Etomidat werden jenseits des Säuglingsalters ebenso eingesetzt wie beim Erwachsenen. Mit Thiopental sollte man bei Früh- und Neugeborenen wegen der erhöhten Empfindlichkeit sehr zurückhaltend sein. Ketamin spielt im Kindesalter in Kombination mit Diazepam, vor allem für in kurzen zeitlichen Abständen wiederholt erforderliche Kurznarkosen (z.B. für Verbandswechsel nach Verbrennungen), eine Rolle. Darüber hinaus wird es gelegentlich bei unkooperativen bzw. schlecht prämedizierten Kleinkindern intramuskulär in einer Dosierung von 7 - 10 mg/kg KG zur Narkoseeinleitung angewendet. Die Neuroleptanalgesie (NLA) in ihrer klassischen (Fentanyl + DHB) oder modifizerten (Fentanyl + Diazepam, Fentanyl + Flunitrazepam) Form in Kombination mit Lachgas und Muskelrelaxation bleibt in der Kinderanästhesie folgenden Indikationen vorbehalten:

- alle Operationen an Frühgeborenen und fast alle Eingriffe an Neugeborenen (abgesehen von kurzen, oberflächlichen Operationen wie Leistenhernien oder eventuell noch Meningomyelocelenverschluß). Die NLA führt hier seltener zu Blutdruckabfällen als eine entsprechend tiefe Inhalationsanästhesie und gewährleistet eine gute Analgesie in der ersten postoperativen Periode. Die Atemdepression spielt keine bedeutsame Rolle, da diese kleinen Patienten ohnehin solange postoperativ nachbeatmet werden müssen, bis die Wirkung aller Narkotika und Muskelrelaxantien abgeklungen und eine normale Körpertemperatur erreicht ist,

- alle Eingriffe an älteren Kindern, bei denen eine postoperative Nachbeatmung von vorneherein geplant ist,

- größere, schmerzhafte Eingriffe (Knochenchirurgie). Der Vorteil liegt hier in einem sanfteren, schmerzfreien Erwachen. Es muß jedoch unbedingt eine engmaschige und ausreichend lange postoperative Überwachung gewährleistet sein.

9.4.3.3 Narkosezubehör

Für Kindernarkosen ist ein spezielles Zubehör erforderlich, das bezüglich Größe, Gewicht, Totraum usw. auf die Besonderheiten der verschiedenen Altersstufen abgestimmt ist.

Spritzen und Medikamentenverdünnung: Mit den für Erwachsene üblichen Medikamentenverdünnungen und Spritzengrößen ist es unmöglich, die geringen, bei Kleinstkindern erforderlichen Mengen exakt zu dosieren. Medikamente für Kindernarkosen im ersten Lebensjahr werden daher in 1 ml-Insulinspritzen bzw. 1 : 10 verdünnt in 10 ml-Spritzen aufgezogen.

Infusionssysteme: Frühgeborene, Neugeborene und Säuglinge benötigen sehr kleine Infusionsvolumina. Unkontrolliert zu schnelle Infusion kann rasch zu Kreislaufüberladung und Lungenödem führen (100 ml in wenigen Minuten reichen beim Neugeborenen bereits aus). Aufgrund dessen werden in dieser Altersstufe nur kleine Infusionsportionen gewählt, und zwar

- kristalloide Lösungen in 100 ml Flaschen oder noch besser über ein Infusionssystem mit variablen Einzelportionen und verminderter Tropfengröße,

- kolloidale Lösungen in 50 ml-Portionen,

- Blut und Blutkomponenten über Perfusor.

Masken: Für Kinder bis zum Schulalter haben sich RENDELL-BAKER-Masken bewährt, die durch ihre der Anatomie des kindlichen Gesichtes angepaßte Form zur Totraumverkleinerung beitragen.

GÜDEL-Tuben der Größen 00, 0, 1, 2 und 3 sind für Kindernarkosen gedacht. Mit ihrem Einsatz bei Maskennarkosen sollte man bei Kindern, speziell in der Einleitungs- und Aufwachphase, vorsichtig sein, da der pharyngeale Reiz leicht zum Laryngospasmus führen kann. In ihrer Funktion als Beiß-Schutz bei Intubationsnarkosen werden sie häufig durch weichere Mullbinde-Rollen ersetzt, die zudem den Pharynx weniger irritieren und auch nach der Fixation das leichte Vorschieben einer Magensonde ermöglichen.

Endotrachealtuben für Kinder müssen dünnwandig sein, um ein ausreichendes Lumen zu gewährleisten. Sie dürfen jedoch nicht zu leicht kollabieren oder knicken. PVC-Tuben sind wegen der besseren Geweberverträglichkeit zu bevorzugen. Richtwerte für die Auswahl der Tubusgröße können nach folgender Formel errechnet werden:
für normale Tuben:

Größe (Ch = CHARRIÈRE) = 18 + Lebensalter (J = Jahre)

für Spiraltuben:

Größe (Ch) 16 + Lebensalter (J)

Die Umrechnung von CHARRIÈRE in mm Innendurchmesser ist möglich nach der Formel:

$$\text{Innendurchmesser (mm)} = \frac{\text{Größe Ch} - 2}{4}$$

Beispiel: $\dfrac{22\ \text{Ch} - 2}{4} = 5,0\ \text{mm I.D.}$

Blockbare Tuben werden erst bei Kindern ab sechs bis acht Jahren bzw. Tubusgrößen ab 5,5 - 6,0 mm Innendurchmesser eingesetzt. Bei Verwendung von Spiraltuben sollte der Rachen möglichst mit einem Mullstreifen austamponiert werden, da diese aufgrund ihrer Flexibilität sonst leicht herausrutschen.

Tab. 47:   Tubusgrößen für Kinder in Abhängigkeit vom Körper-
            gewicht bzw. Lebensalter.

Alter bzw. Gewicht	mm Innen-durchmesser	CHARRIERE	cm Mundwinkel-Tubusspitze
1 500 g	2,5	12	8
0 - 6 Monate	3,0	14	10
6 - 18 Monate	3,5	16	12
18 - 36 Monate	4,0	18	14
3 - 5 Jahre	4,5	20	15
5 - 6 Jahre	5,0	22	16
6 - 8 Jahre	5,5	24	17
8 - 10 Jahre	6,0	26	18
10 - 14 Jahre	6,5	28	20
14 - 16 Jahre	6,5 - 7,0	28 - 30	21 - 22
16 - 21 Jahre	7,0 - 8,0	30 - 34	22

Laryngoskope: Bei Neugeborenen und Säuglingen läßt sich die Stimmritze besser mit geraden Laryngoskopspateln einstellen. Manche
Anästhesisten bevorzugen diese auch noch bei Kleinkindern. Zum
vollständigen Kinderanästhesie-Set gehören folgende Spateln: gerade
Spatel Größe 0 und 1, gebogene Spatel Größe 1, 2 und 3.

Narkosesysteme: Kindernarkosesysteme müssen vor allem folgende Anforderungen erfüllen:

- minimaler Totraum,

- geringer Atemwiderstand,

- keine Rückatmung von Atemgasen.

Geeignet sind:

a) das KUHN-System: Hierbei handelt es sich um ein halboffenes
   Spülgassystem. Eine sichere Vermeidung der Rückatmung von
   Narkosegasen ist bei Intubationsnarkosen nur möglich, wenn der
   Frischgasfluß mindestens dreimal so groß ist wie das Atemminutenvolumen des Kindes. Weitere Nachteile sind die fehlende Möglichkeit
   der Anfeuchtung und Erwärmung der Narkosegase sowie der hohe
   Frischgasverbrauch. Vorteilhaft sind die geringe Größe und die
   leichte Handhabung. Für Kinder über 20 kg ist dieses System
   kaum geeignet.

b) das Kinder-Kreissystem: Durch Austausch aller Schläuche und Endstücke des Erwachsenenkreissystems gegen speziell für Kinder geeignetes Material (Ulmer Kindernarkose-Set, Firma Rüsch bzw. Firma Dräger) entsteht ein halbgeschlossenes Narkosesystem, das für Kinder aller Altersstufen geeignet ist. Neben der universellen Verwendbarkeit liegt sein Vorteil in der wesentlich besseren Erwärmung und Anfeuchtung der Atemgase. Außerdem bietet das Kinderkreissystem im Gegensatz zu dem halboffenen System prinzipiell die Möglichkeit zu einer genaueren Überwachung der inspiratorischen Sauerstoffkonzentration, des Atemzug- und Atemminutenvolumens. Die Messung der beiden letztgenannten Größen in AMV-Bereichen unter 4 l/min ist jedoch im Augenblick ein technisch noch ungelöstes Problem. Das normale Erwachsenenkreissystem kann bei Kindern ab etwa 25 - 30 kg verwendet werden.

Beatmungsgeräte: Für die kontrollierte Beatmung von Neugeborenen und Säuglingen wurden bisher vorwiegend spezielle, meist zeitgesteuerte Respiratoren empfohlen (Loosco-Amsterdam-Infant-Ventilator, Babylog N oder BOURNS-Ventilator), darüber hinaus wird schon seit langem der Servo-Ventilator 900 (B, C, D) für die Beatmung von Kindern aller Altersstufen bis hin zum Frühgeborenen angewendet. Bei allen diesen Geräten handelt es sich um halboffene Systeme mit den entsprechenden Nachteilen (hoher Frischgasverbrauch, ohne Zusatzgeräte ungenügende Erwärmung und Anfeuchtung der Narkosegase, zum Teil problematische Abgasentsorgung). Im Zuge der Entwicklung und zunehmenden Verbreitung der Kinderkreissysteme werden in wachsendem Umfang auch Erwachsenenrespiratoren (Spiromat 650/656, AV 1, Pulmomat, Ventilog), zum Teil nach Umrüstung auf spezielle Kinderbeatmungsbälge, für die Narkosebeatmung von Kindern verwendet. Für den Einsatz von Erwachsenen-Beatmungsgeräten in Kombination mit dem Kinderkreissystem bei Früh- und Neugeborenen bleibt letztlich wohl entscheidend, ob die Atemfrequenz hoch genug und das Atemminutenvolumen hinreichend genau und klein eingestellt werden kann.

Blutdruckmanschetten: Um bei der Blutdruckmessung exakte Werte zu erhalten, muß die Breite der Blutdruckmanschette dem Armumfang des Kindes angepaßt sein. Zu breite Manschetten ergeben zu niedrige, zu schmale hingegen zu hohe Blutdruckwerte (optimale Manschettenbreite = 1,2 x Oberarmdurchmesser). Zur unblutigen Druckmessung bei Frühgeborenen, Neugeborenen und kleinen Säuglingen sind Meßgeräte nach dem Ultraschall-Doppler-Prinzip (z.B. Arteriosonde, Firma Kontron) bzw. mit geringer Einschränkung auch Geräte mit oszillometrischer Druckmessung (z.B. Dinamap, Firma Criticon) zu empfehlen.

9.4.3.4   Monitoring während der Narkose

Die Standardüberwachung bei Routineeingriffen im Kindesalter umfaßt:

- präcordiales Stethoskop,

- EKG-Monitor,

- Blutdruckmessung,

- Temperatursonde.

Je nach klinischem Zustand des Kindes und Art des chirurgischen Eingriffs wird diese Basisüberwachung durch zusätzliche Meßparameter ergänzt.

- zentraler Venendruck: wenn größere Blutverluste oder Flüssigkeitsverluste in den sogenannten 'dritten Raum' zu erwarten oder bereits eingetreten sind,

- Blasenkatheter zur Messung der Urinproduktion bei allen größeren Operationen,

- transkutane PO$_2$-Messung: Bei Früh- und Neugeborenen zur Vermeidung und Früherkennung von Hypoxie und Hyperoxie. Ein unphysiologisch hoher PaO$_2$ kann bei Neugeborenen, besonders aber bei Frühgeborenen, schnell zu Bindegewebsproliferation im Glaskörper des Auges mit Erblindung führen (= retrolentale Fibroplasie),

- endexspiratorische pCO$_2$-Messung,

- arterielle Kanülierung und direkte Druckmessung bei schwerkranken Kindern und großen Eingriffen,

- arterielle Blutgasanalyse,

- Laboruntersuchungen (Hb, Hk, Elektrolyte, Glukose, Gerinnungsparameter).

9.4.3.5   Narkoseeinleitung

Vor der Ankunft des Kindes im Einleitungsraum muß sämtliches erforderliches Narkosezubehör vollständig bereit liegen, damit die Narkose unverzüglich eingeleitet werden kann. Jede Kindernarkose sollte behutsam, geduldig und möglichst ohne Gewaltanwendung in ruhiger Umgebung eingeleitet werden. Vier verschiedene Wege stehen zur Auswahl, nämlich

- durch Inhalation,

- intravenös,

- rektal und

- intramuskulär.

Inhalationseinleitung: Zur Narkoseeinleitung durch Inhalation wird bis heute vorwiegend Halothan-Lachgas-Sauerstoff verwendet, in jüngerer Zeit gewinnt jedoch Isofluran gegenüber Halothan zunehmend an Bedeutung. Die Inhalationseinleitung kommt zur Anwendung bei allen Säuglingen und Kleinkindern, sofern keine rektale Einleitung geplant ist, sowie bei älteren Kindern, die vor der Venenpunktion mehr Angst haben als vor Narkosemaske und Gasgeruch. Die schonende Einleitung unter Ablenkung beim wachen Kind bleibt dem individuellen Geschick von Anästhesist und Schwester/Pfleger überlassen. Gut prämedizierte, schlafende Kinder sollten schleichend eingeleitet werden, ohne zur Einleitung aufgeweckt zu werden. Zunächst sollte man nur Lachgas-Sauerstoff inhalieren lassen, ohne das Gesicht des Kindes mit Maske oder Frischgasschlauch zu berühren. Nach ca. vier Minuten fügt man Halothan bzw. Isofluran in langsam steigenden Konzentrationen bis zu 2 Vol.% (Halothan) bzw. 3 Vol% (Isofluran) dem Frischgasfluß hinzu und hält die Maske allmählich dichter. Sobald das Kind eingeschlafen ist, kann die Maske fest aufgesetzt werden und der Kopf überstreckt werden. Solange noch kein intravenöser Zugang geschaffen ist, sollte das Kind möglichst spontan atmen, da durch phasenverschobene assistierte Beatmung relativ leicht ein Laryngospasmus ausgelöst werden kann.

Die intravenöse Narkoseeinleitung kommt bei älteren Kindern zur Anwendung, die mit der Venenpunktion einverstanden sind, sowie bei fast allen Kindern, bei denen bereits präoperativ ein venöser Zugang liegt. Die Ausnahme bilden hier Neugeborene und kleine Säuglinge, bei denen manche Anästhesisten eine vorsichtige Inhalationseinleitung mit erhaltener Spontanatmung bevorzugen. Die verwendeten Substanzen sind die gleichen wie in der Erwachsenenanästhesie. Bei präoperativ intubierten Kindern wird die Narkose meist gleich mit Fentanyl/DHB bzw. Fentanyl/Diazepam begonnen.

Die rektale Einleitung ist für Kleinkinder häufig die angenehmste Form. Sie kennen die Prozedur vom Fiebermessen, auf die unangenehme Narkosemaske und schmerzhafte Injektion kann verzichtet werden. Nachteile sind die nicht immer vorhersehbare Resorption sowie die abführende Wirkung, gelegentlich trotz vorheriger Verabreichung von Suppositorien zur Prämedikation. Manche Operateure stehen dieser Einleitungsform daher, besonders bei Operationen im Bereich des Gesäßes (z.B. orthopädische Hüftoperationen), aus Sterilitätsgründen sehr ablehnend gegenüber. Verwendet wird für die rektale Einleitung fast immer Methohexital 25 - 30 mg/kg KG in 10 %iger Lösung. Bei rektal eingeleiteten kurzen Inhalationsnarkosen kann durch verzögerte Resorption des Barbiturats die Aufwachphase verlängert sein.

Die intramuskuläre Narkoseeinleitung: Bei   unkooperativen   bzw.
schlecht prämedizierten Kindern, die schreiend zur Operationsschleuse
kommen und sich nicht beruhigen lassen, befürworten viele Anästhesisten eine intramuskuläre Narkoseeinleitung mit Ketamin 7 - 10 mg/kg
KG. Andere vertreten dagegen die Meinung, daß bei diesen Kindern
eine rasche Inhalationseinleitung nicht stärker psychisch traumatisie-
rend wirkt als eine i.m. Injektion bei einem tobenden Kind, das meist
ohnehin von mehreren Personen fixiert werden muß. Darüber hinaus
besteht bei Ketamin-Einleitungen eine erhöhte Laryngospasmusgefahr.

Narkoseeinleitung bei nicht sicher nüchternen Kindern (Ileuseinleitung): Neben den aus der Erwachsenenanästhesie bekannten Krankheitsbildern, die eine rasche Narkoseeinleitung erfordern (Notopera-
tionen, bei denen die Nüchterngrenze nicht abgewartet werden kann,
akutes Abdomen, gastrointestinale Blutungen), muß auch bei allen
Kindern nach Unfällen (Platzwunden, Frakturen, Schädel-Hirn-Trau-
ma) zum Teil noch Stunden nach Erreichen der 'juristischen' Nüch-
ternheitsgrenze mit einem vollen Magen gerechnet werden. Bei Kindern jenseits des ersten Lebensjahres kommt wie bei Erwachsenen die
intravenöse Blitzeinleitung nach Magendekompression, Präoxygenierung
und Lagerung zur Anwendung. Für Neugeborene und Säuglinge
kommen drei Verfahren in Betracht, nämlich

- Intubation im Wachzustand,

- vorsichtige Inhalationseinleitung nach Dekompression des Magens
  durch Absaugen durch eine weitlumige Magensonde. Hierbei darf
  nicht mit Maske beatmet werden. Das Kind atmet bis zur Intubation
  spontan,

- die intravenöse Blitzeinleitung.

Die Wahl des Verfahrens hängt in erster Linie davon ab, welche Methode der jeweilige Anästhesist für die beste hält und worin er die
meiste Übung hat.

9.4.3.6   Venöse Zugänge und arterielle Kanülierung

Auch bei Kindern sollte für jede Narkose ein venöser Zugang geschaffen werden. Wird die Narkose durch Inhalation rektal oder intramuskulär eingeleitet, so kanüliert man die Vene erst nach der Einleitung,
jedoch unbedingt vor der Intubation. Bewährt haben sich Kunststoff-
kanülen, die zum angemessenen Volumenersatz bei größeren Eingriffen
ausreichend weitlumig sein müssen. Selbst bei Neu- und Frühgeborenen werden zur Punktion peripherer Venen 22 G-Kanülen verwendet.

Die in der Pädiatrie verbreiteten Stahlkanülen (z.B. Butterfly^R) führen bei Lagerung und rascher Infusion häufig zu Venenperforation und paravenöser Medikamenteninjektion. Für periphere Zugänge geeignet sind Hand-, Fuß- und Knöchelvenen, die Vena jugularis externa sowie im Säuglingsalter auch die Schädelvenen. Zentralvenöse Zugangswege sind vor allem die Vena jugularis interna und die Vena subclavia. Wegen der weniger schwerwiegenden Komplikationen und selteneren Katheterfehllagen wird meist die rechte Vena jugularis bevorzugt. Kann durch Punktion kein zentralvenöser Katheter plaziert werden, dann wird er über ein geeignetes, operativ freigelegtes Gefäß eingeführt (venae sectio).

Die Zugangswege zur Kanülierung einer Arterie sind dieselben wie im Erwachsenenalter. Für die Punktion der Arteria radialis werden je nach Größe 20 G-(Schulkinder), 22 G-(Kleinkinder, Säuglinge, Neugeborene) und 24 G-Kanülen (Frühgeborene, eventuell Neugeborene) verwendet. Die Arteria femoralis wird in der Regel mit SELDINGER-Technik katheterisiert; ihre Kanülierung führt bei den kleinlumigen, irritablen Gefäßen im Säuglingsalter relativ häufig zu Gefäßspasmen mit zum Teil schwerwiegenden Durchblutungsstörungen des betroffenen Beines (funktionelle Endstrombahn!) und wird daher bis zum Kleinkindesalter möglichst vermieden. Am ersten Lebenstag kann meist noch über eine Nabelarterie ein Katheter in die Aorta vorgeschoben werden. Für die dünnen Arterienkatheter im Kindesalter ist eine kontinuierliche Spülung mit Heparin-Kochsalzlösung besonders wichtig. Die Spülung über einen Perfusor mit ca. 1 - 2 ml/Std. ist dem bei Erwachsenen üblichen Intraflow-System vorzuziehen (unkontrollierte, bei kleinen Kindern zu hohe Volumenzufuhr beim Spülen).

9.4.3.7   Intubation, Atmung und Beatmung in Narkose

Die Indikation zur Intubation ist im Kindesalter großzügig zu stellen. Kinder unter einem Jahr werden auch für kurze Eingriffe immer intubiert. Bei Routineoperationen und schneller intravenöser Narkoseeinleitung (Ileuseinleitung) wird oral intubiert. Bei Kindern, die voraussichtlich postoperativ intubiert bleiben sollen (Früh- und Neugeborene, große abdominelle, thorakale und neurochirurgische Operationen), wird von vornherein der nasale Zugangsweg gewählt. Die 'blinde' nasale Intubation ist selten erforderlich und bei Kindern zumeist nur in Inhalationsnarkose möglich.

Kleinere Eingriffe in Inhalationsanästhesie können am spontan atmenden Kind durchgeführt werden. Kinder im ersten Lebensjahr, besonders Neugeborene, sollten jedoch wegen der verminderten therapeutischen Breite zwischen chirurgischer Toleranz und Atemdepression bei
allen Narkosen zumindest assistiert beatmet werden. Für die kontrollierte maschinelle Beatmung von Kindern geeignete Narkosesysteme
und Respiratoren sind oben aufgeführt. Die Einstellung des Beatmungsgerätes kann auf folgende Weise geschehen:

- Wahl der altersgemäßen Beatmungsfrequenz: Frühgeborene 40 -
  60/min, reife Neugeborene 40/min, Säuglinge 30 - 35/min, Kleinkinder 20 - 25/min, Schulkinder 16/min, Jugendliche 10 - 12/min.

- Vorsichtige Steigerung des Atemhub- und damit Atemminutenvolumens beginnend mit sehr kleinen Werten, bis der inspiratorische
  Spitzendruck bei der altersgemäßen Frequenz knapp 20 cm H_2O
  beträgt (Anhaltswert für das Atemzugvolumen 15 - 20 ml/kg). Das
  erforderliche Hubvolumen kann, sofern das kompressible Volumen
  der Maschine bekannt ist (vgl. Kap. 2.7) auch nach dem RADFORD-
  Nomogramm bestimmt werden.

- Inspiration/Exspiration = 1 : 1,5

- bei Früh- und Neugeborenen, Säuglingen und Kleinkindern PEEP
  3 cm - 5 cm H_2O

- bei Früh- und Neugeborenen besonders auf nicht zu hohe inspiratorische Sauerstoffkonzentration achten (PaO_2 soll nicht über
  100 mmHg liegen, optimal sind 80 mmHg). Die Kontrolle hierüber
  kann durch transkutane PO_2-Messung verbessert werden (vgl.
  Kap. 9.4.3.3). Bei längeren Narkosen sind arterielle Blutgasanalysen unerläßlich.

9.4.3.8   Wärmeschutz

Je kleiner ein Kind ist, umso größer wird aufgrund der oben genann-
ten physiologischen Besonderheiten die Gefahr der intraoperativen
Auskühlung. Bei größeren, vor allem abdominellen Operationen im
Früh- und Neugeborenenalter ist es trotz des großen Aufwandes häu-
fig nicht möglich, die Körpertemperatur im Normbereich zu halten.
Folgende Maßnahmen helfen, den Wärmeverlust zu vermindern:

- hohe Raumtemperatur im Operationssaal (bei Frühgeborenen 32 °C
  wünschenswert),

- Transport von Früh- und Neugeborenen im Inkubator zum Operationssaal, Kinder erst unmittelbar vor Narkoseeinleitung heraus-
  nehmen,

- Infrarotstrahler (auf gebührenden Abstand achten: Verbrennungsgefahr!),

- Warmwasser-Heizmatte auf dem Operationstisch,

- warme Infusions-, Desinfektions- und Spüllösungen,

- bei Früh- und Neugeborenen werden die Extremitäten (soweit nicht für i.v.-Zugänge und Überwachungsmaßnahmen benötigt) in Watte gepackt und anschließend mit Aluminiumfolie umwickelt. Eventuell wird auch der Kopf mit einer entsprechenden Mütze bedeckt.

9.4.3.9 Intraoperative Infusion und Transfusion

Der <u>Flüssigkeits-Erhaltungsbedarf</u> für Kinder aller Altersstufen beträgt:

für die ersten 10 kg Körpergewicht: 4 ml/kg/h
für die zweiten 10 kg Körpergewicht: 2 ml/kg/h
und für jedes weitere kg Körpergewicht: 1 ml/kg/h

<u>Beispiele:</u> Körpergewicht: 8 kg : 8 x 4 = 32 ml/h
          Körpergewicht: 16 kg : (10 x 4) + (6 x 2) = 52 ml/h
          Körpergewicht: 32 kg : (10 x 4) + (10 x 2)
                                         + (12 x 1) = 72 ml/h

Das präoperative Flüssigkeitsdefizit errechnet sich aus dem Erhaltungsbedarf, multipliziert mit der Stundenzahl der präoperativen Flüssigkeitskarenz. Etwa die Hälfte des so ermittelten Defizits soll innerhalb der ersten Stunde infundiert werden. Zusätzliche prä- und intraoperative Flüssigkeitsverluste in den Darm bzw. über die offene Bauch- und Thoraxhöhle müssen getrennt geschätzt und ersetzt werden. Der Erhaltungsbedarf wird je nach Alter des Kindes mit Infusionslösungen verschiedener Glukose- und Elektrolytgehalte ausgeglichen. Drei Lösungen kommen in Betracht, nämlich:

- für Kinder bis zum 2. Lebensjahr: Glukose/Ringer (4 : 1),

- für Kleinkinder: Glukose/Ringer (2 : 1),

- für Schulkinder: Glukose/Ringer (1 : 1).

Zusätzliche Flüssigkeitsverluste werden in der Regel durch isotone Kochsalz- bzw. Vollelektrolytlösung ersetzt. Kinder ab 10 - 11 Jahren erhalten die gleichen Lösungen wie Erwachsene.

Blutverluste müssen bei Kindern immer im Verhältnis zum Gesamtblut-volumen gesehen werden. Die Frage, ab welchen Hämoglobinkonzentra-tionen bzw. Hämatokritwerten und in welcher Form (Warmblut, Frischblut, Erythrozytenkonzentrat) Blut transfundiert werden soll, muß in Abhängigkeit vom Alter des Kindes und seinen Vorerkrankun-gen beantwortet werden. Neugeborene erhalten wegen der geringeren erforderlichen Menge und der darin enthaltenen intakten Gerinnungs-faktoren und Thrombozyten nach Möglichkeit Warmblut. Bei elektiven Eingriffen an älteren Kindern mit voraussehbar höherem Blutverlust ist eine präoperative Eigenblutspende sinnvoll. Zusätzlich können durch intraoperative Autotransfusion (Cell-saver) Häufigkeit und Um-fang von Fremdbluttransfusionen reduziert werden, was im Hinblick auf das Risiko der Übertragung von Hepatitis und anderen Infektions-krankheiten besonders bei Kindern und Jugendlichen wichtig und wünschenswert ist.

9.4.3.10 Intraoperative Stoffwechselstörungen bei Säuglingen und Kleinkindern

In dieser Altersstufe kommt es häufig zu typischen metabolischen Störungen, die durch entsprechende Überwachungsmaßnahmen recht-zeitig erkannt und gegebenenfalls behandelt werden müssen:

- metabolische Azidose: bei Hypovolämie und hypoxischen Perioden,

- Hypoglykämie: besonders bei Früh- und Neugeborenen auf-
                          grund der geringen Reserven,

- Hypokaliämie: bei Neugeborenen und schwerkranken Klein-
                          kindern.

9.4.3.11 Narkoseausleitung und Extubation

Grundsätzlich wird erst dann extubiert, wenn das Kind warm ist und ausreichend spontan atmet. Bei Kindern kann durch die Extubation, vor allem bei Inhalationsnarkosen, relativ leicht ein Laryngospasmus ausgelöst werden. Daher sollte unbedingt vor der Extubation für eini-ge Minuten 100 % Sauerstoff zugeführt und sämtliches Zubehör für Beatmung und Reintubation bereitgelegt werden. Bei Beachtung der folgenden Grundsätze kann ein Laryngospasmus fast immer vermieden werden:

- vor der Extubation Rachen sorgfältig und schonend absaugen,

- Kinder immer wach, d.h. bei gezielten Abwehrreaktionen, extubieren. Ausnahmen bilden Eingriffe, bei denen Husten während der Ausleitung den Operationserfolg gefährden kann (z.B. Tympanoplastik). Hier wird in tiefer Narkose extubiert, nie jedoch im Exzitationsstadium,

- nicht endotracheal durch den Tubus absaugen, sondern

- Kind bei spontaner Inspiration synchron assistieren und Tubus dann mit der Exspiration unter geringem Überdruck herausziehen.

9.4.4   Spezielle Neugeborenenanästhesie

Einige chirurgische Krankheitsbilder, die nur beim Neugeborenen beobachtet werden und wichtige Besonderheiten für die Narkoseführung haben, sollen hier kurz erörtert werden. Mit Ausnahme der Pylorusstenose sind es ausschließlich angeborene Fehlbildungen.

9.4.4.1   Omphalocele und Gastroschisis

In beiden Fällen handelt es sich um angeborene Defekte der Bauchwand, die durch Fehlentwicklung in der Embryonalperiode entstehen. Bei der Omphalocele ist ein Teil der Baucheingeweide in die stark erweiterte Basis der Nabelschnur prolabiert und von einem dünnen Sack aus Peritoneum und Amnionmembran bedeckt, sofern dieser nicht schon bei der Geburt eingerissen ist. Begleitfehlbildungen sind häufig. Unter Gastroschisis versteht man eine seitliche Bauchwandlücke neben der Nabelschnur. Die vorgefallenen Eingeweide liegen frei ohne bedeckende Membran.

Anästhesiologische Besonderheiten:

- hoher Wärme- und Flüssigkeitsverlust über die freiliegenden Eingeweide bei Gastroschisis und rupturierter Omphalocele (kann durch Einpacken der Eingeweide oder der gesamten unteren Körperhälfte in einen sterilen Plastiksack bis zur Operation reduziert werden), sowie in allen Fällen

- Flüssigkeits- und Elektrolytverluste durch Transsudation,

- Intubation im Wachzustand bzw. Ileuseinleitung,

- Lachgas ist kontraindiziert, da es die Därme erweitert und den Bauchwandverschluß erschwert. Zur Vermeidung eines zu hohen PaO_2 Beatmung mit Sauerstoff/Luft-Gemisch,

- beim Verschluß der Bauchdecken Beeinträchtigung des venösen Rückstroms aus der unteren Körperhälfte durch Kompression der Vena cava inferior, dennoch Anstieg des ZVD durch gleichzeitige Zunahme des intrathorakalen Druckes,

- postoperative Atemstörungen durch hohen intraabdominellen Druck und Zwerchfellhochstand. Nachbeatmung ist meist erforderlich.

9.4.4.2   Angeborene Zwerchfellhernie

Hierbei sind Baucheingeweide durch eine mehr oder weniger große Lücke in den (meist linken) Thorax verlagert, das Mediastinum ist verschoben. Begleitfehlbildungen sind häufig.

Anästhesiologische Besonderheiten

- Die Kinder sind ateminsuffizient und häufig in desolatem Allgemeinzustand,

- Es besteht eine sehr große Pneumothoraxgefahr prä-, intra- und postoperativ, besonders bei hohen Beatmungsdrucken. Ein Pneumothorax der gesunden Seite wirkt sich besonders fatal aus, da die Lunge der betroffenen Seite hypoplastisch ist.

Vorgehen:

- Lagerung auf die betroffene Seite mit erhöhtem Oberkörper,

- Sauerzustoff zuführen,

- Magensonde legen,

- nicht mit Maske beatmen, sondern frühzeitig im Wachzustand intubieren und danach sofort und ausreichend relaxieren und sedieren, um den Beatmungsdruck so niedrig wie möglich zu halten,

- kein Lachgas (Begründung s.o.),

- häufige arterielle Blutgasanalysen, am besten Nabelarterienkatheter bzw. periphere arterielle Kanüle.

9.4.4.3   Ösophagusatresie und tracheoösophageale Fistel

Bei dieser Fehlbildungsform ist die Teilung des embryonalen Vorderdarms in Trachea und Ösophagus gestört. Die mit Abstand häufigste der möglichen Formen ist ein oberer Ösophagusblindsack bei einer Fistel zwischen Trachea und distalem Ösophagus (Abb. 250 A). Begleitfehlbildungen (Herzfehler) sind häufig.

Anästhesiologische Besonderheiten:

- Gefahr der Aspiration,

- intraoperativ eventuell Verlegung der Atemwege durch operative Maßnahmen,

- postoperativ häufig Trachealwandschwäche im Bereich der ehemaligen Fistelöffnung.

Vorgehen:

- Oberkörper hochlagern,

- möglichst bald nach Diagnosestellung doppellumige Schlürfsonde zur Absaugung von Sekreten aus dem oberen Ösophagusblindsack legen,

- frühzeitig intubieren und Tubus möglichst über die Fistelöffnung vorschieben, um ein Aufblähen des Magens bei der Beatmung zu verhindern,

- manuelle Beatmung während der operativen Manipulationen im Bereich der Trachea, um Atemwegsverlegungen frühzeitig zu erkennen,

- Kinder nachbeatmen,

- Atemmonitoring nach der Extubation aufgrund der häufigen Trachealwandschwäche ist besonders wichtig.

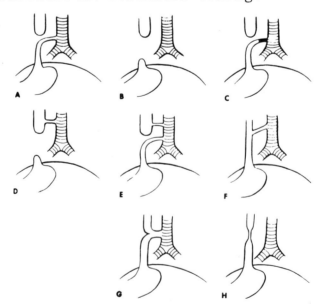

Abb. 250: Typen von Ösophagusatresie und Trachealfistel. Am häufigsten ist der Typ A mit etwa 86 %, gefolgt vom Typ B mit etwa 8 %. Die Häufigkeit der anderen Fehlformen liegt um 1 %.

9.4.4.4   Kongenitales lobäres Emphysem

Aufgrund der Schwäche der Bronchialknorpel ist bei dieser Fehlbil-
dung ein Lungenlappen massiv überbläht, komprimiert bei entsprechender Ausprägung das übrige Lungengewebe und verschiebt das
Mediastinum zur Gegenseite.

Anästhesiologische Besonderheiten:

- Beatmung kann die Überblähung noch verstärken, also sollte das
  Kind bis zur Eröffnung des Thorax möglichst spontan atmen,
- ebenso darf kein Lachgas zugeführt werden, bis der überblähte
  Lungenlappen entfernt ist, um seine weitere Ausdehnung zu verhindern.

9.4.4.5   Hypertrophische Pylorusstenose

Dieses Krankheitsbild betrifft vorwiegend männliche Neugeborene und
Säuglinge im Alter von drei bis sechs Wochen. Durch die Obstruktion
des Magenausgangs kommt es zum charakteristischen Erbrechen im
Strahl, Dehydratation, Hypochlorämie und metabolischer Alkalose
(Verlust von saurem, chlorhaltigem Magensaft).

Anästhesiologische Besonderheiten:

- Flüssigkeits- und Elektrolytverluste und metabolische Alkalose
  gehören typischerweise zum Krankheitsbild und müssen präoperativ
  ausgeglichen werden. Da es sich um keinen Noteingriff handelt,
  kann dies in Ruhe abgewartet werden,
- Es besteht eine erhöhte Gefahr des Erbrechens und der Aspiration.

Vorgehen:

- Magensonde legen (meist schon auf Station geschehen), Magen absaugen,
- Intubation im Wachzustand bzw. Ileuseinleitung,
- postoperative Nachbeatmung für einige Stunden ist wünschenswert.

9.5   Besonderheiten der Anästhesie bei Erkrankungen des Urogenitaltrakts (K. TAEGER)

9.5.1   Einflüsse der Anästhesie auf die physiologische Nierenfunktion

Alle Anästhesieformen, auch die Regionalanästhesie

- führen zu einer Reduktion der glomerulären Filtrationsrate,
- können zu einer Abnahme des renalen Blutflusses führen,
- verursachen eine Abnahme des Harnzeitvolumens.

Keine dieser reversiblen Veränderungen, die durch ausreichende Volumensubstitution nahezu ausgeglichen werden können, haben eine ernsthafte Beeinträchtigung der Nierenfunktion im Sinne eines akuten Nierenversagens oder der Entwicklung einer chronischen Niereninsuffizienz zur Folge. Die Situation ist anders gelagert, wenn die zur Anwendung kommenden Arzneimittel nephrotoxische Eigenschaften haben. Im Bereich der Anästhesie trifft dies nur auf gewisse Inhalationsanästhetika zu. Das nephrotoxische Methoxyfluran ist heute nicht mehr im klinischen Gebrauch. Die Gefahr einer nephrotoxischen Wirkung des Enflurans durch anorganisches Fluorid aus dem Enfluranstoffwechsel ist gering, zumindest besteht aber bei langdauernder Enfluranzufuhr in hoher Konzentration bei adipösen, Enzym-induzierten Patienten mit niedrigem Urin-pH (bei einem Urin-pH unter 5 werden nur etwa 5 % des anorganischen Fluorids im Endharn ausgeschieden, bei einem Urin-pH über 8 mehr als 65 %) die hypothetische Möglichkeit einer Nierenschädigung. Die Biotransformationsrate von Isofluran ist so gering, daß ein nephrotoxischer Effekt ausgeschlossen werden kann.

9.5.2   Akutes Nierenversagen während der Narkose

Pathophysiologie und Klinik des akuten Nierenversagens sind im Kapitel 3.4.1 ausführlich dargestellt. Etwa die Hälfte aller akut notwendigen Hämodialysen mußten, einer in den USA durchgeführten Studie zufolge, aufgrund eines akuten Nierenversagens nach Operationen durchgeführt werden. Eine perioperativ auftretende Oligurie darf nicht mit der Entwicklung eines akuten Nierenversagens gleichgesetzt werden. Die folgenden prädisponierenden Faktoren sollten aber Anlaß sein, beim Auftreten einer Oligurie frühzeitig an die Möglichkeit eines akuten Nierenversagens zu denken:

Hohes Alter, Arteriosklerose, myokardiale Insuffizienz, vorbestehende Nierenerkrankungen, Einnahme nephrotoxischer Medikamente, Hypovolämie, Sepsis, ausgedehnte Verbrennungen.

Bei den folgenden Eingriffen kommt es in der postoperativen Phase relativ häufig zur Entwicklung eines akuten Nierenversagens: Operationen am Herzen und an den großen Gefäßen, polytraumatisierte Patienten mit erheblichem Blutverlust und ausgedehnten Gewebszerstörungen.

Tritt während Narkose eine akute Oligurie auf, und besteht eine gewisse Wahrscheinlichkeit dafür, daß die Oligurie auf ein akutes Nierenversagen hinweist, ist unverzüglich eine adäquate Therapie einzuleiten. Hierfür gelten die folgenden Grundsätze:

- Eine renale Minderperfusion ist die häufigste Ursache eines akuten Nierenversagens beim chirurgischen Patienten.

- Dauer und Ausmaß der initialen Schädigung der Niere entscheiden über den Schweregrad des Nierenversagens.

- Je länger das Intervall zwischen initialer Schädigung und Therapiebeginn ist, desto eher ist mit dem Auftreten eines akuten Nierenversagens zu rechnen.

- Die Prophylaxe ist in jedem Fall effektiver als die Therapie eines akuten Nierenversagens.

Wichtigstes Therapieziel ist das Vermeiden einer renalen Minderperfusion. Die Therapie eines vermuteten Nierenversagens beginnt daher mit großzügiger Volumenzufuhr. Ist diese Maßnahme erfolgreich, kommt es zu einer adäquaten Urinausscheidung. Bleibt der Erfolg aus, wird man die Volumenzufuhr vorsichtig fortführen. Da eine Überbelastung des Kreislaufs rasch problematisch werden kann (Entwicklung eines 'hämodynamischen' Lungenödems), muß durch Messung des pulmokapillären Verschlußdrucks (PCWP) mittels Pulmonaliskatheter geprüft werden, ob eine weitere Volumenzufuhr toleriert wird (vgl. Kap. 1.7.3 und 2.3.3.3). Bei PCWP-Werten unter 18 mmHg ist eine weitere Volumenbelastung im allgemeinen gut möglich. Zwischen 18 und 25 mmHg nimmt das Risiko der Entwicklung eines Lungenödems erheblich zu. Statt Volumen wird nun Dopamin in einer Dosierung von 1 - 3 µg/kg/min empfohlen. Wird auch diese Maßnahme nicht mit einer ausreichenden Urinproduktion beantwortet, sollten 1 - 3 mg/kg Furosemid (z.B. Lasix[R]) und 0,5 - 1 g/kg KG Mannit kombiniert verabreicht werden. Kommt nun eine ausreichende Diurese in Gang, sollte das ausgeschiedene Volumen ersetzt werden. Bei PCWP-Werten über 25 mmHg ist eine Volumenzufuhr kontraindiziert, statt dessen eine diuretische Therapie mit Furosemid und Mannit einzuleiten.

Die folgende Übersicht fasst das Vorgehen bei vermuteter Entwicklung eines akuten Nierenversagens zusammen (PROUGH):

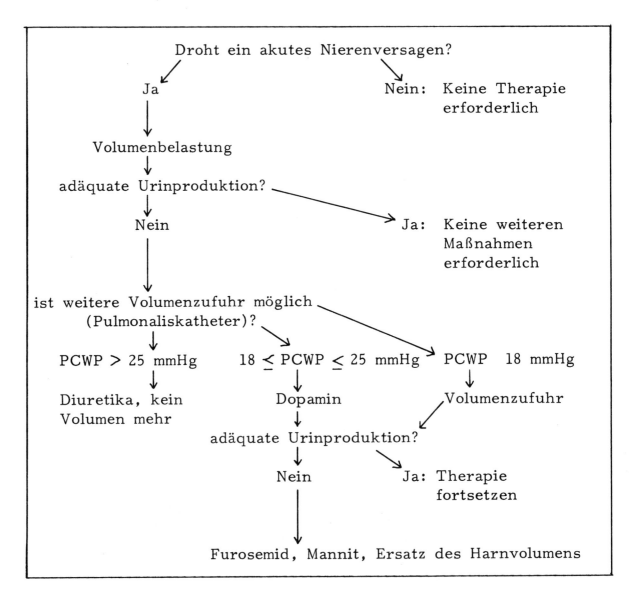

Trotz wesentlicher Verbesserungen in Prophylaxe und Therapie des akuten Nierenversagens ist die Letalität dieses Krankheitsbildes nicht zurückgegangen. Dies dürfte folgende Ursachen haben: Durch eine verbesserte Behandlung von Patienten im Schock kommt es seltener zur Entwicklung eines unkomplizierten akuten Nierenversagens. Dem stehen aber eine Zunahme ausgedehnter Operationen und schwer und mehrfach traumatisierter Patienten gegenüber, die früher die Klinik nicht mehr lebend erreichten. Schließlich haben Fortschritte auf intensivmedizinischem Gebiet erhebliche Verbesserungen der Überlebensraten erbracht. Dadurch erleben mehr Patienten als früher die Entwicklung eines akuten Nierenversagens.

9.5.3   Anästhesie bei Patienten mit chronischer Niereninsuffizienz

Stadieneinteilung und Klinik der chronischen Niereninsuffizienz sind im Kapitel 3.4.2 abgehandelt. Für Prämedikation und Auswahl des Narkoseverfahrens relevante Störungen der Organfunktionen bei chronischer Niereninsuffizienz sollen hier noch einmal angeführt werden. Die Psyche funktionell anephrischer Patienten ist durch die Dialyse und häufig notwendige Operationen (Shuntprobleme) verändert. Die Patienten sind im Rahmen ihrer urämischen Enzephalopathie häufig müde und neigen zu Krampfanfällen. Auswirkungen der Urämie auf Herz und Kreislauf sind erheblich. Der häufig anzutreffende Hypertonus ist begleitet von koronarer Herzkrankheit und/oder Herzklappenerkrankungen, die eine myokardiale Insuffizienz zur Folge haben können. Eine Hyperkaliämie kann Herzrhythmusstörungen verursachen. Eine metabolische Azidose führt zur kompensatorischen Hyperventilation (KUSSMAUL'sche Atmung). Liegt eine maligne Hypertonie vor, ist an die Möglichkeit des Auftretens komatöser Zustände und eines Hirnödems zu denken. Die urämische Lunge ist durch eine zunehmende Dyspnoe und im Röntgenbild durch eine perihiläre Stauung ('Schmetterlingsbild') gekennzeichnet. Neigung zu Übelkeit, häufiges Erbrechen, verzögerte Magenentleerung und Hyperazidität des Magensaftes erhöhen die Gefahr der Aspiration. Die generalisierte Knochenentkalkung mit der Gefahr von Spontanfrakturen muß bei der Lagerung des Patienten zur Operation berücksichtigt werden. Der Shuntarm ist im besonderen zu schonen. Bei Nebennierenrindeninsuffizienz im Rahmen einer Steroiddauermedikation kann eine perioperative Substitution mit Hydrocortison erforderlich werden. Die Glukosetoleranz ist häufig gestört. Die renale Anämie mit Hb-Werten zwischen 6 und 8 g% bewirkt eine Abnahme der O_2-Transportkapazität des Blutes, die durch Steigerung des Herzzeitvolumens und eine Rechtsverschiebung der O_2-Dissoziationskurve mit erleichterter Sauerstoffabgabe ans Gewebe kompensiert wird. Gelegentlich werden Störungen der Blutgerinnung beobachtet. Schließlich ist daran zu denken, daß Dialysepatienten häufig eine Hepatitis-Infektion durchgemacht haben.

Prämedikation:

Im Rahmen der Prämedikationsvisite macht sich der Anästhesist aus Anamnese, körperlicher Untersuchung, Laborparametern, EKG und Röntgenbefund des Thorax ein Bild vom klinischen Zustand des Patienten. Von besonderer Wichtigkeit sind der Zeitpunkt der letzten Dialyse und Art und Dosierung der vom Patienten eingenommenen Medikamente. Niereninsuffiziente Patienten werden häufig mit Digitalis, beta-Blockern, Antihypertensiva, Diuretika, Antiarrhythmika, Nitraten, Steroiden und Immunsuppressiva behandelt. Digitalisintoxikationen sind bei diesen Patienten häufiger. Beta-Blocker und Antihypertensiva können kardiovaskuläre Reflexe beeinträchtigen, Diuretika zu Hypovolämie und Störungen des Elektrolythaushaltes führen. Die letzte Dialyse sollte möglichst nicht länger als 24 Stunden zurückliegen, das Labor danach abgenommen sein. Insbesondere sollte der letzte Kaliumwert nicht älter als 6 Stunden sein, da es kurzfristig zu enormen Kaliumanstiegen kommen kann. Die medikamentöse Prämedikation sollte eine Sedierung ohne Beeinträchtigung der Funktionen von Herz, Kreislauf und Atmung erreichen. Üblicherweise wird hierfür ein Benzodiazepin per os verordnet. Bei der Dosierung ist die erhöhte Arzneimittelempfindlichkeit dieser Patienten zu berücksichtigen.

Allgemeinanästhesie:

Monitoring:

Das Monitoring niereninsuffizienter Patienten sollte neben EKG und Blutdruckmessung einen zentralvenösen Katheter zur besseren Flüssigkeitsbilanzierung umfassen. Eine noch vorhandene Harnproduktion wird mittels Blasenkatheter bzw. suprapubischer Harnableitung kontrolliert. Ein peripherer Nervenstimulator ist bei Eingriffen, die eine Relaxation des Patienten erfordern, eine gute Hilfe zur Überwachung der Relaxanswirkung. Die Indikationen für einen arteriellen respektive einen pulmonalarteriellen Katheter ergeben sich aus klinischem Zustand des Patienten und Art des chirurgischen Eingriffs. Gegen die Vorteile einer arteriellen Kanülierung ist die Gefahr der Läsion eines Gefäßes abzuwägen, das der Patient für eine Dialysebehandlung möglicherweise noch dringend benötigt.

Injektionsnarkotika:

Barbiturate, Etomidat, Ketamin und Opioide sind lipophile Pharmaka, die in unveränderter Form renal kaum eliminiert werden, da sie das Tubulussystem der Niere jederzeit wieder verlassen können. Erst durch Biotransformation werden sie in einen ausreichend wasserlöslichen Zustand übergeführt, der ihre Elimination über Niere und/oder Darm erlaubt. Die Stoffwechselprodukte der oben aufgeführten Anästhetika sind in aller Regel pharmakologisch unwirksam und, soweit bekannt, nicht toxisch. Die Thiopentaldesulfurierung zum aktiven Pentobarbital ist, quantitativ gesehen, vernachlässigbar gering. Inaktivierung und Exkretion dieser Substanzen hängen also nicht primär von der Nierenfunktion ab. Dennoch ist bei niereninsuffizienten Patienten eine Dosisreduktion häufig erforderlich:

- Die Barbiturate werden im Blut insbesondere an Albumin gebunden. Diese Proteinbindung ist beim anurischen Patienten erheblich
  vermindert. Die metabolische Azidose vergrößert den Anteil der
  membrangängigen Säuren. Anämie beeinträchtigt den Barbituratab-
  strom in die Erythrozyten.
- Niereninsuffiziente Patienten weisen eine höhere Arzneimittelempfindlichkeit auf.

Diesen Gegebenheiten ist in Form einer langsamen Applikation einer
sorgfältig an der erzielten Wirkung ausgerichteten Dosis eines Injek-
tionsanästhetikums Rechnung zu tragen.

Inhalationsnarkotika:

Ein wichtiger Vorteil dieser Narkotika ist die Möglichkeit, sie, gleich
welcher Grad der Nierenfunktionsstörung vorliegt, in Abhängigkeit
von der alveolären Ventilation aus dem Organismus zu eliminieren. Sie
sind geeignet, intraoperative Blutdruckschwankungen zu regulieren
und vermindern den Bedarf an Muskelrelaxantien. Nachteilig sind ihre
negativ inotrope und - besonders im Falle des Halothans - arrhythmo-
gene Wirkung.

In der Regel wird man beim niereninsuffizienten Patienten Opioide und
Inhalationsanästhetika, z.B. Isofluran, in Form der sog. 'balanced
anaesthesia' kombinieren.

Muskelrelaxantien:

Arzneimittel mit einem hohen Ionisationsgrad bei physiologischem pH
werden überwiegend renal eliminiert. Nierenfunktionsstörungen führen
daher zu einer verminderten Clearance und - eventuell - einer längeren Wirkung. Die Clearance des nichtdepolarisierenden Relaxans
Pancuronium ist bei Niereninsuffizienz verringert, seine Eliminationshalbwertszeit verdoppelt. Diese Veränderung der Kinetik darf nicht a
priori mit einer verlängerten Wirkung gleichgesetzt werden. Die Wirkungen des Pancuroniums enden überwiegend durch Umverteilung von
den motorischen Endplatten zu wirkungsneutralen Bindungsstellen. Da
deren Zahl aber begrenzt ist, muß eine Überdosierung unter allen
Umständen vermieden werden. Tritt eine solche dennoch ein, ist mit
einer ganz erheblichen Verlängerung der Dauer der Relaxation zu
rechnen.

Vecuronium (z.B. Norcuron[R]) wird in letzter Zeit zur Relaxation niereninsuffizienter Patienten favorisiert, da es überwiegend durch Biotransformation in der Leber inaktiviert wird. Die Eliminationshalbwertszeit ist dementsprechend bei Nierenkranken nur unwesentlich verlängert. Doch ist auch bei dieser Substanz nach Überdosierung eine ungewöhnlich lang anhaltende Relaxation beobachtet worden. Eine Antagonisierung mit Pyridostigmin (z.B. Mestinon[R]) sollte stets durchgeführt werden (vgl. Kap. 7.6.6). Die Aktivität der Pseudocholinesterase ist beim Niereninsuffizienten normal. Succinylcholin ist dann nicht kontraindiziert, wenn das Serumkalium unter 5,5 mmol/l liegt und keine anderen Kontraindikationen zu beachten sind (vgl. Kap. 7.6.4.2). Eine Verstärkung der neuromuskulären Blockade durch metabolische Azidose, Hypokalzämie und die Anwendung mancher Antibiotika, insbesondere Aminoglykoside, ist zu berücksichtigen.

Regionalanästhesie:

Verfahren der Regionalanästhesie bieten sich bei manchen Eingriffen bei niereninsuffizienten Patienten an, da die Probleme der Muskelrelaxation, der Opioid-bedingten postoperativen Atemdepression, die negativ inotropen Effekte der Inhalationsanästhetika und die höhere Aspirationsgefahr damit umgangen werden können. Die Anwendbarkeit dieser Verfahren findet ihre Grenzen bei

-   Ablehnung durch den Patienten,

-   erhöhter Blutungsneigung,

-   Verfahren, die zur Sympathikusblockade führen können, da es zu ausgeprägten Blutdruckabfällen und Beeinträchtigung der renalen Perfusion kommen kann (solange eine Restfunktion mit Harnproduktion besteht),

-   urämischer Polyneuropathie.

Auf Adrenalinzusatz zum Lokalanästhetikum sollte wegen der Gefahr, Arrhythmien auszulösen, verzichtet werden. Es wird empfohlen, die Dosis der Lokalanästhetika um etwa 1/4 zu reduzieren.

Perioperative Volumentherapie:

Im Stadium I der chronischen Niereninsuffizienz haben Narkoseverfahren und operativer Eingriff keine wesentlichen Auswirkungen auf die reduzierte Nierenfunktion. In den Stadien II und III, die mit einer zunehmenden Funktionseinschränkung und entsprechender klinischer Symptomatik einhergehen, ist unter Umständen mit negativen Auswirkungen der Anästhesie auf die renale Restfunktion zu rechnen. Im

Stadium der Retention mit noch vorhandener Harnproduktion sollte daher durch eine großzügige Volumentherapie, eventuell unterstützt durch vasoaktive Substanzen, eine adäquate Perfusion der Niere aufrechterhalten werden. Beim komplett anurischen Patienten ist hingegen die Volumenzufuhr höchst vorsichtig durchzuführen. Kaliumhaltige Lösungen sollten vermieden werden.

9.5.4 Das Einschwemmsyndrom bei der transurethralen Resektion der Prostata

Bei diesem Syndrom, das während oder kurz nach einer transurethralen Resektion der Prostata auftritt, handelt es sich um eine akut einsetzende Verschlechterung des Zustandes des Patienten (TUR-Syndrom).

Die etwa kastaniengroße Prostata liegt zwischen Blasengrund und muskulärem Beckenboden. Sie wird von der Harnröhre durchquert. Das Prostataadenom ist eine gutartige Neubildung, die von den Drüsen in der Nähe der Harnröhre ausgeht. Durch das Wachstum des Adenoms von innen heraus sitzt das eigentliche Prostatagewebe dem Adenom schalenförmig auf. Bei der transurethralen Resektion werden mit der Hochfrequenzschlinge Späne des Adenoms abgetragen, die nach Füllung der Blase mit der Spülflüssigkeit ausgeschwemmt werden. An die Spülflüssigkeit werden folgende Anforderungen gestellt:

- fehlende Toxizität,

- annähernde Isoosmolarität,

- elektrisch nicht leitfähig,

- gute optische Eigenschaften.

Derzeit wird bei uns ein Gemisch aus Sorbit und Mannit in einer elektrolytfreien Lösung verwendet mit einer Osmolarität von 178 mosmol/kg.

CREEVY beobachtete 1947 als erster einen Zusammenhang zwischen der akuten Verschlechterung eines Patienten während transurethraler Resektion und der intravasalen Einschwemmung von Spülflüssigkeit. Untersuchungen haben ergeben, daß zwischen 800 und 2 000 ml bei Spitzenwerten bis 4,5 l eingeschwemmt werden. Die Operation geht mit einem Blutverlust von im Mittel 600 ml einher.

Das Auftreten einer Einschwemmung hängt ab von

- der Radikalität des Eingriffs: Nur wenn der Operateur den Venenplexus nahekommt, die die Prostata einhüllen, ist mit einer Einschwemmung zu rechnen. Andererseits treten bei radikaler Operation seltener Rezidive auf,

- der Höhe des Drucks, den die Spülflüssigkeit in der Blase ausübt. Je höher der Spülkanister über dem OP-Tisch aufgehängt ist, und je kleiner die Blasenkapazität ist, umso höher ist der Druck der Spülflüssigkeit. Unterhalb 30 mmHg tritt keine relevante Einschwemmung auf.

Die Klinik des Syndroms wird entscheidend beeinflußt von der Hypervolämie und der Hyponatriämie.

Hypervolämie:

Der Volumenzunahme durch die Einschwemmung stehen der intraoperative Blutverlust und die Abnahme des intravasalen Volumens durch Ödembildung gegenüber. Eine Erhöhung des zentralvenösen Drucks um 4 cm H_2O ist ein Hinweis auf eine klinisch relevante Einschwemmung. Daraus resultieren Blutdruckanstieg und Bradykardie. Bei eingeschränkter Herzleistung kann es auch zu Blutdruckabfall und Tachykardie kommen.

Hyponatriämie:

Das Serumnatrium kann durch die Einschwemmung der salzfreien Spüllösung innerhalb sehr kurzer Zeit auf 120 mmol/l und darunter abfallen. Da Natrium das Hauptkation des Extrazellulärraumes ist und ca. 90 % der Osmolarität der Extrazellulärflüssigkeit ausmacht, bedeutet das, daß in kurzer Zeit sehr viel osmotisch freies Wasser anfällt (Wasserüberschußsyndrom; vgl. Kap. 3.3.2.7). Dieses folgt dem osmotischen Gefälle in die Zelle und bewirkt

- Hirnödem: Unruhe, Verwirrtheit, Krämpfe, Koma, verzögertes Erwachen aus der Narkose,

- Lungenödem,

- Ödem der Niere mit Rückgang der Urinproduktion.

Die Verdünnung der Plasmaproteine durch die Einschwemmung fördert die Entstehung eines Lungenödems. Während der transurethralen Resektion kann es auch zu einer Einschwemmung von Bakterien und Gewebsthrombokinase mit der eventuellen Folge eines septischen Schocks bzw. einer Verbrauchskoagulopathie kommen.

Therapie des TUR-Syndroms:

- Abbruch des Eingriffs,

- Unterstützung von Herz und Kreislauf: Reduktion der Vorlast durch Vasodilatantien, Steigerung der Inotropie durch Dopamin oder Dobutamin,

- Substitution von hypertoner (10 %iger) NaCL-Lösung nach der Formel:

$$\text{mmol NaCl} = 0,2 \times \text{KG} \times (\text{Na}_{\text{soll}} - \text{Na}_{\text{ist}})$$

- forcierte Diurese (Furosemid),

- Hirnödemprophylaxe (Dexamethason),

- Intubation, kontrollierte Beatmung.

9.6 Besonderheiten der Anästhesie in der Neurochirurgie (P. EBERL-LEHMANN)

In der Neurochirurgie wirken Operateur und Anästhesist am gleichen Zielorgan, dem Gehirn. Durchblutung des Gehirns, intrakranieller Druck und zerebraler Stoffwechsel werden durch die verschiedenen Anästhesietechniken beeinflußt. In gewissen Grenzen kann der Anästhesist durch gezielten Einsatz geeigneter Narkoseverfahren und Medikamente für den Patienten und den Operateur günstige Bedingungen herbeiführen. Von der Anästhesie wird gefordert, Gehirndurchblutung und intrakraniellen Druck so zu beeinflussen, daß kein Hirndruckanstieg resultiert, respektive sogar eine Hirndrucksenkung. Weiterhin sollte die Narkose ausreichend tief, dennoch rasch auszuleiten sein, um eine frühe postoperative Beurteilung der neurologischen Funktionen des Patienten zu gestatten.

9.6.1 Physiologische und pathophysiologische Grundlagen

9.6.1.1 Zerebraler Stoffwechsel

Aktivität und Metabolismus der Nervenzellen sind eng miteinander verbunden. Die Hirndurchblutung hängt direkt von der Stoffwechselaktivität des Gehirns ab. Ein Zustand erhöhter neuronaler Aktivität wie beim Grand Mal-Anfall bedeutet eine gesteigerte Stoffwechselaktivität und Hirndurchblutung. Im Koma hingegen, bei tiefer Bewußtlosigkeit also, ist die Stoffwechselaktivität stark vermindert. Die Hirndurchblutung sinkt stark ab. Der zerebrale O_2-Verbrauch beträgt normalerweise 3 - 3,5 ml/100 g Gewebe x Minute, wobei der größte Anteil von der Hirnrinde beansprucht wird. Die Gehirnzellen verbrauchen unter Normalbedingungen ca. 5 g Glukose/100 g Gewebe. Bei Glukosemangelzuständen, wie sie z.B. unter Fastenbedingungen vorliegen, können auch Ketonkörper metabolisiert werden. Aminosäuren und Fette vermag das Gehirn nicht zu verstoffwechseln.

9.6.1.2 Hirndurchblutung, zerebraler Blutfluß (CBF)

Die Durchblutung des Gehirns beträgt etwa 50 ml/100 g Gewebe/min unter physiologischen Bedingungen, wobei auf die graue Substanz ca. 100 ml/100 g x min und auf die weiße Substanz ca. 25 ml/100 g x min entfallen. Diese Werte entsprechen ca. 800 ml/min oder 15 % des Herzzeitvolumens. Die Blutversorgung wird durch die beiden Arteriae carotides internae und die Arteriae vertebrales sichergestellt. An der Schädelbasis vereinigen sich die aus den Arteriae vertebrales hervorgegangene Arteria basilaris und die Arteriae carotides internae zum

basalen Gefäßkranz, dem Circulus arteriosus cerebri (WILLISII)
(Abb. 175; vgl. Kap. 6.2.9), aus dem wiederum die einzelnen Hirn-
arterien hervorgehen. Große, klappenlose intrazerebrale Blutleiter,
die sogenannten Sinus, sammeln das venöse Blut und leiten es in die
Jugularvenen, zu einem geringen Teil über vertebrale Venen in die
obere Hohlvene.

9.6.1.3   Autoregulation der Hirndurchblutung

Die Durchblutung des Gehirns folgt nicht den physiologischen
Schwankungen des arteriellen Blutdruckes. Sie wird über einen weiten
Bereich des mittleren arteriellen Blutdruckes (MAP) weitgehend kon-
stant gehalten. Damit werden die empfindlichen Gehirnzellen einerseits
vor hohen Pulswellenamplituden (Beispiel: Hochdruck), andererseits
vor einer Minderperfusion bei Druckabfall geschützt. Bei hohem MAP
kommt es zur intrakraniellen Gefäßverengung, bei niedrigem MAP zur
Gefäßerweiterung, um den CBF konstant zu halten. Die Breite der
Autoregulation umfaßt die Spanne von 60 - 140 mmHg MAP. In diesem
Bereich bleibt der CBF konstant (Abb. 251).

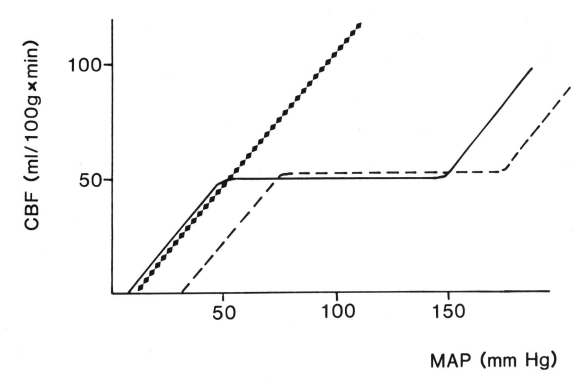

Abb. 251: Autoregulation der Hirndurchblutung. Bei steigendem
          Druck (MAP) nimmt der cerebrale Blutfluß (CBF) nicht
          linear zu (gekreuzte Linie), sondern bleibt zwischen 60
          und 140 mmHg (MAP) konstant. Beim Hypertoniker ist der
          Autoregulationsbereich nach rechts verschoben (gestri-
          chelte Linie).

Bei Patienten mit Hypertonie ist der Autoregulationsbereich nach rechts verschoben. Das bedeutet, daß diese Patienten einerseits höhere Blutdruckwerte zerebral tolerieren können, sie andererseits aber bei für sie relativ niedrigen MAP-Werten ischämiegefährdet sind.

Die Autoregulation der Gehirndurchblutung kann durch verschiedene Faktoren beeinträchtigt werden. Das hat zur Folge, daß der CBF mehr oder weniger stark vom arteriellen Blutdruck abhängig wird (Abb. 251, gekreuzte Linie). Die zerebrale Autoregulation wird beeinträchtigt durch Hypoxie, Hyperkapnie, bestimmte Anästhetika, Hirntrauma und Hirnischämie.

Volumenverluste bis ca. 30 % der gesamten Blutmenge führen noch nicht zu einer Abnahme des CBF (Abb. 252).

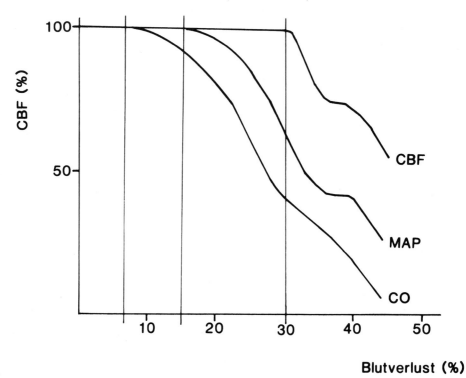

Abb. 252: Dank der Autoregulation der zerebralen Perfusion nimmt der CBF erst ab einem Blutverlust von ca. 30 % ab, obwohl Herzzeitvolumen (CO) und arterieller Mitteldruck (MAP) schon erheblich abgefallen sind.

Unterschreitet der PaO_2 50 mmHg, so kommt es zu einem starken Anstieg des CBF. Sauerstoffmangel des Gehirns bewirkt eine Anhäufung saurer Metabolite (Laktat, pH), die eine Vasodilatation nach sich zieht. Der Einfluß des $PaCO_2$ auf die Hirndurchblutung ist in Abbildung 253 dargestellt. Hypokapnie ruft eine zerebrale Vasokonstriktion mit Abnahme des CBF hervor, umgekehrt bewirkt eine Hyperkapnie eine Vasodilatation mit CBF-Anstieg.

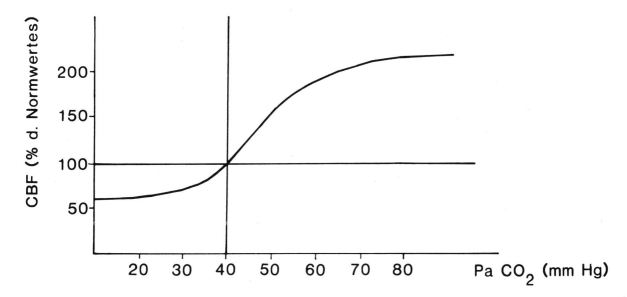

Abb. 253: Abhängigkeit des CBF vom $PaCO_2$.

9.6.1.4   Intrakranieller Druck (ICP)

Der Schädelinhalt setzt sich zusammen aus Gehirnmasse, Blut und Liquor. Keiner dieser drei Bestandteile ist kompressibel. Kommt es zu einer Volumenzunahme einer der Komponenten, so ist ein Anstieg des ICP nur zu verhindern, wenn eine oder beide der anderen Komponenten entsprechend weniger Volumen beanspruchen. Diese Gesetzmäßigkeit beschreibt die MONROE-KELLIE-Doktrin. Die einzelnen Volumina betragen in etwa: 1 400 ml Gehirngewebe, 130 ml Blut, 75 ml Liquor cerebrospinalis. Die Liquorproduktion beläuft sich auf ca. 0,35 ml/min. Das gesamte zirkulierende Liquorvolumen beträgt ca. 150 ml einschließlich des Spinalkanales. Liquor wird überwiegend durch die Plexus chorioidei der Seitenventrikel gebildet. Der Abfluß erfolgt über den III. und IV. Ventrikel in den Spinalkanal, wo der Liquor teilweise resorbiert wird, sowie vom IV. Ventrikel auf die Hirnoberfläche zum Hauptresorptionsort, den in das Schädeldach eingestülpten Zotten der Arachnoidea. Beim liegenden Patienten beträgt der ICP 10 - 15 mmHg. Wird der Kopf um 20 cm angehoben, fällt der ICP auf 0 - 5 mmHg ab. Kopftieflage führt zu einem ICP-Anstieg, abhängig vom Neigungswinkel, bis zu 50 mmHg. Beim Husten und Pressen schnellen die Druckwerte kurzfristig auf 30 mmHg empor.

Folgende Prozesse können zu anhaltend erhöhten Hirndruckwerten führen: raumfordernde intrakranielle Prozesse (Abszeß, Tumor, Blutung, Ödem), Störungen der normalen Liquorzirkulation und -resorption (Hydrozephalus). Anhaltende ICP-Anstiege um mehr als 15 - 20 mmHg bedürfen der Therapie. Darauf soll hier nicht näher eingegangen werden.

Im Rahmen der Anästhesie kann es zu Hirndrucksteigerung kommen durch Husten und Pressen bei Intubation und endotrachealer Absaugung, bestimmte Anästhetika, Lagerung des Patienten, Behinderung des venösen Abflusses über die Jugularvenen, Blutdruckanstieg während Narkose und Operation durch zu flache Narkose und Hyperkapnie. Die einzelnen Faktoren wirken additiv. In begrenztem Umfang kann eine intrazerebrale Volumenvermehrung durch Verschiebung von Liquor in den spinalen Subarachnoidalraum und Induktion einer vermehrten Liquorresorption aufgefangen werden. Verringerung des venösen Blutanteils hat den gleichen Effekt.

Nach Ausschöpfung der Kompensationsmechanismen steigt der ICP steil an (Abb. 254). Initial ruft eine definierte Volumenzunahme (ΔV_1) einen geringen Druckanstieg (ΔP_1) hervor. Nach erneuter Volumenzunahme (ΔV_1) resultiert nach Erschöpfung der Kompensationsmöglichkeiten ein wesentlich größerer Druckanstieg (ΔP_2). Bei rascher Volumenzunahme steigt der ICP früher steil an.

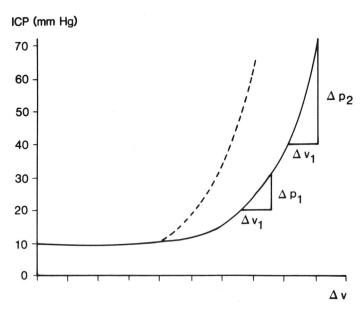

Abb. 254: Druck-Volumen-Beziehung des intrakraniellen Raumes. Je nach intrakraniellem Volumen verursacht ein Zuwachs an Volumen kleinere oder größere Steigerungen des ICP. Bei rascher Volumenzunahme steigt der ICP früher und steiler an (gestrichelte Linie).

Die entscheidende Größe für die zerebrale Perfusion ist der zerebrale Perfusionsdruck (CPP). Er resultiert aus der Differenz zwischen MAP und ICP: CPP = MAP - ICP.

Bleibt bei einem Hirndruckanstieg eine kompensatorische Zunahme des MAP aus, so wird der CPP abfallen. Die Folge kann eine zerebrale Ischämie sein. Eine starke Hirndrucksteigerung z.B. im Gefolge einer intrazerebralen Blutung kann akut lebensbedrohlich sein, da es am Foramen occipitale magnum zu einer Einklemmung der Kleinhirntonsillen und einer Kompression des Hirnstamms mit Ausfall des Kreislauf- und Atemzentrums kommen kann. Klinisch äußert sich ein erhöhter intrakranieller Druck in für sich gesehen unspezifischen Symptomen; zusammen auftretend gelten sie jedoch als typisch: Kopfschmerzen, Übelkeit, Erbrechen, Nackensteifigkeit und Bewußtseinstrübung. Eine Einklemmung ist zu erkennen an: Bewußtlosigkeit, Streckstellung der Extremitäten, zunehmender Pupillenerweiterung, Atemantriebsstörung, schließlich Zusammenbruch der Kreislaufregulationsmechanismen.

9.6.1.5 Messung des intrakraniellen Druckes

Im wesentlichen kommen in der Praxis drei verschiedene Meßmethoden zum Einsatz (Abb. 255):

- Über ein frontal angelegtes Bohrloch wird ein Druckaufnehmer zwischen Dura und knöchernem Schädeldach plaziert (epidurale Druckmessung). Diese Methode ist wenig invasiv, es besteht eine nur geringe Infektionsgefahr. Nachteilig erscheint, daß eine Liquorentnahme nicht möglich ist.

- Über ein frontales Bohrloch wird die Dura eröffnet und ein subduraler Druckaufnehmer implantiert (subdurale Druckmessung). Vorteil: Unabhängig von der bei erhöhtem Hirndruck schwierigen Ventrikelpunktion kann eine Messung durchgeführt werden. Nachteile: Liquor kann nicht entnommen werden. Das Infektionsrisiko ist hierbei hoch, weil die Dura eröffnet ist.

- Über ein frontales Bohrloch wird ein Kunststoffkatheter in das Vorderhorn eines Seitenventrikels eingeführt und mit einem kochsalzgefüllten Meßsystem verbunden. Vorteile: Eine Liquorentnahme ist jederzeit möglich, zum einen, um den Hirndruck zu senken, und zum anderen für Liquoruntersuchungen. Herkömmliche Druckaufnehmer können Verwendung finden. Nachteile: Erschwerte Punktion bei generalisierter Hirnschwellung; hohes Infektionsrisiko (40 % am fünften Tag nach Punktion).

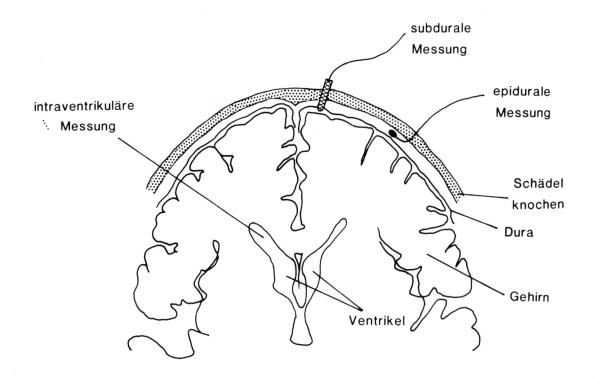

Abb. 255: Meßmethoden des intrakraniellen Druckes: epidural, subdural oder intraventrikulär.

Der intrakranielle Druck weist physiologische Schwankungen auf. Druckanstiege treten atmungsabhängig sowie beim Husten und Pressen auf. Bei erhöhtem intrakraniellen Druck können verschiedene Druckanstiegsphänomene beobachtet werden.

A-Wellen oder Plateau-Wellen nach LUNDBERG: Im Rhythmus von ca. 60 Minuten tritt ein plateauförmiger Druckanstieg für etwa 20 Minuten Dauer auf. Der ICP steigt auf ca. 50 mmHg und mehr an (Abb. 256).

Mit B-Wellen bezeichnet man Druckerhöhungen von niedriger Amplitude, bis ca. 25 mmHg und einer Frequenz von 1/min, die als Vorläufer der A-Wellen auftreten sollen.

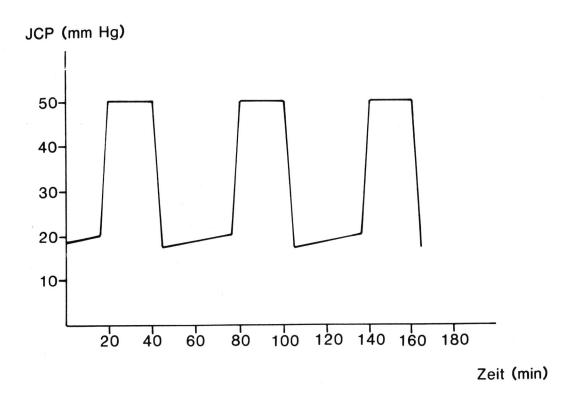

Abb. 256: Periodischer Anstieg des ICP bei erhöhtem Hirndruck. Beachte die Plateaus.

9.6.2 Effekte verschiedener Anästhetika auf den intrakraniellen Druck (vgl. Kap. 7)

Die in der Anästhesie gebräuchlichen Pharmaka nehmen in unterschiedlichem Ausmaß Einfluß auf die Hirndurchblutung. Anästhetikainduzierte Gefäßkonstriktion bzw. -dilatation senkt bzw. steigert die Hirndurchblutung und damit den intrakraniellen Druck. Zudem beeinflussen Anästhetika den ICP mittelbar aufgrund ihrer Wirkungen auf die Atemfunktion, wie u.a. die Opioide, oder auf den Hirnstoffwechsel, wie die Barbiturate.

Volatile Anästhetika erweitern die Hirngefäße und führen zu einer Zunahme der Hirndurchblutung. Die intravenösen Anästhetika bewirken mit Ausnahme des Ketamins eine Abnahme der Stoffwechselaktivität der Nervenzellen. Die verminderte CO_2-Produktion des Nervengewebes verursacht eine Vasokonstriktion der Hirngefäße. CBF und ICP nehmen entsprechend ab.

9.6.3   Anästhesie des neurochirurgischen Patienten

9.6.3.1   Vorbereitung

Grundsätzlich gelten auch in der Neuroanästhesie die allgemeinen Richtlinien zur Prämedikation. Dem neurologischen Status des Patienten muß besondere Aufmerksamkeit gewidmet werden. Hierbei gilt das besondere Augenmerk des Anästhesisten den Anzeichen eines erhöhten intrakraniellen Druckes, der Bewußtseinslage, dem Auftreten von Krampfanfällen und fokalen neurologischen Ausfällen. Bezüglich der medikamentösen Vorbereitung des Patienten ist Vorsicht geboten bei der Anwendung zentral dämpfender Pharmaka wie Opioide und Sedativa. Bei bewußtseinsgetrübten Patienten entfällt eine Prämedikation mit den genannten Substanzen grundsätzlich.

9.6.3.2   Auswahl des geeigneten Anästhesieverfahrens

Von einem geeigneten Narkoseverfahren wird gefordert, einen Anstieg des ICP unbedingt zu vermeiden, eine ausreichend tiefe Narkose herbeizuführen und eine rasche postoperative Erholung sicherzustellen, um den neurologischen Status des Patienten frühzeitig beurteilen zu können. Ein Verfahren, das allen Ansprüchen genügt, existiert nicht. Bei bereits primär erhöhtem Hirndruck muß auf die erniedrigte zerebrale Compliance Rücksicht genommen werden. Hier erscheint nach Einleitung mit einem Barbiturat die Fortführung der Narkose mit N_2O/O_2-Beatmung und intermittierender Opioidgabe (z.B. Fentanyl), eventuell in Kombination mit geringen Dosen DHB (Dehydrobenzperidol) oder einem kurzwirksamen Benzodiazepin, z.B. Midazolam, sinnvoll. In den anderen Fällen bietet sich für die Narkosefortführung ein balanciertes Verfahren an, indem ein Opioid, z.B. Fentanyl, mit einem niedrig dosierten volatilen Anästhetikum kombiniert wird, wie z.B. Isofluran oder Enfluran. Eine kontrollierte Hyperventilation mit einem Absenken des $PaCO_2$ auf 28 - 32 mmHg unterstützt die hirndrucksenkenden Maßnahmen. Husten und Pressen müssen bei Einleitung der Narkose vermieden werden. Für die Intubation muß eine ausreichende Narkosetiefe gegeben sein. Zur Muskelrelaxierung eignen sich Succinylcholin und Vecuroniumbromid gleichermaßen. Von Vorteil kann eine Schleimhautanästhesie des Kehlkopfes und der oberen Trachea sein. Nach ausreichender Präoxygenierung intubiert man mit einem Spiraltubus, der anschließend mit allen Verbindungsschläuchen sehr gut fixiert werden muß. Die Abbildung 257 zeigt das Verhalten des ICP bei Narkoseeinleitung.

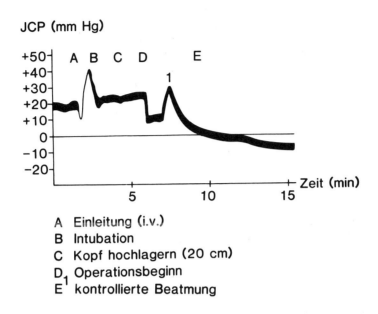

Abb. 257: Veränderungen des ICP bei Narkoseeinleitung

In der Ausleitungsphase müssen einerseits Husten und Pressen des Patienten vermieden werden. Andererseits soll eine frühzeitige neurologische Beurteilung möglich sein. Es empfiehlt sich, den Patienten in Narkose zu extubieren und anschließend mit einem FIO_2 von 1,0 bis zum Erwachen mit der Maske assistiert zu beatmen.

9.6.3.3   Intraoperative Überwachung

Bei Kraniotomien wird das intraoperative Monitoring über den üblichen Standard hinaus erweitert. Neben der EKG-Überwachung kommen eine blutige Druckmessung, eine Messung des zentralen Venendrucks und eine Messung der endexspiratorischen CO_2-Konzentration zur Anwendung. Intraoperativ werden häufig die Blutgase analysiert.

9.6.3.4   Intraoperative Flüssigkeitstherapie

Die intraoperative Flüssigkeitszufuhr wird eher restriktiv gehandhabt, um die Entwicklung eines Hirnödems nicht zu begünstigen. Gewöhnlich genügt es, den Basisbedarf zuzuführen einschließlich des präoperativ notwendigen Flüssigkeitsersatzes. Blutverluste müssen aber rasch mittels kolloidaler Volumenersatzmittel und, bei gegebener Indikation, mit Bluttransfusionen ausgeglichen werden.

9.6.3.5   Maßnahmen bei Auftreten eines Hirnödems

Entwickelt sich ein Hirnödem, so stehen physikalische und medikamentöse Möglichkeiten zur Beeinflussung zur Verfügung.
Lagerung: Oberkörperhochlagerung um 30° senkt den ICP um ca. 10 mmHg.
Hyperventilation: Absenken des $PaCO_2$ auf 28 mmHg vermindert CBV und ICP.
Medikamente: Dexamethason verringert vor allem perifokale Ödeme; wegen seines allmählichen Wirkungseintritts sollte es allerdings bereits präoperativ verabreicht werden. Mannitol 20 % (Osmodiuretikum) 1 g/kg KG in 15 Minuten verabreicht führt durch Entwässerung zur Verminderung des Ödems.

9.6.4   Spezielle Probleme in der Neuroanästhesie

9.6.4.1   Operationen von Aneurysmen der Hirngefäße

Nach einer spontanen Blutung aus einer zerebralen Gefäßmißbildung muß die Blutungsquelle operativ ausgeschaltet werden, um die mit einer hohen Letalität belastete Nachblutung zu verhindern. Für den Anästhesisten ergeben sich im Verlauf der Narkose zwei besonders kritische Phasen: Narkoseeinleitung und Ausschaltung des Aneurysmas. Bei Einleitung der Narkose darf es nicht zu einem Blutdruckanstieg in Verbindung mit dem Intubationsreiz kommen. Eine tiefe Narkose ist hierfür Voraussetzung. Bereits vor der Induktion sollte eine blutige Druckmessung verfügbar sein. Kommt es trotz ausreichender Narkotikagabe zur Hypertension, müssen rasch wirkende Antihypertensiva gegeben werden. Um den bei einer intraoperativen Ruptur des Aneurysmas auftretenden Volumenverlusten wirksam begegnen zu können, müssen rechtzeitig großlumige venöse Zugänge geschaffen werden. Einige Operateure befürworten bei ungünstiger Lokalisation des Aneurysmas die Durchführung der sogenannten kontrollierten Hypotension (vgl. Kap. 1.10). Darunter wird die medikamentös herbeigeführte Senkung des MAP mit gut steuerbaren Vasodilatatoren wie z.B.

Nitroglycerin verstanden. Ziel ist es, über eine Abnahme des CBF eine Abnahme des intrakraniellen Volumens zu erreichen. Natriumnitroprussid bewirkt eine CBF-Zunahme, ist daher für diesen Zweck nicht geeignet.

Eine verbindliche Untergrenze des MAP kann nicht angegeben werden; grundsätzlich sollte man 50 mmHg bei normotensiven Patienten nicht unterschreiten. Bei Hypertonikern sollte ein Absinken um mehr als 30 % des normalen MAP nicht vorgenommen werden.

Die Absenkung des MAP kann auf die Phase der Aneurysmaausschaltung beschränkt werden.

9.6.4.2   Eingriffe im Bereich der hinteren Schädelgrube (HSG)

In der HSG befinden sich Kleinhirn, Pons und das verlängerte Mark. In der Medulla oblongata liegen die wichtigen Regulationszentren für Kreislauf und Atmung. Zudem sind dort die Kerngebiete der kaudalen Hirnnerven lokalisiert, die für die Schutzreflexe der Atemwege verantwortlich sind. Aus operationstechnischen Gründen werden die Eingriffe im Bereich der HSG in sitzender Lagerung des Patienten durchgeführt. Daraus resultieren verschiedene Probleme.

Aufgrund der Lagerung in sitzender Position ergeben sich narkosebedingte, erhebliche Kreislaufregulationsstörungen. Bei intraoperativen Manipulationen am Hirnstamm mit Irritation des Kreislaufzentrums kann eine Instabilität der Kreislaufverhältnisse auftreten (Bradykardie, Tachykardie, Hypertension, Hypotension). Um eine lagerungsbedingte Hypotension aufzufangen, muß genügend Volumen vorab gegeben werden, z.B. 500 ml eines kolloidalen Volumenersatzmittels (vgl. Kap. 8.5). Der Patient muß langsam und unter fortwährender Blutdruckkontrolle in die sitzende Position gebracht werden. Empfohlen wird das anschließende Hochlagern und Auswickeln der Beine. Gegebenenfalls müssen z.B. Sympathikomimetika appliziert werden.

Liegt das Operationsgebiet wesentlich (> 5 cm) über dem Niveau des rechten Vorhofes, so besteht die Gefahr einer Luftembolie, d.h. des Ansaugens von Luft in Venen mit subatmosphärischem Druck, die über das rechte Herz in die Lungenstrombahn gelangt. Die Luftblasen wirken als Mikroemboli und verschließen die Lungenkapillaren. Daraus ergeben sich $\dot{V}_A/\dot{Q}$-Störungen im Sinne einer vermehrten Totraumventilation (vgl. Kap. 2.3) und eine pulmonale Hypertonie. Schließlich kann es zu einem akuten Cor pulmonale, einem Rechtsherzversagen, kommen.

Mit einer entsprechend ausgelegten Überwachung kann die Diagnose einer Luftembolie erleichtert werden. Im 4./5. ICR (Intercostalraum) rechts wird für diesen Zweck eine Ultraschalldopplersonde angelegt. Schon kleine Luftemboli führen zu Veränderungen der Dopplersignale. Zudem kommt es zum Abfallen der endexspiratorischen CO_2-Spannung durch Zunahme der alveolären Totraumventilation. Eine Blutgasanalyse beweist die CO_2-Retention. Wird der Patient mit einem in der Arteria pulmonalis liegenden SWAN-GANZ-Katheter überwacht, kann ein Anstieg des Pulmonalisdruckes frühzeitig erkannt werden. Ist eine Luftembolie eingetreten, muß rasch gehandelt werden. Der Chirurg identifiziert und verschließt die Eintrittsstelle; hilfsweise wird das Operationsgebiet fortlaufend mit Kochsalzlösung gespült. Die N_2O/O_2-Beatmung wird zugunsten einer O_2-Beatmung umgestellt. Es kann versucht werden, den venösen Druck im Operationsgebiet anzuheben. Dazu komprimiert man temporär die Jugularvenen. Eine Beatmung mit PEEP kann hilfreich sein, wird jedoch nicht einheitlich positiv beurteilt. Über einen zentralvenösen Katheter, dessen Spitze präoperativ in den rechten Vorhof plaziert wurde, versucht man, das schaumige Blut/Luftgemisch abzuziehen.

Die Funktion der Schutzreflexe der Atemwege kann aufgrund der Beeinträchtigung der kaudalen Hirnnerven erheblich gestört sein. Dabei kann eine tumorbedingte Schädigung vorliegen oder eine manipulationsbedingte Hirnstammschwellung aufgetreten sein. Postoperativ droht hier Aspirationsgefahr. Sinnvollerweise sollten diese Patienten nicht primär extubiert, sondern zur Nachbeatmung über die kritische Phase hinaus intubiert auf der Intensivstation überwacht werden. Vor Extubation prüft man dann sorgfältig die Schutzreflexe.

9.7   Anästhesiologische Probleme bei endokrinologischen
           Erkrankungen (A. BEER, D. RUMP)

Das Endokrinium stellt ein komplexes, anatomisch nicht immer genau
definierbares Regulationssystem für alle wesentlichen Funktionen im
Körper dar. In einem mehrfach quer vernetzten Rückkopplungssystem
wird die Hormonausschüttung gesteuert. Hormone werden über die
Blutbahn zu ihren Erfolgsorganen transportiert. Ihre Funktionen sind
mannigfaltig. Die Regulation des Körperwachstums (somatotropes Hormon), sowie die Ausprägung der primären und sekundären Ge-
schlechtsmerkmale (Östrogen, Testosteron) sind hormonell gesteuerte
Funktionen mit längerer Wirkungsdauer und langsamerer Rückkopp-
lung.

Aus anästhesiologischer Sicht haben diese länger wirkenden hormonel-
len Regulationssysteme eine untergeordnete Bedeutung. Vital bedrohlich sind oftmals Störungen in den kürzer wirksamen Hormonsystemen,
denen vor allem die Schilddrüse, das Pankreas und die Nebennieren
zuzuordnen sind.

Anästhesiologische Probleme bei Störungen von Hormonsystemen sind
vor allem durch Stoffwechselentgleisungen und kardiovaskuläre Pro-
bleme charakterisiert. Die Narkose greift in den Stoffwechsel des
Patienten ein. Deshalb ist Patienten, bei denen bereits präoperativ
Störungen des Endokriniums vorliegen, im Rahmen der Anästhesie
besondere Beachtung zu schenken. Es muß hierbei grundsätzlich in
Abhängigkeit vom chirurgischen Eingriff zwischen einer elektiven
Operation am endokrinologisch aktiven Organ und einer notfallmäßigen
Operation (z.B. rupturiertes Bauchaortenaneurysma) bei einem Patienten mit endokrinologischer Erkrankung unterschieden werden. Bei
elektiven Operationen kann das anästhesiologische Risiko durch eine
suffiziente internistische Vorbereitung verringert werden. Speziell bei
Notfalleingriffen führt die endokrinologische Erkrankung zu komplexen
Komplikationsmöglichkeiten; nur durch das Verständnis der pathophysiologischen Zusammenhänge wird es gelingen, den Patienten unbe-
schadet durch Narkose und Operation zu bringen. Geordnet nach der
vorliegenden Grundstörung, sind häufige Probleme und deren Thera-
pieformen im folgenden näher erläutert. Funktionsstörungen der
Schilddrüse spielen hierbei eine ähnlich wichtige Rolle wie ein pathologischer Kohlenhydratstoffwechsel. Darüber hinaus bieten auch die
hormonaktiven Erkrankungen der Nebenniere und des hypophysär-
hypothalamischen Systems eine Vielzahl von anästhesiologischen
Problemen.

9.7.1   Hyperthyreose

Die Schilddrüse sezerniert Thyroxin (T 4) und Trijod-Thyronin
(T 3), die als jodierte Aminosäuren die aktiven Schilddrüsenhormone
darstellen. Bei überschießender Produktion dieser Hormone werden
verschiedene Organsysteme in nachteiliger Weise beeinflußt. Besonders
für das Herz stellt die Hyperthyreose eine große Belastung dar. Die
Schilddrüsenhormone steigern die Wirkung der Katecholamine am Herzmuskel. Hierdurch werden Herzkraft, Herzfrequenz, Reizleitung und
Reizbildung gesteigert, was am vorgeschädigten Herzen zu Vorhofflimmern, beschleunigter AV-Überleitung, erhöhtem Herzzeitvolumen,
Arrhythmien und einer relativen Digitalisresistenz führen kann.

Hyperthyreote Patienten leiden, abgesehen von ihrer Neigung zu Hypertonie, oft an Ruhelosigkeit, Erregbarkeit, Hyperkinesien und emo-
tionaler Labilität.

Bei unzureichender Vorbehandlung stehen während der Narkose als
Komplikationsmöglichkeiten Tachyarrhythmien und die Möglichkeit einer
Herzinsuffizienz im Vordergrund. Der Sauerstoffbedarf ist regelmäßig
erhöht. Außerdem kann es zu hypertonen Episoden kommen.

Bei erheblichen morphologischen Veränderungen der Schilddrüse, wie
großen Adenomen oder einer Struma diffusa höheren Grades liegt
nicht selten eine Trachealverlagerung bzw. eine Trachealstenose vor.
Mit einer erschwerten Intubation muß gerechnet werden. Es sollten
deshalb eine Auswahl kleinerer Tuben sowie ein Führungsstab bereitgestellt werden. Vor jeder Operation eines Patienten mit Hyperthyreose, auch vor einer operativen Entfernung der Schilddrüse, muß
der Hormonstoffwechsel normalisiert werden. Der Patient sollte sich in
einer euthyreoten Stoffwechsellage befinden. Dieser Zustand wird in
der Regel durch die Gabe von Thyreostatika (z.B. Thio-Uracil-Präpa-
rate) erreicht. Zusätzlich können zur Dämpfung der Hyperthyreose-
Symptome beta-Blocker und Sedativa gegeben werden. Auf eine gute
präoperative Sedierung sollte wegen der Gefahr überschießender
Streßreaktionen Wert gelegt werden. Auf Atropin wird am OP-Tag im
Regelfall verzichtet. Zur Operation wird der Patient in halb sitzender
Position gelagert, wobei man übermäßiges Überstrecken des Kopfes
vermeiden sollte. Tachykardien als Folge von Manipulationen an der
Schilddrüse erfordern keine Vertiefung der Narkose. Eine kontinuier-
liche Messung der Körpertemperatur ist zu empfehlen.

Bei der Ausleitung ist starkes Husten wegen der Nachblutungsgefahr zu vermeiden. Postoperativ sollte der Patient, insbesondere bei nicht suffizient vorbehandelter Hyperthyreose, für wenigstens 24 Stunden auf der Intensivstation überwacht werden. Zu beachten ist die Gefahr eines postoperativen Kehlkopfödems, einer Rekurrensparese und eines Trachealkollapses bei vorbestehender Tracheomalazie, jeweils mit schweren Störungen der Atemfunktion bei Zustand nach Thyreoidektomie. Auch durch die bereits erwähnte Nachblutungsgefahr im Halsbereich ist die Atemsituation des Patienten gefährdet. In einem solchen Fall ist eine Wundrevision mit subtiler Blutstillung erforderlich. Der Patient sollte auch postoperativ in halb sitzender Position verbleiben.

Die thyreotoxische Krise, die bei diesem Patientengut nicht selten vorkommt, reicht von Schweißausbrüchen, Tachykardie, Übelkeit und Erbrechen, Tachypnoe, Dyspnoe sowie abdominellen Schmerzen bis hin zu Bewußtseinsstörungen und Koma. Im Falle der thyreotoxischen Krise sollte das Monitoring um blutige Druckmessung und Kontrolle des zentralvenösen Drucks erweitert werden. Zur Bestimmung der laborchemischen Schilddrüsenparameter sollte Blut asserviert werden. Wichtig ist vor allen Dingen eine Flüssigkeitszufuhr von bis zu 5 000 ml/24 Std. Eventuell ist eine Schockbekämpfung erforderlich. Der Patient sollte ausreichend sediert sein, die Temperatur sollte gesenkt werden. Selbstverständlich ist für eine suffiziente Atmung zu sorgen. Medikamentös gibt man zur Syntheseblockade von Schilddrüsenhormonen z.B. Metimazol (z.B. Favistan^R). Zudem erhält der Patient zur Ausschüttungsblockade von Schilddrüsenhormonen Jodid. Diese Therapie ist bei Jod-induzierter Hyperthyreose und vor geplanter Radio-Jod-Therapie kontraindiziert. Als weitere medikamentöse Maßnahmen werden Prednisolon sowie Sympathikolytika (z.B. Propranolol = Dociton^R) empfohlen. Als ultima ratio, wenn nach 24 bis 28 Stunden keine Besserung auftritt, kommen eine Plasmapherese bzw. Hämoperfusion zur Entfernung zirkulierender Schilddrüsenhormone in Betracht.

9.7.2 Hypothyreose

Die unzureichende Ausschüttung von Schilddrüsenhormonen beruht auf einem angeborenen oder erworbenen Defekt der Hormonsynthese.

Als klinische Zeichen stehen hierbei eine motorische und geistige Verlangsamung, Hypotonie, Bradykardie sowie Kälteintoleranz bzw. Hypothermie im Vordergrund.

Im EKG findet man häufig eine Niedervoltage sowie Bradykardie und PQ-Verlängerung.

Im Regelfalle liegt eine erhöhte Empfindlichkeit gegen Sedativa sowie eine Reflexdämpfung vor. In der Blutgasanalyse finden sich nicht selten ein erniedrigter Sauerstoffpartialdruck und ein erhöhter CO_2-Partialdruck als Zeichen der alveolären Hypoventilation.

Anästhesierelevant ist insbesondere der unkalkulierbare Medikamentenabbau, der bei hypothyreoten Patienten meist verzögert ist. Deshalb ist die überlegte Auswahl und vorsichtige Dosierung von Anästhetika besonders wichtig.

Einer Unterkühlung des Patienten ist durch ausreichende Wärmedämmung bzw. Heizmatte vorzubeugen. Die Basaltemperatur ist ständig zu kontrollieren. Postoperativ ist mit einer verlängerten Aufwachphase aufgrund der verzögerten Elimination der Narkotika zu rechnen.

9.7.3   Diabetes mellitus

Wir kennen zwei Formen des Diabetes mellitus. Der juvenile Diabetes (Typ I) ist gekennzeichnet durch absoluten Insulinmangel. Er betrifft meist Kinder oder jüngere Patienten. Der sogenannte Altersdiabetes (Typ II) mit relativem Insulinmangel ist weitaus häufiger. Er ist nur in Ausnahmefällen Insulin-abhängig, meist diätetisch bzw. mit oralen Antidiabetika einstellbar.

Beiden Formen gemeinsam ist die Hyperglykämie und eine Glukosurie, zu der es aber nicht zwangsläufig kommen muß. Durch den Glukoseüberschuß im Plasma ergibt sich eine erhöhte Serumosmolarität (vgl. Kap. 3.3.2.2), die zu einem gesteigerten Harnvolumen führt. Dadurch kann es zu renalen Elektrolytverlusten kommen.

Insulin wird von den Betazellen des Pankreas produziert. Täglich werden etwa 40 Einheiten an den Organismus abgegeben. Gesteigert wird diese Sekretion durch Glukose, Ketonkörper, einige Aminosäuren, Glukagon, ACTH, Glukokorticoide, Thyroxin, Betamimetika und Sulfonylharnstoffe. Hemmend auf die Insulinfreisetzung wirken unter anderem Diazoxid, Saluretica und Biguanide. Insulin wird in der Leber abgebaut.

Insulin wirkt an der Zellmembran und intrazellulär. Die Membranwirkung besteht in einer erleichterten Glukosediffusion, einer erhöhten Aminosäurenaufnahme sowie in einer erhöhten Kaliumaufnahme. Intrazellulär kommt es durch Enzymaktivierung zu einer verbesserten Energiegewinnung aus Glukose, die Umwandlung von Glukose zu Glykogen wird gefördert, Glykogen vermehrt gespeichert. Durch Lipasehemmung wird der Triglyceridaufbau gefördert. Die Eiweißsynthese wird ebenfalls gesteigert. In der Leber wird die Glukoneogenese gehemmt. Bei Insulinmangel führt die schlechte Glukoseutilisation zur Hyperglykämie. Fette und Aminosäuren werden verstärkt abgebaut, wodurch es zur Bildung von Ketonkörpern kommt. Die begleitende Ketoazidose ist häufig vergesellschaftet mit einer Laktatazidose. Durch die osmotische Diurese kommt es zu Hypovolämie.

Das Narkoserisiko wird überwiegend durch die typischen Begleiterkrankungen bestimmt:

- diabetische Kardiopathie mit koronarer Herzerkrankung,

- Neuropathie (autonom: z.B. Durchblutungsstörungen im Splanchnikusgebiet; peripher: z.B. eingeschränkte Sensibilität),

- Neigung zu postnarkotischen Blasenentleerungsstörungen,

- stumme Harnwegsinfekte,

- allgemeine Infektneigung,

- Abwehrschwäche,

- eingeschränkte Nierenfunktion,

- schlechte Wundheilung.

Präoperativ sollte der Blutzuckerspiegel weitgehend normalisiert werden. Während der Narkose stellt die Hypoglykämie eine große Gefahr dar, weil ihre vieldeutigen Symptome durch die Narkose überdeckt werden können: Bewußtseinsstörung, blasses Hautkolorit, Tachykardie, Schwitzen und Zittern. Es kann aber auch, vor allem bei großen bauchchirurgischen Eingriffen, zu ganz erheblichen Blutzuckeranstiegen kommen.

Volatile Narkotika wie Isofluran oder Enfluran sowie Regionalverfahren haben eine nur geringe Auswirkung auf den Blutzuckerspiegel. Bei zu geringer Bereitstellung von Energieträgern (Kohlenhydraten, z.B. Glukose) kommt es aufgrund der Glukoneogenese und deren Folgen zu einer azidotischen Stoffwechsellage.

Bei der Prämedikationsvisite sollte neben dem routinemäßig zu fordernden EKG, einer Röntgenaufnahme des Thorax und Laborparametern wie Hb, Kalium und Natrium ein Blutzuckertagesprofil vorliegen. Bei Werten unter 200 mg% besteht in der Regel keine Notwendigkeit, den Patienten auf Insulin umzustellen. Beim Altersdiabetiker sollten die Werte nach einer Mahlzeit nicht über 180 mg%, nüchtern nicht über 130 mg% liegen. Vor allem der insulinpflichtige Patient sollte an die erste Stelle des Operationsprogrammes gesetzt werden, damit die Nahrungskarenz zeitlich auf ein Minimum begrenzt werden kann. Ein

Regionalverfahren mit seiner relativ kurzen Erholungszeit wird einer Allgemeinanästhesie vorzuziehen sein. Am Morgen der Operation wird der Nüchternblutzucker bestimmt, zum weiteren Vorgehen gibt es unterschiedliche Empfehlungen. An unserem Institut wird bei insulinpflichtigen Diabetikern präoperativ ein Drittel bzw. die Hälfte der üblichen Insulindosis verabreicht (Altinsulin) und eine 5 %ige Glukoselösung infundiert. Intraoperativ muß der Blutzucker regelmäßig bestimmt und der Insulinbedarf mit intravenösen oder intramuskulären Gaben von Altinsulin gedeckt werden. Überschlagsmäßig berechnet man 1 Einheit Altinsulin pro 10 mg% überschüssigen Blutzuckers. Maßgebend ist allerdings allein die am Blutzucker abzulesende Insulinwirkung.

Der Notfallpatient sollte möglichst mit einem Blutzucker unter 400 mg% operiert werden. Im Coma diabeticum verbietet sich wegen der hohen Letalität jede nicht absolut zwingende Operation. Im Präkoma wird zunächst ein langsamer (!) Ausgleich der Osmolarität und des Kaliumspiegels angestrebt, indem man hypotone Flüssigkeit mit Insulin und Kaliumchlorid infundiert.

9.7.4   CUSHING-Syndrom

Beim CUSHING-Syndrom besteht ein Überschuß an Glukokortikoiden. Dieser ist meist iatrogen, das heißt durch langfristige Kortikoidmedikation bedingt. Als endogene Ursachen kommen eine hypothalamisch-hypophysäre Dysfunktion, ein sogenanntes ektopes ACTH-Syndrom sowie eine autonome Nebennierenrindenüberfunktion in Betracht.

Charakteristisch sind die Symptome Stammfettsucht, Mondgesicht, Stiernacken, Muskelatrophie, Hautatrophie, Striae rubrae, Osteoporose, Hirsutismus, Akne und Amenorrhoe. Klinisch bedeutsam sind die Neigung zu Hypertonie und Hypokaliämie sowie eine Ulkus-Prädisposition. Außerdem besteht häufig eine erniedrigte Glukosetoleranz und eventuell eine Erhöhung des Blutzuckers im Serum. Wichtig für die Vorbereitung und Durchführung einer Narkose ist der Ausgleich der Hypokaliämie sowie ein Ausgleich des Säure-Basen-Status. Eine eventuell bestehende Hyperglykämie sollte reguliert werden. Eine Ulkusprophylaxe wird empfohlen. Bei Adrenalektomie muß intra- und postoperativ eine substituierende Steroidtherapie durchgeführt werden. Hierfür werden während der Operation zunächst 100 mg Hydrocortison intravenös gegeben. Postoperativ erhält der Patient noch zweimal dieselbe Dosis. Diese Tagesdosis von 300 mg wird dann im Laufe der nächsten fünf Tage auf 75 mg pro Tag reduziert.

9.7.5   Hyperaldosteronismus

Bei einer überschießenden Sekretion von Mineralokortikoiden spricht
man von Hyperaldosteronismus oder CONN-Syndrom.

Im Vordergrund stehen bei dieser Erkrankung die arterielle Hypertonie bei hypokaliämischer Alkalose und die Retention von Natrium und
Wasser. Leitsymptome sind deshalb die Hypokaliämie und die Hypertonie.
Präoperativ ist auf eine gute Einstellung des Hypertonus mit Spirono-
lacton zu achten. Die Elektrolyte müssen regelmäßig kontrolliert und
gegebenenfalls substituiert werden.

9.7.6   Nebennierenrindeninsuffizienz

Die primäre Nebennierenrindeninsuffizienz (Morbus ADDISON) ist
gekennzeichnet durch Adynamie, Schwäche, Gewichtsabnahme, Übelkeit und Erbrechen sowie durch Hyperpigmentierung der Haut. Von
großer Bedeutung ist die Hypotension, verursacht durch eine
Hypovolämie infolge von Natrium- und Wasserverlusten.

Durch die endokrine Imbalanz kann sich der Körper nur mangelhaft
auf den Narkosestreß einstellen, es muß deshalb intra- und postoperativ eine Hormonsubstitution in fünf- bis zehnmal höherer Dosis als
präoperativ durchgeführt werden. Bei der akuten Nebennierenrindeninsuffizienz, der ADDISON-Krise, muß neben Cortisol und Natrium
auch Flüssigkeit substituiert werden.

9.7.7   Phäochromocytom

Das Phäochromocytom zeichnet sich durch eine erhöhte Sekretion von
Adrenalin und Noradrenalin aus dem Nebennierenmark oder den
Grenzstrangganglien, in einigen Fällen auch aus extraabdominalen Tu-
moren aus.

Die arterielle Hypertonie, in 30 % der Fälle paroxysmal auftretend,
steht diagnostisch im Vordergrund. Kopfschmerzen, generalisierte
Schweißausbrüche, Herzklopfen, Gesichtsblässe und Rhythmusstörungen sowie eine diabetische Stoffwechselstörung imponieren als zusätzliche Symptome.

Die Entfernung der Nebennieren beim Phäochromocytom zählt zu den
vom anästhesiologischen Standpunkt aus risikoreichsten Eingriffen mit
einer Operationsletalität von 2 % bis 5 %. Der Blutdruck muß präoperativ mit alpha- und gegebenenfalls auch mit beta-Blockern bis zur
Normalisierung therapiert werden. Wichtig sind eine gute präoperative

Sedierung (Prämedikation) und eine schonende Narkoseeinleitung. Dadurch sollen plötzliche Blutdruckabfälle vermieden werden, die eine überschießende Gegenregulation hervorrufen könnten. Ein umfangreiches perioperatives Monitoring, arterielle Blutdruckmessung und zentralvenöse Druckmessung usw., ist selbstverständlich.

9.7.8   Diabetes insipidus

Unter den Funktionsstörungen der Hypophyse bietet der Diabetes insipidus, verursacht durch einen Mangel an Adiuretin (ADH), in der Regel die meisten Probleme. Durch die fehlende Konzentrierungsfähigkeit der Niere kommt es zu enormen Flüssigkeitsverlusten. Als Symptom steht deshalb die Polyurie mit Polydipsie im Vordergrund. Therapeutisch gibt man Vasopressinderivate wie Desmopressin (z.B. Minirin[R] ein- bis dreimal 5 - 20 µg/24 Std. intranasal).

Der Patient sollte präoperativ auf eine entsprechende Therapie eingestellt sein, sein Flüssigkeitshaushalt sollte soweit wie möglich normalisiert sein. Eine Hypovolämie ist unbedingt auszugleichen. Gegebenenfalls müssen Elektrolytverluste substituiert werden.

9.7.9   Akromegalie

Der Akromegalie liegt ein Hypophysenvorderlappenadenom mit vermehrter Sekretion von Somatotropin zugrunde. Es kommt zu einer Vergrößerung des Gesichtsschädels mit Prognatie, verdickter Haut, meist auch zu einer diffusen Schilddrüsenvergrößerung. Häufig besteht zusätzlich eine pathologische Glukosetoleranz, gelegentlich ein manifester Diabetes mellitus. Ferner fällt eine Neigung zur arteriellen Hypertonie auf. Auch innere Organe können vergrößert sein (Splanchno-Megalie). Wegen der veränderten Morphologie muß für die Narkose entsprechendes Material bereitgestellt werden, z.B. ein großer Spatel, eine große Maske, ein großer Tubus mit Führungsstab. Mit einer erschwerten Intubation ist zu rechnen.

9.8   Regionalanästhesie (H. NOISSER)

Bei der Anwendung von Regionalanästhesien sind neben dem Beherrschen der verschiedenen Techniken fundierte Kenntnisse der Pharmakologie und Toxikologie der Lokalanästhetika und der Maßnahmen
zur Prophylaxe und Therapie von Nebenwirkungen erforderlich (vgl.
Kap. 7.7).

Patienten, bei denen ein regionales Anästhesieverfahren angewendet
werden soll, werden zumeist nur leicht sediert. Seitens des Patienten
bestehen daher oft Befürchtungen, daß er während der Operation
wach bleiben muß und 'alles mitbekommt', Schmerzen verspürt oder,
daß er gar gelähmt bleiben könnte. Daß bei einem Regionalanästhesieverfahren die Operation an einem nicht bewußtlosen Patienten vorgenommen wird, ist durch Anästhesist, Pflegepersonal und Operations-
team in besonderer Weise zu berücksichtigen.

9.8.1   Vorbereitungen zur Regionalanästhesie

Der Raum, in dem eine Regionalanästhesie durchgeführt wird, sollte
folgende Voraussetzungen bieten:

- Sicherheit,

- Ruhe,

- Sterilität.

Zur Sicherheit gehören alle Maßnahmen, die der Erkennung und Therapie von Zwischenfällen dienen.

- Monitoring: Anlegen von Blutdruckmanschette und EKG, Überwachung von Pulsfrequenz, Blutdruck, Atemfunktion und Psyche,

- Intravenöse Verweilkanüle und Anlegen einer Infusion,

- Beatmungsmöglichkeit (Maske und Atembeutel, GÜDEL- und
  WENDEL-Tuben, Sauerstoff und Intubationsbesteck mit verschiedenen Tuben und Mandrins),

- Absaugmöglichkeit,

- Medikamente zur Therapie von Komplikationen müssen griffbereit
  sein: kurzwirksame Narkotika und Relaxantien zur Einleitung einer
  Allgemeinanästhesie, Diazepam zur Therapie von Krämpfen, Atropin, Etilefrin (z.B. Effortil[R]), Dopamin (z.B. Dopamin Premix
  320 N), Adrenalin, Arterenol, Kalzium, Natriumbikarbonat, Kortikosteroide und Plasmaersatzpräparate zur Herz-Kreislauf-Therapie
  und zur Therapie anaphylaktischer Reaktionen,

- Ein Defibrillator sollte kurzfristig verfügbar sein,
- Die extrathorakale Herzmassage muß beherrscht werden.

Ruhe:

Eine geräuscharme Umgebung trägt wesentlich zur Streßminderung des Patienten bei und erleichtert dem Anästhesisten die Konzentration auf die Nervenblockade. Im Vorbereitungsraum, wie später auch im Operationssaal, sollte nur das Notwendigste gesprochen werden. Hiervon auszunehmen ist der verbale Kontakt mit dem Patienten bei der Durchführung des Blocks, wobei dem Patienten alle Handlungen angekündigt werden und aus den Antworten des Patienten Bewußtseinslage und psychische Situation beurteilt werden können.

Sterilität:

Regionalanästhesien erfordern ein hohes Maß an Sterilität. Voraussetzungen hierfür sind:

- Operationssaalkleidung, Mundschutz, Kopfschutz und sterile Handschuhe, Händedesinfektion,
- sterile Unterlage für das Instrumentarium, am besten in Form eines fertig gepackten Instrumentensets,
- Reinigung, Entfettung und großflächige Desinfektion der Punktionsstelle,
- sterile Abdeckung der Umgebung der Punktionsstelle, z.B. selbstklebende Einmaltücher oder Lochtücher.

Vorbereitung des Patienten:

Der für ein Regionalanästhesieverfahren leicht prämedizierte Patient wird nach Ankunft im Vorbereitungsraum auf einen Operationstisch gelagert. Eine Blutdruckmanschette mit Stethoskop wird im Bereich der Oberarmarterie angelegt, und über Brustwandklebeelektroden ein EKG-Monitor angeschlossen. An Handrücken oder Unterarm wird eine intravenöse Verweilkanüle gelegt und mit der Infusion einer Vollelektrolytlösung oder eventuell auch einer Plasmaersatzlösung begonnen. Nach Überprüfen der Identität des Patienten und nochmaliger Durchsicht der Laborwerte und Risikofaktoren wird der Patient für den jeweiligen Block gelagert und das Instrumentarium vorbereitet. Unter Berücksichtigung der Psyche des Patienten und der Art der Regionalanästhesie kann eine weitere Sedierung, z.B. mit Diazepam (2,5 mg bis 10 mg nach Wirkung), erfolgen.

Zwei wichtige Grundsätze gelten für jede Regionalanästhesie:

- Da innerhalb von Sekunden lebensbedrohliche Zwischenfälle auftreten können, bei denen rasche Hilfe benötigt wird, darf eine Regionalanästhesie nie ohne die Anwesenheit einer Hilfsperson durchgeführt werden.

- Ein Patient, der eine Regionalanästhesie erhalten hat, darf in den ersten 30 Minuten nach Anlegen der Anästhesie auch nicht vorübergehend allein gelassen werden.

9.8.2   Die wichtigsten Regionalanästhesieverfahren

9.8.2.1   Blockade des Oberarmplexus

Indikation: Chirurgie von Oberarm, Unterarm und Hand, eventuell Reposition von Schulterluxationen, Schmerztherapie der oberen Extremität.

Anatomie und blockierte Region:

Der Oberarmplexus wird durch die Vorder- und Hinterwurzeln der Spinalnerven C_5 bis Th_1 gebildet. Er verläuft in einer Faszienscheide zusammen mit der Arteria subclavia zwischen Schlüsselbein und 1. Rippe hindurch zur Achselhöhle. Grundprinzip aller gebräuchlichen Techniken der Plexusanästhesie ist die Injektion eines Lokalanästhetikums in diese Faszienscheide, die sich von den Halswirbelquerfortsätzen bis zum proximalen Bereich des Oberarms erstreckt.

Nach Punktionsort wird der Block bezeichnet als:
- Scalenus-Block (WINNIE-Block),
- subraklavikulärer Block,
- infraklavikulärer Block
- axillärer Block.

Von diesen wird bei uns vorzugsweise der axilläre Block angewendet. Bedingt durch Engstellen der Faszienscheide, resultiert je nach Punktionsort und Menge des Lokalanästhetikums, eine unterschiedliche Ausbreitung der Anästhesie im Bereich von Hals, Schulter, Arm und Hand.

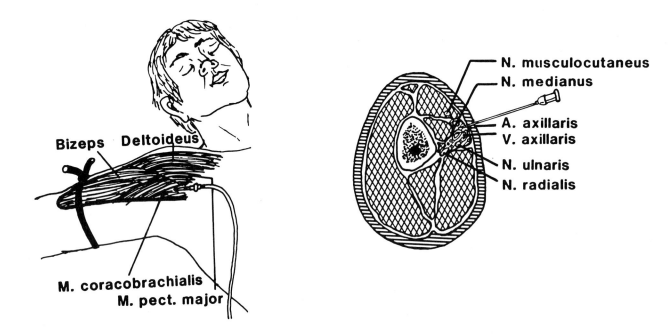

Abb. 258: Axilläre Blockade des Plexus brachialis.

Lagerung:

Der Patient befindet sich in Rückenlage, ein kleines Kissen wird zwischen den Schulterblättern zwecks Überstreckung der Halswirbelsäule und Zurückfallen der Schultern eingelegt. Abduktion und Außenrotation des Oberarms, Beugung im Ellenbogengelenk um 90° und Auflegen des Handrückens auf die Unterlage vervollständigen die Lagerung (Abb. 258).

Technisch einfach, zuverlässig und komplikationsarm ist die Stumpf-
Nadel-Technik mit und ohne Katheter des axillären Plexus brachialis. Bei diesem Verfahren werden zum Aufsuchen der Nerven keine
Parästhesien mit spitzer Nadel ausgelöst (Gefahr der Nervenläsion),
sondern der ruckartige Durchtritt der stumpfen Nadel durch die
Faszienscheide des Gefäß-Nerven-Bündels (Abb. 258) dient zur Lokalisation des Plexus.

Erforderliches Instrumentarium: Kanüle zum Aufziehen des Lokalanästhetikums, Kanüle zur Hautquaddel, zwei Spritzen à 20 ml.

Medikamente: 30 ml - 40 ml eines mittellang- oder langwirksamen Lokalanästhetikums, wie Prilocain (z.B. Xylonest^R) 1 % - 2 %, Bupivacain
(z.B. Carbostesin^R) 0,25 % - 0,5 % oder Kombinationen von Lokalanästhetika.

Komplikationen: Nervenläsionen durch Punktion mit spitzer Nadel oder
durch endoneurale Injektion von Lokalanästhetikum. Lokalanästhetika-
Intoxikation durch versehentliche intravenöse oder intraarterielle Injektion. Pneumothorax (außer bei axillärer Blockade). Totale Spinalanästhesie oder Krampfanfälle durch Injektion von Lokalanästhetikum
in Aussackungen des Liquorraums oder in die Halsschlagader (nur bei
Interscalenus-Block). Einseitige Blockaden des Nervus phrenicus und
des Ganglion stellatum gelten als harmlose Nebenwirkungen.

9.8.2.2   Blockade des Nervus obturatorius

Indikation: Transurethrale Resektion von Blasentumoren in Spinalanästhesie und Allgemeinanästhesie.

Anatomie und Ausbreitung des Blocks: Der Nervus obturatorius ist
ein gemischter Nerv aus dem Plexus lumbalis (Abb. 259). Er verläuft
zuerst auf dem Musculus psoas, dann an der seitlichen Hinterwand
der Blase entlang und tritt schließlich durch das Foramen obtura-
torium hindurch, wo er in ca. 5 cm - 7 cm Tiefe blockiert werden
kann. Er versorgt sensibel die Haut an der Innenseite des Oberschenkels und motorisch die Adduktorenmuskulatur, deren Ausschaltung Ziel des Blocks ist. Wenn der Nervus obturatorius blockiert ist,
kann der Patient die Beine nicht mehr übereinanderschlagen.

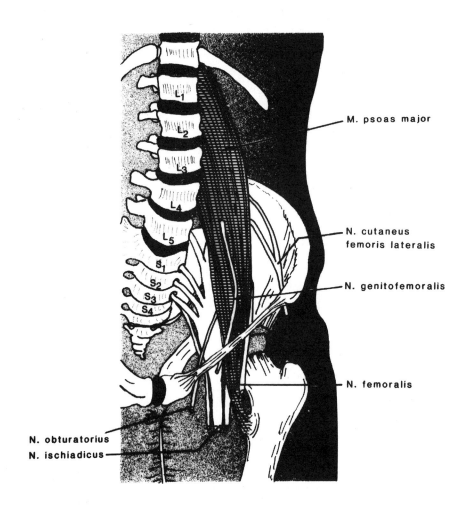

Abb. 259: Anatomie des Plexus lumbosacralis.

Bei der transurethralen Prostataresektion kann es durch die elektrische Schlinge zu einer Stimulation des Nervus obturatorius kommen.
Heftige Kontraktionen der Adduktorenmuskulatur mit der Gefahr der
Blasenperforation durch den Operateur können die Folge sein. Durch
die beidseitige Obturatorius-Blockade können diese Kontraktionen
verhindert werden, nicht jedoch durch eine Spinalanästhesie oder
Periduralanästhesie. Bei der Spinalanästhesie und Periduralanästhesie
erfolgt die Unterbrechung der Nervenleitfähigkeit im Bereich des
Rückenmarks. Der periphere Nerv bleibt weiterhin elektrisch erreg-
bar. Durch vollkommene Relaxation im Rahmen der Allgemeinanästhesie
kann die Kontraktion der Adduktorenmuskulatur ebenfalls vermieden
werden.

Vorgehen:

Rückenlage, Rasur der Schamhaare im Punktionsbereich wenige Zentimeter lateral und kaudal der Symphyse (Abb. 259).

Instrumentarium: Kanüle für das Aufziehen des Lokalanästhetikums,
isolierte Stimulationskanüle zum Aufsuchen des Nervus obturatorius,
Nervenstimulator, 20 ml-Spritze.

Medikamente: 15 ml eines langwirkenden Lokalanästhetikums pro Seite,
z.B. Bupivacain (z.B. Carbostesin^R) 0,5%, zusätzlich eventuell 1 Ampulle Hyaluronidase (z.B. Kinetin^R).

Komplikationen: Lokalanästhetikaintoxikation durch versehentliche
intravenöse bzw. intraarterielle Injektion.

9.8.2.3   Inguinale Blockade des Plexus lumbalis (3-in-1-Block, WINNIE)

Dieser Block ist eine inguinale, paravaskuläre Blockade des Plexus
lumbalis. Seine Indikation ist eine zusätzliche Regionalanästhesie bei
Operationen im Bereich des Hüftgelenks (Totalendoprothese und
Schenkelhalsfraktur). In Kombination mit einem Block des Nervus
ischiadicus kann auch eine Regionalanästhesie einer gesamten unteren
Extremität durchgeführt werden.

Anatomie und Ausbreitung des Blocks (Abb. 260): drei der vier
Nerven, die die untere Extremität versorgen, nämlich der Nervus
femoralis, der Nervus obturatorius und der Nervus cutaneus femoris
lateralis verlaufen auf dem Musculus psoas in einer gemeinsamen
Faszienscheide. In dieser Faszienscheide tritt der Nervus femoralis
zusammen mit der Arteria und Vena femoralis unter dem Leistenband
durch auf den Oberschenkel über. An dieser Stelle, nämlich 1 cm

unterhalb des Leistenbandes und 1 cm seitlich der Arteria femoralis, kann daher nicht nur der Nervus femoralis blockiert werden. Durch Auffüllen der Faszienscheide mit 40 ml Lokalanästhetikum erfolgt zusätzlich die Blockade des Nervus obturatorius und des Nervus cutaneus femoris lateralis. Hieraus resultieren eine Anästhesie und motorische Blockade des Oberschenkels auf der Vorder-, Innen- und Außenseite. Die Blockade erfolgt in Rückenlage.

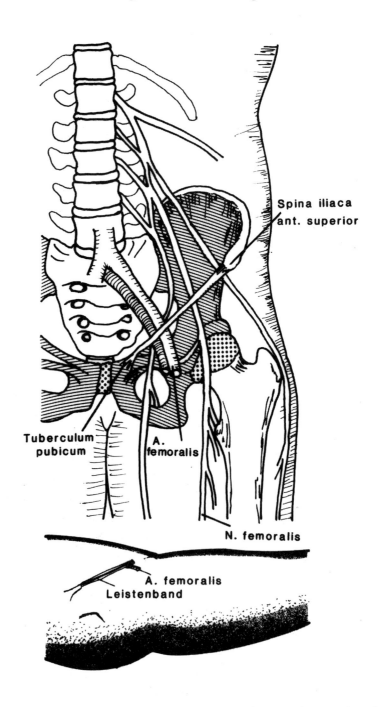

Abb. 260: Inguinale Blockade des Plexus lumbalis (3-in-1-Block).

Instrumentarium: Kanüle zum Aufziehen des Lokalanästhetikums, Punktionskanüle 12 G oder stumpfe Nadel mit oder ohne Katheter.

Medikamente: 30 ml - 40 ml eines langwirksamen Lokalanästhetikums, z.B. Bupivacain (z.B. Carbostesin^R) 0,5 %, und zusätzlich 1 Ampulle Hyaluronidase (z.B. Kinetin^R).

Komplikationen: Lokalanästhetikaintoxikationen durch versehentliche intravenöse oder intraarterielle Injektion.

9.8.2.4   Die Spinalanästhesie

Allgemeines zu den rückenmarksnahen Anästhesieverfahren

Bei den rückemarksnahen Anästhesieverfahren Spinalanästhesie (SPA), Periduralanästhesie (PDA) und Kaudalblock wird durch Injektion eines Lokalanästhetikums in den Liquor oder in den Periduralraum die Leitfähigkeit der die Cauda equina bildenden Nervengewebe blockiert.

Indikation:

Die rückenmarksnahen Regionalanästhesien stellen auch bei ausgedehnteren Operationen Alternativverfahren zur Allgemeinanästhesie dar oder werden in Kombination mit der Allgemeinanästhesie angewendet. Typische Indikationen sind Operationen der unteren Extremitäten, z.B. Osteosynthesen, Gelenksprothesen und Gefäßoperationen, Operationen im Urogenitalbereich, gynäkologische Operationen und die Sectio caesarea (vgl. Kap. 9.3.4), aber auch Thorakotomien, Laparotomien, Angiographien und die Schmerzbehandlung. Die wichtigsten Kontraindikationen sind: Hautinfektionen im Bereich der Punktionsstelle, Sepsis, Erkrankungen des zentralen Nervensystems, Blutgerinnungsstörungen (Quick-Wert unter 60 %, PTT über 42 sec), Therapie mit Phenprocoumon (z.B. Marcumar^R) oder Heparin ('Low dose'-Heparintherapie ist keine Kontraindikation), Hypovolämie und Schock, Allergie gegen Lokalanästhetika, Ablehnung durch den Patienten oder unkooperative Patienten (z.B. geistig Behinderte, Kinder).

Anatomie und Ausbreitung:

Das Rückenmark erstreckt sich im Wirbelkanal vom Foramen magnum des Schädels nach kaudal bis in Höhe des 2. Lendenwirbelkörpers. Von dort treten die Nervenwurzeln wie ein Pferdeschweif (Cauda equina; vgl. Kap. 6.2) aus dem Rückenmark in den unteren Teil des Wirbelkanals aus. Rückenmark, segmentale Spinalwurzeln und Cauda equina werden vom Liquor cerebrospinalis in der Schwebe gehalten und haben dadurch kaum Eigengewicht. Die Gesamtmenge an Liquor beträgt 150 ml. Der Durasack des Rückenmarks enthält kaudal von Th_5 nur noch ca. 15 ml Liquor. Die Dura mater ist im Bereich des Rückenmarks in zwei Häute aufgespalten. Die eine stellt das Periost des Wirbelkanals dar, die andere umhüllt, zusammen mit der Arachnoidea, den Liquorraum und das Rückenmark. In Form kleiner Aussakkungen der Dura im Bereich der Spinalwurzeln ragt der Liquorraum zum Teil durch die Foramina intervertebralia aus dem Wirbelkanal heraus. Bei Punktion dieser Aussackungen des Liquorraums, z.B. bei Paravertebralblockaden, Interkostalblockaden oder Blockaden des Grenzstrangs des Sympathikus, und Injektion größerer Mengen eines Lokalanästhetikums kann eine totale Spinalanästhesie entstehen.

Die Spinalanästhesie:

Bei der SPA werden ca. 2 ml - 5 ml eines Lokalanästhetikums, welches isobar sein kann, meist aber durch Zusatz von hochprozentiger Glukoselösung hyperbar gemacht worden ist, im Bereich der LWS in den Liquor cerebrospinalis injiziert.

Die Blockade erstreckt sich je nach Lage (sitzend - waagerecht - kopftief), welche der Patient nach der Injektion einnimmt, auf den kaudalen, sakralen, lumbalen oder thorakalen Bereich der Spinalwurzeln. Bei Injektion von hyperbarem Lokalanästhetikum in Seitenlage ist auch eine unilaterale SPA möglich, welche gelegentlich durch Kammerungen des Liquorraums unbeabsichtigt zustande kommt.

Lagerung des Patienten:

Bei der SPA erfolgt die Punktion des Liquorraums kaudal des 2. LWK (damit eine Verletzung des Rückenmarks ausgeschlossen ist) zwischen den Dornfortsätzen L_2/L_3, L_3/L_4 oder L_4/L_5. Sitzende Position oder Seitenlage des Patienten ist möglich. Die sitzende Position ist wegen der besseren Präsentation der anatomischen Verhältnisse einfacher und sicherer. Der Patient sitzt auf der Mitte des Operationstisches, wobei seine Füße auf einem seitlich vom Operationstisch stehenden Stuhl abgestützt sind. Durch Erklären und aktive Mithilfe sollte der Patient eine Position mit möglichst starker Krümmung der LWS nach vorne einnehmen, damit die Spalten zwischen den Dornfortsätzen der Lendenwirbelkörper aufgeklappt werden und so ein Zugangsweg für

den Durchtritt der Spinalnadeln eröffnet wird (sogenannter Katzen-
buckel). Hierzu drückt der Patient seine parallel nebeneinander vor
dem Abdomen liegenden Arme auf den Bauch und beugt den Kopf
vornüber, so daß das Kinn sich dem Brustbein nähert (Abb. 261).
Das Halten des Patienten an dessen Schulter und das Unterstützen
des Kopfes des Patienten durch die Schulter eines Helfers bedeutet
hierbei psychische und physische Hilfestellung.

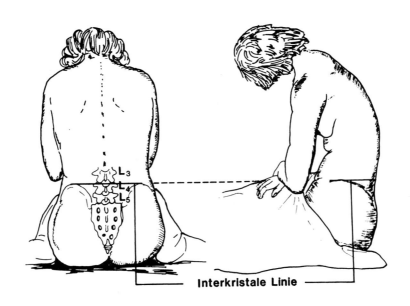

Abb. 261: Sitzende Position und anatomische Orientierungspunkte für
          Peridural- und Spinalanästhesie.

Die Seitenlage hat den Vorteil, daß keine orthostatischen Probleme auftreten. Sie empfiehlt sich daher bei kreislauflabilen Patienten, bei starker Sedierung durch die Prämedikation, bei zerebraler Mangeldurchblutung und ist notwendig für die unilaterale SPA. Der Patient befindet sich in Seitenlage auf dem Operationstisch. Zur Erzielung einer möglichst starken ventralen Krümmung der LWS zieht der Patient mit beiden Händen in den Kniekehlen seine Oberschenkel an den Bauch und beugt den Kopf nach vorn. Eine Unterpolsterung von Kopf und Lumbalregion dient dazu, die seitliche Biegung der Wirbelsäule zu vermeiden. Bei der Einhaltung dieser Position über einen längeren Zeitraum sollte der Patient durch Hilfestellung entlastet werden.

Vor der Spinalpunktion wird die Haut im Bereich der Punktionsstelle rasiert (falls behaart) und ausreichend desinfiziert. Der Punktionsort sollte nach der Desinfektion trocknen. Überflüssiges Desinfektionsmittel ist abzutupfen, damit es nicht in den Wirbelkanal 'hineinpunktiert' werden kann (Alkohol ist neurolytisch!). Die Abdeckung der Punktionsstelle erfolgt mit einem sterilen Lochtuch oder mit Einmal-Klebetüchern. Die Orientierung zur Festlegung der Punktionsstelle erfolgt mittels der Verbindungslinie zwischen den Beckenkämmen. Auf dieser befindet sich im allgemeinen der Dornfortsatz des 4. LWK (Abb. 261).

Instrumentarium:

Abwasch-Set mit anatomischen Klemmen, Tupfern, Kompressen, Abdecktuch und Lochtuch, Spritzen zur Lokalanästhesie der Haut (2 ml) und zum Aufziehen des Spinalanästhetikums (5 ml), Kanülen zum Aufziehen des Lokalanästhetikums, zur Anästhesie der Haut und 22 - 25 G-Spinalkanülen mit Mandrin.

Medikamente:

Zur Lokalanästhesie der Haut Lidocain 0,5 % - 1 % oder ähnliches, zur SPA hyperbares Bupivacain (z.B. Carbostesind[R]) 0,5 %, hyperbares Mepivacain (z.B. Scandicain[R] 1 %), 4 %- oder 5 %iges hyperbares Lidocain (z.B. Xylocain[R]). Gelegentlich angewendet wird auch noch die Mischung von Pantocain (z.B. Tetracain[R]) als hyperbares Lokalanästhetikum zur SPA: Pantocain 10 mg (Pulver + 1,5 ml NaCl 0,9 % + 1,5 ml Glukose 10 %). Der Zusatz von Vasokonstriktoren zur Wirkungsverlängerung der Spinalanästhesie wird heute im allgemeinen nicht mehr durchgeführt.

Volumenersatz:

Die Infusion von 500 ml Elektrolytlösung oder eines Plasmaersatz-
mittels vor Durchführung der SPA ist wegen möglicher Komplikationen
durch die Sympathikolyse obligat.

Mögliche Komplikationen:

- Blutdruckabfall durch Sympathikolyse mit Vasodilatation in der
  blockierten Körperregion.
  Therapie: Vasokonstriktoren, Volumensubstitution.

- Bradykardie bei Blockade über Th_6 nach kranial durch Blockierung
  des Herzsympathikus ($Th_4 - Th_5$) (der Nervi accelerantes) mit
  Überwiegen des Vagus.
  Therapie: Atropin.

- Störungen der Respiration sind im allgemeinen nicht zu erwarten,
  da der Ausfall des kaudalen Anteils der Interkostalmuskulatur
  durch vermehrte Zwerchfellatmung kompensiert werden kann (der
  Nervus phrenicus kommt aus C_4/C_5).
  Therapie: Atropin.

- Störungen des Magen-Darm-Trakts: Brechreiz und Erbrechen
  durch Sympathikusblockade und Überwiegen des Vagus.
  Therapie: Atropin.

- Miktionsstörungen, die ebenfalls durch Sympathikusblockade und
  Überwiegen des Parasympathikus verursacht sind.
  Therapie: Carbachol (z.B. Doryl[R]), eventuell einmalige Katheteri-
  sierung des Blase.

- Vasovagale Synkope bei sensiblen Patienten in sitzender Position.
  Therapie: Flachlagerung, Atropin, Volumensubstitution, Spinalanästhesie in Seitenlage.

- Totale Spinalanästhesie: Bei dieser kommt es zu einem Übertritt
  von Lokalanästhetikum durch das Foramen occipitale magnum nach
  intrakraniell. Es resultiert eine Lähmung des Atem- und Vasomo-
  torenzentrums mit Atemstillstand und dem klinischen Bild des
  Kreislaufstillstands. In einem solchen Fall sind die Maßnahmen der
  Reanimation sofort einzuleiten.

- Postspinaler Kopfschmerz: Dieser tritt bei Verwendung von Spinalnadeln größeren Durchmessers (z.B. 22 G) bei jüngeren Patienten
  durch Liquorverlust an der Punktionsstelle auf. Bei älteren
  Patienten, etwa ab dem 50. Lebensjahr, wird der postspinale Kopfschmerz im allgemeinen nicht beobachtet.

Therapie: 24 Stunden Flachlagerung, hohes Flüssigkeitsangebot in Form von Infusionen und reichlichen Trinkmengen mit dem Ziel, die Neubildung von Liquor anzuregen. Bei persistierendem postspinalem Kopfschmerz kann die Perforationsstelle der Dura durch einen periduralen 'Eigenblutpatch' (10 ml) abgedichtet werden.

9.8.2.5   Periduralanästhesie und Kaudalblock

Bei der PDA wird ein Lokalanästhetikum direkt oder durch einen dünnen Katheter in den Periduralraum, das ist der Raum zwischen den beiden Durablättern im Wirbelkanal, injiziert. Entsprechend der zu anästhesierenden Region kann die PDA im thorakalen oder im lumbalen Abschnitt der Wirbelsäule, aber auch durch den Hiatus sacralis (das kaudale Ende des Wirbelkanals) als Kaudalanästhesie (Abb. 262) erfolgen.

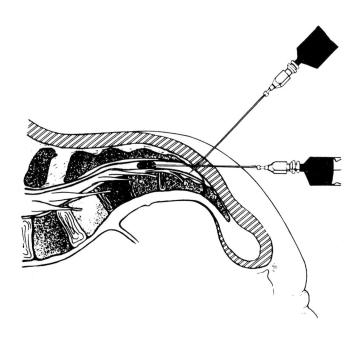

Abb. 262: Kaudalblock. Applikation des Lokalanästhetikums über den Sakralkanal.

Ausbreitung der Blockade:

Durch folgende Faktoren wird die blockierte Region in der Hauptsache bestimmt:

- Punktionsstelle im lumbalen, thorakalen oder kaudalen Bereich,

- Injektionsvolumen,

- Position des Patienten während der Injektion (sitzend oder auf einer Seite liegend),

- Körpergröße und Alter des Patienten.

Die Dosis in Millilitern zur Blockade eines spinalen Segments ist im Alter von 20 bis 30 Jahren mit etwa 1,5 ml pro Segment am höchsten und sinkt dann mit höherem Lebensalter bis auf Werte um 0,5 ml pro Segment ab (Abb. 263).

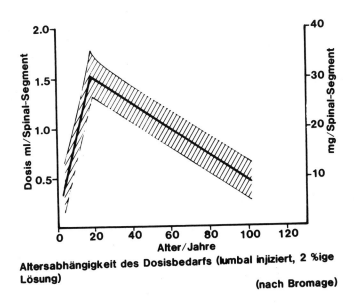

Altersabhängigkeit des Dosisbedarfs (lumbal injiziert, 2 %ige Lösung)

(nach Bromage)

Abb. 263: Altersabhängigkeit des Bedarfs an Lokalanästhetika zur Periduralanästhesie.

Die Anzahl der blockierten Segmente (Spinalwurzelpaare), ausgehend von der Punktionsstelle nach kranial und kaudal, kann näherungsweise anhand von Körpergewicht, Körpergröße und Alter des Patienten bestimmt werden. Die hohe thorakale PDA (etwa bis Th_4) ist geeignet für Thorakotomien und andere Operationen im Thorakalbereich. Die thorakale PDA bei Th_8 wird bei Oberbauchlaparotomien angewendet. Mit der lumbalen PDA kann die Anästhesie bei verschiedenen Laparotomien und zur Chirurgie des kleinen Beckens und der unteren Extremitäten erfolgen. Operationen im Anal- und Genitalbereich sind in Kaudalanästhesie möglich.

Lagerung des Patienten:

Die sitzende oder liegende Position zur PDA entspricht der Lagerung zur SPA (s.o.). Bei der Kaudalanästhesie ist die Knie-Ellenbogen-Lage nicht mehr gebräuchlich. Am gebräuchlichsten ist die Bauchlage. Zur besseren Präsentation des Hiatus sacralis am kaudalen Ende des Kreuzbeins wird ein Kissen unter das Becken gelegt und die Fußspitzen werden nach einwärts rotiert. Der Kaudalblock ist auch in Seitenlage, wie bei SPA und PDA, möglich.

Instrumentarium zur PDA:

Abwasch-Set wie bei SPA, Peridural-Set (sterilisiert, Verfallsdatum beachten). Das Peridural-Set enthält: Spritzen 2 ml für Lokalanästhesie der Haut, 10 ml für NaCl 0,9 % (Stempeldruckverfahren; Abb. 264), 20 ml für Lokalanästhetikum zur PDA. Neben den Nadeln zum Aufziehen der verschiedenen Lösungen bzw. der Infiltration der Haut und des Unterhautgewebes wird zur PDA im allgemeinen eine spezielle 16 G oder 18 G Tuohy-Nadel verwendet. Der PDA-Katheter besteht aus inertem Polyurethan mit verschweißter Spitze und seitlichen Öffnungen. Die Markierungen dienen der Orientierung über die Eindringtiefe des Katheters über die Tuohy-Nadel in den Periduralraum. Weiterhin enthält das Peridural-Set ein Ansatzstück zur Verbindung des Katheterendes mit einer Luer-Lock-Spritze sowie einen Bakterienfilter.

Medikamente für PDA und Kaudalblock:

10 ml - 25 ml eines mittellang- oder langwirkenden Lokalanästhetikums, z.B. 2 % Xylocain[R], 1 % Scandicain[R], 0,5 % Carbostesin[R], 1 % Ultracain[R]. Bei Verwendung eines Periduralkatheters ist eine Wirkungsverlängerung des Lokalanästhetikums durch Vasokonstriktoren entbehrlich.

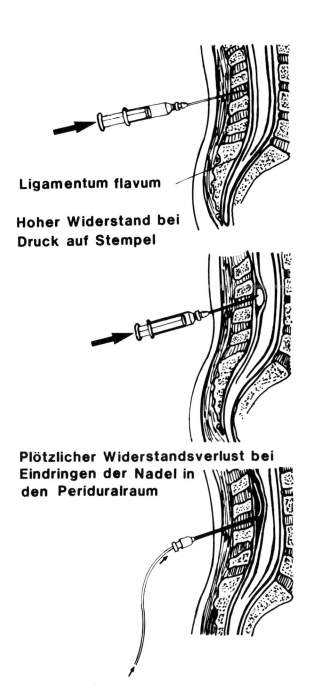

Ligamentum flavum

Hoher Widerstand bei
Druck auf Stempel

Plötzlicher Widerstandsverlust bei
Eindringen der Nadel in
den Periduralraum

Abb. 264: Praktische   Durchführung   der   Periduralanästhesie   mit
K atheter.

Auch vor Anlegen der Periduralanästhesie bzw. des Kaudalblocks
sollte ein Volumenersatz mittels Infusion von 500 ml einer Vollelektrolytlösung bzw. einer kolloidalen Lösung erfolgen.

Komplikationen der PDA:

- Injektion des Lokalanästhetikums in den Liquor cerebrospinalis aufgrund einer Perforation des inneren Durablattes, dadurch eventuell Entstehen einer hohen oder einer totalen SPA. Dies ist unter Umständen vermeidbar durch die Vorgabe einer Testdosis (3 ml Lokalanästhetikum) und Überprüfen auf spinale Zeichen. Die Zeichen einer hohen bzw. einer totalen SPA sind nochmals:

  ausgeprägte Hypotonie durch Sympathikolyse, Bradykardie, Bewußtseinsverlust, Atemstillstand.

  Die Therapie besteht in Schockbekämpfung mit Volumengabe, Katecholaminen, künstlicher Beatmung über Maske oder Tubus und, falls erforderlich, in der extrathorakalen Herzmassage bis zum Abklingen der hohen Spinalanästhesie.

- Intravasale Injektion des Lokalanästhetikums (vgl. Kap. 7.7): zerebrale Krämpfe, Arrhythmie, Bradykardie, Hypotonie, Bewußtseinsverlust.
  Die Therapie besteht in Sauerstoffgabe, Beatmung, Volumenersatz, Diazepam und, falls erforderlich, Schockbekämpfung wie oben.

DER AUFWACHRAUM (P. EBERL-LEHMANN)

10.1 Einleitung

Die Einrichtung eigener Räume für die Überwachung von frischoperierten Patienten wurde schon in den dreißiger und vierziger Jahren an einigen wenigen Krankenhäusern vorgenommen, um besonders gefährdet erscheinende Patienten in der unmittelbar postoperativen Phase gut überwachen zu können. In Philadelphia, USA, hat man 1947 die Ergebnisse einer Untersuchung veröffentlicht, die bewies, daß eine postoperative Überwachung dem Patienten große Sicherheit bieten kann. Aus dem Jahre 1960 stammt eine ebenfalls amerikanische Studie, die die Notwendigkeit einer unmittelbar postoperativ einsetzenden Überwachung darin begründet sieht, daß sich fast die Hälfte aller anästhesiebedingten Todesfälle nach einer Operation auf einer Pflegestation ereignete.

Der Patient, der nach einer Narkose im Aufwachraum zur Aufnahme kommt, hat eine Reihe von Medikamenten zur Prämedikation sowie zur Narkoseeinleitung und -aufrechterhaltung intravenös und per inhalationem erhalten, die sein Bewußtsein, seine Atemtätigkeit, Herz- und Kreislauffunktionen mehr oder weniger beeinträchtigt haben. Daraus leitet sich ab, daß die Vitalfunktionen eines frischoperierten Patienten in der Aufwach- und Erholungsphase sehr gut kontrolliert, Störungen rechtzeitig erkannt und rasch behandelt werden müssen. Für die Verlegung bzw. Entlassung eines Patienten aus dem Aufwachraum gilt demzufolge, daß er bei vollem Bewußtsein, atemsuffizient und anhaltend kreislaufstabil sein muß, und, daß Komplikationen aller Wahrscheinlichkeit nach nicht mehr zu erwarten sind. Neben der ständigen Kontrolle der Vitalfunktionen hat auch eine Überwachung der Wundverhältnisse und der verschiedenen Drainagen zu erfolgen. Für das Wohlergehen des Patienten von besonderer Bedeutung ist die Durchführung einer suffizienten Schmerztherapie.

In jedem Krankenhaus, das operativ tätige Fachgebiete beherbergt, sollte ein Aufwachraum eingerichtet sein. Im Idealfall wird ein Betrieb über 24 Stunden aufrechterhalten, um auch in den Nachtstunden eine sichere und lückenlose Überwachung notfallmäßig operierter Patienten zu garantieren.

Die Weiterentwicklung anästhesiologischer und operativer Techniken erlaubt es, auch bei Patienten mit schwerwiegenden Begleiterkrankungen, also sogenannten Risikopatienten, einen Eingriff vorzunehmen.

Sofern diese Patienten nicht von vornherein einer intensivmedizinischen Weiterbehandlung bedürfen, stellt die postoperative Überwachung in einem Aufwachraum einen wichtigen Beitrag zu ihrer perioperativen Sicherheit dar.

10.2 Organisatorische Voraussetzungen des Aufwachraumbetriebes

10.2.1 Räumliche, technische und personelle Anforderungen

Für die Durchführung einer lückenlosen, für den Patienten sicheren postoperativen Überwachung müssen bestimmte räumliche, technisch-apparative und personelle Voraussetzungen erfüllt sein. Auf die räumlichen Details und die technischen Einrichtungen soll an dieser Stelle nicht im einzelnen eingegangen werden. Hierzu wird auf die Richtlinien der Deutschen Krankenhausgesellschaft für das Betreiben offener Intensivüberwachungseinheiten verwiesen. Ganz allgemein sei nur erwähnt, daß zwischen dem Aufwachraum und dem Operationstrakt eine enge Nachbarschaft und damit kurze Verkehrswege bestehen sollten. Es wird empfohlen, je Operationstisch 1 bis 1,5 Bettenplätze bereitzustellen. Etwa 20 % der Kapazität sollten für Notfälle und unvorhergesehene Ereignisse reserviert werden.

Die einzelnen Überwachungsplätze müssen neben einer Basisüberwachung ein erweitertes Monitoring zulassen. Selbstverständlich müssen alle medikamentösen und apparativen Einrichtungen für die Durchführung der kardiopulmonalen Reanimation verfügbar sein.

In der Literatur werden verschiedene Richtwerte für das Verhältnis der Zahl der Pflegekräfte zu der Zahl der Überwachungsplätze angegeben. Ein Verhältnis von 1 : 2 und auch noch von 1 : 3 scheint am vorteilhaftesten zu sein. Die für die unmittelbare Arbeit am Patienten aufzuwendende Zeit sollte mehr als die Hälfte einer Schwesternstunde betragen.

Im Aufwachraum sollte entsprechend qualifiziertes Pflegepersonal Dienst tun. Es wäre wünschenswert, daß die Mehrzahl der Pflegekräfte die Fachausbildung für Anästhesie und Intensivmedizin absolviert hat. Der Anteil nicht vollausgebildeten Personals sollte nach verschiedenen Empfehlungen 20 % bis 30 % nicht übersteigen. Die Dienstaufsicht und die organisatorische Leitung liegt in den Händen der leitenden Anästhesiepflegekraft. Die ärztliche Leitung übernimmt ein erfahrener Anästhesist, der unter der Aufsicht des leitenden Oberarztes für den Aufwachraum verantwortlich ist.

10.2.2   Patientenübergabe im Aufwachraum

Bei Aufnahme in den Aufwachraum erfolgt die Übergabe des Patienten. Darunter versteht man, daß der für die Narkose verantwortliche Anästhesist dem diensthabenden Aufwachraumarzt folgende Informationen übermittelt:

- Personalien des Patienten

- aktuelle Vorgeschichte

- Risikogruppe

- Art des Eingriffs

- Anästhesieverfahren

- Operateur

- eventuelle intraoperative Vorkommnisse

- eventuelle Anweisungen des Operateurs

- Erläuterung der verschiedenen Drainagen.

Um die augenblickliche Situation des Patienten bezüglich seiner Vitalparameter festzuhalten, werden die Bewußtseinslage, die Schutzreflexe, die Atemtätigkeit und das Herz-Kreislaufsystem beurteilt. Der Übergabestatus sollte in einem Überwachungsprotokoll festgehalten werden. Mit der Einweisung des Pflegepersonals in die jeweilige Situation ist die Übergabe abgeschlossen und der Patient in den Aufwachraum aufgenommen.

10.2.3   Patientenüberwachung im Aufwachraum

Die Überwachung der Patienten orientiert sich an ihrem klinischen Zustand und dem intraoperativ durchgeführten Monitoring. Sie ist darauf ausgerichtet, die in der Aufwach- und Erholungsphase auftretenden Störungen der Bewußtseinslage, der Atmung und des Herz-Kreislaufsystems rechtzeitig zu erkennen.

Die Überwachung kann nach ihrem Umfang in ein einfaches Basisprogramm und in ein erweitertes Monitoring eingeteilt werden.

Das Basisprogramm umfaßt:

die Blutdruckmessung nach RIVA-ROCCI, die Pulfrequenzkontrolle durch einen EKG-Monitor, die klinische Einschätzung des Allgemeinzustandes durch Beurteilung des Atemtyps, Auszählen der Atemfrequenz, Begutachten der Hautfarbe und Kontrolle des Wachheitsgrades des Patienten in regelmäßigen Abständen.

In Abhängigkeit von Art und Verlauf des Eingriffs und eventuell vorhandenen Risikofaktoren des Patienten wird das Basisprogramm ausgebaut (erweitertes Monitoring). Zusätzlich können gemessen werden:

- die arteriellen Blutgase

- der zentrale Venendruck

- der intraarterielle Blutdruck

- der pulmonal-kapilläre Verschlußdruck

- der Pulmonalarteriendruck und

- weitere im Einzelfall erforderliche Parameter.

Besonderes Augenmerk gilt der Urinproduktion, die Hinweise auf die Nierendurchblutung und den Flüssigkeitsbedarf des Patienten gibt.

Laborchemische Untersuchungen wie z.B. die Bestimmung der Hämoglobinkonzentration, des Hämatokrits, des Serum-Kaliums oder der Parameter der Blutgerinnung können notwendig sein, um über Therapiemaßnahmen wie die Transfusion von Blut oder Blutbestandteilen, die Substitution von Elektrolyten usw. entscheiden zu können. Ergänzende Informationen über respiratorische oder kardiale Störungen können durch eine Röntgenaufnahme des Thorax bzw. ein Elektrokardiogramm gewonnen werden.

Die erhobenen Meßwerte und klinischen Befunde müssen in einem Überwachungsprotokoll festgehalten werden.

10.3   Postoperative Schmerztherapie

Eine gute Analgesie hat für den Allgemeinzustand des frischoperierten Patienten eine herausragende Bedeutung. Das subjektive Wohlbefinden wird deutlich gebessert, wenn sich die häufig bestehenden Ängste vor starken Schmerzen nach dem Eingriff als unbegründet erweisen. Zudem kann Schmerzlinderung bzw. -freiheit wesentlich zur Vermeidung von Komplikationen seitens der Atmung und/oder des Herz-Kreislaufsystems beitragen.

So beeinträchtigen postoperative Schmerzen nach Laparotomien oder Thorakotomien die Atemfunktion. Ein Abhusten von angesammeltem Bronchialsekret und tiefe Atemzüge werden schmerzbedingt unterdrückt. Die Totraumventilation nimmt zu, die Ausbildung kleiner minderbelüfteter Bezirke in der Lunge, sogenannter Mikroatelektasen, wird begünstigt. In der Folge entsteht eine arterielle Hypoxämie.

Nicht oder nicht ausreichend behandelte Schmerzen sind häufig die
Ursache postoperativer Blutdruckanstiege. Mit einer Hypertension ist
eine Erhöhung der Nachlast und damit des Sauerstoffverbrauchs des
Herzens verbunden. Bei Patienten mit vorbestehender koronarer Herz-
erkrankung kann so ein Angina pectoris-Anfall ausgelöst und das
Risiko eines Myokardinfarktes erhöht werden.

Ein weiterer Vorteil, den ein Patient aus einer guten postoperativen
Analgesie ziehen kann, ist, daß frühzeitig Mobilisation und kranken-
gymnastische Therapie einsetzen können.

Da eine umfassende Darstellung der postoperativen Analgesie den
Rahmen dieses Kapitels sprengen würde, soll im folgenden lediglich
ein Überblick vermittelt werden.

Das Ziel, eine wirksame Schmerzlinderung in der unmittelbar postoperativen Phase, wird in der Praxis nicht immer erreicht. Verschiedene
Gründe lassen sich hierzu anführen: Zeitdruck im Aufwachraum im
Zusammenhang mit hoher Operationsfrequenz und nicht ausreichender
personeller Besetzung; als Folge davon vereinfachende, starre Ver-
ordnungsschemata von Analgetika, die dem individuellen Schmerz-
empfinden des Patienten nicht gerecht werden; nicht zuletzt die
Sicherheit des Patienten, wenn man die Nebenwirkungen stark wirksamer Analgetika wie der Opioide auf die Atemfunktion bedenkt.

Dennoch erscheint es möglich, durch Auswahl geeigneter Medikamente,
deren Applikationsart und -intervall sowie unter Berücksichtigung der
Art des Eingriffes und der individuellen Schmerzsituation des Patienten, eine zumindest ausreichende Analgesiequalität zu erzielen. Zur
postoperativen Schmerztherapie stehen eine Vielzahl von Medikamenten
zur Verfügung. Grundsätzlich sollte auf diejenigen Pharmaka zurückgegriffen werden, die der Anwender sehr gut kennt; zudem ist eine
unübersichtliche Mischung verschiedener Analgetika der gleichen
Gruppe zu vermeiden. Bei zweifelhafter Wirksamkeit einer Substanz
kann sich jedoch eine Kombination von Medikamenten verschiedener
Gruppen als sinnvoll erweisen.

Man unterscheidet:

- Medikamente aus der Gruppe der peripher wirksamen Analgetika, z.B. Indometacin (z.B. Amuno^R), Paracetamol (z.B. Ben-u-ron^R)

- Medikamente aus der Gruppe der zentral wirksamen Analgetika, z.B. Pethidin (z.B. Dolantin^R), Pentazocin (z.B. Fortral^R), Buprenorphin (z.B. Temgesic^R)

- Medikamente aus der Gruppe der Lokalanästhetika, z.B. Lidocain (z.B. Xylocain^R), Mepivacain (z.B. Scandicain^R), Bupivacain (z.B. Carbostesin^R)

Neben der systemischen Analgesie, die meist durch intermittierende, intravenöse oder rektale Gabe peripher oder zentral wirksamer Schmerzmittel erfolgt, gibt es physikalische Methoden wie die Kryoanalgesie und die Elektrostimulation, die jedoch nicht allgemein verbreitet sind und hier nicht weiter dargestellt werden sollen, sowie die verschiedenen Verfahren der kontinuierlichen Leitungsanästhesie, z.B. die Periduralanästhesie mit Katheter, 3-in-1-Block usw. (vgl. Kap. 9.8).

Bei sorgfältiger Handhabung stellt die kontinuierliche Leitungsanästhesie ein elegantes Verfahren zur postoperativen Schmerzausschaltung dar. Dabei wird durch die Injektion von Lokalanästhetika über einen z.B. im Periduralraum liegenden Katheter die Reizleitung segmental reversibel ausgeschaltet. Durch die Auswahl des Lokalanästhetikums hinsichtlich Art, Volumen und Konzentration bestimmt man die Ausdehnung und Qualität der Anästhesie. Die Gabe kann sowohl in zeitlich festgelegten Intervallen, bei Bedarf als Bolus oder kontinuierlich über einen Perfusor erfolgen. Als vorteilhaft für den postoperativen Verlauf sind das Fehlen einer Atemdepression und die Möglichkeit der Frühmobilisation zu sehen. Bei Eingriffen an den Extremitäten, im kleinen Becken, in der Abdominal- und Thoraxchirurgie kann schon bei der Auswahl des Anästhesieverfahrens diese Art der postoperativen Analgesie berücksichtigt werden.

Eine relativ neue Methode der intravenösen Analgesie, die sogenannte PCA (patient-controlled analgesia), erlangt zunehmende Bedeutung, da sie eine Lösung der oben genannten Probleme der postoperativen Schmerztherapie anbieten könnte.

Nimmt ein Patient zu Hause ein Analgetikum oral in einer an seinem Bedarf orientierten Dosis und Häufigkeit ein, so betreibt er patientenkontrollierte Analgesie, d.h. er beurteilt seinen Schmerzzustand selbst und steuert den Bedarf an Analgetika dementsprechend. Dieses Prinzip wird bei der PCA auf klinische Verhältnisse übertragen, wobei die Schmerzmittel intravenös verabreicht werden. Das Analgetikum wird vom Patienten entsprechend der empfundenen Schmerzintensität angefordert, die Applikation von mikroprozessorüberwachten Infusionspumpen gesteuert.

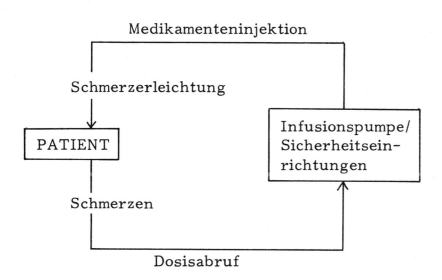

Abb. 259: Regelkreis der patientenkontrollierten Analgesie (PCA)

Das Prinzip des geschlossenen Regelkreises der PCA ist in der Abbildung 259 wiedergegeben. Die Infusionspumpe ist mit verschiedenen Sicherheitseinrichtung ausgestattet, die eine Überdosierung des Analgetikums verhindern. Die Infusionsmenge, das Dosierungsintervall und das Schlauchsystem (Luft, Blockaden) werden überwacht. Der Startknopf ist bei manchen Pumpen mit einer Sicherung ausgestattet, die eine unbeabsichtigte Betätigung ausschließt: Er muß innerhalb einer bestimmten Zeit (z.B. eine Sekunde) zweimal gedrückt werden. Damit wird auch vermieden, daß ein stark sedierter Patient eine ungewollte Analgetikadosis verabreicht bekommt. Ein Gerät zur patientenkontrollierten Analgesie ist beispielsweise der LifeCare[R] PCA Infuser der Firma Abbott. Mit einem angeschlossenen Drucker können vielfältige Überwachungsfunktionen ausgeführt werden, z.B. kann die benötigte Analgetikadosis über die Zeit dargestellt werden.

Die in der Klinik gebräuchlichsten Opioide Morphin, Pethidin, Fentanyl und Piritramid sind im Anwendungsbereich der PCA gut untersucht. LEHMANN kam in einer sehr großen Studie zu dem Ergebnis, daß Fentanyl und Buprenorphin bei der PCA die besten Resultate in bezug auf Schmerzlinderung und Wohlbefinden des Patienten zeigten, und daß die PCA sich gegenüber einer herkömmlichen postoperativen, intravenösen Schmerzbehandlung als überlegen erwies. Die PCA wird vor allem dem individuell sehr unterschiedlichen Analgetikabedarf gerecht. Dies geht aus Abbildung 260 hervor. Eine Gruppe von Patienten erhielt mit der PCA-Methode Alfentanil. Die kumulativen Dosen sind gegen die Zeit aufgetragen. Man erkennt den individuell breit gestreuten Schmerzmittelbedarf an der großen Streuung der einzelnen Kurven.

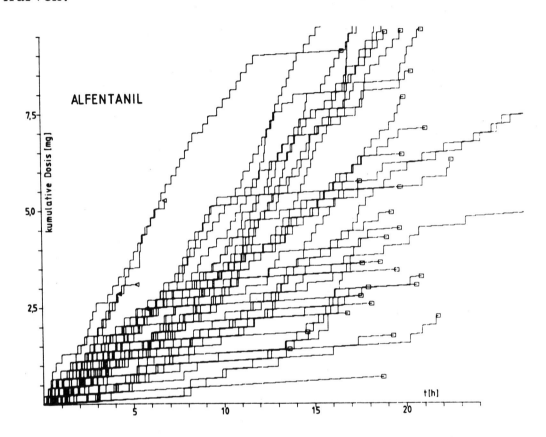

Abb. 260: Patientenkontrollierte Analgesie. Beachte die außergewöhnlich großen interindividuellen Unterschiede des Alfentanilbedarfs!

Die geräteüberwachte, intravenöse Selbstapplikation von Analgetika (PCA) verschafft dem Patienten in der postoperativen Phase größere Erleichterung und trägt zur Entlastung des Pflegepersonals und der Ärzte im Aufwachraum bei.

10.4 Vital bedrohliche Störungen in der unmittelbar postoperativen Phase

Der Erfolg eines operativen Eingriffs kann in der unmittelbar postoperativen Phase durch Störungen der Atemfunktion, der Herz-Kreislauffunktion und/oder des Bewußtseins in Frage gestellt werden.

10.4.1   Störungen der Atemfunktion

Nach einer Untersuchung der Universitätsklinik Erlangen kam es bei
3 Promille der im Aufwachraum betreuten Patienten zu schwerwiegenden Störungen der Atmung.

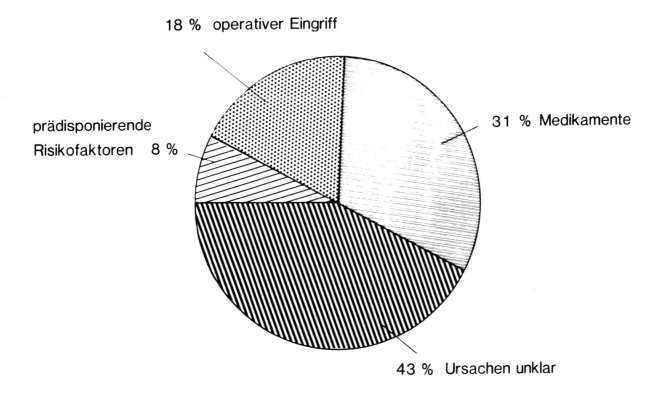

Abb. 261: Prozentuale Verteilung der Ursachen respiratorischer Störungen im Aufwachraum (nach BRANDL).

Wie aus Abbildung 261 hervorgeht, waren bei 31 % der Patienten
Medikamente (Opioide und Muskelrelaxantien) ursächlich für die post-
operativen Störungen der Atemfunktion. Der operative Eingriff selbst
führte bei 18 % dieser Patienten zu respiratorischen Störungen im
Aufwachraum, und prädisponierende Faktoren konnten bei 8 % als
Ursache erkannt werden. In 43 % der Fälle war keine auslösende
Ursache zu erkennen.

Tab. 41:   Ursachen der postoperativen Atemstörungen

<u>Störungen im Bereich der Luftwege</u>

- Atemwegsverlegung: durch Sekret, Schwellung des
                          Larynx, Zurückfallen der Zunge,
                          Fremdkörper

- Laryngospasmus: reflektorisch, Fremdkörper

- Bronchospasmus: Aspiration, Asthma bronchiale

<u>Atemantriebsstörungen</u>

- Zentrale
  Atemdepression: Medikamente (Opioide, volatile
                          Anästhetika, Benzodiazepine,
                          Barbiturate)
                          Erkrankungen des ZNS (Hirnstamm-
                          tumor, Hirndruck)
                          Internistische Erkrankungen
                          (PICKWICKIER-Syndrom, Lungen-
                          emphysem)

- Vorangegangene
  Hyperventilation: niedriges $PaCO_2$

- Hypothermie

<u>Periphere Faktoren</u>

- Muskelschwäche: Medikamente (Muskelrelaxantien)
                          Neurologische Erkrankungen
                          (Myasthenie)
                          Elektrolytstörungen

- Schmerz: Thoraxschmerz, Abdominalschmerz

- Fettsucht

- Enge Verbände

Die Folgen einer Ateminsuffizienz sind Hypoxie und/oder Hyperkapnie. Die klinischen Zeichen einer Hypoxie bzw. Hyperkapnie sind unspezifisch.

Die Symptome einer Hypoxie können sein:

zentrale Zyanose, kalte Extremitäten, Tachykardie, niedriger Blutdruck, Verwirrtheit, Bewußtlosigkeit.

Die Symptome einer Hyperkapnie können sein:

Schwitzen, warme Extremitäten, Tachykardie, hoher Blutdruck, Kopfschmerzen, Verwirrtheit, Bewußtlosigkeit.

Das Ausmaß der Hypoxie bzw. Hyperkapnie wird durch eine Blutgasanalyse festgestellt. Um die vital bedrohlichen Symptome wie Zyanose, Verwirrtheit, Bewußtlosigkeit und die konsekutive Asystolie abzuwenden, muß die Ursache der Ateminsuffizienz rasch erkannt, soweit möglich beseitigt und der Patient umgehend beatmet werden.

10.4.1.1 Störungen im Bereich der Luftwege

Störungen im Bereich der Luftwege können aufgrund bestimmter Zeichen rasch lokalisiert werden: Ein zurückfallender Zungengrund ruft Schnarchen hervor, Giemen und Brummen hört man bei Asthma bronchiale, Rasselgeräusche deuten auf Sekretverhalt in den großen Luftwegen hin. Stridor tritt bei teilweisem Verschluß der oberen Luftwege auf.

Um einer Atemwegsverlegung vorzubeugen, empfiehlt es sich, wenn möglich den Patienten im Aufwachraum in eine stabile Seitenlage zu bringen, bis er soweit erwacht ist, daß er über seine Schutzreflexe wieder voll verfügt. Damit wird auch eine Prophylaxe der Aspiration von Magensaft erreicht. Nach kieferchirurgischen oder HNO-chirurgischen Eingriffen kann beim noch bewußtseinsgetrübten Patienten in Seitenlage eine Nachblutung leichter erkannt werden. Ist die Einnahme einer stabilen Seitenlage aus verschiedenen Gründen, z.B. nach Bandscheibenoperationen, nicht erwünscht oder nicht möglich, so können die oropharyngealen und nasopharyngealen Tuben, wie der GUEDEL- oder der WENDEL-Tubus das Offenhalten der Luftwege unterstützen. Dabei sollte dem WENDEL-Tubus der Vorzug gegeben werden, da er seltener Laryngospasmus, Würgen oder Brechreiz auslöst und allgemein vom Patienten besser toleriert wird. Läßt sich mit diesen einfachen Maßnahmen kein Effekt erzielen und besteht die Atemwegsverlegung weiter, so muß endotracheal intubiert werden, bis die Ursache der Störung erkannt und beseitigt ist.

Beim Verschluß der oberen Luftwege können Fremdkörper eine Rolle spielen. Man sollte an eventuell noch im Mund verbliebene Zahnprothesen denken und diese umgehend entfernen. Vor allem bei Notfallpatienten entgehen Zahnprothesen leicht der Aufmerksamkeit.

In der Ausleitungsphase nach einer Allgemeinanästhesie kann es gelegentlich zum Laryngospasmus kommen. Die häufigsten Ursachen des Stimmritzenkrampfes stellen Sekrete, Reste von Erbrochenem, Fremdkörper wie Blutkoagel oder ein Endotrachealtubus dar. Letzterer ist vor allem dann als verantwortlich anzusehen, wenn im Exzitationsstadium extubiert wird. Die Therapie des Laryngospasmus besteht darin, die Ursache, sofern möglich, zu beseitigen, also z.B. Sekret abzusaugen oder Fremdkörper zu entfernen, und unter Maskenbeatmung mit 100 % O_2 auf das Abklingen des Laryngospasmus zu warten. Reichen diese einfachen Maßnahmen nicht aus und läßt der Krampf nicht nach, muß versucht werden, eine Entspannung der Stimmritze mit einer geringen Dosis eines depolarisierenden Muskelrelaxans zu erreichen. Eine erneute endotracheale Intubation erscheint dann angebracht, wenn bei der anfänglichen Maskenbeatmung eine große Menge Luft in den Magen gelangt ist und die Gefahr des Erbrechens mit Aspiration droht.

Insbesondere bei Kindern kann es im Zusammenhang mit der Intubation zum Larynxödem, einem Anschwellen der Stimmbänder, kommen. In Abhängigkeit vom Schweregrad wird man abschwellend wirkende Medikamente über einen O_2-Vernebler, eventuell Kortikosteroide intravenös verabreichen oder reintubieren müssen, bis die Schwellung abgeklungen ist.

Verschiedene Ursachen können für das Auftreten eines Bronchospasmus verantwortlich gemacht werden: Sekretstau, Aspiration von Blut, Tubusreiz bei unzureichender Narkosetiefe, Asthma bronchiale, eine anaphylaktische/anaphylaktoide Reaktion oder verschiedene, in der Anästhesie verwendete Medikamente. Die Behandlung besteht wieder darin, wenn möglich, die Ursache zu beseitigen, ausreichend Sauerstoff zuzuführen und gegebenenfalls bronchial erweiternde Medikamente per inhalationem, subkutan oder intravenös zu verabreichen. Bei Patienten, die an Asthma bronchiale leiden, trägt eine gute psychische Führung und Schmerzbehandlung viel zur Verhinderung des Auftretens eines Asthmaanfalles bei. In schweren Fällen eines Bronchospasmus, wie z.B. nach Aspiration mit erheblicher Gasaustauschstörung, ist eine intensivmedizinische Weiterbehandlung angezeigt.

10.4.1.2   Atemantriebsstörungen

Atemantriebsstörungen in der Aufwach- und Erholungsphase sind in den meisten Fällen auf intraoperativ oder im Aufwachraum gegebene Medikamente mit atemdepressiver Wirkung zurückzuführen. Dabei kann eine zu niedrige Atemfrequenz, ein zu geringes Atemzugvolumen oder beides vorliegen. Eine Hypoventilation ist vor allem dann klinisch schwer auszumachen, wenn die Zeichen der Hyperkapnie, Tachykardie und Hypertension durch die Nachwirkungen von Anästhetika unterdrückt werden, durch Volumenmangel verfälscht sind oder als Schmerzsymptome fehlinterpretiert werden. Häufig sind Opioide für eine postoperative Atemdepression ursächlich. Grundsätzlich weisen alle Opioide diese Nebenwirkung auf. Wird ein Patient mit diesen Medikamenten behandelt, muß mit einer Atemdepression gerechnet werden. Eine Hilfe bei der Erkennung einer Opioid-bedingten Atemdepression stellt neben der Hyperkapnie, die über eine Blutgasanalyse gesichert wird, eine genaue Beobachtung des Atemtyps des Patienten dar: Atmet dieser nur selten und mit großem Atemzugvolumen, so wird der Verdacht in Richtung Opioidwirkung gelenkt. Ein Antagonist sollte nur im Ausnahmefall verabreicht werden. Naloxon (z.B. Narcanti[R]) wird in niedriger Dosis langsam intravenös gegeben, bis der gewünschte Effekt erreicht ist. Unerwünscht, aber nicht zu vermeiden ist die gleichzeitige Abschwächung bis Aufhebung der analgetischen Wirkung der Opioide. Bei zu schneller Injektion von Naloxon kann es zu einer bedrohlichen hypertensiven Krise kommen. Tremor, Übelkeit, Erbrechen und Tachykardie sind häufige Folgen. Zu beachten ist, daß die Wirkung von intravenös verabreichtem Naloxon nur etwa 30 Minuten anhält, die atemdepressive Wirkung der meisten Opioide aber wesentlich länger.

So kann es zu einem Atemstillstand zu einem Zeitpunkt kommen, an dem die Überwachung des Patienten nicht mehr so engmaschig ist. Daher wird allgemein empfohlen, die Hälfte der initial verabreichten Naloxondosis intramuskulär zu applizieren. Atemdepressive Wirkungen weisen auch einige andere im Zusammenhang mit einer Narkose gegebene Medikamente auf. Hierzu zählen die Benzodiazepine, die Barbiturate und die volatilen Anästhetika. Letztere verursachen eine Hypoventilation durch Abnahme des Atemzugvolumens und ein verzögertes Ansprechen des Atemzentrums auf Hypoxie.

Eine zentral bedingte Störung des Atemantriebs wird gelegentlich bei Erkrankungen des ZNS (Hirnstammteilkompression durch Tumor, erhöhter intrakranieller Druck) beobachtet. Internistische Erkrankungen können ebenfalls Atemantriebsstörungen bewirken, wie z.B. das bekannte PICKWICKIER-Syndrom, bei dem es zu zeitlich begrenzten und

periodisch auftretenden Phasen des Atemstillstandes kommt. Nach
einer vorangegangenen Hyperventilation besteht aufgrund des er-
niedrigten $PaCO_2$ ein verminderter bis aufgehobener Atemantrieb. In
diesem Fall muß dem Patienten vorrangig Sauerstoff zugeführt
werden.

Durch Hypothermie wird die Spontanatmung ebenfalls beeinträchtigt.
Die Therapie besteht in Nachbeatmung und allmählicher Erwärmung
des Patienten.

10.4.1.3   Periphere Faktoren

Muskelrelaxantien beeinträchtigen die Atemfunktion durch Ausschaltung der neuromuskulären Erregungsübertragung. Die Wirkung der
nichtdepolarisierenden Muskelrelaxantien läßt sich klinisch von einem
Opiatüberhang abgrenzen. Ein Patient mit Opiatüberhang atmet selten
und mit sehr tiefen Atemzügen. Darüber hinaus kann er den Kopf gut
vom Kissen abheben und zeigt keine Beeinträchtigung der groben
Kraft. Psychisch erscheint er ausgeglichen, solange die Hyperkapnie
mäßig ausgeprägt bleibt. Liegt hingegen ein Überhang der Wirkung
eines nichtdepolarisierenden Muskelrelaxans vor, ist die Atmung
schnell und flach und das Atemzugvolumen klein. Der Kopf kann nicht
von der Unterlage abgehoben und gehalten werden, die grobe Kraft
ist deutlich abgeschwächt. In diesem Zusammenhang sei daran erinnert, daß eine ausreichende Atemtätigkeit selbst dann noch möglich
ist, wenn 80 % der Acetycholin-Rezeptoren der motorischen Endplatten
durch das Relaxans besetzt sind. Ein effektiver Hustenstoß kann jedoch nicht zustande gebracht werden. Der Grad der noch vorhandenen Relaxanswirkung kann durch die Anwendung eines Nervenstimula-
tors quantifiziert werden, besonders, wenn der Patient noch nicht
vollständig wach und kooperativ ist. Zur Antagonisierung kommen
Cholinesterasehemmstoffe, z.B. Pyridostigmin (z.B. Mestinon[R]), zur
Anwendung. Die parasympathomimetischen Wirkungen dieser Medikamente können durch die simultane Gabe von Atropin vermieden
werden.

Neben einer Überdosierung kommen als Ursache einer verlängerten
Wirkung nichtdepolarisierender Muskelrelaxantien Störungen im Elektrolythaushalt, Wechselwirkungen mit bestimmten, gleichzeitig verabreichten Antibiotika oder Nierenfunktionsstörungen mit verzögerter
Ausscheidung der Relaxantien in Frage.

Erkrankungen der motorischen Endplatte, wie die Myasthenia gravis, haben für die Anästhesie große Bedeutung. Es handelt sich hier um ein Krankheitsbild, das durch Schwäche und schnelle Ermüdbarkeit der quergestreiften Muskulatur gekennzeichnet ist. Ursache ist eine Verminderung der Acetylcholinrezeptorenzahl der postsynaptischen Membran. Eine kräftige Muskelkontraktion kann von diesen Patienten nicht aufrechterhalten werden. Die Muskelschwäche nimmt in Belastungssituationen, wie sie perioperativ gegeben sind, zu. Ist besonders die Kau-, Schluck- und Atemmuskulatur von der Krankheit betroffen, ergeben sich daraus unter Umständen vital bedrohliche Situationen, wenn es postoperativ zur myasthenischen Krise kommt, d.h. zu einer plötzlichen Erschöpfung der Muskelfunktion mit zunehmender Lähmung der Atemmuskulatur. Eine Reihe von Medikamenten, wie z.B. Inhalationsanästhetika vom Äthertyp, Benzodiazepine, Muskelrelaxantien, Aminoglykoside, Lidocain und andere sind als Auslöser dieser Krisensituation bekannt und, wenn möglich, zu vermeiden. In der myasthenischen Krise kommen therapeutisch Cholinesterasehemmstoffe zur Anwendung. Auch nach Gabe depolarisierender Muskelrelaxantien können neuromuskuläre Blockaden auftreten. Die Therapie besteht darin, eine kontrollierte Beatmung bis zum Abklingen des neuromuskulären Blocks, der mehrere Stunden anhalten kann, durchzuführen.

Wie schon an anderer Stelle dargestellt, können Schmerzen vor allem nach Laparotomien und thoraxchirurgischen Eingriffen eine Ateminsuffizienz hervorrufen. Schmerzbedingt atmet der Patient flach mit einem kleinen Atemzugvolumen. Das Abhusten von Bronchialsekret ist erschwert oder unmöglich. Die Totraumventilation nimmt zu. Es bilden sich kleine, minderbelüftete Lungenbezirke, sogenannte Mikroatelektasen. In der Folge kann es zur arteriellen Hypoxämie kommen.

Die Lungenfunktion adipöser Patienten ist in der postoperativen Phase beeinträchtigt. Die funktionelle Residualkapazität ist bei Zwerchfellhochstand vermindert, die Zwerchfellbeweglichkeit eingeschränkt. Häufig weisen diese Patienten kardiovaskuläre Vorerkrankungen auf. Eine Hypoxämie muß deshalb unbedingt vermieden werden.

Werden zirkuläre oder Druck ausübende Verbände an Thorax oder Abdomen angelegt, muß auf eine freie Thoraxbeweglichkeit geachtet werden.

10.4.1.4   Ursachen für eine postoperative Hypoxämie

Neben der Ateminsuffizienz muß beim Auftreten einer Hypoxämie an Ursachen gedacht werden, die trotz eines nominell ausreichenden Atemminutenvolumens zum O_2-Mangel im Blut führen können (Tab. 42).

Tab. 42:   Pathogenese der Hypoxie

- Diffusionshypoxie
- Gesteigerter O_2-Verbrauch
- Ventilations-/Perfusionsstörungen
- Intrapulmonaler Rechts-Links-Shunt

Diffusionshypoxie:

Geht man in der Ausleitungsphase einer Narkose auf Raumluftatmung über, kann es durch die Freisetzung von Lachgas aus dem Blut in die Alveolarluft zu einer Hypoxämie kommen (Abb. 262). Die Gefahr einer solchen Verdünnung des alveolären Sauerstoffs durch Lachgas besteht für ca. 5 bis 10 Minuten nach Beendigung der Lachgaszufuhr. In dieser kritischen Zeit muß dem Patienten eine ausreichend hohe inspiratorische Sauerstoffkonzentration angeboten werden.

Gesteigerter O_2-Verbrauch:

Auch der Sauerstoffverbrauch des Organismus kann erhöht sein. Dies ist der Fall bei postoperativem Muskelzittern, motorischer Unruhe, Fieber und zerebralen Krampfanfällen. Längerdauernde Eingriffe in kalten Operationssälen und die Zufuhr nicht gewärmter Infusionen und Transfusionen verursachen eine Hypothermie. Im Aufwachraum beobachtet man daher häufig starkes Muskelzittern. Auch an drückende Verbände oder eine volle Harnblase als Ursache der motorischen Unruhe ist zu denken. Je nach Ausmaß der Hypothermie kann es angezeigt sein, den hypothermen Patienten solange nachzubeatmen, bis die normale Körpertemperatur erreicht ist. Auf diese Weise ist eine ausreichende Oxygenierung des Patienten gewährleistet.

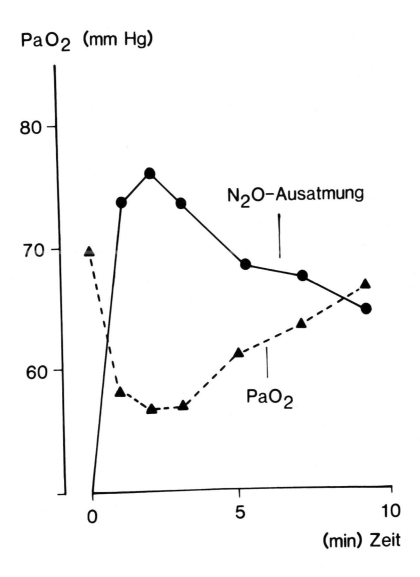

Abb. 262: Abfall des PaO_2 in kritische Bereiche bei Raumluftatmung unmittelbar nach Beendigung einer Narkose, bei der Lachgas verwendet wurde.

Störungen des Ventilations-/Perfusionsverhältnisses und das Auftreten eines intrapulmonalen Shunts als Ursachen einer Hypoxämie sind in Kapitel 2 dieses Lehrbuchs bereits ausführlich abgehandelt.

10.4.1.5   Sauerstoffzufuhr

Alle Patienten eines Aufwachraumes bedürfen nach einer Allgemeinanästhesie einer Sauerstoffzufuhr. Die Sauerstoffgabe erfolgt über
eine nach dem VENTURI-Prinzip arbeitende Gesichtsmaske. Eine FIO_2
von 1,0, intratracheal gemessen, läßt sich damit jedoch nicht erreichen. Der Sauerstofffluß muß im Bedarfsfall entsprechend den Ergebnissen der arteriellen Blutgasanalyse geregelt werden.

Bei Patienten mit einer vorbestehenden Lungenerkrankung, wie z.B.
einem Lungenemphysem, deren normaler, CO_2-gesteuerter Atemantrieb
gestört ist, muß die Sauerstoffgabe sehr vorsichtig erfolgen, da ein
unkontrolliert hohes O_2-Angebot eine Atemdepression auslösen kann.
Der Atemantrieb wird bei diesen Patienten durch niedrige PaO_2-Werte
stimuliert.

Die Sauerstoffzufuhr wird solange fortgesetzt, bis eventuelle Störungen der Atemfunktion behoben sind, aller Wahrscheinlichkeit nach
nicht mehr auftreten werden und sich der Patient in einem stabilen
Allgemeinzustand befindet.

10.4.2   Störungen der Funktionen von Herz und Kreislauf

Störungen der Funktionen von Herz und Kreislauf sind Probleme, mit
denen das Anästhesiepersonal im Aufwachraum häufig konfrontiert
wird. Deren Ursachen können in Vorerkrankungen des Patienten, in
intraoperativen Ereignissen oder in erst im Aufwachraum auftretenden
Komplikationen liegen. Klinisch unterscheiden wir nach den bestehenden Blutdruckverhältnissen hypotensive von hypertensiven Störungen;
daneben sind Herzrhythmusstörungen und das Auftreten einer Herzinsuffizienz von Bedeutung. Eine klare Trennung ist hierbei nicht gut
vorzunehmen, da die genannten Probleme einander bedingen können
(Tab. 43).

Tab. 43:   Ursachen einer postoperativen Hypotonie

Volumenmangel

(Blutverlust, Sekretverlust, Flüssigkeitsverlust)

vasodilatierende Substanzen

(Anästhetika, Regionalanästhesie)

Herzinsuffizienz

(Myokardinfarkt, Lungenembolie, Herzbeuteltamponade)

Herzrhythmusstörungen

(Myokardinfarkt, Elektrolytstörungen, Lungenembolie,
Hypoxie, usw.)

10.4.2.1   Postoperative Hypotonie

Volumenmangel

Niedrige Blutdruckwerte in der postoperativen Phase sind oft durch
einen Volumenmangel verursacht. Abgesehen von der Hypotension ist
ein Volumendefizit häufig begleitet von Tachykardie, niedrigem zen-
tralem Venendruck, kalter Peripherie mit Zentralisation und geringer
Urinproduktion. Dabei kann ein Blutverlust vorliegen, der intra- oder
postoperativ aufgetreten ist und noch nicht ausreichend ausgeglichen
wurde. Intraoperativ wird eine Blutung leicht erkannt und kann hinsichtlich ihres Ausmaßes anhand des Saugervolumens und der durch-
tränkten Abdecktücher abgeschätzt werden. Als Orientierungshilfe
dienen postoperativ die Blutvolumina in den Wundbettdrainagen, die
genaue Beobachtung des Operationsfeldes auf das Auftreten von
Schwellungen hin und die Kontrolle der Wundverbände auf Durchblutung. Eine kontinuierliche Blutung in nicht drainierte Bereiche, wie
z.B. in das Retroperitoneum, ist an äußeren Zeichen nicht erkennbar.
Man muß an eine solche Möglichkeit denken, wenn es in relativ kurzer
Zeit zu einem Hb-Abfall kommt, der von einer Hypotension und einer
Tachykardie begleitet wird. In den meisten Fällen handelt es sich um
chirurgische Blutungen. Eine Blutgerinnungsstörung kann entweder
schon präoperativ bestehen oder intraoperativ auftreten, z.B. im
Zusammenhang mit starken Blutverlusten und Massivtransfusionen,
insbesondere, wenn dabei überwiegend ältere Blutkonserven verabreicht wurden. An eine Gerinnungsstörung muß immer dann gedacht

werden, wenn an OP-Wunden, Punktionsstellen und Stichkanälen diffuse Blutungen auftreten. Eine Gerinnungsstörung wird durch Gabe von Plasmapräparaten, besonders FFP, Thrombozytenkonzentraten etc. behandelt.

Zeichen des Volumenmangels werden auch nach größeren Sekretverlusten beobachtet. Hierzu ist auch das anhaltende postoperative Erbrechen zu zählen, das bei besonders empfindlichen Patienten trotz sorgfältiger Vorbeugemaßnahmen nicht immer verhindert werden kann. Zu den Flüssigkeitsverlusten gesellen sich Elektrolytstörungen, wie eine Hypokaliämie, und eine metabolische Alkalose. Durch Infusion von kaliumsubstituierten Elektrolytlösungen und Gabe stark wirksamer Antiemetika, wie z.B. Dehydrobenzperidol, sollten sich die Kreislaufparameter und die Serumelektrolyte wieder normalisieren.

Vasodilatierende Substanzen

Im Aufwachraum spielt die hypotensive Nebenwirkung der Anästhetika eine untergeordnete Rolle. Bei Patienten mit einer vorbestehenden Hypertonie kommt es leicht zum Blutdruckabfall, wenn Antihypertensiva unkritisch eingesetzt werden.

Regionalanästhesien, wie z.B. Spinal- oder Periduralanästhesie, gehen mit einer Sympathikolyse einher. Die daraus resultierende Weitstellung der Gefäße verursacht einen relativen Volumenmangel, dessen Manifestation durch die rechtzeitige Gabe von kolloidalen Volumenersatzmitteln verhindert werden kann. Vor jeder Nachinjektion einer kontinuierlichen Leitungsanästhesie sollte die Volumensituation des Patienten genau überprüft werden, um durch rechtzeitige Volumenzufuhr einer Hypotension vorzubeugen. Bei Umlagerungsmanövern ist zu bedenken, daß durch Änderung der Körperlage Orthostasereaktionen auftreten können.

Herzinsuffizienz

Eine postoperativ auftretende Herzinsuffizienz kann häufig auf eine Überinfusion bei vorbestehender kompensierter Herzschwäche oder auf einen frischen Myokardinfarkt zurückgeführt werden. Die klinischen Zeichen der Hypotonie, eine schlechte periphere Durchblutung, die Erhöhung des zentralen Venendrucks und eine Einflußstauung weisen auf die Diagnose hin. Zudem kann ein Lungenödem auftreten. Andere Ursachen einer Herzinsuffizienz können eine Herzbeuteltamponade, vor allem nach thorax- bzw. kardiochirurgischen Eingriffen, oder eine Lungenembolie sein. Um eine genaue diagnostische Aussage machen zu können, bedient man sich verschiedener technischer Hilfsmittel:

- Mehrkanal-EKG-Aufzeichnung

- arterielle Blutgasanalyse

- wiederholte laborchemische Untersuchungen (z.B. Transaminasen und CK-Werte)

- gegebenenfalls, nach Legen eines Pulmonalis-Katheters, Messung der Drucke der pulmonalen Strombahn.

Die Behandlung muß sich nach der Ursache richten. Im Falle einer kardialen Dekompensation bei Überinfusion wird neben der obligatorischen Sauerstoffgabe und einer eventuellen Beatmung die Volumenzufuhr möglichst begrenzt und ein Diuretikum gegeben. Im Bedarfsfall kommen positiv inotrope und die Vorlast senkende Medikamente zur Anwendung, wobei sich die Dosis am erzielten Erfolg orientiert.

Die Therapie einer Lungenembolie kann entweder konservativ, d.h. medikamentös erfolgen, oder es muß eine operative Wiederherstellung der Lungenstrombahn angestrebt werden. Ein internistisches und kardio-/thoraxchirurgisches Konsil ist in dieser Situation erforderlich.

Eine Herzbeuteltamponade wird, wenn sie nach kardio-/oder thoraxchirurgischen Eingriffen auftritt, gewöhnlich operativ revidiert.

In Abhängigkeit von Ursache und Schweregrad der Herzinsuffizienz und ihres Ansprechens auf die therapeutischen Maßnahmen hat nach der initialen Stabilisierung die Weiterbehandlung des Patienten auf einer Intensivstation zu erfolgen.

Herzrhythmusstörungen

Eine Hypotonie kann auch im Gefolge von Herzrhythmusstörungen auftreten. Im Verlauf einer Narkose kommt es häufig zu Arrhythmien, die aber nach Abklingen der Anästhetikawirkung meist spontan enden und keiner weiteren Therapie bedürfen.

Auslösende Faktoren für eine Arrhythmie können sein:

Myokardischämie, Myokardinfarkt, Herzversagen, Elektrolytstörungen, Schmerzreize, Hypoxie, Hyperkapnie, Lungenembolie und Störungen im Säure-Basen-Status. Wirkt sich die Herzrhythmusstörung auf die Stabilität des Kreislaufs aus, dann muß sie, soweit möglich, ursachenbezogen behandelt werden.

Eine Sinustachykardie, also ein Ansteigen der Herzfrequenz über 90 Schläge pro Minute bei Sinusrhythmus, kann als Symptom eines Volumenmangels, einer Anämie, einer Hypoxie, einer Hyperkapnie, bei Fieber, Kältezittern oder Unruhe auftreten. In vielen Fällen sind postoperative Schmerzen dafür verantwortlich. Eine Behandlung sollte erwogen werden, da eine gesteigerte Herzfrequenz häufig einen erhöhten myokardialen Sauerstoffverbrauch bei reduzierter Koronarperfusion bedeutet. Als Schätzwert des myokardialen Sauerstoffverbrauchs kann das sogenannte Rate Pressure Product, gebildet aus dem Produkt von Herzfrequenz und systolischem Blutdruck dienen. Der Normalwert liegt unter 12 000 bis 15 000. Hat man alle in Frage kommenden Ursachen sorgfältig ausgeschlossen und besteht die Sinustachykardie weiter, so darf unter EKG-Monitorkontrolle vorsichtig eine niedrige Dosis eines beta-Rezeptorenblockers intravenös gegeben werden.

Unter einer Sinusbradykardie wird ein Abfall der Herzfrequenz unter 60 Schläge pro Minute verstanden. Sie kommt bei herzgesunden Patienten vor, die gut trainiert sind, kann aber auch medikamentös bedingt sein, wie z.B. nach Gabe von beta-Rezeptorenblockern oder Cholinesterasehemmstoffen. Solange die Bradykardie nicht zu einem Blutdruckabfall führt und keine ventrikuläre Extrasystolie auftritt, ist eine Behandlung im allgemeinen nicht erforderlich. Bei Blutdruckabfall kann z.B. Atropin gegeben werden; die dadurch verursachte Parasympathikolyse hebt die Herzfrequenz in den meisten Fällen wieder an. Beta-mimetische Medikamente wie Orciprenalin (z.B. Alupent[R]) sind nur selten indiziert.

Bei Vorhofflattern und Vorhofflimmern liegt eine schwere Herzerkrankung, z.B. eine Herzkranzgefäßverengung, zugrunde. Ist die Herzfrequenz dabei normal, ist kein Eingreifen angezeigt. Tritt jedoch eine akute hämodynamische Verschlechterung auf, muß eine medikamentöse Therapie, z.B. mit Digitalispräparaten, eingeleitet oder eine Kardioversion versucht werden.

Supraventrikuläre Tachykardien können zu einer Abnahme des Herzzeitvolumens und des arteriellen Druckes führen. Als Ursache kommen z.B. Volumenmangel oder mechanische Vorhofreizung durch einen zu tief liegenden Venenkatheter in Frage. Neben der Beseitigung des auslösenden Faktors ist häufig ein Antiarrhythmikum notwendig, z.B. Verapamil (z.B. Isoptin[R]) oder Ajmalin (z.B. Gilurytmal[R]).

Ventrikuläre Tachykardien, bei denen die elektrische Erregung von einem Zentrum in der Kammermuskulatur ausgeht, sind als lebensbedrohlich anzusehen, da sie leicht in Kammerflattern bzw. -flimmern übergehen können. In der Regel ist mit einer Kammertachykardie ein Blutdruckabfall verbunden. Ursächlich können eine schwere Herzerkrankung, eine Elektrolytentgleisung, eine Digitalisüberdosierung oder eine schwere Azidose sein. Neben einer eventuellen kausalen Therapie stehen als symptomatische, frequenznormalisierende Maßnahmen die Elektrotherapie und Antiarrhythmika, wie Lidocain (z.B. Xylocain[R]), Ajmalin (z.B. Gilurytmal[R]) oder Propafenon (z.B. Rytmonorm[R]), zur Verfügung.

Sehr häufig kann man perioperativ ventrikuläre Extrasystolen beobachten. Sie treten vor allem bei Patienten mit koronarer Herzerkrankung auf. Auslösende Faktoren stellen z.B. eine kurzfristige Hypoxie oder auch Anästhetika wie Halothan dar. Nach Art und Häufigkeit ihres Vorkommens in einem 24-Stunden-EKG bzw. bei Ergometerbelastung werden sie in der Klassifizierung nach LOWN erfaßt, wobei die Ergometerbelastung für die Belange im Aufwachraum von Bedeutung ist, da die postoperative Situation mit einer Ergometrie verglichen werden kann.

Tab. 44: Klassifizierung ventrikulärer Extrasystolen (VES) bei Ergometerbelastung (nach LOWN)

Grad 0	Keine Arrhythmie
Grad 1	Isolierte unifokale VES $< 3/\text{min}$
Grad 2	Isolierte unifokale VES $> 2/\text{min}$
Grad 3	Multiforme VES
Grad 4	a) gekoppelte VES (Salven) b) ventrikuläre Tachykardie
Grad 5	Frühzeitig einfallende VES R-auf-T-Phänomen

Vereinzelt vorkommende Extrasystolen müssen nicht behandelt werden. Eine höhergradige Extrasystolie hingegen ist zu behandeln, da sie die Vorstufe eines lebensbedrohlichen Kammerflimmerns sein kann. Geeignete Medikamente sind unter anderem Lidocain, Ajmalin, beta-Rezeptorenblocker, Diphenylhydantoin und Propafenon.

Eine rasche, unregelmäßige Kammererregung, die keinerlei Gesetzmäßigkeit mehr erkennen läßt, bezeichnet man als Kammerflimmern. Eine geordnete mechanische Herzaktion besteht nicht mehr, es liegt eine Asystolie vor. Verantwortlich für diese, ohne Therapie innerhalb von Sekunden zum Tode führende Herzrhythmusstörung können z.B. sein: Hypoxie, Entgleisungen des Serumkaliums, Myokardinfarkt, Lungenembolie. Hier muß unverzüglich die kardiopulmonale Reanimation eingeleitet werden.

Störungen der Erregungsausbreitung im Herzen, wie z.B. beim Übertritt der Erregung vom Vorhof auf die Kammern (AV-Blockierung), haben ihre Ursache meist in vorbestehenden Herzerkrankungen wie einer Koronarsklerose. Gelegentlich beobachtet man während einer Narkose koronargesunder Patienten am EKG-Monitor unterschiedliche Blockbilder, die sich aber hämodynamisch nicht auswirken, spontan sistieren und keiner weiteren Behandlung bedürfen.

In Abhängigkeit von der Art einer vorbestehenden Erregungsausbreitungsstörung sind intra- und postoperativ prophylaktische oder therapeutische Maßnahmen notwendig oder nicht. Bei einem AV-Block Grad I und einem AV-Block II. Grades, Typ MOBITZ I (durch Ermüdung der AV-Überleitung wird das AV-Intervall immer länger, bis die Überleitung ausfällt. Dann ist die AV-Überleitung kurzfristig wieder normal, um dann wieder länger zu werden: WENCKEBACH-Periodik) sind gewöhnlich außer einer guten EKG-Überwachung keine weiteren therapeutischen Schritte durchzuführen. Im Falle eines AV-Blockes II. Grades, Typ MOBITZ II (nur jede zweite, dritte oder vierte Vorhoferregung wird übergeleitet, das AV-Intervall ist erheblich verlängert) kann die perioperative Einführung einer transvenösen Schrittmachersonde erforderlich werden, da dieser die Vorstufe eines totalen Herzblockes darstellt. Bei einem totalen Herzblock oder AV-Block III. Grades ist das Reizleitungsgewebe sehr stark geschädigt. Die Herzfrequenz ist sehr niedrig (um 40 Schläge pro Minute) und erlaubt nur noch die Aufrechterhaltung eines grenzwertig kleinen Herzzeitvolumens. Perioperativ benötigen diese Patienten in aller Regel einen temporären, transvenösen Schrittmacher, sofern der Eingriff nicht verschoben werden kann, bis eine definitive Schrittmacherimplantation

erfolgt ist. Im Notfall kann eine medikamentöse Anhebung der Herzfrequenz mit beta-Rezeptoren-stimulierenden Sympathikomimetika wie
Orciprenalin (z.B. Alupent^R) erfolgen. Schenkelblockbilder sind Ausdruck einer Myokard- bzw. Koronarschädigung. Eine gute perioperative Überwachung ist in diesen Fällen angezeigt. Treten die Blockbilder neu auf, ist an einen frischen Myokardinfarkt oder eine Lungenembolie zu denken. Erforderlichenfalls sind entsprechende therapeutische Schritte einzuleiten.

10.4.2.2   Postoperative Hypertonie

Eine postoperative Hypertonie, also Blutdruckwerte über 145/95 mmHg,
ist im Aufwachraum häufig. Dem Bluthochdruck liegt meistens eine
starke Sympathikusaktivierung unterschiedlicher Ursache zugrunde.
An erster Stelle der auslösenden Faktoren steht hier wohl der postoperative, nicht adäquat behandelte Schmerz. Weitere wichtige Faktoren können sein:

- unbehandelter oder nicht ausreichend eingestellter präoperativ
  bestehender Hypertonus
- Hyperkapnie, Hypoxie, Hypothermie, psychische Unruhe, Überinfusion, unkritische Gabe von Vasopressoren, Miktionsstörung mit
  Blasenhochstand.

Für den herz- und kreislaufgesunden Patienten geht von einer kurzzeitigen, postoperativen Hypertonie in der Regel keine Gefährdung
aus. Eine ursachenbezogene Behandlung, z.B. die Applikation eines
Analgetikums, bewirkt ein Abklingen der erhöhten Blutdruckwerte.

Patienten mit einer vorbestehenden Hypertonie sind hingegen als gefährdet anzusehen. Sie haben von vornherein ein erhöhtes perioperatives Risiko. Bei langjährigen Hypertonikern muß davon ausgegangen
werden, daß sie auch bei Abwesenheit einer Koronarsklerose eine
myokardiale Mikroangiopathie, also eine Schädigung des Kapillarendo-
thels, aufweisen. Damit sind sie, was die Möglichkeit des Auftretens
einer Myokardischämie betrifft, dem Patienten mit einer Koronarsklerose gleichzusetzen. Somit muß perioperativ alles vermieden werden,
was den myokardialen Sauerstoffverbrauch erhöht. Die Hauptdetermi-
nanten des myokardialen Sauerstoffverbrauchs sind Herzfrequenz,
Kontraktilität und myokardiale Wandspannung. Letztere wiederum
hängt mit der Nachlast zusammen, die unter anderem vereinfacht vom
gesamtperipheren Widerstand bzw. vom mittleren arteriellen Druck bestimmt wird.

Die Nachlasterhöhung kann zu einem Linksherzversagen mit konsekutivem Lungenödem führen. Zudem ruft sie eine Ischämie des Herzmuskels hervor und führt zum klinischen Bild einer Koronarinsuffizienz mit pektanginösen Beschwerden und im Extremfall zu einem Myokardinfarkt. Das Risiko, einen Myokardinfarkt in der perioperativen Phase zu erleiden, beträgt für koronarkranke Patienten bis zu 7 %. Für Koronargesunde liegt es unter 1 %.

Die Therapie der postoperativen Hypertonie umfaßt Sauerstoffgabe, Oberkörperhochlagerung, Ausschluß einer Hypoxie, Ausschluß einer Hyperkapnie, gute Schmerzausschaltung und Gabe von Antihypertensiva. Blutdrucksenkende Medikamente müssen, wenn sie in der Akutphase eingesetzt werden, schnell wirksam und gut steuerbar sein. Als Beispiele seien Nitroglycerin (z.B. Nitrolingual[R]) und Urapidil (z.B. Ebrantil[R]) genannt.

10.4.3   Störungen des Bewußtseins

Das verzögerte Erwachen aus einer Allgemeinnarkose ist dem Anästhesiepersonal im Aufwachraum gut bekannt. Oft liegt eine verlängerte Wirkung von Anästhetika vor. Doch kann es perioperativ auch zu einer Reihe vom Komplikationen kommen, die nicht anästhesiebedingt sind und das Bewußtsein erheblich beeinträchtigen (Tab. 45). Erwacht ein Patient nur sehr langsam aus der Narkose oder bleibt er anhaltend bewußtlos, so müssen derartige Störungen frühzeitig in Betracht gezogen werden. Die Restwirkungen der Anästhetika können die zerebralen Manifestationen solcher Komplikationen verbergen, so daß man diese nicht rechtzeitig erkennt. Sie können ihre Ursache in zerebralen oder internistischen Erkrankungen haben.

Tab. 45:   Ursachen von Bewußtseinsstörungen in der postoperativen
Phase

Anästhesiebedingte Bewußtseinsstörungen:

- Verlängerte Medikamentenwirkung:
        Überdosierung, erhöhte zerebrale Empfindlich-
        keit, verzögerte Biotransformation, verzögerte
        Umverteilung

- Zentral anticholinerges Syndrom (ZAS):
        Atropin-/Scopolaminwirkung, andere Medikamente

Zerebral bedingte Bewußtseinsstörungen:

- Hypoxische Gehirnschädigung

- Hirnödem

- zerebrale Ischämie

- intrazerebrale Blutung

Internistisch bedingte Bewußtseinsstörung

- Leber- und Nierenerkrankung

- Endokrine Erkrankungen:
        Nebenniere, Schilddrüse, Pankreas (Diabetes
        mellitus)
- Elektrolytentgleisung

10.4.3.1   Anästhesie-bedingte Bewußtseinsstörungen

Hierzu zählen eine verlängerte Wirksamkeit der Anästhetika und das
zentral anticholinerge Syndrom (ZAS). Eine ungewöhnlich lang anhaltende Wirkung von Anästhetika kann verschiedenen Umständen zuge-
schrieben werden. In den meisten Fällen handelt es sich dabei um
eine relative Überdosierung der verwendeten Medikamente. Manche Patienten weisen gegenüber Anästhetika eine erhöhte zerebrale Empfindlichkeit auf. Bei nicht am Bedarf orientierter Dosierung kann so leicht
ein Narkoseüberhang entstehen. Bei Lebererkrankungen, die mit einer
verminderten Aktivität mikrosomaler Enzyme einhergehen, die für die
Biotransformation vieler Medikamente verantwortlich sind, kann die
Aufwachphase ebenfalls verlängert sein. Die Wirkung intravenöser
Anästhetika wird hauptsächlich durch Umverteilung beendet. Kommt es
aufgrund wiederholter Gaben zu einer Sättigung der Körpergewebe,

dann sinkt die Arzneimittelkonzentration im Blut nur noch durch Biotransformation und es resultiert eine unter Umständen erhebliche Wirkungsverlängerung.

Das zentral anticholinerge Syndrom (ZAS), auch Atropin-Psychose genannt, stellt einen Spezialfall der postoperativen Bewußtseinsstörungen dar. Ursache ist eine verminderte Freisetzung bzw. eine Blockade der muskarinartigen Wirkung des Neurotransmitters Acetylcholin im ZNS. Die Häufigkeit der Diagnose dieses Syndroms hängt viel von der Erfahrung des Aufwachraumarztes ab. In der Literatur finden sich Angaben zur Häufigkeit, die bis zu 9 % nach Allgemeinnarkosen reichen. Differentialdiagnostisch sind alle anderen Ursachen verzögerten postoperativen Erwachens auszuschließen. Als Auslöser kommt eine große Zahl von Medikamenten in Frage. In erster Linie seien Atropin, Scopolamin, Phenothiazine, Butyrophenone, trizyklische Antidepressiva, volatile Anästhetika und Benzodiazepine genannt. In Abhängigkeit von der Dosis der ein ZAS auslösenden Substanzen lassen sich zwei Stadien unterscheiden: ein Exzitationsstadium, gekennzeichnet durch Unruhe, Hyperaktivität, Erregbarkeit, Desorientiertheit und Halluzinationen, also einem Delir ähnelnd, und ein Stadium der zerebralen Dämpfung mit Somnolenz, die bis zum Koma fortschreiten kann. Daneben bestehen eine Mydriasis, erhebliche Trockenheit der Haut und der Schleimhäute, Gesichts- und Nackenrötung und eine Tachykardie. Therapeutisch wird Physostigmin (z.B. Anticholium^R), ein Cholinesterasehemmstoff, der die Blut-Hirn-Schranke zu durchdringen vermag, vorsichtig und nach Wirkung dosiert eingesetzt.

10.4.3.2   Zerebral bedingte Bewußtseinsstörungen

Als ein Beispiel zerebral bedingter Bewußtseinsstörungen kann man eine hypoxische Hirnschädigung ansehen. Sie stellt einen gravierenden Zwischenfall bei einer Narkose dar, der von schweren zerebralen Schäden gefolgt sein kann. Im kranialen Computertomogramm läßt sich ein generalisiertes Hirnödem nachweisen. Therapeutisch wird eine antiödematöse Therapie eingeleitet. Die neurologische Prognose ist im allgemeinen schlecht.

Ein Hirnödem kann sich auch nach neurochirurgischen Eingriffen entwickeln und zu einem erhöhten intrakraniellen Druck führen, der sich klinisch in Somnolenz bis zu tiefer Bewußtlosigkeit äußert. Je nach Lage des Ödems bestehen zusätzlich neurologische Ausfälle, wie z.B. Anisokorie (Seitendifferenz der Pupillenweite) oder periphere Paresen. Die Therapie richtet sich nach dem klinischen Zustand des Patienten sowie der Ursache der Hirnschwellung und besteht in medikamentöser Behandlung des Ödems oder operativer Entlastung.

Patienten mit einer zerebrovaskulären Erkrankung, z.B. einer Stenose eines der zum Gehirn führenden Gefäße, sind von einer zerebralen Ischämie bedroht, wenn es perioperativ zu einem länger anhaltenden Blutdruckabfall kommt. Eine Beeinträchtigung der Hirndurchblutung kann auch durch falsche Lagerung von Kopf und Hals auftreten. In bestimmten Positionen kann es zu einer Drosselung des Blutflusses in den Karotiden oder Vertebralarterien kommen, die zu einer Infarzierung des vom betroffenen Gefäß abhängigen Versorgungsgebietes führen kann. Klinisch imponiert eine Bewußtseinsstörung neben neurologischen Herdzeichen. Therapeutisch strebt man eine Verbesserung der Fließeigenschaften des Blutes mit 10 %igem Dextran (z.B. Rheomacrodex^R) an.

Die gleichen Symptome zeigen sich, wenn es zu einer intrazerebralen Blutung kommt. Sie kann die Folge einer anhaltenden Hypertension oder einer intraoperativen Antikoagulation sein. Die Blutung stellt eine intrakranielle Raumforderung dar, die bei entsprechender Zunahme zur Hirnstammeinklemmung führen kann. Die neurologischen Symptome, Ort und Ausdehnung der Blutung bestimmen die Indikation zur operativen Hämatomausräumung.

10.4.3.3   Internistisch bedingte Bewußtseinsstörungen

Eine Reihe von internistischen Erkrankungen kann postoperative Bewußtseinsstörungen bedingen. Schwere Leber- und Nierenerkrankungen sind als Koma-Ursache bekannt, da es bei ihnen zu Organausfällen mit Anstieg toxischer Substanzen im Blut kommt. Patienten mit derartigen Krankheitsbildern müssen auf einer Intensivstation weiterversorgt werden.

Endokrine Störungen, wie z.B. eine Nebennierenrindeninsuffizienz oder eine Hypothyreose, bereiten im Aufwachraum bei ungenügender Vorbereitung des Patienten und unterlassener perioperativer Substitution der fehlenden Hormone nicht selten Probleme, die auch das Bewußtsein der Patienten betreffen. Die Therapie besteht in einer adäquaten Zufuhr der fehlenden Hormone. Stoffwechselentgleisungen wie der Diabetes mellitus, der mit seinen Komplikationen Hypoglykämie, hyperosmolares oder ketoazidotisches Koma die Bewußtseinslage des Patienten erheblich beeinträchtigen kann, bedürfen einer speziellen Behandlung. Auf die Beschreibung der Therapie derartiger Erkrankungen soll an dieser Stelle nicht eingegangen werden.

Schließlich kommen als Ursache eines verzögerten postoperativen Erwachens Elektrolytstörungen in Frage. Bei einer transurethralen Prostataresektion gelangt unter Umständen eine größere Menge von Blasenspülflüssigkeit in die Blutbahn und löst eine Verdünnungshyponatriämie aus. Intrazerebral entsteht dadurch ein osmotischer Gradient zwischen Hirnzellen und Blutgefäßen, der durch Wasseraufnahme in die Hirnzellen ausgeglichen wird. Dadurch bildet sich eine Hirnschwellung aus, die für die Bewußtseinsstörung verantwortlich ist.

Ein verzögertes Erwachen aus der Narkose oder eine postoperative Bewußtseinsstörung haben eine Reihe möglicher Ursachen. Eine entsprechend sorgfältige Diagnostik ist erforderlich. Die Anamnese des Patienten muß ebenso wie die Art des Eingriffes und besondere intraoperative Ereignisse Berücksichtigung finden, um die wahrscheinlichste Ursache der Störung herauszufinden. Für die Diagnostik im Aufwachraum kann auf zahlreiche Hilfsmittel zurückgegriffen werden. Die arterielle Blutgasanalyse, die Messung der Atmungs- und Kreislaufparameter, der Blutglukose, der Serumelektrolytwerte und im Einzelfall zusätzlicher Laborparameter gehören hierher. Nach Befunden und klinischem Bild richtet man dann die Therapie aus.

10.5   Verlegungsfähigkeit eines Patienten aus dem Aufwachraum

Die Deutsche Gesellschaft für Anästhesie und Wiederbelebung hat 1969 zur Dauer des Aufenthalts eines Patienten im Aufwachraum Stellung genommen. Im Aufwachraum '...verbleibt der frischoperierte Patient ...so lange, bis er aus der Narkose erwacht, wieder im Vollbesitz seiner Schutzreflexe ist und keine unmittelbaren Komplikationen von seiten der Atmung und des Kreislaufs zu erwarten sind.'

Die eingangs beschriebene Überwachung des Patienten stellt sicher, daß diese Kriterien ständig überprüft werden und alles unternommen wird, um einen anhaltend stabilen Zustand zu erreichen. Eine bestimmte minimale Aufenthaltsdauer eines Patienten im Aufwachraum kann nicht festgelegt werden, da diese von Anamnese, Art des Eingriffs, Anästhesiedauer und den dafür verwendeten Medikamenten, dem Auftreten von postoperativen Komplikationen und dem weiteren postoperativen Verlauf bestimmt wird. Der klinische Zustand des Patienten wird bei der Verlegung aus dem Aufwachraum im Überwachungsprotokoll festgehalten.

10.6 Die ärztliche Verantwortung für den Patienten im Aufwachraum

Nach WEISSAUER besteht in juristischer Hinsicht zwischen Operateur und Anästhesist eine Arbeitsteilung und Kooperation nach dem Vertrauensgrundsatz. Das heißt, jeder der beteiligten Ärzte muß und kann voraussetzen, daß sein Partner die ihm übertragenen Aufgaben mit den erforderlichen Kenntnissen und Erfahrungen sowie der gebotenen Sorgfalt erfüllt. Im Aufwachraum muß eine klare Zuweisung der ärztlichen Kompetenz bestehen. Zwar ist der Anästhesist für die Erkennung und Behandlung anästhesiologischer Komplikationen und der Operateur für Diagnostik und Therapie operativer Komplikationen verantwortlich, aber im Aufwachraum ist entscheidend, daß eine vital bedrohliche Komplikation rechtzeitig erkannt und deren ursachenbezogene Behandlung rasch eingeleitet wird. Im Aufwachraum liegt die Verantwortung somit in den Händen des Anästhesisten und des dort tätigen Pflegepersonals. Der Operateur kann und muß darauf vertrauen, daß er rechtzeitig hinzugezogen wird. Mit der Verlegung des Patienten auf eine Pflegestation geht die Verantwortung auf den Operateur und das Pflegepersonal der betreffenden Station über.

10.7 Auszüge aus der Aufwachraumstatistik des Instituts für Anästhesiologie, Klinikum Großhadern

Die folgenden statistischen Angaben sollen einen Einblick in den Umfang der Arbeit der am Klinikum Großhadern vom Institut für Anästhesiologie betriebenen Aufwachräume geben. Die Zahlen stammen aus dem Jahr 1986.

Die Gesamtzahl der Patienten, die von den verschiedenen Aufwachräumen des Klinikums im Jahre 1986 betreut wurden, belief sich auf rund 16 600 Fälle, von denen 79,9 % eine Intubationsnarkose und 4,8 % eine Maskennarkose erhielten. Die ca. 16 600 zu versorgenden Patienten beanspruchten eine Überwachungszeit von total 34 820 Stunden. Daraus resultiert eine mittlere Verweildauer von 2,1 Stunden je Patient im Aufwachraum. Die Mehrzahl der Patienten (61,6 %) verblieb zwischen 1 und 3 Stunden in der postoperativen Überwachung. Kürzer als eine Stunde war die Aufenthaltsdauer bei 16,3 % und länger als 3 Stunden bei 22,1 % der Patienten, wobei 2,6 % über 5 Stunden betreut werden mußten.

Der Altersgipfel wird von der Gruppe der 40- bis 50-jährigen Patienten gebildet. 41,5 % der Patienten waren älter als 50 Jahre.

Betrachtet man die Risikogruppen, in die die Patienten nach unserer Risiko-Checkliste nach einem Punktesystem eingeteilt werden, so entfielen 81,7 % auf die Risikogruppe I mit einem niedrigen perioperativen Risiko, 13,2 % auf die Gruppe II mit einem mittleren und 5,1 % auf die Gruppe III mit einem hohen perioperativen Risiko.

Bei insgesamt 5,3 % aller Patienten war aus verschiedenen Gründen eine intensivmedizinische Weiterbehandlung notwendig.

19,5 % der Patienten kamen mit einem zentralvenösen Katheter in den Aufwachraum, 14,4 % mit einer arteriellen Blutdruckmessung und 0,2 % mit einem SWAN-GANZ-Katheter. Die mit 2,1 Stunden eher niedrige Verweildauer läßt erkennen, daß die Notwendigkeit einer raschen Patientenverlegung bestand. An den dargestellten Zahlen kann man den Umfang der postoperativen Überwachung in den Aufwachräumen ablesen. Wenn man bedenkt, daß ca. 20 % der Patienten mit zentralvenösem Katheter, arterieller Blutdruckmessung oder Pulmonaliskatheter zu versorgen waren, 5,3 % der Patienten Intensivpatienten waren und 18,3 % den höheren Risikogruppen angehörten, so wird die hohe Arbeitsbelastung des Personals erkennbar.

Die eingangs dargestellten personellen und apparativen Voraussetzungen für das Betreiben eines Aufwachraumes können somit als Minimalforderungen bezeichnet werden, wenn eine sichere Versorgung des Patienten gewährleistet sein soll.

REANIMATION (E. TRINKL, H. VOGEL)

11.1   Einleitung

Unter Reanimation verstehen wir Maßnahmen, die die Wiederbelebung eines klinisch toten Patienten zum Ziel haben; wir verstehen darunter aber auch eine Behebung von Störungen des Kreislaufs und/oder der Atmung, die unbehandelt unmittelbar zum Tod führen würden.

Der Tod eines Organismus tritt immer dann ein, wenn:

- der zum aeroben Stoffwechsel notwendige Sauerstoff nicht mehr aufgenommen werden kann (Hypoxie, Störungen der Atmung),
- der Sauerstoff nicht an die Organsysteme verteilt wird (Kreislaufversagen),
- die Gewebe den Sauerstoff nicht verwerten können (Intoxikation).

Auf die Phase des klinischen Todes folgt der biologische Tod; der klinische Tod bezeichnet den kurzfristigen, nur wenige Minuten dauernden Zeitraum nach Aussetzen einer effizienten Pumpfunktion des Herzens, innerhalb dessen eine Wiederbelebung zum Erfolg führen kann; der biologische Tod bedeutet die durch irreversiblen Zelluntergang bedingte Unmöglichkeit der Wiederherstellung vitaler Funktionen. Ziel einer jeden Reanimation ist es, eine Wiederaufnahme gewisser vitaler Funktionen eines Organismus (Herzfunktion) innerhalb der Phase des klinischen Todes zu erreichen, bzw. ein Übergehen in den biologischen Tod zu verhindern.

Die Indikation zur Reanimation besteht immer bei einem unerwarteten oder vorzeitigen Todeseintritt. Die Wiederbelebung eines Patienten im Endstadium eines Tumorleidens ist somit nicht indiziert. Bevor wir auf Ursachen, Diagnose und Therapie vitaler Störungen eingehen, soll auf einige Aspekte der Pathophysiologie eingegangen werden.

11.2   Pathophysiologie

Unter Atmung verstehen wir die Aufnahme von Sauerstoff und die Abgabe von Kohlendioxid durch den Organismus. Man unterscheidet äußere Atmung (Gasaustausch über die Lunge) und innere Atmung oder 'Gewebsatmung'. Der Kreislauf stellt die Verbindung zwischen äußerer und innerer Atmung her. Der eingeatmete Sauerstoff diffundiert von den Lungenalveolen in die Kapillaren, bindet sich an das Hämoglobin der roten Blutkörperchen und wird mit dem arteriellen Blutstrom zu den Kapillaren der Organe transportiert, von wo er durch Diffusion zu den Zellen gelangt. Das bei der Gewebsatmung entstehende Kohlendioxid diffundiert in umgekehrter Richtung von den Zellen in die Kapillaren und wird auf der venösen Seite des Blutkreislaufs zur Lunge befördert, wo es nach Diffusion in die Alveolen mit der Ausatemluft den Organismus verläßt. Atmung und Kreislauf stehen in engem funktionellen Zusammenhang: Bei einer Unterbrechung der äußeren Atmung wird das Blut nicht mehr oxygeniert, der Organismus nicht mehr mit Sauerstoff versorgt. Die Funktionen der Organe, allen voran des Gehirns und des Herzens, kommen zum Erliegen. Ebenso führt ein primärer Kreislaufstillstand über eine Gehirnanoxie innerhalb von 10 bis 15 Sekunden zur Bewußtlosigkeit. Nach 20 bis 30 Sekunden kommt es zur zentralen Atemlähmung.

Merke: Schnappatmung zeigt an, daß der Kreislaufstillstand nicht mehr als 30 Sekunden zurückliegt!

Im Zustand der Gewebsanoxie verläuft der Abbau der energieliefernden Glukose in der Zelle anaerob, d.h. ohne Beteiligung von Sauerstoff. Bei diesem, als anaerobe Glykolyse bezeichneten Prozeß wird nur ein Bruchteil der Energie gewonnen, die beim aeroben Abbau der Glukose freigesetzt wird.

Als Endprodukt der anaeroben Glykolyse entsteht Milchsäure. Ihre Anhäufung im Organismus führt zur metabolischen Azidose. Zusammen mit der infolge des Atemstillstandes entstehenden Hyperkapnie bildet sich eine kombinierte metabolisch-respiratorische Azidose aus. Hypoxie und Azidose bewirken eine Elektrolytverschiebung zwischen intra- und extrazellulärem Raum: Das Serumkalium steigt an. Über eine zunehmende Schädigung der Zellen kommt es schließlich bei weiterbestehendem Kreislaufstillstand zu Zellnekrosen, deren Ausmaß die Möglichkeit zur Wiederbelebung des Organs bzw. des Organismus bestimmt. Das bei einem Kreislaufstillstand am meisten gefährdete Organ ist das Gehirn. Bei einem Perfusionsausfall von mehr als ca. vier Minuten Dauer treten meist irreparable Schäden auf. Die Wiederbelebungszeit des Gehirns ist aber von verschiedenen Faktoren abhängig. So ist bei Kindern, vor allem bei Neugeborenen, diese Zeitspanne erheblich verlängert, ebenso bei Unterkühlung und bei Schlafmittelvergiftung (verminderter Sauerstoffverbrauch des Gehirns). Speziell bei Ertrinkungsunfällen mit starker Unterkühlung sind Wiederbelebungszeiten von 20 Minuten und mehr beobachtet worden.

11.3   Diagnose des Kreislauf- und/oder Atemstillstands

Die wichtigste Voraussetzung für erfolgreiche Wiederbelebungsmaßnahmen ist die rechtzeitige Erkennung des Atem- bzw. Kreislaufstillstandes.

Die gemeinsamen Symptome sind:

- Bewußtlosigkeit
- Pulslosigkeit (beim primären Atemstillstand erst nach bis zu sechs Minuten)
- zyanotisch-graue Hautfarbe
- fehlende Atembewegung bzw. Schnappatmung
- weite Pupillen ohne Lichtreaktion.

Beim Zusammentreffen der ersten drei Symptome kann an einem Stillstand der Hirndurchblutung kein Zweifel mehr sein. Bewußtlosigkeit tritt ca. 15 Sekunden, eine Dilatation der Pupillen ca. 45 Sekunden und ein Atemstillstand spätestens eine Minute nach einem zerebralen Perfusionsstop auf. Mit dem Eintritt bleibender zerebraler Schäden ist beim normothermen Patienten nach ca. vier bis sechs Minuten zu rechnen. Bewußtlosigkeit tritt zuerst auf und ist am leichtesten festzustellen (keine Schmerzreaktionen mehr); ebenso ist die Beurteilung der Hautfarbe nicht schwierig (Ausnahme: rosige Patienten bei Kohlenmonoxid-Intoxikation).

Zur Diagnose der Pulslosigkeit palpiert man die großen Arterien (Arteriae femorales, Arteriae carotides). Steht die Diagnose Kreislauf- und/oder Atemstillstand fest, ist augenblicklich mit den lebensrettenden Sofortmaßnahmen, künstliche Beatmung und Herzdruckmassage, zu beginnen. Alle weiteren Untersuchungen vergeuden nur wertvolle Zeit. Wendet man bei einem bewußtlosen Patienten ohne Pulsschlag und ausreichende Spontanatmung künstliche Beatmung und Herzdruckmassage an, so tut man auf keinen Fall etwas Falsches.

Eine Wiederbelebung kann nur dann erfolgreich sein, wenn sofort sinnvolle Maßnahmen ergriffen werden. Die einprägsamsten Richtlinien gibt das auf SAFAR zurückgehende Reanimations-ABC.

A   steht dabei für 'Atemwege freimachen und freihalten'
B   für 'Beatmen'
C   für 'kreislaufwiederherstellende Maßnahmen' oder 'Zirkulation'
D   für 'Drugs (Medikamente)'
E   für 'EKG-Diagnostik'
F   für 'Fibrillationsbehandlung des Herzens'.

Die Punkte A, B und C sollten von jedermann beherrscht werden.

Die beste Therapie eines Atem- oder Kreislaufstillstandes wäre die Beseitigung der Ursachen. Häufig ist dies aber nicht möglich.

11.4   Ursachen und Behebung von Störungen der Atmung

Mögliche Ursachen eines Atemstillstandes

Versagt ein Organsystem, so kann man meistens primäre und sekundäre Ursachen unterscheiden; primär bedeutet hierbei ein direktes Versagen der Funktionen des Organs, sekundär, daß es im Prinzip normal funktionieren würde, aber infolge anderer Ursachen nicht kann. Bezogen auf das für den Gasaustausch verantwortliche Organ würde das bedeuten:

Primäres Versagen:

z.B. ARDS, Pulmonalfibrose, Pneumonie.

Sekundäres Versagen:

- zentral: z.B. neurologische Erkrankungen, zerebraler Infarkt, intrazerebrale Raumforderung, Opiat- oder Barbituratintoxikation,

- muskulär: z.B. neurologische Erkrankungen, Relaxantienüberhang,

- Verlegung der Atemwege: z.B. Fremdkörper, Zurücksinken der Zunge beim Bewußtlosen, Larynxödem, Asthma,

- gestörte Atemmechanik: z.B. instabiler Thorax, Pneumothorax, Spannungspneumothorax, Hämatothorax.

Diagnostische Anhaltspunkte für einen Atemstillstand

Bis auf die zentralen Atemantriebsstörungen führen die oben angeführten Krankheitsbilder zu Atemnot (Dyspnoe) und gesteigerter Atemfrequenz (Tachypnoe); stärkste Atemnot (Orthopnoe) ist gekennzeichnet durch den Einsatz der Atemhilfsmuskulatur. Laut hörbare Rasselgeräusche bei Orthopnoe geben Hinweise auf ein Lungenödem; inverse Atembewegungen (Heben des Thorax bei gleichzeitigem Einziehen des Abdomens) sind charakteristisch für eine Verlegung der Atemwege. Die bei instabilem Thorax auftretende inspiratorische Einziehung der frakturierten Rippen nennt man paradoxe Atmung. Abgeschwächte Atemgeräusche bei abgeschwächtem Klopfschall sprechen für einen Pleuraerguß oder Hämatothorax; keine Atemgeräusche bei hypersonorem Klopfschall sind typisch für einen Pneumothorax. Treten zusätzlich eine Verschlechterung des Kreislaufs und Zeichen einer Einflußstauung auf, so liegt ein Spannungspneumothorax vor.

Eine Zyanose der Haut tritt nur dann auf, wenn mehr als 5 g% Hämoglobin nicht oxigeniert sind; extrem anämische Patienten (Hb 7 g%) können also keine Zyanose entwickeln.

Therapie der gestörten Atmungsfunktionen

Jegliche Atemstörung erfordert eine sofortige Therapie. Ist eine kausale Therapie nicht möglich, so muß eine Übernahme der ausgefallenen Funktionen durch den Helfer erfolgen. Hier kommen wir zu SAFAR'S.

A: Atemwege freimachen und freihalten

Zunächst gilt es, Mund und Rachen zu reinigen, lose Gebißteile und sonstige Fremdkörper zu entfernen. Um eine Verlegung der Atemwege durch die Zunge beim Bewußtlosen zu verhindern, muß der Kopf rekliniert und der Unterkiefer durch Zug an den Kieferwinkeln nach vorne gezogen werden. Eine Fixation in dieser Lage kann z.B. durch geeignete Lagerung (Decke unter dem Schultergürtel) erfolgen. Soweit verfügbar, können Rachentubi nach GUEDEL, SAFAR oder WENDEL beim Freihalten der Atemwege von Nutzen sein. Die zuverlässigste Methode zur Freihaltung der Atemwege stellt die endotracheale Intubation dar. Diese sollte aber nur von geübter Hand und zügig nach ausreichender Voroxigenierung des Patienten erfolgen. Sonstige Reanimationsmaßnahmen (Herzdruckmassage) dürfen nicht zu lange unterbrochen werden.

Spezielle Maßnahmen bei akuter Verlegung der Atemwege durch Fremdkörper

Bolus: Beim Verzehr voluminöser Speisen kann es durch hastiges Essen, eine Schreckreaktion oder infolge einer tiefen Inspiration im Anschluß an einen Hustenstoß dazu kommen, daß ein großer Nahrungsbrocken (Bolus) den Larynxeingang verschließt. Nach einer kurzen Phase krampfartigen Würgens und Hustens kommt es zu Bewußtseinsverlust und schließlich zum hypoxischen Kreislaufstillstand. Da in solchen Situationen in der Regel kein Notfallbesteck zur Verfügung steht, muß der Bolus schnellstens manuell oder mit sonstigen Hilfsmitteln entfernt werden.

Therapie: Bei noch erhaltenem Bewußtsein des Patienten sollte versucht werden, durch kräftige Schläge auf den Rücken einen Hustenstoß zu provozieren. Die gleichzeitige Ausnutzung der Schwerkraft verbessert die Erfolgsaussichten: Kleinkinder an den Beinen hochhalten, bei Erwachsenen Oberkörper nach vorne überhängen lassen.

Beim Bewußtlosen sollte zuerst der Rachen mit dem Finger ausgetastet werden. Der Zungengrund kann hierzu mit einem geeigneten Hilfsmittel nach oben gedrückt werden. Ist es nicht möglich, den Bolus zu entfernen, so kann nur durch eine Not-Koniotomie oder Not-Tracheotomie ein Luftweg hergestellt werden.

Der große Trachealfremdkörper

Hier handelt es sich meist um Gegenstände, die von Kindern spielerisch im Mund gehalten werden und mit einem tiefen Atemzug durch die weitgeöffnete Glottis in die Trachea gelangen. Der Fremdkörper bleibt in Höhe der Bifurkation stecken. Heftiger Husten setzt ein. Mit dem Stethoskop oder mit dem freien Ohr ist häufig ein pfeifendes Stenosegeräusch zu hören.

Therapie: Bei noch ausreichender Spontanatmung ist jeder Versuch, den Fremdkörper durch Klopfen oder Lagern zu entfernen, kontraindiziert, da die Gefahr einer vollständigen Verlegung der Atemwege besteht. Es muß ein sofortiger Transport in eine Klinik erfolgen, wo der Fremdkörper tracheoskopisch extrahiert werden kann. Nur bei akut lebensbedrohlicher Verlegung der Atemwege kann versucht werden, durch Rückenklopfen in Kopftieflage den Fremdkörper zu entfernen, bzw. ihn weiter in das Bronchialsystem hineinzubefördern. Man nimmt dabei die Obstruktion eines Hauptbronchus in Kauf, wenn nur zumindest ein Lungenflügel ventiliert werden kann.

Verlegung der Atemwege beim intubierten Patienten

Auch daran sollte man denken! Tritt intraoperativ beim Patienten eine Hypoxie auf und sind pulmonale Ursachen ausgeschlossen, muß sofort durch manuelle Beatmung geprüft werden, ob die Atemwege frei sind, eine Beatmung also einwandfrei möglich ist. Ist dies nicht der Fall und erscheint der Tubus nicht abgeknickt, sondern verlegt (Schleim-, Blutpfropf, innere Hernie), so muß ohne Zeitverlust eine Umintubation erfolgen.

B: Beatmen

Tritt nach Freimachen der Atemwege keine ausreichende Spontanatmung auf, so muß mit der künstlichen Beatmung begonnen werden. Diese kann entweder durch Mund-zu-Mund-, Mund-zu-Nase-, Mund-zu-Tubus-, Mund-zu-Tracheostoma-Beatmung oder mit Hilfe eines Ambu-Beutels mit Maske bewerkstelligt werden. Bei Kleinkindern beatmet man über Mund und Nase gleichzeitig (Cave Überblähung - Lungenruptur). Die notwendige Beatmungsfrequenz liegt beim Erwachsenen

um 15, bei Kindern um 20 und bei Kleinkindern um 30 Beatmungen
pro Minute. Prinzipiell sollte initial eine möglichst hohe inspiratorische
O_2-Konzentration erreicht werden, also bei Verwendung von Ambu-
Beutel und O_2-Flasche ein hoher inspiratorischer O_2-Flow eingestellt
werden. Einen Nachteil der Mund-zu-Mund- bzw. Mund-zu-Nase-
Beatmung stellt das Auffüllen des Magens mit Inspirationsluft dar.
Dadurch wird zum einen die Exkursion der beatmeten Lunge behindert
und zum anderen eine Regurgitation von Mageninhalt mit nachfolgen-
der Aspiration begünstigt. Die ideale Sicherung der Luftwege stellt
die tracheale Intubation mit einem Tubus mit Blockermanschette dar.
Ist unter künstlicher Beatmung trotz korrekter Tubuslage, die nach
Intubation immer überprüft werden sollte, keine ausreichende Oxigenierung möglich, so sollte man an einen Pneumo- bzw. Hämotothorax
denken. Tritt zusätzlich ein Blutdruckabfall mit venöser Einflußstauung auf, spricht dies für einen Spannungspneumothorax. Die
Therapie der Wahl ist in solchen Fällen die sofortige thorakale
Drainage der betroffenen Seite.

11.5   Ursachen und Behebung des Kreislaufstillstandes

Hier ist eine kausale Primärtherapie wohl nur in den seltensten Fällen
möglich. Vielmehr muß sofort nach Diagnosestellung die ausgefallene
Pumpfunktion des Herzens durch extrakorporale Herzdruckmassage ersetzt werden; intraoperativ ist eventuell auch eine direkte Herzdruckmassage durch den Chirurgen möglich.

Bevor wir genauer auf Theorie und Technik der Herzdruckmassage
eingehen, sollen noch einmal Faktoren, die zu einem Kreislaufstillstand
führen können, aufgeführt werden.

Primäres kardiales Versagen:

z.B. Endstadium einer Kardiomyopathie, muskuläre Insuffizienz nach
Herzinfarkt.

Sekundäres kardiales Versagen:

z.B. Sauerstoffmangel, Rechtsherzversagen bei Lungenembolie, Elektrolytentgleisung (Kalium), Vagusreiz, Endstadium des Entblutungs-
schocks, Luftembolie, Stromunfall, Intoxikation (Digitalis), Rhythmusstörungen (Tachykardie, Bradykardie), zentrales Versagen des Vaso-
motorenzentrums.

C: Wiederherstellung der Zirkulation

Theorie der Herzdruckmassage (HDM)

Bis vor kurzem ging man noch von der Vorstellung aus, daß der Blutdruck bei der HDM durch Kompression des Herzens zwischen Sternum und Wirbelsäule aufrechterhalten wird. Dies erklärte aber nicht die Beobachtung, daß Patienten mit elektrokardiographisch nachgewiesenem Herzstillstand einen akzeptablen Blutdruck durch Hustenstöße (Erhöhung des intrathorakalen Druckes) aufbauen konnten. Eine Erklärung dafür fand man in der Theorie der 'Chest Pump'. Diese Theorie besagt, daß Herz, Lunge und Gefäße als passive Pumpe wirken. Während der Herzdruckmassage bleiben die Atrioventrikularklappen offen. Der Blutrückfluß in die Venen wird nur durch die Klappen der außerhalb des Thorax liegenden Venen verhindert. Bei intrathorakaler Druckerhöhung wird das intrathorakale Gefäßbett komprimiert. Es kommt zu einem Blutfluß von den Lungengefäßen zurück zum Herzen und vom Herzen über die Aorta in die Peripherie. Während der Entlastungsphase erfolgt ein Nachfließen von Blut in das intrathorakale Gefäßbett, wobei durch Erhalt der Aortenklappenfunktion eine Perfusion der Koronarien möglich ist. Diese Erkenntnisse führten zum Einsatz einer neuen Reanimationstechnik. So wurden durch simultane Beatmung und Thoraxkompression wesentlich höhere Flow-Werte in der Arteria carotis erreicht, als bei abwechselnder Beatmung und HDM; gleichzeitig versuchte man durch abdominelle Kompression (während der thorakalen Entlastungsphase) eine bessere Füllung des rechten Herzens und des gesamten intrathorakalen Gefäßsystems zu erreichen. Im Tierexperiment konnte damit eine Verdoppelung des HZV und des diastolischen Drucks (ein erhöhter arterieller Mitteldruck begünstigt koronare und zerebrale Perfusion) erreicht werden. Diesen günstigen Eigenschaften der neuen Reanimationstechnik stehen aber eklatante Nachteile gegenüber: Der Einsatz der abdominellen Gegenpulsation führt häufig zu Verletzungen der intraabdominellen Organe (Leber-, Milz-, Magenruptur) und begünstigt beim nicht intubierten Patienten die Aspiration durch zusätzliches Hochpressen von Mageninhalt. Durch Erhöhung des intrathorakalen Drucks steigt zwar der systolische Blutdruck und somit auch der arterielle Mitteldruck; maßgeblich für die zerebrale Perfusion ist aber der zerebrale Perfusionsdruck, die Differenz zwischen arteriellem Mitteldruck und intrakraniellem Druck. Durch die zusätzliche intrathorakale Druckerhöhung wird der venöse Rückstrom des Gehirns behindert und der intrakranielle Druck erhöht. Eine Verbesserung der neurologischen Ergebnisse ist deshalb bei Anwendung dieser neuen Reanimationstechnik nicht zu erwarten.

Technik der HDM

Merke: Wichtig ist sofortiges Handeln nach Diagnosestellung; nach
         Oxigenierung des Patienten (vier bis fünf Beatmungszüge)
         muß die externe HDM sofort beginnen. Eine effiziente HDM
         ist nur bei Aufliegen des Thorax auf einer harten Unter-
         lage (Reanimationsbrett, Boden) möglich. Der Helfer kniet
         dabei neben dem Thorax des Patienten, der Ballen der
         einen Hand liegt auf dem unteren Sternumdrittel, der
         andere Handballen liegt quer über dem Handrücken und
         verstärkt den Druck. Es ist darauf zu achten, daß der
         Oberkörper des Helfers über den komprimierenden Händen
         liegt (Abb. 263)

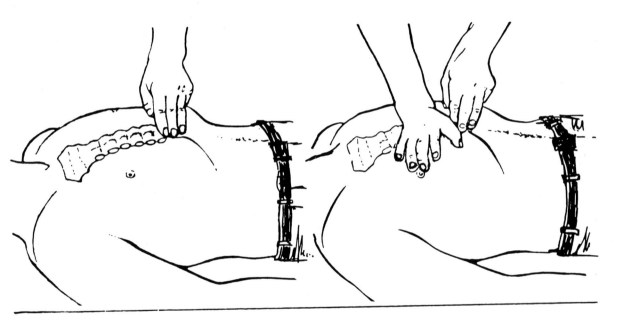

Abb. 263: Technik der Herzdruckmassage

Das Sternum wird nun rhythmisch etwa 5 cm tief senkrecht in Richtung Wirbelsäule eingedrückt (Abb. 264).

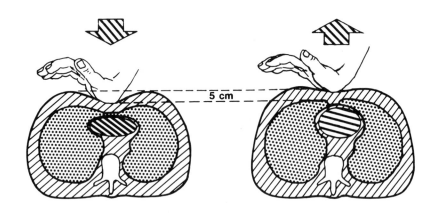

Abb. 264: Kompression des Sternums in Richtung Wirbelsäule

Die Kompressionsfrequenz sollte beim Erwachsenen um 80/min liegen.
Das Zeitverhältnis Kompression/Dekompression sollte eins zu eins sein.
Bei korrekter Durchführung wird auf diese Weise ein Minimalkreislauf
von maximal 30 bis 40 % des normalen HZV aufrechterhalten. Der Erfolg muß durch Tasten der großen Arterienpulse kontrolliert werden;
das Anheben der Beine kann über einen vermehrten venösen Rückstrom die Effizienz verbessern. Es empfiehlt sich, die HDM und
künstliche Beatmung in einem bestimmten Verhältnis durchzuführen.
Ist nur ein Helfer vorhanden, so sollte das Verhältnis Atemzüge zu
HDM 2 : 15 betragen, bei zwei Helfern 1 : 5. Beim Kleinkind sollte
das Verhältnis Atemzüge zu HDM (ca. 100/min) immer 1 : 5 sein. Ist
die Reanimation erfolgreich, so wird die Haut wieder rosig und die
Pupillen beginnen sich zu verengen. Eventuell erfolgt auch die spontane Wiederaufnahme der vitalen Funktionen durch den Patienten
(Kontrolle durch kurzes Unterbrechen der Reanimation zur Beobachtung des EKG sowie zum Tasten von Pulsaktionen an den großen
Arterien). Bleiben diese Maßnahmen erfolglos, wird der Einsatz verschiedener Medikamente erforderlich.

Präkordialer Faustschlag

Durch einen kräftigen Schlag auf den Thorax wird im Herzen ein Stromstoß induziert, der Kammerflimmern beenden, aber auch hervorrufen kann. Bei extremer Bradykardie oder plötzlicher Asystolie können durch wiederholte präkordiale Faustschläge - innerhalb von dreißig Sekunden nach Eintritt des Ereignisses - oft wieder spontane Herzaktionen ausgelöst werden. Konventionelle HDM vermag jedoch das gleiche und kann darüber hinaus noch einen Minimalkreislauf aufrechterhalten. Beim bewußtseinsklaren Patienten mit bradykarden Rhythmusstörungen hat der präkordiale Faustschlag den Vorteil, daß er nicht so schmerzhaft wie die HDM ist. Beim bewußtlosen Patienten mit Atemstillstand hat die konventionelle HDM Vorrang, da der präkordiale Faustschlag beim hypoxischen Herzmuskel nichts vermag. Ein elektrokardiographisch nachgewiesenes Kammerflattern oder -flimmern sollte, falls vorhanden und funktionsbereit, mit einem Defibrillator angegangen werden. Sonst wird bis zum funktionsbereiten Zustand des Gerätes mit HDM und Beatmung reanimiert.

11.6 Pharmaka zum Einsatz im Rahmen der Reanimation

Zugangswege: Als Applikationsform der Wahl gilt die intravenöse Verabreichung. 1974 wurde die intratracheale Instillation als alternativer Zugangsweg von der American Heart Association empfohlen. Vor allem Adrenalin, Lidocain, Atropin und Isoproterenol werden sehr effektiv aus dem Tracheobronchialbaum resorbiert. Zur Vergrößerung der Resorptionsfläche empfiehlt es sich, die Medikamente mit NaCl 0,9 % 1 : 10 zu verdünnen. Die Latenzzeit nach pulmonaler Applikation ist bei größerer therapeutischer Breite und längerer Wirkung des Medikaments mit der intravenösen vergleichbar. Einzig $NaHCO_3$ ist infolge seines alkalischen pH-Wertes Lungenparenchym-schädigend und muß nach wie vor i.v. verabreicht werden. Das Legen eines zentralvenösen Zugangs erscheint während der akuten Phase einer Reanimation nicht zwingend, da Medikamente sowohl durch intratracheale als auch durch Applikation über einen periphervenösen Zugang verabreicht werden können. Das Legen eines ZVK bedeutet aber eine Unterbrechung der HDM, die Gefahr eines Pneumothorax bzw. der Punktion einer großen Arterie. Einzig schlechte Venenverhältnisse stellen somit die Indikation für einen ZVK dar. Nach Wiedereinsetzen des Kreislaufs hingegen sollte ein ZVK oder ein Pulmonaliskatheter zum weiteren kardialen Monitoring unbedingt gelegt werden. Die intrakardiale Injektion wird bei extrathorakaler HDM nicht mehr empfohlen. Die Trefferquote ist nicht allzu hoch, und Verletzungen von Gefäßen, Lungengewebe oder Herzstrukturen sind relativ häufig. Intramuskuläre und subkutane Injektionen sind wegen der Unsicherheit über den resorbierten Dosisanteil nutzlos.

D: Drogen

Die medikamentöse Therapie des Kreislaufstillstandes beschränkt sich in der akuten Phase auf wenige Medikamente.

Sympathikomimetika: Beim Patienten mit Kreislaufstillstand ist infolge der peripheren Vasodilatation auch bei HDM nur ein geringer diastolischer Blutdruck zu erwarten. Die Perfusion der Koronarien erfolgt nur während der Diastole. Ein niedriger diastolischer Druck bedeutet daher einen geringen koronaren Perfusionsdruck. Gibt man in dieser Situation einen reinen beta-Rezeptoragonisten (z.B. Orciprenalin), um Reizbildung, Reizleitung und Kontraktilität zu verbessern oder wiederherzustellen, so bedeutet dies einen vermehrten Sauerstoffverbrauch des Myokards bei schlecht durchbluteten Koronarien. Orciprenalin senkt im Tierexperiment den diastolischen Aortendruck noch zusätzlich. Gibt man hingegen alpha- + beta-Mimetika (z.B. Adrenalin, Dopamin oder eine Kombination aus einem alpha- und einem beta-Mimetikum) so erfolgt über die alpha-mimetische Wirkung eine Anhebung des diastolischen Blutdrucks mit der Folge einer verbesserten Perfusion der Koronarien und, über eine Anhebung des arteriellen Mitteldrucks, des Gehirns. Somit kann bei Asystolie oder extremer Bradykardie am ehesten durch Adrenalin eine Normalisierung der Herztätigkeit erreicht werden. Liegt dem Kreislaufstillstand ein Kammerflimmern oder Kammerflattern zugrunde, so konnte im Tierexperiment nach Gabe von Adrenalin stets eine erfolgreiche Elektrokonversion durchgeführt werden (im Gegensatz zu schlechten Ergebnissen nach reinen beta-Mimetika oder gar keinen Medikamenten). Die Gabe von Adrenalin bei jeder Form von Kreislaufstillstand scheint somit - auch ohne EKG-Kontrolle - gerechtfertigt. Die benötigte Dosis beträgt beim Erwachsenen ca. 0,5 mg bis 1 mg iv. Infolge seiner kurzen Halbwertszeit muß die Dosis bis zum Erfolg alle drei bis fünf Minuten wiederholt werden. Adrenalin zeigt auch beim Vorliegen einer Azidose Wirkung am Herzen. Allerdings sind die benötigten Dosen größer. Es sei angemerkt, daß hohe Dosen von Katecholaminen eine Mydriasis bewirken, wodurch eine Kontrollmöglichkeit für die Effizienz der HDM verloren geht. Eine Indikation für reine beta-Mimetika sieht man heute nur noch bei extremen, atropinresistenten Bradykardien.

Kalzium: Kalziumionen wirken am Herzen positiv inotrop. Über eine Tonuserhöhung der glatten Muskulatur wird der systemische Gefäß-widerstand erhöht. Die Indikation für Kalzium bei der Reanimation sah man bis vor kurzem bei der elektromechanischen Entkoppelung. Retro-spektive Studien zeigten aber nach Anwendung von Kalzium wesentlich schlechtere Reanimationsergebnisse als nach alleiniger Adrenalingabe. Ursächlich dafür sieht man einen durch Kalziumionen-induzierten Ver-brauch der intrazellulären Energievorräte an, der zum Auftreten einer Kalziumkontraktur bzw. zum irreversiblen Kammerflimmern führt. Hingegen scheinen Kalziumantagonisten wie Diltiazem oder Verapamil kardioprotektiv zu wirken. Über ihre Anwendung im Rahmen der Reanimation muß die weitere Zukunft entscheiden.

NaHCO$_3$ (8,4 %ig = 1 mmol/ml)

Neben Adrenalin ist Natriumbikarbonat das zweite Medikament, auf das bei einer Reanimation nicht verzichtet werden kann. Nach einem Kreislaufstillstand tritt eine gemischte respiratorische und metabo-lische Azidose auf. Mit NaHCO$_3$ kann deren metabolischer Anteil korrigiert werden. Eine Korrektur erscheint notwendig, da eine Azidose negativ inotrop wirkt, die Wirksamkeit von Adrenalin redu-ziert und eine Vasodilatation sowie die Ausbildung von Kapillarlecks begünstigt. Die Bikarbonatzufuhr muß sich an einer Blutgasanalyse orientieren, da überschießende Korrektur zu Kammerflimmern und an-dauernder Kontraktur des Herzens führen kann. An die Linksver-schiebung der O$_2$-Dissoziationskurve mit verschlechterter O$_2$-Abgabe an die Gewebe bei Alkalose sei hier erinnert. Die Blindpufferung mit Bikarbonat gilt heute als obsolet. Eine gefährliche Folge einer exzes-siven Bikarbonatgabe stellt das Auftreten einer Hyperosmolarität dar, die ab 350 mosmol/l letal sein kann (1 mmol NaHCO$_3$ entspricht etwa 1,7 mosmol). Eine Alternative stellt die Gabe von Tris-Puffer in der gleichen Dosierung dar.

Lidocain (z.B. Xylocain^R):

Lidocain ist das Antiarrhythmikum der Wahl für die Behandlung ven-trikulärer Extrasystolen und zur Verhinderung des Auftretens eines Kammerflatterns oder -flimmerns. Vor einer Defibrillation gegeben, begünstigt es das Wiederauftreten eines Sinusrhythmus. Die notwen-dige Dosis liegt bei ca. 1 mg/kg KG; sie kann bis zu einer Gesamt-dosis von ca. 4 mg/kg KG wiederholt werden. Nach geglückter Elek-trokonversion eines Kammerflimmerns sollte Lidocain per infusionem mit einer Dosis von 1 - 3 mg/kg KG und Stunde verabreicht werden. Bei höheren Dosen ist mit unerwünschten Herz-Kreislaufwirkungen im Sinne einer Kardiodepression zu rechnen.

11.7   EKG und Elektrotherapie

E: Elektrokardiogramm

Das EKG zeigt Störungen der elektrischen Aktivität des Herzens an. Im Idealfall wird das EKG bereits vor Beginn der medikamentösen Therapie abgeleitet, was einen gezielten Einsatz der Medikamente ermöglicht. Für die Beurteilung des EKG muß die Herzmassage kurz unterbrochen werden, um Artefakte, die eine elektrische Aktivität vortäuschen können, zu vermeiden. Beim Kreislaufstillstand können verschiedene EKG-Befunde erhoben werden:

Asystolie: (MORGAGNI-ADAM-STOKES-Anfall, Herzstillstand im engeren Sinne): Das EKG zeigt eine Nullinie, manchmal unterbrochen von meist stark deformierten Kammerkomplexen.

Kammerflimmern entsteht durch eine unkoordinierte Erregung einzelner Muskelfasern. Der Herzmuskel als Organ kontrahiert sich nicht. Das EKG zeigt ungleichmäßige Oszillationen. Große, gleichförmige Ausschläge ohne isoelektrische Strecke mit einer Frequenz um 200 werden als Kammerflattern bezeichnet. Diese Rhythmusstörung ist einem Herzstillstand gleichzusetzen.

Hypodynamie (weak aktion): Hier zeigt das EKG normale oder nur mäßig veränderte Kammerkomplexe. Die elektrische Erregung des Myokards führt jedoch zu keiner angemessenen Kontraktion (elektromechanische Entkoppelung). Aus dem elektrokardiographischen Befund ergeben sich folgende therapeutische Konsequenzen:

Asystolie, extreme Bradykardie, Hypodynamie erfordern den Einsatz adrenerger Substanzen wie oben beschrieben. Bei Nichtansprechen ist die Initialdosis unter fortgesetzter Herzmassage zu wiederholen. Die Azidose muß mit Bikarbonat zumindest grob ausgeglichen sein. Gelingt es nicht, die Herzfunktion medikamentös in Gang zu bekommen, so muß eine transvenöse Schrittmachersonde gelegt werden. Bei Kammerflimmern und Kammerflattern ist die Defibrillation die Therapie der Wahl.

F: Elektrische Defibrillation

- Kondensatorladung auf 200 Ws einstellen (70 kg-Patient; beim Kind ca. 2 Ws/kg KG); sie kann bis 500 Ws gesteigert werden.

- Elektroden zur Verminderung des Hautwiderstandes mit reichlich Kontaktgel bestreichen.

- Aufsetzen der isolierten Elektroden über der Herzachse (Elektroden-
  abstand ca. 30 cm) (Abb. 265).

- Betätigung der Druckschalter an den Elektrodengriffen.

- Erfolgskontrolle anhand von EKG und Puls.

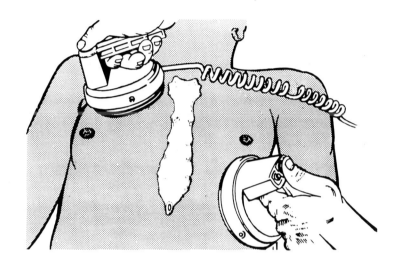

Abb. 265: Aufsetzen der Elektroden über der Herzachse bei elektri-
scher Defibrillation

Vor der elektrischen Defibrillation empfiehlt sich die i.v.-Gabe von
Lidocain (z.B. Xylocain[R]) (1 mg/kg KG für den Erwachsenen). Führen wiederholte Defibrillationen in Verbindung mit Antiarrhythmika
nicht zum Erfolg, so besteht der Verdacht einer Elektrolytstörung
(Hyper-/Hypokaliämie), die anhand der Laborwerte behandelt werden
muß. Führen die oben genannten Maßnahmen zum Erfolg, muß der
Patient einer sorgfältigen Überwachung auf einer Intensivstation zugeführt werden. Hier ist auch der geeignete Ort, um ein invasives
Monitoring (vom Blasendauerkatheter bis zum Pulmonaliskatheter) zu
installieren.

11.8   Zusammenfassung

Die wichtigsten Maßnahmen zur kardiopulmonalen Wiederbelebung sind:

- Diagnose des Kreislaufstillstandes:
  * Bewußtlosigkeit
  * Pulslosigkeit (Arteria carotis, Arteria femoralis)
  * Pupillen weit und lichtstarr
  * Schnappatmung bzw. Atemstillstand
  * Hautfarbe grau bis blaß-zyanotisch

- Alarm schlagen.

- Patienten auf eine harte Unterlage legen, unverzüglicher Beginn mit der Soforttherapie.

A Atemwege freihalten:
  - Mund und Rachen säubern (Fremdkörper und Gebiß entfernen, Speichel und Sekret unter Umständen absaugen)
  - GÜDEL- oder WENDEL-Tubus einführen, Kopf reklinieren, Unterkiefer vorziehen.

B Beatmung:
  - drei- bis fünfmal vorbeatmen (Mund-zu-Mund oder -Nase, möglichst mit Ambu-Beutel und Sauerstoff).
    Die unter Umständen zeitaufwendige Intubation frühestens nach Präoxygenierung und möglichst während bzw. ohne längere Unterbrechung (maximal fünf Sekunden) der Herzmassage vornehmen.

C Zirkulation wiederherstellen mittels Herzdruckmassage:
  - 1-Helfer-Methode: 15 Herzmassagen/2 Beatmungen,
  - 2-Helfer-Methode: 5 Herzmassagen/1 Beatmung (keine Unterbrechung der Herzmassage während Beatmung),
  - Massagefrequenz: 60 bis 80/Min (Erwachsene), 80 bis 100/Min (Kinder) und 100 bis 120/Min (Säuglinge),
  - Atemfrequenz: 15/Min (Erwachsene), 20 bis 30/Min (Kinder), 30 bis 40/Min (Säuglinge),
  - Druckfläche ist das untere Sternum bzw. das mittlere Sternum bei Säuglingen. Stets Effizienz der Herzmassage durch Arterienpalpation kontrollieren.

Weiterführende Maßnahmen

D Pharmaka (Drogen)

Azidoseausgleich mit $NaHCO_3$-Infusion nach Blutgasanalyse
Adrenalin-Bolus (0,5 mg - 1 mg = 5 ml - 10 ml der Verdünnung
1 : 10.000) i.v., weitere Dosen je nach Resultat.

E EKG

F Defibrillation

Erwachsene 200 bis 400 Ws, Kinder 50 - 200 Ws. Defibrillation
auch, falls nach Adrenalin Kammerflimmern oder -flattern auftritt.

Bei Kammerflimmern sofortige Defibrillation, bei Fortbestehen der
Flimmerbereitschaft Lidocain 1 mg/kg KG i.v. geben.

Inhaltsübersicht über Band I:
Anatomie und klinische Physiologie 1

Inhaltsübersicht über Band II:
Anatomie und klinische Physiologie 2

Säure-Basen-Status, Niere und Wasser-Elektrolythaushalt